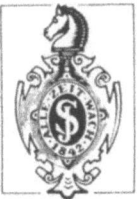

W. F. Jungi   H.-J. Senn (Hrsg.)

Krebs und Alternativmedizin II

Mit 56 Abbildungen und 26 Tabellen

Springer-Verlag Berlin Heidelberg New York
London Paris Tokyo Hong Kong

Dr. Walter Felix Jungi
Prof. Dr. Hans-Jörg Senn

Medizinische Klinik C, Kantonsspital
CH-9007 St. Gallen

ISBN-13: 978-3-540-50516-7 e-ISBN-13: 978-3-642-74263-7
DOI: 10. 978-3-642-74263-7

CIP-Titelaufnahme der Deutschen Bibliothek
Krebs und Alternativmedizin/W. F. Jungi; H.-J. Senn (Hrsg.).–
Berlin; Heidelberg; New York; London; Paris; Tokyo; Hong Kong: Springer
1 im Verl. Zuckschwerdt, München, Bern, Wien
NE: Jungi, Walter F. [Hrsg.]
2 (1990)

Dieses Werk ist urheberrechtlich geschützt. Die dadurch begründeten Rechte, insbesondere die der Übersetzung, des Nachdrucks, des Vortrags, der Entnahme von Abbildungen und Tabellen, der Funksendung, der Mikroverfilmung oder der Vervielfältigung auf anderen Wegen und der Speicherung in Datenverarbeitungsanlagen, bleiben, auch bei nur auszugsweiser Verwertung, vorbehalten. Eine Vervielfältigung dieses Werkes oder von Teilen dieses Werkes ist auch im Einzelfall nur in den Grenzen der gesetzlichen Bestimmungen des Urheberrechtsgesetzes der Bundesrepublik Deutschland vom 9. September 1965 in der jeweils geltenden Fassung zulässig. Sie ist grundsätzlich vergütungspflichtig. Zuwiderhandlungen unterliegen den Strafbestimmungen des Urheberrechtsgesetzes.

© Springer-Verlag Berlin Heidelberg 1990

Die Wiedergabe von Gebrauchsnamen, Handelsnamen, Warenbezeichnungen usw. in diesem Werk berechtigt auch ohne besondere Kennzeichnung nicht zu der Annahme, daß solche Namen im Sinne der Warenzeichen- und Markenschutz-Gesetzgebung als frei zu betrachten wären und daher von jedermann benutzt werden dürften.

Produkthaftung: Für Angaben über Dosierungsanweisungen und Applikationsformen kann vom Verlag keine Gewähr übernommen werden. Derartige Angaben müssen vom jeweiligen Anwender im Einzelfall anhand anderer Literaturstellen auf ihre Richtigkeit überprüft werden.

Gesamtherstellung: Fa. Ernst Kieser GmbH, Graphischer Betrieb, Neusäß
2125/3140-543210 – Gedruckt auf säurefreiem Papier.

Begrüßung und Einleitung

Wir haben am Schluß unseres ersten Symposiums im November 1985 versprochen, nach eingehender Analyse der ersten Durchführung und nach vielen Gesprächen mit alten und neuen Freunden, Begeisterten und Kritikern, Ärzten und Schwestern einen zweiten Versuch zu wagen. Wir lösen dieses Versprechen nach gut drei Jahren ein und hoffen, daß die zweite Begegnung noch fruchtbarer und von nachhaltigerer Wirkung sein wird.

Blicken wir zurück auf das erste Symposium, das vom 14. bis 16. November 1985 im tief verschneiten St. Gallen stattgefunden hat. Der Zustrom übertraf alle Erwartungen und sprengte beinahe die Kongreßräumlichkeiten. Für Ärzte und Pflegepersonal wurde ein gemeinsames Programm angeboten; die Referate sind in einem Kongreßband zusammengefaßt (1). Unsere eigene Bilanz war damals.

1. Eine echte Alternative zur wissenschaftlich geprüften Krebsbehandlung ist nicht in Sicht.
2. Ein Gespräch unter Vertretern verschiedener Richtungen und Ansichten ist möglich, aber nur unter Gesprächswilligen und Gesprächsfähigen!
3. Ansätze zu einer echten Zusatztherapie sind vorhanden und sollten dringend weiter geprüft werden.

Der Widerhall in den Medien war groß und überwiegend positiv, ebenso ermunternd waren die zahlreichen Zuschriften. Dies hat uns ermutigt, zu einem zweiten St. Galler Gespräch einzuladen, das sich vom ersten in folgendem unterscheiden wird:

1. Es findet in neuen, großen Kongreßräumlichkeiten statt, die auch die Durchführung einer Firmenausstellung ermöglichen.
2. Die wissenschaftliche, moralische und finanzielle Unterstützung durch patronierende Vereinigung ist wesentlich stärker geworden.
3. Die Zahl der Teilnehmer ist etwas zurückgegangen, was sich im Hinblick auf direkte Kontakte und Diskussionen günstig auswirken wird.

4. Die Gespräche sind auf Schwerpunkte abgestellt, die eine ausführliche Behandlung und Diskussion erlauben.
5. Für Pflegepersonal und Sozialarbeiter wird teilweise ein Parallelprogramm durchgeführt.

Die Zielsetzungen sind dagegen immer noch dieselben wie 1985: Wir wollen – so weit als möglich – wissenschaftlich fundierte Informationen über schulmedizinische Grenzgebiete sowie Alternativmethoden bei Krebskrankheiten vermitteln. Es geht also um Gespräch und Begegnung, nicht um ein Tribunal! Trotz Beschränkung auf wenige Themenkreise wird kein Thema erschöpfend behandelt werden können, es können keine Schlußresolutionen gefaßt werden. Das Gespräch muß auch nach dem Symposium weitergehen!

Die beste Einführung zum Thema „Krebs und Alternativmedizin" hätte wohl Jakob Laurenz Sonderegger geben können. Diese hervorragende ärztliche Persönlichkeit und Pioniergestalt, 1825 in Balgach im St. Galler Rheintal geboren, 1896 in unserer Stadt gestorben, wirkte nach Studien in Zürich, Würzburg, Wien, Prag und Leipzig als einfacher Landarzt im St. Galler Rheintal.

Sein Name ist in erster Linie verbunden mit dem St. Galler Kantonsspital dessen erster ärztlicher Direktor er nach der Eöffnung am 1. Mai 1873 war. Sein Wirken in der Öffentlichkeit, vor allem im Bereich der Sozial- und Präventivmedizin, wie wir dies heute nennen würden, war außerordentlich intensiv und fruchtbar, wurde aber offensichtlich von der akademischen Medizin nicht entsprechend honoriert. Sein Hauptwerk, *Vorposten der Gesundheitspflege,* erschien in unzähligen Auflagen im Springer-Verlag in Leipzig und gehörte wohl zu den meistgelesenen populärmedizinischen Werken seiner Zeit (2). Es ist auch heute noch lesenswert, was zum Abschluß an einigen Beispielen belegt werden soll:

Das Bild des Arztes: „Der Arzt muß lernen die Gegenwart zu sehen, und es einem anderen überlassen, die Vergangenheit zu ergründen; schließlich können sich beide aushelfen. Wer nicht ans Zählen, Messen und Wägen, ans Schauen, Hören, Riechen und Fühlen glaubt, der werde um Gottes Willen kein Arzt!" – und:

„Da die Kranken keine zerbrochenen Uhren, sondern Menschen sind, ist schon deswegen eine bloß technische Auffassung des ärztlichen Berufes und eine ausschließlich naturwissenschaftliche Vorbereitung für denselben unzulässig. Die Natur ist weder weise noch töricht, weder gütig noch grausam, weder fromm noch gottlos: Sie ist für den Menschen so, wie er sie anschaut."

Über die Natur: „Es gibt aber keine Sündenvergebung im Reiche der Natur, sondern es herrscht vollendete Gesetzmäßigkeit. Der Menschen Leid ist eine Maschine, die genauer arbeitet als jeder Chronometer und auch für bestimmte Störungen mit bestimmten Abweichungen antwortet. Das Leben ist ein klinisch-physikalisches Experiment, dessen Vorbedingungen genau erfüllt sein müssen, wenn es gelingen soll. Der Haushalt des Leibes ist ein Kassabuch, welches keine Ausgaben gestattet ohne entsprechende Einnahmen; Tränen und Verzweiflung ändern das Ergebnis einer schlecht geführten Rechnung nicht, Medikamente und Kuren vermögen den unvermeidlichen Sturz nur um ein geringes hinauszuschieben."

Über die Aufklärung unheilbar Kranker: „Unheilbar Kranke sind oft unendlich gehorsam und brav und lassen Dich Deine Hilflosigkeit bitter empfinden. Tausende können sich nicht entschließen, zur rechten Zeit das Nötige zu tun, aber leisten das Unmögliche, wenn es nichts mehr nützt. Solange Du sehr vieles leisten kannst, traut man Dir meistens viel zuwenig zu, und wenn Du nichts mehr helfen kannst, viel zu viel." – und:

„Sollst Du dem Kranken sagen, daß Du ihn für verloren hältst? Der Pfuscher tut es mit Pathos, denn er will den Propheten zeigen; der Arzt behält seinen Kummer öfters für sich und klagt seinem Schöpfer. Der Kranke verlangt unbedingt die Wahrheit, aber nicht immer in Wahrheit, manchmal nur um Trostgründe aus Dir herauszupressen. Es ist leichter, ein paar Stunden ein Held zu sein, als ein paar Wochen oder Monate auch nur leidlich tapfer zu bleiben."

Ganz besonders zutreffend und prägnant ist sein Schlußkapitel in Briefform, „Des Kurpfuschers Abschied an seinen Sohn":

„Ob einer viele oder wenige gerettet habe, das kommt am Ende bloß auf den Hochmut des Doktors an. Nur Lumpe sind bescheiden! Rette Du alle, welche in Deine Hände fallen!" – und:

„Dich versteht man, je unverständlicher Du bist, um so besser. Platonische Liebe zum Unverstandenen bleibt immer eine Macht! Der Unsinn ist ewig jung. Ein gebildeter Mann weiß einiges, ein ungebildeter vieles, ein eingebildeter alles." – und:

„Ein witziges Wort ist einträglicher als zehn Jahre Studium!"

Wir hoffen, daß wir nicht nur witzige, sondern wichtige und verständliche Worte hören werden, und beginnen mit unserem Programm, das der Reihe nach folgende Themen umfaßt:

- Motivation des Patienten zur Inanspruchnahme alternativmedizinischer Methoden
- Anthroposophische Krebstherapie

VIII   Begrüßung und Einleitung

- Biologisch-immunologische Thumortherapie
- Wirksamkeitsnachweis und Dilemma bei der klinischen Zulassung von Krebstherapeutika
- Ethische und soziale Probleme

Parallelprogramm für Krankenpflegepersonal und Sozialarbeiter:

- Information über häufig angewandte alternative Heilmethoden in der Krebstherapie
- Wanderung durch Grenzgebiete
- Betroffene im Spannungsfeld zwischen Schul- und Alternativmedizin
- Betreuer im Spannungsfeld zwischen Schul- und Alternativmedizin

Literatur

1. Jungi WF, Senn HJ (1986) Krebs und Alternativmedizin, Zuckschwerdt, München Bern Wien San Francisco
2. Sonderegger JL (1982) Vorposten der Gesundheitspflege, 4. Aufl. Springer, Berlin

Walter Felix Jungi

Inhaltsverzeichnis

Motivation zur Alternativmedizin bei Krebs 1

W. M. Gallmeier
Braucht die Medizin eine Erweiterung oder Ergänzung? .. 3

H. Renner
Die therapeutische Lücke: Zielsetzung einer
Begleittherapie 11

A. Glaus
Einstellung des Krankenpflegepersonals zur Schul- und
Alternativmedizin bei der Betreuung Krebskranker 20

R. Obrist, D. P. Berger und J. P. Obrecht
Gibt es charakteristische Haltungen ambulanter
Krebspatienten, welche alternative Therapien
verwenden? – Ergebnisse einer Patientenbefragung 29

Anthroposophische Tumortherapie: Grundlagen ... 33

P. Heusser
Die wissenschaftlichen und weltanschaulichen
Grundlagen der anthroposophisch orientierten Medizin . 35

G. Ribéreau-Gayon, M.-L. Jung, S. Baudino und
J.-P. Beck
Die Proteine der Mistel (Viscum album L.) 44

T. Hajto, K. Hostanska, E. Kovacs und H. J. Gabius
Beeinflussung immunologischer Parameter durch
Misteltherapie 56

Anthroposophische Tumortherapie:
Klinische Resultate 61

J. Hellan, G. Salzer und F. Wutzlhofer
Das operierte Mammakarzinom – Retrospektive
Auswertung 63

G. Salzer und W. Popp
Die lokale Iscadorbehandlung der Pleurakarzinose 70

R. Schuppli
Die adjuvante Behandlung des malignen Melanoms mit
Iscador c. Hg. 84

S. P. Hauser
Iscador für die Krebsbehandlung:
Analyse klinischer Untersuchungsergebnisse 88

J. Hoffmann
Onkologisches Umfeld aus der Sicht der Lukas-Klinik . . 97

J. P. Obrecht
Das Verhältnis der Lukas-Klinik zur konventionellen
Medizin 103

J. Hornung
Statistische und ethische Probleme beim
Wirkungsnachweis der Misteltherapie 109

L. Edler
Medizinische Erkenntnisgewinnung durch klinische
Studien – Schwierigkeiten und Möglichkeiten bei der
Misteltherapie 114

Biologisch-immunologische Tumortherapie:
Wissenschaftliche Grundlagen 129

G. A. Nagel und U. Tröhler
Eintritt der Schulmedizin ins „biologische Zeitalter"? . . . 131

A. L. de Weck
Immunmodulation und Tumorabwehr – Fantasien und
Realitäten 142

K. Schumacher
Effekte von Thymusextrakten in der Behandlung
maligner Erkrankungen 148

C. Huber
Moderne Tumortherapie mit Zytokinen:
Dosisfindung und Toleranz 161

W. G. Dippold und K.-H. Meyer zum Büschenfelde
Monoklonale Antikörper und Konjugate in der
Krebsdiagnostik und Therapie 166

*Biologisch-immunologische Thumortherapie:
Ergebnisse „alternativer" Präparate* 173

O. F. Lange
Xenogene Peptide als Supportivmaßnahme in der
Tumortherapie? 175

A. Kast und S. P. Hauser
Factor AF2: „Die vierte Säule in der Tumortherapie" –
Analyse aus der Sicht der internistischen Onkologie . . . 185

G. U. Brillinger
NeyTumorin: Grundlagen und Klinik 190

S. P. Hauser und G. Deplazes
NeyTumorin: „Der Natur und dem Bewährten
vertrauen" – Analyse aus der Sicht der internistischen
Onkologie 197

H. W. Baenkler
Die Wissenschaftlichkeit der Zelltherapie 204

*Wirksamkeitsnachweis und Dilemma klinischer
Zulassung* 211

U. R. Kleeberg
Anerkannte Regeln der klinischen Prüfung von
Krebsheilmitteln 213

J. Gross
Rechtliche Grenzen ärztlicher Therapiefreiheit 222

U. Gundert-Remy
Die Zulassung „alternativer" Krebstherapeutika 229

Ethische und psychotherapeutische Probleme 235

G. Glowatzki
Der Weg der Medizin in die Neuzeit und der Hang des
Menschen zum Irrationalen 237

W. Wilmanns
Das Problem der Wahrhaftigkeit gegenüber dem
tumorkranken Patienten 247

M. Wicki
Die Verantwortung der Medien in der Berichterstattung
über Krankheiten und Therapien 252

R. Schwarz
Alternative psychotherapeutische Heilmethoden 256

S. Pfeifer
Gesundheit um jeden Preis? 265

*Krankenpflege und Sozialarbeit im Spannungsfeld
zwischen Schul- und Alternativmedizin* 273

I. Bachmann-Mettler
Alltägliche Alternativmaßnahmen im Kampf gegen Krebs 275

S. Jenny
Gesunde und ungesunde „Krebsdiäten" 283

E. Müggler
Wie alternativ kann und darf Krankenpflege sein? 290

S. Porchet-Munro
Heilen durch die Kraft der Musik? 304

V. Bunjes
Sozialarbeit in der Onkologie – im Spannungsfeld
zwischen Schul- und Alternativmedizin 314

*Betroffene im Spannungsfeld zwischen
Schul- und Alternativmedizin* 317

K. Wollfart
Schulmedizin – Alternativmedizin 319

K. Jehle
Die Krankengeschichte meines Mannes Röbi 323

Sachverzeichnis 330

Mitarbeiterverzeichnis[*]

Bachmann-Mettler, I. *275*[1]
Baenkler, H.W. *204*
Baudino, S. *44*
Beck, J.-P. *44*
Berger, D.P. *29*
Brillinger, G.U. *190*
Bunjes, V. *314*
de Weck, A.L. *142*
Deplazes, G. *197*
Dippold, W.G. *166*
Edler, L. *114*
Gabius, H.J. *56*
Gallmeier, W.M. *3*
Glaus, A. *20*
Glowatzki, G. *237*
Gross, J. *222*
Gundert-Remy, U. *229*
Hajto, T. *56*
Hauser, S.P. *88, 185, 197*
Hellan, J. *63*
Heusser, P. *35*
Hoffmann, J. *97*
Hornung, J. *109*
Hostanska, K. *56*
Huber, C. *161*
Jehle, K. *323*

Jenny, S. *283*
Jung, M.-L. *44*
Kast, A. *185*
Kleeberg, U.R. *213*
Kovacs, E. *56*
Lange, O.F. *175*
Meyer zum Büschen-
 felde, K.-H. *166*
Müggler, E. *290*
Nagel, G.A. *131*
Obrecht, J.P. *29, 103*
Obrist, R. *29*
Pfeifer, S. *265*
Popp, W. *70*
Porchet-Munro, S. *304*
Renner, H. *11*
Ribéreau-Gayon, G. *44*
Salzer, G. *63, 70*
Schuppli, R. *84*
Schumacher, K. *148*
Schwarz, R. *256*
Tröhler, U. *131*
Wicki, M. *252*
Wilmanns, W. *247*
Wollfart, K. *319*
Wutzlhofer, F. *63*

---

[*] Die Adressen der Einzelautoren finden Sie auf der ersten Seite des entsprechenden Beitrags.
[1] Seite, auf der der Beitrag beginnt.

Motivation zur
Alternativmedizin bei Krebs

Braucht die Medizin eine Erweiterung oder Ergänzung?

W. M. Gallmeier

5. Medizinische Klinik und Institut für Medizinische Onkologie und Hämatologie, Klinikum der Stadt Nürnberg, Flurstraße 17, D-8500 Nürnberg 91

Zur Situation

Drei Größen bestimmen die Medizin heute:
- die moderne biomedizinische Technologie mit ihren verschiedenen Gebieten,
- die Humanität, d. h. die mitmenschlichen und zwischenmenschlichen Beziehungen,
- die Werteordnung unserer Gesellschaft, die vorgibt, wie die an sich wertneutrale Technik und die Humanität zueinander stehen sollen.

Damit ist die Medizin kein Freiraum, den man nach Belieben erweitern oder ergänzen kann. Die Medizin ist ein Spiegel unserer Zeit und unserer Gesellschaft. Die Gesellschaft, d. h. wir alle bestimmen, welche Medizin wir haben wollen, oder noch anders: Wir haben die Medizin, die wir wollen, man könnte auch sagen, die wir verdienen. Wieso stellt sich da die Frage nach einer Erweiterung/Ergänzung unserer Medizin?

Sie stellt sich, weil Kranke und Angehörige zutiefst unzufrieden sind, obwohl Ärzte und Pflegende mit größtem Einsatz arbeiten. Wenn der Mensch krank wird, gerät er in eine einmalige Situation. Nichts gilt mehr, was vorher selbstverständlich schien. Unrealistische Erwartungen, falsche Vorstellungen, unkorrekte Informationen und Ansichten werden offenbar. Es ist nicht alles machbar, was vorher nur eine Frage des Geldes oder technischer Mittel zu sein schien. Zu keinem Zeitpunkt des Lebens werden Wunsch und Wirklichkeit so eindringlich unterscheidbar. Zu keinem Zeitpunkt werden auch Täuschung und Selbsttäuschung, denen wir sonst täglich und in großem Stil unterliegen, so klar erkennbar, wie beim Eintreten einer Krankheit. Wünsche erweisen sich meist als unerfüllbar, Täuschung findet hier ein Ende, der Mensch ist enttäuscht. Aber auch echte Bedürfnisse bleiben unbefriedigt. Deshalb ist es notwendig zu fragen: Braucht die Medizin eine Erweiterung oder Ergänzung? Braucht der Kranke, der Arzt, die Gesellschaft eine erweiterte Medizin und wenn ja, worin besteht sie?

Hier schreibt nicht, wie sonst bei einem solchen Thema üblich, ein Medizintheoretiker, Soziologe oder Philosoph, auch kein Emeritus, der nach seinem Ausscheiden formuliert, was er hätte tun sollen, als er noch im Amt war, sondern ein Klinikarzt, der nach 25 Jahren Dienst seine Vermutungen äußert und seine Auffassung zu praktizieren versucht. Ich möchte meinen ganz persönlichen Versuch einer Antwort vorstellen, meine Arbeitshypothese. Dabei ist mir bewußt, daß alles Wissen nur Vermutungswissen ist (Popper). „Es ist alles durchwebt von Vermutung" (Xenophanes).

Meine Antwort auf die Frage ist: Ja, Ärzte und Kranke brauchen eine Erweiterung im Denken und gleichzeitig eine Begrenzung im Tun. Diese Erweiterung besteht in einem neuen, eigentlich anderen Denken. Sie liegt, um ein Bild aus der Computertechnik zu gebrauchen, im Software-Bereich, nicht im Gebiet der Hardware. „Wenn die Menschen einen Schritt vorwärts tun wollen in der Beherrschung der äußeren Natur durch die Kunst der Technik, dann müssen sie vorher drei Schritte der ethischen Vertiefung nach innen getan haben" (Novalis).

Ich möchte hier drei Thesen erörtern:

- Wir brauchen eine *realistische Medizin, eine Medizin nach Maß,* in der der Arzt Begleiter und Helfer, selten Heiler ist.
- Wir brauchen hierzu eine *Beziehungsmedizin,* in welcher der Arzt als Helfer seine objektive Betrachterrolle verläßt und Teil wird eines allseitigen Bemühens um den Kranken.
- Wir brauchen eine *anthropologische Medizin,* die das Defekt-Reparaturmodell der Krankheit verläßt und eine *spirituelle (transzendente) Dimension* von Krankheit und Kranksein eröffnet.

Realistische Medizin – Medizin nach Maß

Die Grundlage jeder erweiterten Medizin ist eine naturwissenschaftlich begründete Medizin nach Maß, die realistische Medizin.

Wenn der junge Arzt von der Universität kommt, so wird auch er ernüchtert und enttäuscht. Er tritt an, Krankheiten zu heilen und findet statt dessen kranke Menschen mit weithin chronischen, d. h. unheilbaren Krankheiten. Trotz aller spektakulären Erfolge der modernen Medizin sind wirkliche Heilungen die Ausnahme. Er findet Menschen, die mit Krankheiten leben müssen und muß umdenken: Nicht Heiler, Retter aus der Not, sondern bescheidener Begleiter und Gefährte des Kranken zu sein, das ist es, was seinen Beruf ausmacht. Mit Kompetenz und Bescheidenheit bemüht er sich um eine Medizin nach Maß, das Nützliche und nur das Nützliche zu tun. Im Blick auf den Kranken vermeidet er Überdiagnostik und Übertherapie – also Maßnahmen, die dem Kranken nichts nützen.

Noch schmerzlicher muß sich der Kranke umstellen. Auch er muß nun, trotz aller lautstark verkündeten Erfolgsmeldungen in der Medizin, erfahren, daß nicht alles machbar und erreichbar ist. Entgegen dem Anschein der Zeit sind auch durch noch so großen Einsatz finanzieller Mittel die meisten Wünsche unerfüllbar. Der Kranke erlebt, daß es kein Grundrecht auf Gesundheit oder Unversehrtheit gibt. Arzt und Patient müssen erfahren, daß es auch keinen

Heilzwang oder Erfolgszwang gibt. Gemeinsam müssen sie vermeiden, in dieser neuen, ungewohnten und völlig unzeitgemäßen Hilflosigkeit eine hektische Flucht in leere Aktivität, d. h. in unnötige Diagnostik und Therapie anzutreten. Beide müssen lernen, daß der viel geäußerte Wunsch: Tun Sie alles! eine um so größere Gefahr darstellt, je umfangreicher das Rüstzeug der heutigen Medizin geworden ist. Eine Erweiterung der Medizin heißt also zunächst: Realistische Medizin – nach Maß! – d. h. für den Arzt, als kompetenter und bescheidener Begleiter des Kranken nur das Sinnvolle zu tun, für den Kranken, von utopischen Wünschen zu lassen. Realistische Medizin ist damit die Grundlage jeder erweiterten Medizin.

Beziehungsmedizin

In der realistischen Medizin wird der Arzt zum Begleiter des Kranken. Die sog. Beziehungsmedizin führt diesen Ansatz weiter. Sie handelt vom Umgang von Menschen mit Menschen (Jaspers, v. Uexküll). Der Arzt verläßt die Position des vermeintlich distanzierten Beobachters und übernimmt seine Rolle im Gesamtgeschehen um den Kranken. Ganz bewußt gibt er seine Vormachtsstellung auf und verzichtet auf die Illusion der Kontrolle und Autonomie gegenüber Kranken und Krankheit. Ob er es will oder nicht, ob er es realisiert oder nicht, er ist Teil eines sehr komplexen Beziehungssystems, er übernimmt seine Rolle darin, ebenso wie der Kranke, seine Familie, sein soziales Umfeld oder auch all die anderen Helfer im Krankenhaus. Es ist für den Arzt ein neuer Gedanke, daß er niemals unabhängig, objektiv handeln kann, sondern einbezogen ist in Wechselwirkungen, die ihn genauso wie den Kranken binden.

Man erinnere sich an die Situation, wenn ein sog. schwieriger Kranker ein ganzes Team gegeneinander ausspielt, man stelle sich vor, wie etwa ein launischer Chef oder eine überarbeitete Krankenschwester in eine Behandlung hineinwirken. Wie reagiert etwa der Arzt, wenn ein Krebspatient weint? Untersucht er ihn körperlich? Nimmt er Blut ab? Schickt er zum Röntgen, überweist er zum Psychotherapeuten? Hört er zu? Redet er selbst? Versucht er zu trösten?

Eine mir seit langem bekannte Patientin rief in höchster Aufregung im Sekretariat an, in Tränen und voller Panik. Meine Sekretärin, auch in höchster Aufregung, holte mich aus der Visite. Auch ich ließ mich beeindrucken, ein sofortiger Termin wurde vereinbart. Es erschien die ansonsten sehr rationale, burschikose und robuste Patientin, vor Jahren an einem Mammakarzinom operiert. Ihr erstes Wort: „Ich habe einen Tumor im Hals, und psychisch ist das niemals." Ihr Mann bestätigte, das Psychische sei auszuschließen. Das Gespräch ergab nichts Besonderes, sie lebte und arbeitete normal, die Familie sei glücklich, seit einigen Tagen allerdings sei sie schlaflos. Bei der körperlichen Untersuchung: nichts. In den Laboruntersuchungen und Röntgenaufnahmen auch nichts. Die mir mühsam abgerungene CT-Untersuchung ergab normale Befunde. Ich führte ein abschließendes, wie ich meinte beruhigendes

Gespräch zusammen mit dem Ehemann. Im Moment des Abschieds noch einmal ein verlängerter Händedruck, eine Berührung der Schultern und die Bemerkung von mir: „Ich weiß schon, wie schwer Sie es immer noch haben!" Mit der Klinke in der Hand kam dann der Satz von ihr: „Jetzt bin ich also die letzte. Vier Leidensgenossinnen waren es, die vor 6 Jahren operiert worden waren, vor 2 Tagen nun wurde die letzte von ihnen beerdigt." Ein ausführliches Gespräch unter Tränen zeigte die ungeheuren Ängste der letzten Jahre und die Panik jetzt.

Zwei Wochen später erhielt ich eine Postkarte der Familie von einem Urlaub auf Korfu. Was war geschehen? Naturwissenschaftlich nichts. Die objektive Betrachterrolle hat den Arzt nicht weitergebracht. Erst als der Arzt eine ganz persönliche Beziehung zur Patientin aufgenommen hatte und die Kranke dies zugelassen hatte, trat das Leid zutage, ein therapeutisches Gespräch wurde möglich. Erst das subjektive Verhalten des Arztes, seine Empathie, eine Berührung und menschliche Nähe öffneten für Arzt und Kranken das Problem und ließen die Lösung zu.

Die Beziehungsmedizin ist also eine Form der erweiterten Medizin. Jede Veränderung bei einem der Teilnehmer an einem solchen Beziehungssystem hat unmittelbare Auswirkungen auf alle anderen. Dies kann am Beispiel der Familienmedizin besonders klar gezeigt werden. Häufig ist der Kranke nichts anderes als das kranke Organ in einer kranken Familie (Bahnson). Ich erinnere mich an eine Kranke mit Lungen-, Leber-, Knochen- und Hirnmetastasen eines Chorionkarzinoms nach Schwangerschaft. Der früher schwerstdepressive und zurückgezogene Ehemann versorgte die Kinder und betreute seine bewußtlose Frau im Krankenhaus zum Erstaunen aller. Während die Frau langsam wieder zu sich kam, wieder aufstehen konnte, nach den Kindern verlangte und schließlich spazieren ging, kam die alte Krankheit beim Ehemann wieder durch, er wurde einsilbig und zurückgezogen, ständig depressiv. Und als die Kranke entlassen wurde, mußte sie ihren Mann betreuen. Das blieb über Monate so. Mit einem Rückfall der Frau erlangte der Mann wieder seine alte Spontaneität, die Depression verging. Als aber schließlich – und nun schon seit Jahren – die Frau erneut gesund wurde, kam bei ihm der alte Zustand wieder durch. Seine Depressionen machten ihn arbeitsunfähig. Ein deutliches Zeichen für die engen Beziehungen in dieser Familie und deren offenkundigen Auswirkungen auf die Krankheit.

Ein anderer Kranker lebte über 9 Jahre mit Lungen- und Lebermetastasen eines Kolonkarzinoms und betreute seine nierenkranke Frau, die schließlich dialysiert werden mußte. Nach der erfolgreichen Nierentransplantation genas die Frau völlig. Nun wurden die Lungenmetastasen des Mannes progredient.

In der Beziehungsmedizin wird darüber hinaus ein enges Arbeitsbündnis zwischen Kranken und allen Helfern geknüpft. Heilende und helfende Verbindungen sind das Bedürfnis, das der Kranke in schwerer Krankheit hat. Das Konzept einer Beziehungsmedizin prägt unseren ärztlichen Alltag. Es hat zum Ziel, ärztliches Tun in einem veränderten, d. h. erweiterten Bewußtsein zu erleben. Es hat zum Ziel, menschliche Nähe zwischen Patient und Arzt, viel wichtiger noch zwischen Patient und seinen Angehörigen wieder herzustellen.

Kranke, Helfer und Familie erleben gemeinsam Hoffnung und Ohnmacht. Damit ergänzt und erweitert die Beziehungsmedizin das Konzept der realistischen Medizin.

Anthropologische Medizin

Das Suchen nach einer erweiterten Betrachtung der Medizin führt schließlich zu dem Begriff der „anthropologischen Medizin". Diese kann aus zwei Richtungen begründet werden: aus den naturwissenschaftlichen Ergebnissen der neueren Arbeitsrichtung Psychoneuroimmunologie (PNJ) und den Gedanken von Viktor v. Weizsäcker.

Die Psychoneuroimmunologie wartet mit immer neuen überraschenden experimentellen Ergebnissen auf und zeigt, daß nicht nur im zwischenmenschlichen Bereich, sondern auch auf der Ebene der Zellen und Organe eines Organismus ein weitreichender Kontakt und intensive Wechselwirkungen bestehen. So wurden direkte Beziehungen zwischen höheren Zentren des Gehirns (Hypothalamus) und dem Immunsystem gefunden. Spezielle Botenstoffe und besondere Empfängerorganellen auf Zellen leisten den Austausch von Informationen. Zentralnervensystem und Immunsystem kommunizieren auch über eigene Strukturen miteinander. Lymphatische Zellen haben β-Rezeptoren, können also Botenstoffe des Herz-Kreislauf-Systems „empfangen". Ganze Organsysteme, von denen man bisher glaubte, sie funktionieren unabhängig voneinander, kommunizieren miteinander. Es hat den Anschein, als stünden alle Zellen und Organe miteinander in unmittelbarer Beziehung, jede Zelle weiß um die Probleme der anderen und des Ganzen bis hin zu Emotionen, Freud und Leid, die ihrerseits in den Körper hineinwirken. Schon diese modernen experimentellen Daten legen eine neue Sicht des Leib-Seele-Problems nahe: Nicht „ich habe einen Körper", sondern „ich bin mein Körper". Lebendiger Körper ist mehr als reine Materie. Die bisher übliche scharfe Trennung: Leib – Seele ist nur eine vorläufige Arbeitshypothese. Ich würde formulieren: Wir sind Körper, wir sind Seele, beides ist integriert und trägt gemeinsam unser Bewußtsein. Nach diesem Denkansatz folgt auch, daß wir nicht Krankheiten haben, sondern unsere Krankheiten sind, eben: krank sind. Wir sind unsere Krankheiten. Ich könnte sogar spekulieren, daß Krankheiten nicht die Menschen befallen, sondern umgekehrt sich die Menschen ihre Krankheiten holen (aussuchen).

Der Arbeitsansatz der modernen Psychoneuroimmunologie führt uns also zu einem erweiterten Bild der Medizin, das gekennzeichnet ist von einer allseitig vernetzten Vielschichtigkeit, in dem alles mit allem verwoben ist und an das individuelle Gesamtschicksal des Menschen gebunden wird. Eine andere Auffassung von Krankheit (Paradigma) ist die notwendige Folge.

Diese Gedanken einer erweiterten Medizin formulierte und begründete Viktor v. Weizsäcker schon 1946 in seiner anthropologischen Medizin. Er versuchte einen neuen Krankheitsbegriff zu definieren durch die Fragen: Wo? Wann? Was? Warum? Krankheit ist dann nicht mehr einfache Betriebspanne, reparaturfähiger Defekt, sondern das Ergebnis der Summe äußerer und innerer Einwirkungen des bisherigen Lebens. Krankheit ist kein Zufall. Krankheit gehört zu uns, ist etwas Eigenständiges, untrennbar mit uns Verbundenes. Daher können wir uns nicht von ihr distanzieren. V. v. Weizsäcker: „Bisher war die Einstellung zum Krankhaften: Weg damit. Ich aber sage: Euere Einstellung zum Krankhaften soll sein: Ja, aber nicht so." Und auch der Tod erhält notwendigerweise eine andere Bedeutung. Er ist nicht der maximale Betriebsunfall, der Super-GAU des Menschen, ein Versagen aller „technischen Systeme". Seit Hippokrates verhält sich die Medizin, als ob sie den Tod gleichsam ausklammern und ins Gebiet der Religion verweisen könnte. V. v. Weizsäcker hält dagegen: „Der Arzt kann den Tod nicht töten, sondern muß mit ihm Frieden schließen und dabei ihn auch für eine Weile zu überlisten suchen." Dies bedeutet nicht die Abkehr von wissenschaftlich begründeten Heilmethoden oder die Einführung eines unpräzisen „soft healing". Heilung, Besserung, Linderung, mit den modernen Methoden unserer Zeit bleiben weiterhin die primär ärztlichen Aufgaben. Arzt und Kranke gewinnen auf diese Weise Zeit, zu verstehen versuchen, was vor sich geht.

Diese erweiterte, anthropologische Betrachtungsweise verdeutlicht Macht und Ohnmacht des Arztes und erleichtert Arzt und Patient zu ertragen, was gemeinhin als Fehlschlag gewertet wird.

Transzendente Dimension

Man könnte nun fragen, wenn Krankheit kein Zufall, sondern ein Ergebnis ist, welche Botschaft trägt sie, was will sie Arzt und Patient sagen? Damit führt das neue Denken der anthropologischen Medizin in eine weitere, die spirituelle oder transzendente Dimension.

Die Frage nach Sinn von Krankheit und Kranksein soll und kann der Arzt nicht beantworten. Er ist zwar Begleiter bis hierher und muß diese Fragen akzeptieren, aber eine Antwort steht ihm nicht zu, auch wenn er sie zu wissen glaubt. Die Medizin wird zum Raum, in dem die Sinnfrage gestellt werden kann. Jeder Kranke hat die Freiheit, diese Frage zu stellen oder nicht. Die Antwort, d. h. die Entzifferung der Botschaft, d. h. seine eigene Biographie zu verstehen und anzunehmen, ist in seine ganz persönliche Einsicht und Verantwortung gestellt. Diesen Schritt ins Transzendente geht der Kranke ohne den Arzt.

Einwände und Fragen der Praktikabilität

Ein Kranker sagte mir: „Jetzt bin ich gekommen, weil man sagt, Sie machen alles anders. Eine Woche bin ich schon hier, und ich habe nichts gemerkt. Mir geht es genauso schlecht und Mistel wird hier auch nicht gegeben." Und ein Chefarztkollege bemerkte über mich: „Ich weiß nicht, was der hat, human sind wir doch alle." In diesem Spannungsfeld stehen wir. Beeinflußt erweitertes Denken die ärztliche Praxis oder handelt es sich nur um „des Kaisers neue Kleider", die niemand sieht?

Eine in diesem Sinne erweiterte Medizin führt nicht automatisch zu besseren Heilerfolgen. Utopische Wünsche nach Vermeidung und Verleugnung von Krankheit und Tod bleiben unerfüllt. Die hier vorgetragenen Ideen begründen auch keine neue Spezialität der Medizin, sondern durchdringen alles medizinische Tun.

Es ist aber auch nicht Ausdruck dieses Denkens, wenn Arzt und Patient „um nichts zu versäumen" oder um „alles zu tun" zu Medikamenten ohne nachgewiesene Wirkung greifen, also lediglich eine andere Schublade aufziehen. Diese Haltung wäre Zeichen des herrschenden biotechnologischen Konzeptes, mithin Hardware – und hier wäre ein Wirkungsnachweis zu fordern. In diesem Sinne „alles" zu tun ist auch gefährlich. Während Arzt und Kranker illusionistischen Wünschen und Hoffnungen nachjagen, versäumen sie, die echten Bedürfnisse nach Besinnung, Erfahrung und Bewältigung zu erfüllen. Mancher Abschied wurde so verhindert.

Die realistische Medizin – nach Maß – ist praktikabel. Sie legt besonderen Wert auf supportive Maßnahmen, d. h. Linderung objektiver Beschwerden. Fragen der Lebensqualität und deren Messung werden immer mehr bearbeitet werden und Leben mit Krankheit, das kostbare Leben auf Zeit, erscheint den Ärzten immer schutzwürdiger.

Auch eine Beziehungsmedizin ist praktikabel. Es ist möglich, sich einzulassen ohne handlungsunfähig zu werden. Sie braucht nicht unbedingt mehr Zeit, wenn man darauf achtet, die Zeit, die man hat, gezielt zu nutzen. Man braucht sicherlich mehr Kraft und Hinwendung. Hier liegen die Grenzen: Nicht alle Patienten können gleich intensiv behandelt werden. Die Betreuenden brauchen selbst einen gut funktionierenden Rückhalt im eigenen Kreis und Begleitung durch ein erfahrenes psychosomatisch-psychotherapeutisches Team. Nicht Delegation und Spezialisierung, sondern Integration und Betreuung „aus einer Hand" sind gefordert. Manche Bedürfnisse des Kranken nach Zuwendung menschlicher Nähe und Verständnis können auf diese Weise befriedigt werden. Arzt und Helfer tun dabei nichts grundsätzlich anderes, aber sie tun es als andere, aus einem anderen Geist. Das Erleben von Frustration, Hilflosigkeit und Ohnmacht wird erträgbar.

Schlußbemerkungen

Die naturwissenschaftliche Betrachtungsweise der Welt ist eine notwendige Grundlage unserer Medizin. Sie muß ihre Grenzen aber streng definieren und sich ihrer bewußt sein. „Wir können die Gegenwart in allen Bestimmungsstücken prinzipiell nicht kennenlernen, deswegen ist alles Wahrnehmen eine Auswahl aus der Fülle von Möglichkeiten" (Heisenberg). Die naturwissenschaftliche Betrachtungsweise hat auch kein Monopol, das alle anderen Zugänge zu den offenen Fragen ausschließt. In der Physik hat das neue Denken eines

Einstein, Born oder Heisenberg die klassischen Gesetze eines Newton in der Praxis nicht außer Kraft gesetzt und trotzdem ein völlig neues Weltbild geschaffen.

Realistische Medizin nach Maß, Beziehungsmedizin und anthropologische Medizin, bis hin zu deren transzendenten Grenzbereichen stellen erweitertes Denken dar. Mein unvollkommener Arbeitsansatz einer erweiterten Medizin, den ich darzustellen versucht habe, ersetzt also nicht die Ratio und Logik unserer naturwissenschaftlichen Medizin. Er macht auch nicht das gewaltige Arsenal technischer und chemischer Methoden überflüssig. Dieser Denkansatz erleichtert jedoch deren menschengemäßen Einsatz und ermöglicht eine tiefere Einsicht in die Vorgänge um Krankheitsprozesse, sie hilft Arzt und Kranken einander und sich selbst zu verstehen. Sie trägt bei, das Gefühl der Verlorenheit und Ohnmacht zu ertragen. In diesem Sinne braucht unsere Medizin eine Erweiterung und Ergänzung. Sie muß die tägliche Praxis erfassen und durchdringen. Dann können wir Kranken auch wirksamer helfen, ihre Bedürfnisse erfüllen und sie durch Krisen begleiten, die wir als Krankheit erleben.

Literatur

1. Gallmeier WM (1989) Braucht die Medizin eine Erweiterung oder Ergänzung? MMW

Die therapeutische Lücke: Zielsetzung einer Begleittherapie

H. Renner

Abteilung für Strahlentherapie, Klinikum der Stadt Nürnberg, Flurstraße 17,
D-8500 Nürnberg 91

Ausgangsfrage

Jeder onkologisch tätige Arzt wird immer wieder mit der Frage konfrontiert, gestellt vom Patienten selbst oder seinen Angehörigen, was *noch* getan werden könne um die Prognose des Krebspatienten zu verbessern. Dieses kleine Wörtchen „noch" beinhaltet bereits: nach abgeschlossener Krebsoperation, nach evtl. schon während postoperativer Strahlentherapie und während oder nach zytostatischer Polychemotherapie. Also nicht die Frage nach „entweder – oder" nach einer evtl. „alternativen" Therapie aus der Alternativ- oder Paramedizin, sondern die Frage „was noch?", also nach einer „additiven", begleitenden Therapie. Das Ziel des Patienten ist dabei die „Prognoseverbesserung". Wie dieses Ziel erreicht wird, ob mit Methoden der Orthomedizin oder der Alternativmedizin, ist für den Patienten zweitrangig. Vorrang hat das Erreichen des Ziels „Prognoseverbesserung".

Klinische Studien

Diese ernstzunehmende Frage: „Was noch?" wurde auch wissenschaftlich in klinischen prospektiven, randomisierten Studien aufgegriffen, dazu seien drei Beispiele aufgeführt.

Gemeinsam ist diesen zitierten Studien: Es wird eine zusätzliche therapeutische Maßnahme durchgeführt; die Prognose der Ausgangstumorsituation ist unbefriedigend; die Primärtherapie ist praktisch abgeschlossen; die Medikamente dieser zusätzlichen Maßnahme besitzen selbst keine direkt tumorzellzerstörende Wirkung; der klinisch meßbare Wirkungsparameter ist nicht die Tumorrückbildung, quantifizierbar durch die Remissionsquote, der Wirkungsparameter ist die Prognoseverbesserung, meßbar in der Verbesserung der Überlebenszeit; die Wirkung scheint günstiger in fortgeschrittenen Stadien im Vergleich zu frühen Stadien; die Therapie besitzt eine geringe Toxizität, also geringe Nebenwirkungsrate; die Therapie ist eine Langzeittherapie über viele Monate.

Das erste Beispiel sind Erfahrungen mit einer biologischen Substanz und immunologischem Wirkungsmechanismus, die Erfahrungen mit Tumorautovakzine. Als Beispiel verweise ich auf die Ergebnisse der Arbeitsgruppe um Hoover et al. in Baltimore/USA beim kolorektalen Karzinom [3]. Die Autovakzineherstellung erfolgte aus autologem Tumormaterial, für weitere Details sei auf die Originalarbeit verwiesen. Die Applikation erfolgte mehrfach postoperativ über mehre Wochen nach Operation aber vor evtl. Radiotherapie. Das Ergebnis bewirkt eine Prognoseverbesserung, gemessen an der 3-Jahres-Überlebensquote, im Gesamtkollektiv von ca. 70% ohne postoperative Autovakzinbehandlung auf 100% mit postoperativer Autovakzinbehandlung. Den größeren Nutzen von 40% auf 100% zeigen die Patienten im fortgeschrittenen Stadium mit Lymphknotenmetastasen. Die Studie ist prospektiv randomisiert, jedoch sind die lymphknotenmetastasen-positiven Patienten nicht vorher stratifiziert, die Studie hat nur eine Fallzahl von 20 Patienten pro Randomisationsarm.

Das zweite Beispiel ist eine Studie, die mit gentechnisch hergestelltem Alpha-Interferon beim kleinzelligen Bronchialkarzinom durchgeführt wurde – ebenfalls eine randomisierte Studie – die Autoren sind Mattson et al. in Helsinki [5]. Patienten in Remission nach zytostatischer Polychemotherapie und Konsolidierungs-Radiotherapie werden anschließend über 6 Monate mit mehreren Injektionen pro Woche Alpha-Interferon behandelt, das Ergebnis zeigt eine Verbesserung der Quote der Langzeitüberlebenden nach 2–5 Jahren um ca. 20–30% für die interferon-behandelte Patientengruppe (bei kleinen Patientenzahlen).

Als drittes Beispiel sei eine Studie aufgeführt mit einer synthetisch hergestellten und pharmakologisch genau definierten Substanz, dem Lonidamin. Das Lonidamin selbst besitzt keine direkte zytostatische Wirkung an der Tumorzelle. Die Studie wurde von den Autoren Privitera et al. aus Rom durchgeführt [6]. Es ist ebenfalls eine randomisierte Studie, mit kleinen Patientenzahlen, beim inoperablen nichtkleinzelligen Bronchuskarzinom. Die Standardtherapie war eine ca. 6wöchige Radiotherapie mit Tumordosen. Die Lonidamin-Therapie wird in einem Zeitraum von ca. 7 Monaten durchgeführt. Während dieser Zeit ist die Überlebensquote der Placebogruppe nur noch ca. 40% im Vergleich zur Therapiegruppe mit Lonidamin mit ca. 90%. Der Unterschied ist signifikant. Der therapeutische Gewinn ist noch auffälliger im fortgeschrittenen Stadium III, geht aber rasch verloren nach Beendigung der Lonidamin-Therapie. Das Lonidamin selbst hat keinen Einfluß auf die Remissionsraten, die Toxizität ist nicht kumulativ mit der vorausgegangenen Antitumortherapie und insgesamt in vertretbarem Rahmen.

Folgerungen

Hier ist nicht der Ort alle Studien, die sich gleichen Fragestellungen gewidmet haben, aufzulisten und zu quantifizieren, wieviel mit positivem und wieviel mit negativem Ergebnis verlaufen sind. Die drei zitierten Beispiele sollen auch

nicht als Beweis der Wirksamkeit der einzelnen Methode dienen, diese drei
Beispiele sollen nur drei Aussagen untermauern.

Aussage Nr. 1: Es gibt Tumorsituationen, bei denen Maßnahmen zur Prognoseverbesserung nötig sind.
Aussage Nr. 2: Es ist sinnvoll und es könnte erfolgreich sein, nach solchen prognoseverbessernden Maßnahmen zu forschen.
Aussage Nr. 3: Für den Wirkungsnachweis solcher prognoseverbessernden Maßnahmen sind prospektive randomisierte Studien unerläßlich.

Definition einer Begleittherapie

Zu verstehen sind darunter therapeutische Maßnahmen, die nicht selbst und direkt tumorzellzerstörend wirken, sondern über andere Wirkungsmechanismen zur Prognoseverbesserung beitragen. Die Wirkung ist nicht meßbar an einer evtl. Tumorrückbildung, an der Remissionsquote, ihre Wirkung ist ausschließlich meßbar an der Verlängerung der Überlebenszeit, im Kurativbereich Verlängerung des tumorfreien Überlebens, im Palliativbereich Verlängerung des Überlebens trotz meßbar wachsendem Tumor.

Abgrenzung zur adjuvanten Therapie

Die in den angeführten Beispielen klinischer Studien angewandten zusätzlichen Therapiemaßnahmen werden von den Autoren zum einen adjuvant, zum anderen als Erhaltungstherapie bezeichnet. Nach eigener Auffassung ist eine Begleittherapie entsprechend Zielrichtung und Wirkungsmechanismus als additiv zu bezeichnen und nicht als adjuvant im Sinne einer tumorzellzerstörenden adjuvanten Radiotherapie oder adjuvanten zytostatischen Polychemotherapie.

Zielsetzung der Begleittherapie

Die Zielrichtung der Begleittherapie ist also nicht der Tumor, sie ist keine Maßnahme *gegen* den Tumor, sondern Zielrichtung der Begleittherapie ist der Patient, sie ist also eine „Maßnahme *für* den Patienten". Damit reiht sich die Begleittherapie ein in die anderen „Maßnahmen *für* den Patient" wie die supportive Therapie [8], die medizinische und soziale Rehabilitation sowie die psychosoziale Betreuung [2]. Zielsetzung der Begleittherapie ist die Prognoseverbesserung. So wird nur in solchen Tumorsituationen eine Begleittherapie erforderlich sein, die eine mäßige oder gar schlechte Prognose aufweisen. Frühe Tumorstadien mit hoher Heilungswahrscheinlichkeit und guter Prognose benötigen keine Begleittherapie. Hier ist viel wichtiger das Vermeiden von therapeutischen Maßnahmen, die eine Prognoseverschlechterung bewirken könnten, hier gilt das Schlagwort: Vermeiden einer Überbehandlung. Die Notwendigkeit der Begleittherapie besteht nur für solche Tumorsituationen bei denen die Ergebnisse der Standardtherapien unbefriedigend und auch durch Optimierung dieser Standardtherapien nicht wesentlich verbesserbar sind.

Zielsetzung von Maßnahmen der Begleittherapie ist nicht direkt die Entfernung oder Zerstörung der Tumorzellen, sondern indirekt die Aktivierung der Selbstheilungskräfte des Organismus, die entsprechenden Schlagworte sind Kräftigung, Stärkung, Festigung.

Das Ausschalten von Schwächungsfaktoren wie Nikotinabusus, Alkoholabusus, Medikamentenabusus, bakterielle Streuherde, sollte das medikamentös angestrebte Ziel der Kräftigung noch unterstützen. Auch sinnvolle und bewußte Ernährung sowie Maßnahmen der physikalischen Medizin können unspezifisch diese Selbstheilungskräfte fördern.

Medikamentöse Begleittherapie

Für die medikamentöse Begleittherapie stehen zur Verfügung, in Erprobung bzw. in Diskussion folgende Substanzgruppen: Tumorautovakzine, biologische Substanzen (Pflanzenextrakte, Organextrakte, gentechnisch hergestellte BRM-Substanzen), synthetisch pharmakologische Substanzen. Drei klinische Studien zu den einzelnen Gruppen wurden einleitend beispielhaft vorgestellt. Das Spektrum der hier einzustufenden Substanzen umfaßt auch viele Substanzen mit fraglicher Wirksamkeit aus dem Bereich der sog. Paramedizin. Aber um klarzustellen, daß die Problematik der Begleittherapie inzwischen eine legitime Frage der Orthomedizin geworden ist, wurden ausschließlich Studien aus der Orthomedizin vorgestellt.

Beginn und Dauer der Begleittherapie

Viele Fragen sind noch offen, u. a. auch die Frage, wann eine Begleittherapie am günstigsten begonnen wird. In der Regel sind die chirurgischen Maßnahmen abgeschlossen. Bei kurativer Zielsetzung von Radiotherapie oder zytostatischer Chemotherapie könnte man deren Abschluß abwarten mit der Zielvorstellung, die Tumormasse dadurch maximal reduziert zu haben. Dies zeigt die Erfahrung mit der Interferontherapie. Bei palliativer Zielsetzung könnte die Begleittherapie gleichzeitig mit einer palliativen Strahlentherapie oder zytostatischer Chemotherapie beginnen, wie gezeigt am Beispiel der Lonidamidstudie beim inoperablen Bronchuskarzinom. Eine Begleittherapie erscheint auf Grund vorliegender theoretischer Überlegungen und der bisher ja sehr bescheidenen klinischen Daten keine Kurzzeittherapie, sondern eine Langzeitbehandlung über viele Monate (evtl. Jahre?). Gerade das Beispiel der erwähnten

Lonidamidstudie zeigt, daß der gewünschte prognoseverbessernde Effekt sofort sistiert, wenn die Begleittherapie abgesetzt wird. In der zitierten Autovakzinestudie wurde die Behandlung über mehrere Wochen, in der zitierten Interferonstudie über 6 Monate beibehalten. Die ausreichende Dauer einer Begleittherapie scheint eine der Voraussetzungen für ihre Wirkung.

Wirkungsmechanismus einer Begleittherapie

Per definitionem wirkt eine Begleittherapie per se nicht direkt tumorzellzerstörend, also nicht zytostatisch. Damit zählt eine Begleittherapie auch nicht zu den adjuvanten Therapien wie Radiotherapie oder zytostatische Polychemotherapie. Die Begleittherapie wirkt indirekt auf Abwehrmechanismen und Selbstheilungsvorgänge des Tumorträgers: Es müssen sehr unterschiedliche Wirkungsmechanismen diskutiert werden. Für die Tumorautovakzine sind dies sicherlich immunologische Vorgänge, für das Lonidamid werden intrazelluläre Mechanismen des Energie- und Reparaturstoffwechsels diskutiert, für die Mistel-Therapie Reparaturvorgänge der Grundsubstanz. Da durch die unterschiedlichsten Substanzen einer Begleittherapie auch unterschiedliche Wirkungsmechanismen für den gewünschten klinischen Effekt der Prognose-Verbesserung ursächlich sein können, könnte auch eine Kombination von mehreren Methoden der Begleitbehandlung, die eben jeweils verschiedene Angriffspunkte zeigen, sinnvoll sein.

Die therapeutische Lücke

Das Fehlen einer allgemeinen Anerkenntnis für die Notwendigkeit einer solchen Begleittherapie einerseits, wie auch das Fehlen harter Beweise für den Nutzen dieser Begleittherapie, einschließlich des Fehlens eines entsprechenden Medikamentenkatalogs andererseits, wird von mir als die „therapeutische Lücke in der Krebsmedizin" bezeichnet [7].

Notwendigkeit klinischer Studien

Die Wirkung einer Begleittherapie ist am Einzelpatienten durch eine meßbare Remission an einem manifesten Tumorparameter nicht nachweisbar. Die Wirkung zielt auf eine Verlängerung der Überlebenszeit. Aber nicht jeder einzelne Patient wird von einer begleitenden Therapiemaßnahme profitieren. So ist der Wirkungsnachweis nur durch den Vergleich von Überlebenskurven verschiedener Patientenkollektive möglich. Zur entsprechenden statistischen Überprüfbarkeit müssen solche Überlebenskurven in prospektiven, randomisierten klinischen Studien gewonnen werden. Andernfalls ist keine gesicherte Aussage über Wert oder Unwert einer solchen Begleittherapie möglich. Solche Studien erfordern einen langen Atem. Kasuistische Einzelbeobachtungen, evtl. gar noch mit kurzer Beobachtungszeit, helfen nicht weiter.

Ausblick

Bis heute fehlt uns ein Konzept der Langzeitbetreuung von Krebspatienten, das die Ergebnisse und Erfolge der Primärbehandlung festigt. Es kann nur im Interesse des Chirurgen, des Radiotherapeuten und des internistischen Onkologen sein, daß seine Bemühungen um die Heilung des Patienten oder um sinnvolle Palliation des Tumorleidens nicht nur von kurzdauerndem Erfolg begleitet sind, sondern auch für einen längeren Zeitraum Bestand haben, zumindest bei einem Teil der Patienten. So liegt es also im ureigensten Interesse von uns Schulmedizinern, die Erfolge der Standardtherapien zu sichern, durch eine entsprechende zusätzliche, additive, begleitende Langzeitbehandlung. Dies darf für den Chirurgen jedoch kein Freibrief sein etwas schlampiger zu operieren oder für den Radiotherapeuten etwas unsorgfältiger zu bestrahlen oder für den internistischen Onkologen Zytostatika nicht adäquat zu dosieren. Die „Maßnahmen *gegen* den Tumor" sind nach wie vor auf das Sorgfältigste, Gewissenhafteste und Verantwortungsbewußteste durchzuführen, darüber hinaus sind jedoch „Maßnahmen *für* den Patienten zusätzlich, additiv, begleitend, bei fortgeschrittenen Tumorleiden als Langzeittherapie zur Prognoseverbesserung erforderlich.

Anmerkung zu KAM' 89

Zuletzt will ich meine Überlegungen in den gängigen Schwarz-Weiß-Raster einbauen: Hie Paramedizin (schwarz), hie Orthomedizin (weiß). Doch die Problematik ist in Wirklichkeit so komplex und vielschichtig wie nur irgend erdenklich, der Übergang zwischen schwarz und weiß ist grau, es existiert eine erstaunliche „Grau-Zone".

In Abb. 1 wird versucht diese Überlegungen bildlich darzustellen: Der Anteil der Krebspatienten, übertragen auf ein grobes Raster mit Prognoseverbesserung (Plus) und Prognoseverschlechterung (Minus), getrennt nach Patienten, die sich ausschließlich der Paramedizin mit ihren unkonventionellen Methoden zuwenden, und Patienten, die sich der Orthomedizin evtl. in Kombination mit konventioneller oder unkonventioneller Begleitbehandlung anvertrauen.

Der Basis-Standpunkt: Ohne wirksame Sanierung des Primärtumors lokal und regional keine Chance auf Dauerheilung des Patienten. Daraus folgert Paramedizin als Mono-Maßnahme verhindert oder zumindest verzögert die alleinige lokoregional sanierende Orthomedizin [1, 4]; sie bewirkt dadurch eine

Die therapeutische Lücke: Zielsetzung einer Begleittherapie 17

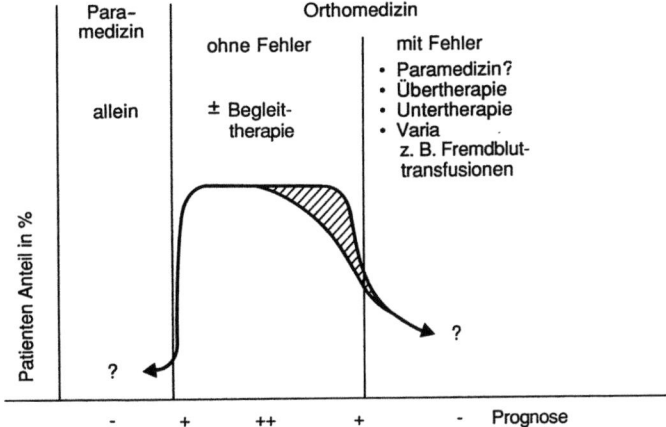

Abb. 1. Anteil der Patienten in Paramedizin und Orthomedizin mit Prognoseverbesserung (+) und Prognoseverschlechterung (−). *Schraffierte „Grauzone":* Möglicher Gewinn an Prognoseverbesserung durch Begleittherapie

Verschlechterung der Prognose der Krebspatienten: Ist dies der Feind, den es hier möglichst endgültig zu schlagen gilt? Dabei stellt sich die Frage, welcher Anteil aller Krebspatienten zählt dazu, wieviele Krebspatienten gehen verloren, da sie sich ausschließlich der Paramedizin anvertrauen? Ich schätze den Anteil im Promillebereich, allenfalls einige wenige Prozent.

Der allergrößte Anteil der Krebspatienten vertraut sich primär der Orthomedizin an und erhebt sich dadurch therapiebedingt aus den Niederungen der Prognoseverschlechterung in die Höhen der Prognoseverbesserung. Vielleicht ist dieser Verteilungsberg am tumorbiologiebedingt wieder abfallenden Hang bezüglich Prognoseverbesserung etwas verformbar, das wäre die „Grau-Zone": zusätzliche Prognoseverbesserung durch zusätzliche, additive Maßnahmen, evtl. unkonventionell aus der Paramedizin kommend.

Aber wie geht es weiter mit diesem anderen Hang des Berges? Dieser liegt immer noch im Bereich der Orthomedizin. Und trotzdem: Es geht wieder bergab in die Niederungen der Prognoseverschlechterung. Durch Übertherapie, Untertherapie, orthomedizinische Begleitmaßnahmen mit fraglichem Nutzen, z.B. perioperative Fremdbluttransfusionen [9]. Und wie groß ist dieser Anteil an Krebspatienten? Die Prognoseverschlechterung durch nicht streng indizierte perioperative Fremdbluttransfusionen wird für heilbare Frühstadien in retrospektiven Untersuchungen mit ca. 10–30% beziffert. Woher kommt nun der gefährliche Feind: Von links oder von rechts? Was am Fuß des Berges durch prognoseverschlechternde Maßnahmen verlorengeht, ist auf der Höhe durch prognoseverbessernde Maßnahmen derzeit gar nicht wettzumachen. So brauchen wir in Zukunft beides: Abbau der prognoseverschlechternden Maßnahmen, Aufbau von prognoseverbessernden Maßnahmen.

Quo vadis KAM St. Gallen?

Zusammenfassung

Unbehandelt führt eine Krebserkrankung in der Regel über kurz oder lang zum Tode des Patienten. Eines der Hauptziele jeglicher Krebsbehandlung ist es, dem Patienten das Leben zu retten oder zumindest zu verlängern. Dazu sind die krebsbekämpfenden Therapien als „Maßnahme *gegen* den Tumor" unerläßlich, deren Notwendigkeit steht außer Diskussion.

Eine über die Ergebnisse der Standardtherapien hinausgehende Verlängerung der Überlebenszeiten mit positiver Beeinflussung der Lebensqualität ist die Zielsetzung einer additiven Begleittherapie.

Im Kurativbereich ist das Ziel: Lebensverlängerung durch Verhinderung oder Verzögerung des Rezidivs. Im Palliativbereich ist das Ziel: Lebensverlängerung trotz progredientem Tumor. Es ist also nicht Aufgabe der Begleittherapie Remissionsquoten oder Remissionsdauern zu verbessern. Diese Begleittherapie reiht sich ein in die anderen „Maßnahmen *für* den Patient" wie die supportive Therapie, die medizinische und soziale Rehabilitation, sowie die psychosoziale Betreuung.

Das Fehlen einer allgemeinen Anerkenntnis für die Notwendigkeit einer solchen Begleittherapie einerseits wie auch das Fehlen harter Beweise für den Nutzen dieser Begleittherapie andererseits wird als die „therapeutische Lücke in der Krebsmedizin" bezeichnet.

Sind die Ergebnisse der Standardtherapien bei bestimmten Tumorsituationen optimal, erübrigt sich jegliche Begleitbehandlung. Die Notwendigkeit einer Begleittherapie besteht nur für solche Tumorsituationen, bei denen die Ergebnisse der Standardtherapien unbefriedigend und auch durch Optimierung dieser Standardtherapien nicht wesentlich verbesserbar sind.

Die Maßnahmen der Begleittherapie zielen nicht direkt auf eine Entfernung oder Zerstörung der Tumorzellen, sondern auf eine Aktivierung der Selbstheilungskräfte des Organismus. Die Diskussion möglicher Effekte einer Begleittherapie darf sich dabei aber nicht nur auf immunologische Mechanismen beschränken.

In Ergänzung zu den zeitlich begrenzten Maßnahmen der Primärversorgung ist die meist im Anschluß daran durchzuführende Begleittherapie eine Langzeittherapie, möglicherweise über Jahre dauernd. Als Maßnahme einer Begleittherapie stehen heute zur Verfügung bzw. in Diskussion: Tumorautovakzine, sog. biologische Substanzen (Pflanzen-, Organextrakte), synthetische pharmakologische Substanzen. Möglicherweise ist die Kombination mehrerer Maßnahmen sinnvoll. Doch ist für alle Bemühungen zur Etablierung einer Begleittherapie ein adäquater Wirksamkeitsnachweis zu fordern.

Literatur

1. Bruntsch U (1987) Paramedizinische Tumortherapie – eine Herausforderung. MMW 129:297–299
2. Grundmann E (1988) Wege und Ziele der Tumornachsorge. Internist 29:1–12

3. Hoover HC, Surdyké MG, Dangel RB, Peters LC, Hanna MG (1985) Prospectively randomized trial of adjuvant active-specific immunotherapy of human colorectal cancer. Cancer 55:1236–1243
4. Jungi WF (1988) Alternativen zur Schulmedizin in der Krebstherapie. Krankenhausarzt 61:145–150
5. Mattson K, Niiranen A, Holsti LR, Cantelli K (1988) Low-dose alpha-interferon (IFN) as maintenance therapy for small cell lung cancer (SCLC). A Follow-Up Report Annual Meeting of the International Society for Interferon Research, ISIR-JSIR Meeting on Interferon and Cytokines. Kyoto, Japan
6. Privitera G, Ciottoli GB, Patane C et al. (1987) Phase II double-blind randomized study of lonidamine and radiotherapy in epidermoid carcinoma of the lung. Radiother Oncol 10:285–290
7. Renner H (1987) Die therapeutische Lücke in der Krebsmedizin. Krebskongreß Baden-Baden 1987
8. Schreml W (1988) Supportive Tumortherapie – eine Begriffsdefinition. Klinikarzt 17:492–504
9. Wirsching RP, Demmel N, Liewald F, Mempel W, Zwingers N (1988) Einfluß der Bluttransfusion auf Tumorrückfall und Überlebensrate beim colorectalen Carcinom. Chirurg 59:647–653

Einstellung des Krankenpflegepersonals zur Schul- und Alternativmedizin bei der Betreuung Krebskranker

A. Glaus

Medizinische Klinik C, Kantonsspital, CH-9007 St. Gallen

Einleitung

In der Literatur läßt sich über die Einstellung des Pflegepersonals gegenüber Schul- und Alternativmedizin in der Behandlung Krebskranker wenig bis nichts finden. Man nimmt allgemein an, daß diese Berufsgruppe einen Hang zu „alternativen Methoden" hat und daß dies zu einer gefährlichen Polarisierung innerhalb der Schulmedizin führen könnte. Alternative Maßnahmen in der Krankenpflege sind in den letzten Jahren sehr oft beschrieben worden und haben in der Praxis z.T. auch Eingang gefunden. Diese Form der Pflege hat jedoch in den meisten Fällen eher additiven und supportiven Charakter und verlangt auch nach neueren Modellen der Berufsausübung. Supportiv und kreativ zu pflegen ist eine Gratwanderung bei der die Zu- bzw. Abneigung zur Alternativ- oder Schulmedizin zum Ausdruck kommen kann. Alternatives Pflegen ist in der heutigen Zeit als besonders wichtig erkannt worden und muß nicht gezwungenermaßen im Gegensatz stehen zur Schulmedizin, zumal die meisten Krankenschwestern und -pfleger in diesem System zu arbeiten gewohnt sind. Zu erwähnen ist ebenfalls, daß auch das Pflegen im alternativmedizinischen Bereich, genauso wie in der Schulmedizin, jeglichen Charakter von Ganzheitlichkeit und Kreativität verlieren kann – dann nämlich, wenn eine Methode oder Ideologie so ins Zentrum rückt, daß der Mensch zum Anwendungsobjekt wird.

Ergebnisse einer schweizerisch-deutschen Multicenter-Umfrage an 164 Pflegepersonen

Um die vagen Vorstellungen bezüglich der Einstellung des Pflegepersonals gegenüber Schul- und Alternativmedizin konkreter darzustellen, wurde eine Umfrage zu diesem Thema durchgeführt. Von 430 abgegebenen Fragebogen kamen 164 (38,1%) zurück. Die Rücklaufquote in Deutschland betrug 44%, in der Schweiz 31%. An der Umfrage arbeiteten Kolleginnen und Kollegen der Universitätsklinik Heidelberg, des Städtischen Klinikums Nürnberg, dem

Universitätsklinikum Rechts der Isar in München, dem Kantonsspital St. Gallen und einigen weiteren Spitälern der Schweiz mit.

Charakteristika der befragten Pflegepersonen

Das durchschnittliche Alter der befragten Personen beträgt 31,1 Jahre, mit einer Verteilungsbreite von 20–59 Jahre. 85% davon sind Frauen. Die große Mehrheit verfügt über eine Ausbildung in allgemeiner Krankenpflege. Da Nichtrauchen, gesund Essen und umweltfreundliches Verhalten im Zusammenhang mit der Fragestellung von Interesse sind, wurden auch diese Verhaltensmuster evaluiert. Es zeigt sich, daß 71% der Befragten Nichtraucher sind, daß jedoch nur wenige besonders gesund essen und daß noch weniger aktiv in einer Umweltschutzorganisation tätig sind.

Berufserfahrung und Fachgebiet der befragten Pflegepersonen

Von den 164 Personen arbeiten 46% (75) weniger als 5 Jahre im Beruf, 27% (45) 6–10 und weitere 27% (44) über 10 Jahre. Sie arbeiten in folgenden Fachgebieten: 40% (65) in medizinischer Onkologie, 22% (36) in innerer Medizin, 17% (28) in Chirurgie und 21% (35) in anderen, mehr technisch orientierten Fächern (Gynäkologie, Radioonkologie und andere). Es ergeben sich somit zwei unterschiedliche Gruppen, deren Einstellung zu Schul- und Alternativmedizin in der Krebsbehandlung gesondert evaluiert werden können.

Persönliches Verhalten bei Krankheit

Zuerst wurden die Probanden gefragt, was sie bei einer schweren Erkrankung, z.B. einer Lungenentzündung persönlich in Anspruch nehmen würden (Abb. 1). 72% (118) entschieden sich klar für Schulmedizin, immerhin 15% (25) für Alternativmedizin und 13% (21) für beides. Diese Frage an Gesunde und deren Antworten können natürlich irreführend sein, da bei konkreter Krankheit die Antwort möglicherweise anders ausfallen würde. Es ist auch anzunehmen, daß viele der 15%, die sich bei einer Lungenentzündung alternativmedizinisch behandeln lassen würden, gar nie erlebt haben, wie eine schwere Pneumonie ohne spezifische Behandlung verläuft, zumal ein großer Prozentsatz der Probanden noch recht jung ist und die Zeit ohne Antibiotika nicht miterlebt hat.

Weiter wurde gefragt, welche Art von Medizin persönlich in Anspruch genommen würde im Falle einer Erkrankung an einem malignen Lymphom

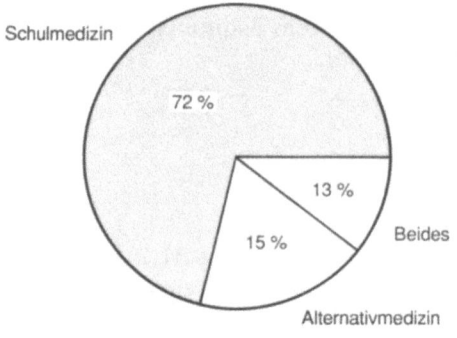

Abb. 1. Was nehmen Sie persönlich in Anspruch bei schwerer Erkrankung, z. B. Pneumonie?

und einem Pankreaskarzinom (Abb. 2). Beim Lymphom meinen 50 von 164 (30,4%), sie würden Schulmedizin, 7 (4,3%) Alternativmedizin, 91 (55,5%) beides und 16 (9,8%) keines von beidem beanspruchen. Es ist interessant zu sehen, daß trotz der hohen Heilungsrate von malignen Lymphomen mit Hilfe der modernen Radio- und Chemotherapie viele auch eine alternativmedizinische Maßnahmen wünschen würden. Nur sehr wenige würden sich indessen auf Alternativmedizin allein verlassen. Fast 10% (16) machen diejenigen aus, die keine Behandlung beanspruchen würden. Auch bei dieser Antwort stellen sich Zweifel ein, ob die Befragten im Falle des Auftretens einer solchen Krankheit gleich reagieren würden. Bei dieser Frage scheint die psychologische Realität des Mythos Krebs durchzuschimmern: Nichts tun zu wollen im Kampfe gegen eine tödliche, potentiell heilbare Krankheit würde wohl bei keiner andern Krankheitsgruppe so zum Ausdruck kommen. Es zeigt sich auch das mangelnde Wissen bezüglich moderner Onkologie, z. B. in der Antwort: „Ich würde im Kampf gegen das Lymphom nur Schulmedizin benützen, mit Ausnahme der Chemotherapie." Solche und ähnliche Antworten deuten auf eine eher vorurteilshafte Einstellung gegenüber der onkologischen Schulmedizin hin. Dieser Mangel an Information und ähnliche Vorurteile würden wahrscheinlich auch in einer Ärzteumfrage zum Ausdruck kommen.

Beim Pankreaskarzinom entscheiden sich wesentlich weniger Befragte für die onkologische Schulmedizin alleine (35) 21,3%, ebenfalls weniger für eine gemeinsame Behandlung Schulmedizin/Alternativmedizin (58) 35,4%, etwas mehr hingegen für die Alternativmedizin allein (21) 16,8%. Immerhin 50 von 164 (30,5%) geben an, keine Behandlung in Anspruch nehmen zu wollen. Angesichts der schlechten Prognose dieser Krankheit sind diese Antworten nicht erstaunlich. Andererseits stellt sich die Frage, wer die Krankheitssymptome wie Schmerz, Ikterus, Ernährungsstörungen usw. lindern kann. Dieses wichtige Element der modernen Tumormedizin wird in der folgenden Antwort ausgedrückt: „Bei einem Pankreaskarzinom würde ich darum die Schulmedizin wählen, weil sie mir nicht im kurativen, sondern im supportiven Sinne hoffentlich viele der Leiden lindern könnte."

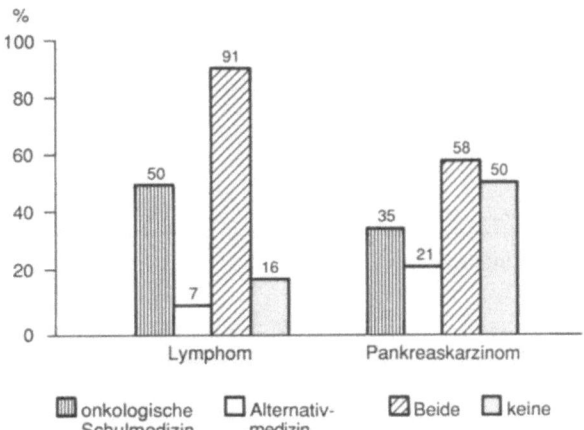

Abb. 2. Annahme: Persönliche Erkrankung an einem Lymphom oder Pankreaskarzinom. Welche Medizin-Form?

Tabelle 1. Einstellung zur „Schulmedizin" und Berufserfahrung

Berufsjahre[a]		bejahend	teilweise bejahend	teilweise ablehnend	ablehnend
0– 5	[75]	24%	48%	23%	3%
6–10	[45]	25%	62%	13%	0
≥ 11	[44]	43%	48%	9%	0

[a] Nachdiplom-Jahre.

Einstellung zur Schulmedizin in Relation zur Berufserfahrung

Die Zusammenstellung in Tabelle 1 zeigt eine Tendenz zur wachsenden Bejahung der onkologischen Schulmedizin mit steigender Berufserfahrung der befragten Pflegepersonen. Entsprechend ist der vorwiegend teilweise Ablehnungsgrad, welcher bei den Pflegenden mit wenig Berufserfahrung am ausgeprägtesten ist. Ohne differenzierte Analysen ist nicht zu entscheiden, ob diese skeptische Haltung zu Beginn der beruflichen Laufbahn mit der Art der Ausbildung zu tun hat oder ob sie auf enttäuschte Starthoffnungen in den ersten Berufsjahren, evtl. auf den vielerwähnten Realitätsschock, zurückzuführen ist. Ebenso wenig ist klar, was den positiven Stimmungsumschwung zu Gunsten der Schulmedizin in den späteren Berufsjahren bedingt. Möglicherweise liegt mit steigenden Berufsjahren eine gewisse Selektion vor.

Tabelle 2. Einstellung zur „Alternativmedizin" und Berufserfahrung

Berufsjahre[a]		bejahend	teilweise bejahend	teilweise ablehnend	ablehnend
0– 5	[67]	19%	52%	17%	12%
6–10	[44]	16%	70%	10%	4%
≥ 11	[43]	21%	60%	7%	12%

[a] Nachdiplom-Jahre.

Tabelle 3. Einstellung zur „Schulmedizin" und Fachgebiet

Fach		+++	++/–	––/+	–––
Medizin[a]	[100]	39%	49%	12%	0
andere[b]	[63]	16%	59%	24%	1%

[a] Innere Medizin, med. Onkologie.
[b] Chirurgie, Gynäkologie, radiologische Onkologie.

Einstellung zur Alternativmedizin in Relation zur Berufserfahrung

Entgegen der Tendenz zur Korrelation zwischen Berufserfahrung und Einstellung zur onkologischen Schulmedizin, läßt sich ein solcher Zusammenhang in bezug auf die Einstellung zur onkologischen Alternativmedizin aus Tabelle 2 kaum herauslesen. Die befragten Pflegepersonen äußern sich in vergleichbaren Prozentsätzen ganz bzw. teilweise bejahend oder auch teilweise bzw. ganz ablehnend, weitgehend unabhängig von der Anzahl der Berufsjahre. Die klar bejahende Gruppe ist eher klein und liegt in allen 3 Gruppen um ca. 20%. Auffallend ist auch hier die große Ambivalenz: die Befragten hatten mehrheitlich keine klare bejahende oder ablehnende Meinung, sondern siedelten ihre Antworten in der Unentschlossenheit der Mitte an.

Einstellung zur Schulmedizin in Relation zum Fachgebiet

Das Fachgebiet scheint bei der Meinungsbildung zum Thema eine wesentliche Rolle zu spielen (Tabelle 3). Von 100 Probanden aus der inneren Medizin oder der medizinischen Onkologie sind 39% (39) bejahend, 49% (49) teilweise bejahend, 12% (12) teilweise ablehnend und niemand ganz ablehnend. In den nichtinternistischen Fachgebieten sind mit lediglich 16% (10 von 63) bedeutend weniger voll bejahend, mit 59% (37) etwa gleichviel teilweise bejahend, mit 25% (15) bedeutend mehr teilweise oder ganz ablehnend. Eine gültige Interpretation ohne differenziertere Untersuchungen ist hier schwierig. Ob

Tabelle 4. Einstellung zur „Alternativmedizin" und Fachgebiet

Fach	+++	++/−	−−/+	−−−
Medizin[a] [96]	15%	56%	15%	14%
andere[b] [59]	24%	66%	7%	3%

[a] Innere Medizin, medizinische Onkologie.
[b] Chirurgie, Gynäkologie, radiologische Onkologie.

Pflegepersonen ihr Fachgebiet entsprechend ihren Neigungen und Überzeugungen wählen, oder ob sich eine positivere Einstellung (z. B. zur zytostatischen Chemotherapie) und ein Abbau der „Schwellenangst" als Folge der Erfahrung im Fachgebiet einstellt, bleibt offen.

Einstellung zur Alternativmedizin in Relation zum Fachgebiet

Tabelle 4 zeigt, daß die befragten Pflegepersonen aus nicht-internistischen Fachgebieten die onkologische Alternativmedizin in einem etwas höheren Prozentsatz bejahen als ihre Kollegen(innen) aus der inneren Medizin und medizinischen Onkologie (24 versus 15%). Beide Prozentsätze sind ähnlich wie in der Zusammenstellung über die Berufsjahre und die Einstellung zur Alternativmedizin. Auch hier überwiegt der Eindruck der Unentschlossenheit oder Unsicherheit in den Antworten: Der größte Teil der Befragten jeder Untergruppe scheint in jeder Fragestellung unverkennbar der „teilweisen Bejahung" den Vorzug zu geben – sei es in der Schul- oder Alternativmedizin.

Einstellung zur Schul- und Alternativmedizin in Relation zum Raucherstatus

Die Untersuchung des Raucherstatus zeigt keine wesentliche Aspekte auf. In der Einstellung zur Schulmedizin scheinen Nichtraucher in einem höheren Prozentsatz voll bejahend zu sein. In der Einstellung zur Alternativmedizin sind keine Unterschiede vorzuweisen, die Daten sind irrelevant, z. T. sogar etwas widersprüchlich.

Die Kommunikation des Pflegepersonals mit dem Krebspatienten über Alternativmedizin

Es wird angenommen, daß Patienten alternative Maßnahmen zur Wiedererlangung ihrer Gesundheit vor den Vertretern der Schulmedizin oft verbergen. Krankenpflegepersonen erleben im Berufsalltag das Bedürfnis der Patienten,

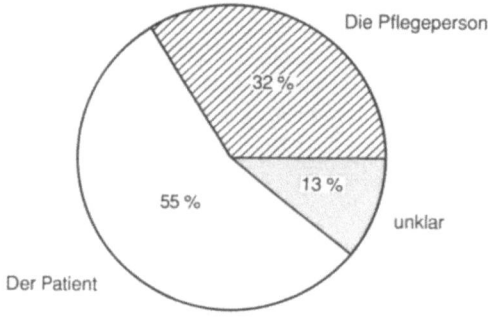

Abb. 3. Wer beginnt das Gespräch über Alternativmedizin mit dem Patienten?

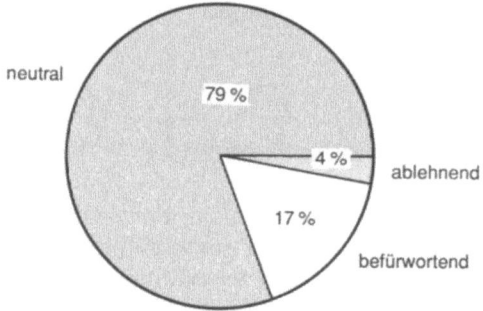

Abb. 4. Haltung beim Gespräch mit dem Patienten über Alternativmedizin

sich darüber zu unterhalten. Der Diskussion offen und vorurteilslos gegenüberstehende Pflegende haben oft die Möglichkeit, das Thema aufzugreifen. In der Untersuchung wurde die Frage gestellt, ob das Pflegepersonal sich überhaupt dafür interessiere, ob der Patient sich mit Alternativmedizin auseinandersetze. Über 90% der Befragten antworteten mit ja. Die Personen wurden direkt befragt, wer bei einem solchen Gespräch das Thema aufgreife (Abb. 3). 32% der Befragten nannten sich selbst, 55% bezeichneten den Patienten als Initiator und bei 13% war es unklar. Dieses Ergebnis spricht dafür, daß Pflegepersonen sich nicht nur für die Alternativmaßnahmen des Patienten interessieren, sondern daß sie dieses Thema auch aktiv aufgreifen. Ob das Ziel dieses Gesprächs der Abbau von Ängsten und Spannungen ist oder ob eine aktive Beeinflussung in diese Richtung angestrebt wird, sagt die Umfrage nicht aus.

Hingegen gibt eine weitere Frage über die Haltung beim Gespräch über Alternativmedizin mit dem Patienten Auskunft: 79% der Pflegepersonen verhalten sich bei einem solchen Gespräch „neutral", 17% befürworten Alternativmaßnahmen und 4% verhalten sich ablehnend (Abb. 4). Die in diesen Gesprächen am häufigsten erwähnten Alternativmethoden sind Mistelpräparate, Naturheilmittel, psychologische Methoden, Krebsdiäten und verschiedene andere.

Vergleich Schweiz/Deutschland bezüglich Einstellung zur Schul- und Alternativmedizin

Zwischen Deutschland und der Schweiz besteht kein großer Unterschied in der Einstellung zur Schul- und Alternativmedizin.

Zusammenfassung

Diese Multicenter-Umfrage in Deutschland und der Schweiz hat mit der hohen Rücklaufquote und den vielen interessierten Echos gezeigt, daß Krankenpflegepersonen ein echtes Interesse daran haben, ob und wie sich ihre Patienten mit dem Thema Alternativmedizin bei Krebsbehandlung beschäftigen. Die aussagekräftigen Charakteristika der Befragten reduzieren sich aufgrund der relativ kleinen Zahlen auf Geschlecht, Ausbildungstyp, Berufserfahrung, Fachgebiet und Raucherverhalten.

Die Wahl der Behandlungsart im Falle einer persönlicher Erkrankung – z. B. einer Lungenentzündung – zeigt, daß knapp ein Drittel der Befragten alternative Behandlungsmethoden oder zumindest eine Kombination, in Betracht ziehen würden. Im Falle der Erkrankung an einem malignen Lymphom würden die meisten die onkologische Schulmedizin beanspruchen, viele davon jedoch zusammen mit alternativmedizinischen Maßnahmen. Im Falle der Erkrankung an einem Pankreaskarzinom würden weniger die Schulmedizin beanspruchen, aber ebenso auch weniger die Alternativmedizin.

Die Einstellung zur Schul- und Alternativmedizin in Relation zur Berufserfahrung ergibt einen gewissen Ausdruck von Unsicherheit und Unentschlossenheit durch akzentuiertes „teilweise Bejahen" aller drei Erfahrungsstufen in bezug auf beide Behandlungsmodalitäten. Skepsis gegenüber der „Schulmedizin" bei den Berufsunerfahreneren verändert sich bei längerem Verweilen im Beruf zugunsten vermehrter Bejahung, möglicherweise ist sie aber auch Gegenstand der „Generationenfrage"! Die Einstellung zur Schul- und Alternativmedizin in Relation zum Fachgebiet ergibt, daß internistisch bzw. medizinisch-onkologisch Tätige der Schulmedizin häufiger bejahend gegenüberstehen als die Gruppe der mehr technisch-chirurgisch Orientierten.

Im Gegensatz dazu bejahen trendmäßig mehr der technisch-chirurgisch Orientierten die Alternativmedizin. Deutsche Krankenpflegepersonen haben in etwa die gleiche Einstellung zu den gestellten Fragen wie ihre schweizerischen Kollegen(innen).

Häufig wurde bei allen Fragen die „mittlere" Antwortmöglichkeit benutzt. Ein konsequentes Ja oder Nein erfolgte relativ selten. Dies könte Ausdruck sein von Unentschlossenheit, Ambivalenz oder Unsicherheit. Es kann auch Ausdruck dessen sein, daß sich Krankenpflege mehr denn je im Spannungsfeld zwischen Schul- und Alternativmedizin abspielt. Eine persönliche Meinungsbildung ist nötig, ebenso die dazu führenden sachlichen Weiterbildungen. Die Umfrage zeigt auch auf, daß der „Mythos Krebs" und die daraus abgeleiteten Vorurteile der Betreuer weiterhin lebt und daß ganze

Patientengruppen und ihre Behandlungsstrategien darunter leiden. Nicht selten dürften diese Vorurteile zur verzweifelten Suche nach Alternativmedizin führen, auch in Situationen, wo Hoffnungslosigkeit medizinisch keinesfalls gerechtfertigt ist.

Die Schlußfolgerung daraus ist das Bedürfnis einer umfassenden Aus- und Weiterbildung auf dem Gebiet der onkologischen Krankenpflege und die persönliche Auseinandersetzung mit diesen Patienten, ihren Krankheiten, Schwierigkeiten und Nöten. Dies ermöglicht die Entwicklung eines standfesten Berufsbildes, das nicht auf Modewellen reitet, sondern durch Lehre und Forschung in der Krankenpflege wissenschaftlicher, kreativer und ganzheitlicher wird.

Literatur

1. Glaus A (1988) The position of nursing between school- and alternative medicine. Cancer Nurs 11 (4):250–253

Gibt es charakteristische Haltungen ambulanter Krebspatienten, welche alternative Therapien verwenden? – Ergebnisse einer Patientenbefragung

R. Obrist, D. P. Berger und J. P. Obrecht

Abteilung für Onkologie, Departement Innere Medizin der Universität, Kantonsspital, CH-4031 Basel

Einleitung/Problemstellung

Die Art und Häufigkeit der Verwendung alternativer Verfahren durch erwachsene wie pädiatrische onkologische Patienten ist oft analysiert worden, auch durch uns selbst [2–5]. Diese Untersuchungen geben Hinweise auf die verwendeten Methoden und zeigen, daß 30–60 % der onkologischen Patienten alternative Therapien verwenden. Nicht geklärt wurde durch diese Arbeiten, warum ein so großes Bedürfnis nach diesen Methoden besteht. Besteht ein mangelhaftes Angebot der Schulmedizin, werden wichtige Bedürfnisse nicht abgedeckt? Oder gibt es einen persönlichen Erfahrungshintergrund, eine politisch-weltanschauliche Haltung, die zur Wahl unkonventioneller Therapiemaßnahmen führt? In der vorliegenden Arbeit versuchten wir die Motive, welche zur Verwendung paramedizinischer Methoden führen, näher zu charakterisieren.

Untersuchungsgruppe und Methoden

An 494 ambulanten Patienten der onkologischen Ambulanz am Kantonsspital Basel wurde anläßlich der ersten Konsultation im Jahre 1987 ein ausführlicher, anonymer Fragebogen zusammen mit einem frankierten Antwortumschlag verteilt. Fragen zur Person – vor allem auch über die Verwendung alternativer Therapien –, zur religiösen und politischen Haltung, zum persönlichen Lebensstil, vor allem bezüglich Gesundheitsbewußtsein und -verhalten, zur Erkrankungseinsicht und zur Einschätzung der Schulmedizin und ihrer Exponenten wurden gestellt. 165 Patienten retournierten den Fragebogen (33 %), davon konnten 161 ausgewertet werden. Diese 161 unterscheiden sich bezüglich Alter und Geschlecht nicht von unserer Gesamtpatientenpopulation [1].

Ergebnisse

Bezüglich der demographischen Angaben (Alter, Geschlecht, Zivilstand, Kinder, Ausbildung, Berufskategorie) bestand kein Unterschied zwischen den

44% Verwendern und 56% Nichtverwendern alternativer Therapien. Die meisten der 71 Verwender führten diätetische Maßnahmen (34%), Vitamintherapien (18%) oder „entgiftende" Therapien an (17%), gefolgt von homöopathischen Mitteln (10%) und mehr esoterischen Methoden. Anthroposophische Heilmittel nahmen mit 34% den von uns bereits früher für unsere Region beschriebenen Spitzenplatz ein. Mehrfachverwender finden sich häufig.

Als gläubig bezeichnen sich 79% der Verwender und 81% der Nichtverwender. Verwender verspürten signifikant häufiger eine Verstärkung ihres Glaubens durch das Krankheitserlebnis als Nichtverwender. Unterschiede zwischen den Konfessionen fanden sich nicht, jedoch waren tendenziell Verwender eher reformiert/protestantisch als katholisch. Verwender sahen ihre Krebskrankheit signifikant häufiger als Folge ihrer Lebensweise oder von früher begangenen Fehlern. Es bleibt offen, ob damit Schuldgefühle über vergangene, möglicherweise mit dem Krebsleiden in Zusammenhang stehende „Sünden" angesprochen wurden.

Politisch stuften sich die Verwender vorwiegend als sozialistisch-progressiv („links") (56% vs. 44%) und insbesondere als „grün" (72% vs. 28%) ein. Diese Angaben finden in den Antworten auf Fragen nach dem Leistungsprinzip, der Armee, der Berechtigung von Gewalt und Demonstrationen als politischem Mittel jedoch kein Korrelat. Gewisse, nichtsignifikante Trends finden sich bezüglich Waldsterben (beunruhigend) und der Atomkraftwerke (aktive Gegner).

Unterschiede zeigten sich auch im Wissen über die maligne Krankheit. Verwender wußten besser über die Dignität der Krankheit Bescheid (90% vs. 75%) und zeigten sich generell gesundheitsbewußter. Sie legten – nachdem die Diagnose Krebs gestellt war – signifikant mehr Wert auf eine gesunde, faser-, eiweiß- und vitaminreiche Ernährung und verwendeten weniger chemische Heilmittel, dafür jedoch eher mehr Heilkräuter und Hausmittelchen (nicht signifikant). Sie betrieben schon vor der Diagnose eher mehr Sport und sorgten aktiver für Streßausgleich. Kein signifikanter Unterschied fand sich jedoch bezüglich des wohl wichtigsten Karzinogens: 57% rauchten einmal, und 22% konnten auch nach der Krebsdiagnose nicht damit aufhören. Keine Unterschiede bestanden schließlich in der positiven Einschätzung der Schulmedizin (84%), welche nicht einmal als zu spezialisiert empfunden wurde. In konsistenter Weise wurde jedoch eine einseitige technische Ausrichtung von den Verwendern vermehrt beanstandet (23% vs. 10%). Verwender wie Nichtverwender empfinden jedoch eine Vernachlässigung seelischer Belange des Patienten (61% vs. 52%).

Der Grund zur alternativen Medizin zu greifen war nicht fehlendes Vertrauen, sondern das Bestreben, ergänzende Maßnahmen zu den von 2/3 als effektiv eingeschätzten schulmedizinischen Modalitäten Chirurgie, Chemotherapie und Strahlentherapie beizusteuern. Angestrebt wurde vor allem eine „Stärkung der Abwehr" (87%), eine „Ergänzung" (69%), eine psychische (54%) und physische (48%) Unterstützung sowie eine aktive Beteiligung am Kampf gegen die Krankheit (45%).

Diskussion

Die vorgestellten Resultate müssen als ein erster Versuch gewertet werden, Haltungen von Verwendern alternativer Methoden zu charakterisieren. So sind die gewonnenen Aussagen nicht ohne weiteres auf alle Patienten mit malignen Tumoren zu übertragen. Es handelte sich in dieser Umfrage um Patienten einer medizinischen Universitätsklinik, die nicht in jeder Beziehung mit Krebspatienten in der Peripherie verglichen werden können, obwohl unsere Klinik durchaus lokale Erstversorgerfunktion hat und nicht nur sekundäres oder tertiäres Überweisungszentrum ist. Nur ein Drittel aller Patienten haben den – nach unserer Meinung zwingend anonymen – Fragebogen beantwortet. Ob dabei ein Ausleseprozeß stattgefunden hat, kann nicht gesagt werden. Die wenigen uns zur Verfügung stehenden Daten, welche einen Vergleich mit allen Patienten der onkologischen Poliklinik erlauben, zeigen keinen Unterschied. Trotz dieser Einwände sind diese Daten als erster Hinweis für künftige, besser kontrollierte Studien hilfreich. Dabei wird vermehrt auf vertiefende Interviews durch Drittpersonen als Hilfsmittel zurückgegriffen werden müssen. Ziel einer solchen Studie könnte eine weitere Analyse der subjektiven Krankheitsvorstellungen des Laien sein [6].

Schlußfolgerungen

Die Resultate dieser Umfrage zeigen, daß Verwender alternativer Therapien eine Patientenpopulation mit charakteristischen Eigenschaften darstellen. Sie bezeichnen sich vermehrt als politisch „links" und „grün", und erfahren häufiger eine Stärkung ihres Glaubens durch ihr Krebsleiden. Verwender versuchen die von ihnen als effektiv eingeschätzte schulmedizinische Therapie durch die alternativen Maßnahmen zu ergänzen. Sie erhoffen sich davon eine psychisch wie physisch roborierende Wirkung, selten einen spezifischen Effekt gegen den Tumor.

Zusammenfassung

494 ambulante onkologische Patienten wurden über die Verwendung alternativer Methoden, ihre politischen und religiösen Haltungen, ihr Gesundheitsverhalten sowie ihre Einstellung gegenüber der Schulmedizin befragt. Über 80% der 161 antwortenden Patienten halten die Schulmedizin für gut, nicht übertechnisiert oder zu spezialisiert. 56% empfinden jedoch eine Vernachlässigung psychologischer Aspekte. 71/161 Patienten verwenden alternative Methoden, 87% in der Absicht, die Abwehr zu steigern, aber nur 7% im Glauben an eine mögliche Heilung. Ein Vertrauensmangel in schulmedizinische Methoden (6%) oder ein Versagen der bisherigen Therapie (4%) waren nicht wesentliche Motive. 2/3 aller Patienten halten Chirurgie, Strahlentherapie und

Chemotherapie für effektive Methoden, 1/3 die alternativen Methoden. Die Verwender alternativer Methoden bezeichnen sich signifikant häufiger als politisch „grün" (72% vs. 28%) oder „links" (56% vs. 44%). Sie erleben auch häufiger eine Stärkung ihrer Religiosität durch die Krankheit (67% vs. 33%). Verwender sind besser über ihre Krebskrankheit orientiert und leben vor wie nach der Diagnosestellung gesundheitsbewußter bezüglich Alkohol, Gesundheitsdiäten, Sport und Streßreduktion. Alle Patienten unterschätzen die Relevanz bekannter Karzinogene: 92 rauchten früher, 57 bei Diagnosestellung und 35 auch nachher noch. Verwender alternativer Methoden scheinen eine Patientengruppe mit charakteristischen Haltungen darzustellen.

Literatur

1. Berger DP, Obrist R, Obrecht JP (1989) Tumorpatient und Paramedizin. Versuch einer Charakterisierung von Anwendern unkonventioneller Therapieverfahren in der Onkologie. Dtsch Med Wochenschr (im Druck)
2. Cassileth BR, Lusk EJ, Strouse TB et al. (1984) Contemporary unorthodox methods in cancer medicine. Ann Int Med 101:105–112
3. Faw C, Ballantine R, Ballantine L et al. (1977) Unproved cancer remedies. A survey of use in pediatric outpatients. JAMA 238:1536–1538
4. Nagel G, Schmähl D (1984) Krebsmedikamente mit fraglicher Wirksamkeit. In: Nagel G, Schmähl D (Hrsg) Aktuelle Onkologie, Bd 11. Zuckschwerdt, München
5. Obrist R, von Meiss M, Obrecht JP (1986) Verwendung paramedizinischer Behandlungsmethoden durch Tumorpatienten. Dtsch Med Wochenschr 111:283–287
6. Verres R (1986) Krebs und Angst. Springer, Berlin Heidelberg New York Tokyo

Anthroposophische Tumortherapie:
Grundlagen

Die wissenschaftlichen und weltanschaulichen Grundlagen der anthroposophisch orientierten Medizin

P. Heusser

Lukas-Klinik, Brachmattstraße 19, CH-4144 Arlesheim

Oft hören wir den Vorwurf, die anthroposophische Medizin sei eine *Weltanschauungsmedizin* [17, 19]. Dem müssen wir entgegenhalten, daß *jede* medizinische Richtung, auch die rein naturwissenschaftliche, ihre Weltanschauung hat, denn *jede* therapeutische Handlung setzt *bestimmte* Vorstellungen, bestimmte Anschauungen über den Menschen, seine Krankheit und die Therapie voraus. Weltanschauung als solche kann also gar nicht vorgeworfen werden. Hingegen muß gefragt werden, wie die jeweilige Weltanschauung *wissenschaftlich begründet* ist. Das gilt für das anthroposophische, aber *auch* für das rein naturwissenschaftliche Weltbild. Deswegen stellen wir das Menschenbild und das wissenschaftliche Fundament beider Richtungen in den Grundzügen nebeneinander, um wenigstens ein prinzipielles Verständnis für das Anliegen der anthroposophisch orientierten Medizin zu ermöglichen.

Die *Weltanschauung der heutigen Universitätsmedizin* ist immer noch – man möge den Ausdruck entschuldigen, aber er ist leider zutreffend – *mechanisch-materialistisch*. Zwischen Anorganischem und Organischem wird kein prinzipieller Unterschied gemacht. Das *Lebendige,* das *Seelische* und das *Geistige* gelten als rein mechanische oder chemische Wechselwirkungen der stofflichen Teile. Auch für die neueste „Theorie der Humanmedizin" ist der Mensch nichts anderes als eine kybernetisch gesteuerte Maschine, trotz aller Beteuerung von Psychosomatik [34]. Ist dieses Menschenbild wissenschaftlich fundiert? Ja, aber nur zum Teil, nämlich genausoweit wie die tatsächlichen *Fakten* über den untersuchten Stoff reichen. Die mechanistischen *Modellvorstellungen* hingegen, durch welche die Fakten denkerisch miteinander in Beziehung gesetzt und so zum Menschenbild kombiniert werden, sind keine wissenschaftlichen Forschungsresultate, sondern eben Modelle, gedachte Hypothesen, die mit der Realität gar nicht übereinzustimmen brauchen. Diese *Mixtur* von hervorragend untersuchten Fakten und mechanistischer Interpretation derselben ist für unser Thema von Bedeutung, denn dieses Weltbild ist auch in der Onkologie die Grundlage für die Entwicklung therapeutischer Strategien, für die Vorstellungen über sog. Wirkungs-*„Mechanismen"* von Arzneimitteln, für das Verhalten gegenüber Patienten, bis hin zur Festlegung internationaler Richtlinien für die Prüfung von Arzneimitteln und die darauf basierende staatliche Anerkennung dieser Mittel. Die von den Onkologen unablässig erhobene Forderung nach kontrollierten randomisierten Studien [19] beruht auf der *Theorie*, daß der Mensch genügend randomisierbar sei, daß es ein hinlänglich

„homogenes" Krankengut gäbe [12], daß Studien genügend reproduzierbar sein könnten [13], was ja alles für vergleichbare Maschinen gewiß zutrifft. Aber trifft es für den Menschen zu? Wir werden sehen.

Doch schauen wir jetzt auf *das anthroposophische Menschenbild*. Wir werden sehen, daß hier *nicht* eine *Alternative* im Sinne dieses Wortes, sondern eine *Erweiterung* oder *Ergänzung innerhalb* der naturwissenschaftlichen Medizin angestrebt wird. Die materiellen *Fakten* bilden für uns dieselbe Grundlage wie für die sog. Schulmedizin. Es gibt keinen anthroposophischen Arzt ohne vollgültiges Universitätsstudium. Es gibt keine anthroposophische Tumordiagnostik ohne klinische Untersuchung, Histologie, Labor, Ultraschall, Röntgen etc. In bezug auf die naturwissenschaftlichen Fakten *ist* anthroposophische Medizin Schulmedizin, nicht aber in bezug auf die *Interpretation* dieser Fakten. Denn diese betreffen ausschließlich das *Materielle* am Menschen, das was der Mensch mit dem *Mineralreich* gemeinsam hat und was beim Tod des Menschen als sein Leichnam zurückbleibt.

Der *lebende* Mensch ist aber kein ausschließlich materielles Wesen und vor allem kein Mechanismus. Eine Maschine ist prinzipiell an den festen Aggregatszustand gebunden. Es gibt z. B. keine flüssigen Uhren, denn im Flüssigen zerfällt alle mechanische Ordnung. Das Leben ist aber ausschließlich im Flüssigen möglich. Zellen bestehen aus 60–90 % Wasser, sind also quasi flüssige Systeme, aber mit einer äußerst komplexen adaptierbaren Ordnung. Es ist leicht nachzuweisen, daß diese Ordnung nicht aus der Erbsubstanz DNA stammt, sondern, daß die DNA selbst einem Informationsgeber untergeordnet ist, der den ganzen Organismus koordiniert, und es läßt sich nachweisen, daß dieses ordnende Prinzip *eine besondere Klasse von Kräften* sein muß, eine *Kräfteorganisation,* die im physischen Organismus all das bestimmt, was das Lebendige vom Anorganischen spezifisch unterscheidet: Wachstum, Ernährung, Selbstheilung, Reproduktion [10, 21]. Das kann jetzt nur angedeutet werden. Diese immaterielle Kräfteorganisation, die den materiellen Körper überall durchdringt solange er lebt, ist das, was man in der anthroposophischen Literatur in Anlehnung an eine ältere Namensgebung oft als *„Ätherleib"* bezeichnet findet. Doch nicht auf den Namen kommt es an, sondern auf das, was damit gemeint ist. Es zeugt nicht von großer Sachkenntnis, wenn gewisse Onkologen mit diesem Ausdruck ohne die dazugehörige Begründung wie mit einem Kuriosum hausieren gehen, um der Welt die Unwissenschaftlichkeit der Anthroposophie zu demonstrieren [12, 13, 14, 33]. Niemand braucht an diese Dinge zu *glauben*. Man kann sie als Arbeitshypothese nehmen und an den Fakten *prüfen,* so wie man auch die Behauptung, daß es eine Magnetkraft gibt, an den faktischen Auswirkungen dieser Kraft prüft. Das hat nichts mit Spekulation zu tun, sondern mit diszipliniertem wissenschaftlichen Denken.

Durch seinen physischen Körper ist der Mensch dem *Mineralreich* verwandt, durch seinen Ätherleib ist er der *Pflanzenwelt* verwandt. Aber durch ein *Drittes,* seine *Seele,* ist er überdies der *Tierwelt* verwandt, denn Mensch und Tier sind nicht nur belebt, wie die Pflanzen, sondern zudem auch beseelt. Ihre Tätigkeit geht nicht auf im Vegetieren, sondern die vegetativen Funktionen dienen noch einem höheren, dem seelischen Leben, das sich in Empfindung,

Gefühl, Trieb und Bewegungsimpuls ausdrückt. Die *seelischen Kräfte* sind *eine dritte Klasse von Kräften,* die den materiellen und den vegetabilen noch um eine weitere Stufe übergeordnet, und ebenfalls an ihren Auswirkungen naturwissenschaftlich erkennbar sind. Das ist der Grund dafür, daß in der neueren Zeit die Diskussion über die Existenz dieser spezifischen Klasse von „psychischen Energien" bei den Neurophysiologen immer wieder entbrannt ist. Ich erinnere nur an die Rektoratsrede von Prof. Akert an der Univ. Zürich vom April 1987 oder an die Arbeiten von Eccles [1, 6]. Diese seelische Organisation ist das, was im anthroposophischen Schrifttum aus verschiedenen Gründen oft mit dem Ausdruck „*Astralleib*" bezeichnet wird.

Der *Mensch* unterscheidet sich vom Tier noch durch *eine vierte Kräfteorganisation,* denn der Mensch ist nicht nur belebt und beseelt, sondern zudem mit individuellem *Geist* begabt. Wir haben nicht nur Triebe und Instinkte wie das Tier, sondern können uns auch über Emotionen und Triebe erheben, ja diese lenken und veredeln. Mensch sein können wir nur, wenn wir eine Instanz in uns haben, die dem bloß Seelischen noch um eine Stufe übergeordnet ist. Diese Instanz ist unser *individuelles Ich,* der *geistige Wesenskern unserer Seele,* das was uns zum Denken und zum vernünftigen freien Willen befähigt. Wer den Fakten nicht einfach das mechanische Modell des 18. und 19. Jahrhunderts überstülpt, der ringt sich heute gerade aus *naturwissenschaftlichen* Gründen zu einer *Weltanschauung* durch, die den Menschen in seiner *viergegliederten* Differenziertheit aus *Körper, Leben, Seele* und *Geist* betrachtet.

Für die *Medizin* hat diese Anschauung des *ganzen Menschen,* des *Anthropos* als solchen, die denkbar größten Konsequenzen. Zum Beispiel sind die durch *Medikamente* ausgelösten materiellen Prozesse nicht als getriggerte mechanische Kettenaktionen aufzufassen, sondern als komplexe *Re*-aktionen, an denen lebendige, aber auch unbewußte seelisch-geistige Tätigkeiten beteiligt sind. Man denke nur an die Wirkungen und Nebenwirkungen einer Chemotherapie, etwa auf die wichtigsten Vitalprozesse oder auf seelisch-geistige Funktionen, die sich z. B. als Depression oder das Gefühl einer vorübergehenden Persönlichkeitsveränderung äußern können. Was der Pharmakologe auf der *materiellen* Ebene feststellt, ist der *Ausdruck* eines Geschehens, an dem in differenzierter Weise der *ganze* Mensch beteiligt ist. *Gesundheit und Krankheit* sind nicht das Ergebnis einer mechanischen Sollwerteinstellung, sondern Ausdruck für ein jeweils differenziertes Verhältnis zwischen physischer, lebendiger, seelischer und geistiger Organisation des Menschen. Ein Gallenstein z. B. ist eine dem Leben entfallene anorganische Bildung. Etwas anderes ist das *Karzinom,* bei dem das Emanzipierte belebt ist, wenn auch auf pathologische Weise, und wo sich dieses Eigenleben dem Gesamtleben des Organismus entzieht. Was die Naturwissenschaft *materiell* als Initiation und Promotion etc. im Tumorgeschehen beobachtet, ist die Folge eines Prozesses, an dem auch *übermaterielles* Geschehen, zunächst der Ätherleib, beteiligt ist. Man beachte z. B., daß einige Onkoproteine Regulatorfunktionen ausüben, die mit Wachstumsvorgängen in Zusammenhang stehen [11]. Ferner wissen wir aus Psychoonkologie und Immunologie, daß seelisches Befinden und geistige Aktivität die Prognose von Tumorpatienten beeinflussen können, d. h.: auch Astralleib und Ich-Organisation beeinflussen das physische Krankheitsgeschehen. *Erweiterung der Medizin* durch *Anthroposophie* heißt, in diesem Sinne den ganzen Menschen zu berücksichtigen.

Doch hier müssen wir ein Element besprechen, das auf wissenschaftlicher Ebene die *polare Ergänzung zur Naturwissenschaft* bildet. Ich will versuchen, diesen Punkt wenigstens dem Prinzip nach deutlich zu machen, weil bis heute kein einziger Kritiker sich *immanentkritisch* mit dem *wissenschaftlichen Fundament* der Anthroposophie beschäftigt hat [21–29]. Doch ohne dieses Fundament hat man genausowenig eine Chance, die Anthroposophie zu verstehen, wie man ohne Einmaleins die höhere Mathematik verstehen kann. Man muß sich nicht über die Formeln höherer Mathematik mokieren und den Mathematiker als Psychopathen hinstellen wollen, wenn man nicht bereit ist, zuerst das Einmaleins zu untersuchen [2, 33, 35].

Nun aber zur *Anthroposophie als Geisteswissenschaft.* Den physischen Körper kann der Naturwissenschaftler durch seine Sinnesorgane und deren apparative Erweiterung *erfahren,* den Ätherleib, den Astralleib oder die Ich-Organisation aber nicht. Deshalb wird deren Existenz oft bestritten. Das Beispiel der „psychischen Energie" kann aber zeigen, daß man höhere Kräfte ebenso indirekt durch ihre Auswirkung im materiellen Substrat entdecken kann wie man die von der Materie ausgehenden Kräfte des Elektromagnetismus und der Radioaktivität indirekt durch ihre Auswirkungen erforscht. Doch wenn man prinzipiell weiß oder vermutet, daß es solche Energien gibt, dann sind sie damit noch nicht erforscht. Und deshalb warnt Akert mit Recht vor pseudowissenschaftlichen Hypothesen auf diesem Gebiet [1]. Denn mit keinen glaubensmäßigen Spekulationen können wir jemals eine fehlende *Erfahrung* ersetzen. Wenn man hier etwas Konkretes *wissen* will, dann *muß man für die nichtmaterielle Realität eine Wissenschaft fordern, die auf ihrem Gebiet im genau gleichen Sinne empirisch vorgeht wie die Naturwissenschaft auf materiellem Gebiet.* Nur so können die metaphysischen Spekulationen einerseits, und der materialistische Agnostizismus andererseits, vermieden werden. Wer mit der europäischen Geistesgeschichte vertraut ist, der weiß, daß seit der deutschen Klassik vielfach auf eine solche *Wissenschaft des Übersinnlichen* hingearbeitet worden ist. So etwa vom Schweizer Arzt und Philosophen I. P. V. Troxler (1780–1866) und vom deutschen Philosophen I. H. Fichte (1796–1879), die schon damals damit begonnen haben, eine wörtlich sog. „Anthroposophie" in ihren Umrissen zu skizzieren. Troxler übrigens als Professor an den Universitäten Basel und Bern [8].

Eine solche *Anthroposophie* ist dann von Rudolf Steiner (1861–1925) erkenntniswissenschaftlich begründet und konkret bis in viele Einzelheiten ausgearbeitet worden [21–32]. Steiner stellt dar, wie das gewöhnliche wissenschaftliche Erkennen durch systematische Schulung so entwickelt und gesteigert werden kann, daß eine *direkte* übersinnliche *Erfahrung* und Erforschung des Ätherleibes, des Astralleibes und der Ich-Organisation möglich wird. Eine *empirische Wissenschaft* also, die genau dem entspricht, was die Naturwissenschaft auf ihrem Gebiet tut. Ich weiß gut, daß heute noch viele Menschen eine solche geistige Wissenschaft von vornherein als unmöglich ablehnen. Doch diejenigen, die nicht gleich gegen alles Ungewohnte ein Vorurteil bereit haben, möchte ich zur Verdeutlichung des Gesagten auf den Unterschied zwischen

Neurophysiologie und Logik hinweisen: Der Neurophysiologe beobachtet *äußerlich* die *materiellen* Prozesse des Gehirns und sucht nach deren Gesetzmäßigkeiten. Er ist Naturwissenschaftler. Der Logiker beobachtet *innerlich* das Denken, einen *nichtmateriellen* Prozeß, und sucht nach dessen Gesetzen. Er ist Geisteswissenschaftler, aber ebenso exakt wie der Naturwissenschaftler. So ist auch Anthroposophie eine Geisteswissenschaft, aber sie beruht darauf, daß die Kraft des Denkens um ein Erhebliches gesteigert wird, so daß weitere immaterielle Kräfte als bloß die Denkkraft erfahren und *rational* erforscht werden können. Zunächst eben diejenigen des Ätherleibes.

Damit ist auf *das wissenschaftliche Fundament der anthroposophisch orientierten Medizin* verwiesen. Es besteht aus der *Naturwissenschaft und* der hier gemeinten *Geisteswissenschaft.* Daraus ist zu ersehen, was der anthroposophische Arzt unter „*Erweiterung*" der Medizin versteht, und wie er sie praktiziert: Einen gegebenen Patienten untersucht er auf die gewohnte Weise und erhebt so die Gesamtheit der Symptome und Befunde. Aus diesen Befunden schließt er nun auf zweierlei: Erstens aufgrund des aus der Naturwissenschaft Gelernten auf die schulmedizinische Diagnose, d. h. auf die im physischen Körper vorliegende Krankheit. Zweitens aufgrund des aus der Geisteswissenschaft Gelernten auf das, was der Krankheit in der lebendigen, seelischen oder geistigen Organisation zugrundeliegt. Und aus diesem Gesamtbild des Patienten schreitet er zur Therapie, von der ich jetzt nur am Beispiel der Mistel auf die gegenseitige Ergänzung von Natur- und Geisteswissenschaft hinweisen kann.

Die *Mistel* wurde von R. Steiner aufgrund *geisteswissenschaftlicher* Erkenntnis im vorhergenannten Sinn für die Krebstherapie vorgeschlagen [31]. Die besonderen biologischen Eigenschaften einer Pflanze sowie Art und Komposition ihrer Inhaltsstoffe sind der Ausdruck ihrer besonderen Lebenstätigkeit. Bei entsprechender Verwendung dieser Substanzen induzieren sie im Organismus eine bestimmte Lebenstätigkeit, die einen gesetzmäßigen Bezug zur Pflanze hat. Die *geisteswissenschaftliche* Erkenntnis im Sinne Steiners betrifft die Sphäre dieser Lebenstätigkeiten in Pflanze und Mensch, die *naturwissenschaftliche* Erkenntnis betrifft die Sphäre der Inhaltsstoffe bzw. des pharmakodynamischen Geschehens im physischen Körper. Beides ergänzt sich, und deshalb sind die Aussagen des Geistesforschers nicht etwa als Dogma gläubig hinzunehmen, sondern naturwissenschaftlich zu *verifizieren,* worauf Steiner selbst immer wieder hingewiesen hat [30]. Steiner stellt dar, daß entsprechende Mistelpräparate den Ätherleib des Tumorpatienten so anregen sollen, daß er an *der* Stelle wieder tätig wird, die sich von ihm als Tumor emanzipiert hat. Und das soll er mit Hilfe der gegen den Tumor gerichteten entzündlichen Abwehrprozesse tun [30, 31]. Wenn das zutrifft, dann muß die Mistel bzw. der therapeutisch verwendete Gesamtextrakt, *tumorwirksam* sein, und zwar durch Steigerung der körpereigenen *Tumorabwehrleistung.* Inwiefern das der Fall ist, soll heute eben diskutiert werden.

Die Schweizerische Krebsliga und die Schweizerische Gesellschaft für Onkologie wollen laut ihrer 1988 neu publizierten „Dokumentation" über anthroposophische Medizin und Krebstherapie „keine Beweise" für eine Iscadorwirkung bei Krebs gefunden haben, und zwar „nach sorgfältigem Studium der Literatur", wie versichert wird [3]. Die *inhaltliche* Begründung dieses Urteils wäre

Punkt für Punkt zu besprechen, was die Zeit nicht erlaubt. Doch die *Art* wie das Papier abgefaßt ist zeigt, *wie* „sorgfältig" dieses Studium als Grundlage jenes Urteils war. So werden z. B. für die Beurteilung der *vorklinischen* Prüfung an Tiertumoren 6 Arbeiten angeführt, die insgesamt über 14 Tiermodelle berichten. Die Kritiker hätten aber gemäß der bereits im Vorjahr zur Verfügung stehenden Literatur wissen müssen, daß 34 Arbeiten mit 64 Tiertumorprüfungen durchgeführt worden waren. Ferner, daß klar auseinandergehalten wird, die Prüfung von Mistelrohextrakt, fraktionierten Inhaltsstoffen oder Iscador. 35 dieser 64 Tierversuche waren mit Iscador durchgeführt worden, 25 davon hatten ein positives, 10 ein negatives Resultat, zu denen diejenigen von Berger und Schmahl gehören, die von Onkologen gern und häufig als negativ zitiert werden [36]. Ähnlich wird mit den *immunologischen* Resultaten umgegangen: Man bildet in der genannten Dokumentation zwar das Titelbild von Rita Lerois Buch über die Misteltherapie ab, aber man geht weder auf die beiden Immunologiekapitel in diesem Buch ein, noch auf die bereits 1986 in erstklassigen Zeitschriften erschienenen immunologischen Arbeiten von Hajto et al. Und ein führender Onkologe behauptete 1987 öffentlich, daß die immunologischen Iscadoruntersuchungen hauptsächlich „in Zellkultur" durchgeführt worden seien [17], obwohl er durch die schon 1986 vorhandene Übersichtsliteratur hätte wissen müssen, daß nur 1/4 sämtlicher Einzelergebnisse *in vitro* und 3/4 *in vivo* gewonnen worden waren [9]. So geht es weiter bei der Beurteilung der *klinischen* Studien, von denen die Kritiker nur 18 zu kennen scheinen. In dem Mistelbuch aber, dessen Frontseite sie abbilden, werden 32 klinische Studien aufgeführt. Wo bleibt da ein „sorgfältiges Studium" als Grundlage für ein ausgewogenes Urteil? Ich sage das nicht, um zu polemisieren, sondern um auf ein Problem hinzuweisen: Man stellt die anthroposophische Medizin meist als unwissenschaftlich dar, aber man tut das seit Jahren in einem Stil, der darauf schließen läßt, daß die von anderen geforderte Sorgfalt in den eigenen Reihen nicht in angemessener Weise geübt wird. Trotzdem sollen dann diese Urteile die Grundlage abgeben für die *öffentliche Meinung* und für die Entscheidungen von *Behörden*. Gewiß ist die Misteltherapie auf einem *vorläufigen* Stand ihrer Entwicklung und gewiß kann *jede* Iscadorstudie kritisiert werden, aber wer glaubt denn, daß das für Chemotherapiestudien anders ist? Ein führender Schweizer Onkologe bezeichnet z. B. die SAKK 27/76-Studie als *„Pionierarbeit"*, an der sich die Iscadorstudien zu orientieren hätten [20]. Aber für einen anderen Schweizer Onkologen ist ausgerechnet diese Studie *„wertlos"*, weil die Kontrolle fehlt [18]. Kienle hat einmal rund 2000 verschiedene Studien auf ihre Haltbarkeit geprüft [15]. Das waren notabene alles Studien, die von den deutschen Behörden und der Pharmaindustrie ausdrücklich als „repräsentativ" zur Verfügung standen. Praktisch keine einzige hat den theoretischen Forderungen voll genügen können. Wie steht es da um den „Beweis" in der klinischen Medizin?

Was wollen die Onkologen eigentlich als *„Beweis"* akzeptieren? Letztlich ausschließlich die *prospektive, randomisierte, kontrollierte Studie*. Bei dieser werden möglichst vergleichbare Patienten durch das Los den zu vergleichenden Therapiearten zugeführt. Die Forderung nach randomisierten Studien wäre berechtigt, wenn sie die *einzige, ethisch einwandfrei* zu rechtfertigende und genügend verläßliche Methode der klinischen Prüfung wäre. Ist sie das wirklich? In anderen Bereichen der Humanmedizin, etwa in Psychiatrie und Chirurgie, sind randomisierte Studien selten möglich. Trotzdem werden Psychopharmaka mit derselben Sicherheit gehandhabt wie Chemotherapie. Warum denn, wenn die randomisierten Studien das *einzige* Mittel wissenschaftlicher Prüfung sein sollen? Und sind sie *verläßlich* genug? Wenn sie es wären, dann wären ihre Resultate genügend *reproduzierbar* und für die *Praxis* anwendbar. Wie es aber mit dieser Reproduzierbarkeit und Anwendbarkeit steht, können wir in bezug auf das Mammakarzinom bei Brunner nachlesen: „Trotz einer großen Zahl von guten, sorgfältig geplanten randomisierten Studien (und einer noch größeren Zahl schlechter Untersuchungen) sind wir bis heute kaum in der Lage, im Einzelfall, dem wir uns jeweils gegenübergestellt sehen, aufgrund fester Daten die für diesen Fall optimale Therapieentscheidung zu fällen. Jeder erfahrene Onkologe glaubt zwar zu wissen, wann und bei welcher Krankheitsmanifestation er einer Patientin eine aggressive und belastende Chemotherapie zumuten muß und wann er relativ mild oder vorerst überhaupt nicht behandeln soll. Er kann aber solche Entscheidungen kaum je auf feste Resultate großer randomisierter Studien abstützen. Tut er dies dennoch, so kann er fast jede therapeutische Entscheidung mit publizierten Resultaten begründen, da diese oft widersprüchlich sind... Etwas provokativ kann die These vertreten werden, daß die Onkologie trotz einer 15jährigen intensiven und immensen Forschung nicht in der Lage ist, für die medizinische Praxis gültige Empfehlungen... im Einzelfall zu formulieren. Selbst der gut informierte Onkologe... kann dies in der Regel nicht ohne große persönliche eigene Erfahrung tun" [5]. Wo bleibt also die Beweiskraft randomisierter Studien, wo ihre Reproduzierbarkeit? Die Praxis zeigt, daß sie kaum größeren Wert haben als andere Studien. Das Entscheidende ist letztlich sogar die *„große persönliche eigene Erfahrung"*, und diese ist an vielen *Individuen* gewonnen. Das gilt für *jede* Therapie, auch für Iscador. Und deswegen hat niemand das Recht, als *Experte* für Iscadorfragen aufzutreten, der nicht über eine große persönliche eigene praktische Erfahrung mit dieser Therapie verfügt.

Auch *ethisch* ist die randomisierte Studie *nicht* haltbar. Eine *konsequente* Zufallsauslese und die freie Zustimmung des *wirklich* informierten Patienten schließen sich gegenseitig aus. Und der Arzt wird seiner Aufgabe in dem Moment untreu, wo er sich durch das Los statt durch sein bestes Wissen und Gewissen für eine Therapieform entscheidet. Deshalb bezeichnet Begemann, einer der hervorragendsten deutschen Hämatologen, diese Studien neuerdings als *„prinzipiell unärztlich"* [4]. Und deswegen beginnen Patientengruppen neuerdings offen, die Randomisierung zu verweigern [7]. Wir sind nicht gegen die Statistik, aber man muß ihren relativen Wert einsehen. Die Härte, der *Rigorismus,* von dem die Onkologie heute beherrscht ist, ist der Ausdruck einer altgewordenen *Weltanschauung,* die am Menschen wissenschaftlich nur das *Materielle* und *Mathematisierbare* anerkennen will. Diese Weltanschauung scheitert aber an der menschlichen Realität. *Weil* der Mensch nicht nur ein berechenbarer Apparat ist, sondern ein in sich differenziertes *Individuum,* ein physisches, lebendiges, seelisches und geistiges Wesen, *deswegen* scheitert die randomisierte Studie in der Praxis. Sie ist kein geeignetes Kriterium für die

Beurteilung der vorwiegend nichtrandomisierten Iscadorstudien. Man wird gut daran tun, den statistischen Purismus gründlich zu überdenken. Man wird dann auch das anerkennen können, was von der anthroposophisch orientierten Medizin bisher wirklich geleistet worden ist.

Literatur

1. Akert K (1987) Gedanken über die psychische Energie. Rektoratsrede an der Univ. Zürich v. 29. 4. 1987
2. Anonym (1988) Anthroposophisch erweitertes Heilwesen und Karzinombildung, Dokumentation Nr. 9, Schweiz. Ges. f. Onk., Schweiz. Krebsliga. Schweiz Rundsch Med (Praxis) 77:41–44
3. Anonym (1988) Iscador – Mistelpräparat zur Krebsbekämpfung. Dokumentation Nr. 10, Schweiz. Ges. f. Onk. Schweiz. Krebsliga. Schweiz Rundsch Med (Praxis) 77:69–74
4. Begemann H (1988) Therapie als Wissenschaft. Dtsch Med Wochenschr 113:1198–1203
5. Brunner KW (1983) Stand der Chemotherapie beim metastasierenden Mammakarzinom. In: Kubli F et al. (Hrsg) Neue Wege in der Brustkrebsbehandlung. Aktuelle Onkologie, Bd 8. Zuckschwerdt, München
6. Eccles JC (1988) Gehirn und Seele – Erkenntnisse der Neurophysiologie. Piper, München
7. Gamillscheg H (1988) Ob die Brust erhalten bleibt, entscheidet das Los. Basler Zeitung, 2. 9. 1988
8. Heusser P (1984) Der Schweizer Arzt und Philosoph I. P. V. Troxler (1780–1866). Seine Philosophie, Anthropologie und Medizintheorie. Schwabe, Basel
9. Heusser P (1986) Immunologische Wirkungen von Mistelpräparaten. Mitteilungen des Vereins für Krebsforschung, Arlesheim und Stuttgart, Nr. 3
10. Heusser P (1989) Das zentrale Dogma nach Watson und Crick und seine Widerlegung durch die moderne Genetik. Vortr. v. 23. 11. 1988 bei der Naturforschenden Ges. in Basel, Verhandlungen der Schweiz. Nat. Ges. 1989, Bd 99
11. Hunter T (1984) Oncogenes and growth control. Trends Biochem Sci 10:275–280
12. Jungi WF (1985) Möglichkeiten und Grenzen alternativer Krebstherapie. Kassenarzt 31:27–31
13. Jungi WF (1988) Alternativen zur Schulmedizin in der Krebstherapie. Krankenhausarzt 61:145–150
14. Jungi WF (1988) Naturheilmittel und alternative Methoden in der Krebsbehandlung. Vortr. v. 26. 11. 1988 f. d. Oesterr. Krebshilfe in Wien
15. Kienle G, Burkhardt R (1983) Der Wirksamkeitsnachweis für Arzneimittel – Analyse einer Illusion. Verlag Urachhaus, Stuttgart
16. Leroi R (Hrsg) (1987) Misteltherapie – Eine Antwort auf die Herausforderung Krebs. Verlag Freies Geistesleben, Stuttgart
17. Obrecht JP (1987) Anthroposophische Krebstherapie aus der Sicht des Onkologen. Der Basler Arzt 3:15
18. Sauter C (1983) Hat die heutige adjuvante zytostatische Therapie bei radikaloperierten Mammakarzinom-Patientinnen versagt? Schweiz Med Wochenschr 113:414–417
19. Schumacher K (1987) 35. Internat. Fortbildungskongreß der BÄK und ÖÄK, 8.–20. 3. 1987 Davos. Selecta 29:1808–1820
20. Senn HJ (1988) Stellungnahme zur Iscador-Therapie vom 25. 2. 1988 z. Hd. d. Bundesamtes f. Sozialvers., S 11

21. Steiner R (1883–1897) Goethes Naturwissenschaftliche Schriften, Einleitungen. Steiner, Dornach 1973
22. Steiner R (1886) Grundlinien einer Erkenntnistheorie der Goetheschen Weltanschauung. Steiner, Dornach 1979
23. Steiner R (1892) Wahrheit und Wissenschaft. Steiner, Dornach 1958
24. Steiner R (1894) Die Philosophie der Freiheit. Steiner, Dornach 1978
25. Steiner R (1904) Theosophie – Einführung in übersinnliche Welterkenntnisse und Menschenbestimmung. Steiner, Dornach 1978
26. Steiner R (1904/05) Wie erlangt man Erkenntnisse der höheren Welten? Steiner, Dornach 1975
27. Steiner R (1910) Die Geheimwissenschaft im Umriß. Steiner, Dornach 1977
28. Steiner R (1914) Die Rätsel der Philosophie. Steiner, Dornach 1968
29. Steiner R (1917) Von Seelenrätseln. Steiner, Dornach 1960
30. Steiner R (1920–24) Physiologisch-Therapeutisches auf Grundlage der Geisteswissenschaft. Vorträge über Medizin (GA 314). Steiner, Dornach 1987
31. Steiner R (1920) Geisteswissenschaft und Medizin. Vorträge über Medizin (GA 312). Steiner, Dornach 1985
32. Steiner R, Wegman I (1925) Grundlegendes für eine Erweiterung der Heilkunst nach geisteswissenschaftlichen Erkenntnissen. Steiner, Dornach 1961
33. Stratmann F (1988) Zum Einfluß der Anthroposophie in der Medizin. Zuckschwerdt, München
34. Uexküll T von, Wesiack W (1988) Theorie der Humanmedizin. Urban & Schwarzenberg, München
35. Ullrich H (1988) Zwischen Heilkunst und Heilslehre. Dtsch Ärztebl 85:1899–1906
36. Urech K (1987) Naturwissenschaftliche Ergebnisse – Wirkungen der Misteltherapie auf Tiertumoren. Mitteilungen des Vereins für Krebsforschung Arlesheim u. Stuttgart, Nr. 2, S 1–27
37. Wolff O, Husemann F (1978) Das Bild des Menschen als Grundlage der Heilkunst – Entwurf einer geisteswissenschaftlich orientierten Medizin. Verlag Freies Geistesleben, Stuttgart

Die Proteine der Mistel (Viscum album L.)

G. Ribéreau-Gayon, M.-L. Jung, S. Baudino und J.-P. Beck

Laboratoire de Recherches en Immunologie, Université Louis Pasteur,
1 place de l'Hôpital, F-67091 Strasbourg Cedex

Auf Grund ihrer starken photosynthetischen Fähigkeit ist die Mistel eine proteinreiche Pflanze [1]. Durch Gel-Elektrophorese konnten mehr als 500 verschiedene Proteine bestimmt werden [19]. Unter diesen zahlreichen Proteinen sind einige charakteristisch für diese Pflanze [17]. Es sind die Lektine [4, 5, 6, 12, 14, 21], die Viscotoxine [18] und die Vesterschen Proteine [20, 22, 23].

Die Lektine bilden eine umfangreiche Gruppe von Substanzen, die auch bei der Mehrzahl der Lebewesen vorhanden sind. Sie haben die Eigenschaft auf gewisse Zuckerarten zu reagieren und können sich mit ihnen reversibel verbinden. Mindestens 3 Mistellektine sind heutzutage bereits bekannt (Moleculargewichte, MG, von 50 bis 115 kDa) und jedes einzelne besteht aus mehreren Isolektinen. Das Lektin, das in der Mistel am häufigsten vorkommt, ist das Lektin ML I [5], das auch Viscumin genannt wird [14, 21]. Im Zellzytoplasma bewirkt dieses Lektin eine spezifische Hemmung der Proteinsynthese an den Ribosomen [2]. Die Lektine der Mistel sind in hohem Maße zytotoxisch für die in Kultur angelegten Zellen. Zum Beispiel werden bei einer Konzentration von 5 ng/ml (d. h. 10^{-6} mg/ml) bereits das Wachstum der menschlichen Leukämie-Zellen Molt 4 gehemmt [16]. Bei einer schwächeren nicht zytotoxischen Konzentration, können die Makrophagen durch das Lektin ML I stimuliert werden [5]. Außerdem sind die Lektine der Mistel äußerst immunogenisch [4, 5, 6, 22].

Die Viscotoxine bilden eine Gruppe von mehreren ähnlichen Proteinen (MG = 5 kDa). Sie sind stark basisch, was ihnen ermöglicht gemeinsam mit den Nucleinsäuren Komplexe zu bilden. Die Viscotoxine sind nur schwach zytotoxisch. Aber bei erhöhten Konzentrationen bewirken sie einen lytischen Effekt an den Zellmembranen [5, 15].

Der Vestersche Proteinkomplex (VP 16), der 1958 entdeckt wurde [23], setzt sich aus 10 verschiedenen Proteinen von einem Durchschnitts-MG von 60 kDa zusammen. In vitro hemmt VP 16 die Synthese von DNS und RNS [20, 23]. In vivo verhindert er das Wachstum von bestimmten Krebszellen in Mäusen und Ratten (ED 50 = 0,3 µg/kg/Tag) und stimuliert die Vermehrung der Thymocyten [23]. Die Labilität des VP 16 Komplexes hat dazu geführt, daß die Forschungen über diese Substanzen eingestellt wurden [20]. Die modernen Methoden der Chromatographie (FPLC) dürften es erlauben, diese Komplexe zu trennen und so die Forschungen weiterzuverfolgen.

Die im Handel gebräuchlichen Iscador-Präparate kommen aus wäßrigen Mistelextrakten von Pflanzen, die auf mehreren Wirtsbäumen wachsen. Sie

Die Proteine der Mistel (Viscum album L.)   45

werden verschiedenen pharmazeutischen Prozessen unterworfen, insbesondere der Gärung durch einen Laktobazillus.

Bei dieser Arbeit haben wir folgende Schritte unternommen:

a) es wurden die Auswirkungen von Mistelextrakten und Iscador Präparaten vergleichend auf die Zellkulturen untersucht;
b) die chromatographischen Eigenschaften der Mistelproteine und des Iscador wurden bestimmt;
c) es wurde untersucht, ob es eventuell eine Bildung von Antikörpern einzelner Proteine bei den Patienten gab, die mit Iscador behandelt wurden.

Materialgebrauch und Methoden

Iscador

Die Proben von Iscador Quercus in Ampullenform enthalten den Extrakt aus 50 mg frischer Pflanzen pro ml. Sie wurden freundlicherweise von dem Institut Hiscia in Arlesheim (Schweiz) zur Verfügung gestellt. Die Trockensubstanz in einer Ampulle beträgt ungefähr 15 % des Gewichtes der frischen Pflanze.

Herstellung eines Mistelextraktes

Die lyophilisierte Mistel (10 g) wird in einer Lösung von Tris-HCl 50 mM pH 7, EDTA 1 mM, Cystein 5 mM, β-Mercaptoethanol 8 mM, Glutathion 10 mM, Polyvinylpyrrolidon 50 g/l, zerkleinert. Unter diesen Bedingungen werden Proteine vor Oxidierung und vor Fällung durch Polyphenole und Gerbsäuren geschützt.

Nach dem Filtrieren wurden die Proteine durch Ammoniumsulfat (80 % Saturation) gefällt. Dann wurde der Niederschlag in eine Tris-HCl Pufferlösung (10 mM, pH 7) suspendiert, filtriert und schließlich in Proben von 10 g Frischpflanzenextrakt pro 10 ml Pufferlösung verteilt.

Zellkulturen

Für die Bestimmung der biologischen Aktivitäten wurden die folgenden Zellen benützt: Molt 4, menschliche Leukämie-Zellen [13]; T 29 Zellen die von einem menschlichen Kolonkarzinoma herstammen; 3T3 Fibroblasten der Maus und 3T3-SV40 Virus transformierte Fibroblasten. Die Zellen wurden in einem RPMI 1640 Nährmittelmedium mit 10 % foetalem Kälberserum kultiviert. Die Kulturen wurden in einem Inkubator bei 37 °C und 5 % CO_2 Atmosphäre inkubiert. Die Lebensfähigkeit der Zellen wurde entweder durch die Eingliederung von [³H]-Thymidin oder durch Zellenzählung in Gegenwart von Trypanblau gemessen.

Zubereitung des Lektins ML I und seines Antikörpers

Die Reinigung des ML I Lektins mit einer Sepharose 4 B Affinitätssäule und die Herstellung seines Antikörpers bei Kaninchen, wurden nach den hier angeführten Literaturquellen durchgeführt [3, 4].

Chromatographie der Proteine

Die Chromatographie der Proteine wurde mit einem FPLC Apparat (Fast Protein Liquid Chromatography) von Pharmacia durchgeführt. Die Trennungen wurden auf einer Kationenaustauschsäule (Mono S HR 5/5) durchgeführt. Ein NaCl Gradient von 0 bis 1M in Natriumacetat Puffer pH 4,8 wurde benützt. Proteine und Peptide wurden spektrometrisch bei 214 nm bestimmt; bei dieser Wellenlänge haben die Peptide vom Typ Viscotoxin eine höhere Absorption als bei 280 nm.

Untersuchung nach Lektinantikörpern bei Patienten

Es wurde vorher bei der Zugabe von 2 ng Lektin ML I pro ml Kulturmedium zu den Molt 4 Zellen festgestellt, daß der Thymidineinbau um 80% verringert wurde; dieser Effekt konnte durch Zugabe von einem Antikörper gegen dieses Lektin aufgehoben werden. Darum wurden die gleichen experimentellen Bedingungen angewandt, um Antikörper im Serum von mit Iscador behandelten Patienten nachzuweisen.

Ergebnisse und Diskussion

Hemmung des Wachstums von Zellkulturen

Bei Bild 1 kann man beobachten, daß ein Mistelextrakt, der unter denaturierungsbeschützenden Bedingungen der Proteine vorbereitet wurde, das Wachstum der leukämischen Molt 4 Zellen stark hemmt. Wenn man den Hemmungseffekt mit dem ursprünglichen Frischgewicht der Pflanze in Zusammenhang bringt, so wird das Zellwachstum bei einer Konzentration von ungefähr 0,02 mg pro ml Zellkultur um 50% gehemmt. Bild 2 zeigt, daß Iscador eine ähnliche Auswirkung auf die Molt 4 Zellen entfaltet. In diesem Falle steht die

Die Proteine der Mistel (Viscum album L.) 47

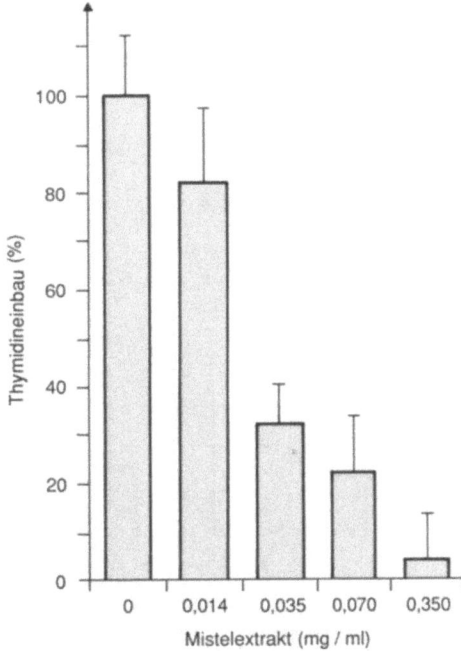

Abb. 1. Dosis-Effekt Untersuchung eines Mistelextraktes auf das Wachstum der Molt 4 Zellen. Das Zellwachstum wurde durch Thymidineinbau nach 24stündiger Wirkung des Extraktes gemessen. Die Zellzahl am Anfang der Experimente war 100 000 pro ml. Die Konzentrationen sind in mg der Frischpflanze ausgedrückt, wie es in Methoden angegeben ist

Wachstumsfähigkeit ebenfalls in Zusammenhang mit dem Gewicht der frischen Pflanze, die zur Vorbereitung des gegärten wäßrigen Extraktes benötigt wurde. So ist es möglich, daß wir gemeinsam mit anderen Studien bestätigen können [9], daß eine zufriedenstellende Ausbeutung der zytotoxischen Substanzen aus der Mistel in den Iscador Präparaten gewährleistet ist.

Folgende Konzentrationen von Iscador hemmten um 50% das Wachstum der anderen epitheloïden oder fibroblastischen Zellen: 0,25 mg/ml für die T 29 Kolonkarzinomzellen (Bild 3); 0,05 mg/ml für die 3T3 Mausfibroblasten, wenn diese sich in der logarithmischen Wachstumsphase befinden (Bild 4); 0,05 mg/ml für die Virus transformierten 3T3 SV 40 Fibroblasten (Bild 5). In der stationären Wachstumsphase oder bei Kontaktinhibition (3T3 Zellen) hat Iscador in den Konzentrationen von Bild 4 keine toxische Wirkung.

Wenn diese Dosierungen für Iscador als Trockengewicht (siehe Material u. Methoden) ausgedrückt werden, liegen die 50%-Hemmkonzentrationen, für die verschiedenen obengenannten Zellen, zwischen 0,003 und 0,040 mg/ml Kulturmedium.

Nach diesen Untersuchungen scheint es, daß die zytotoxische Wirkung von Iscador um so größer ist, um so schneller sich die Zellen vermehren.

48   G. Ribéreau-Gayon et al.

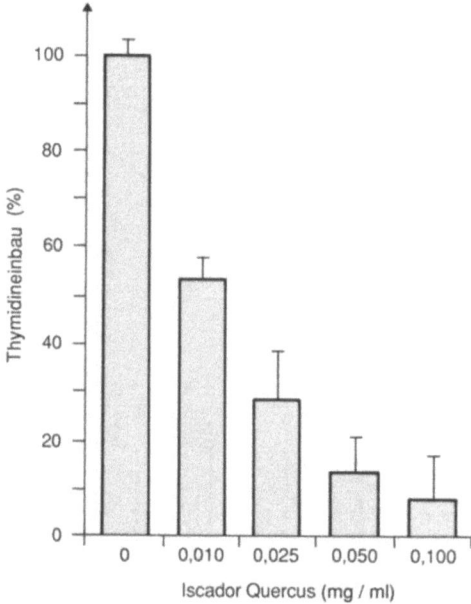

Abb. 2. Dosis-Effekt Untersuchung von Iscador Quercus auf das Wachstum der Molt 4 Zellen. Das Zellwachstum wurde durch Thymidineinbau nach 24stündiger Wirkung des Präparates gemessen. Die Zellzahl am Anfang war 100 000 pro ml. Ausdruck der Konzentrationen, s. Abb. 1

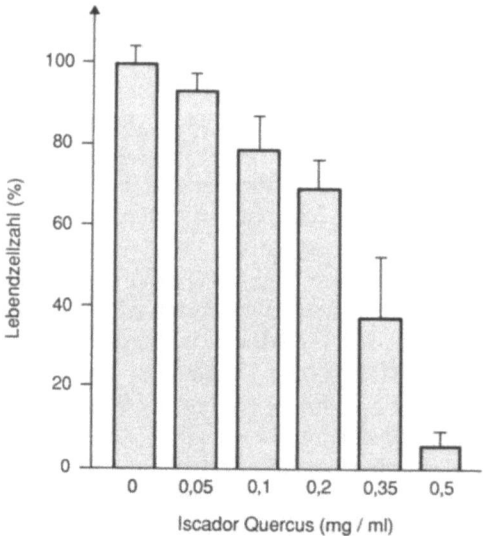

Abb. 3. Dosis-Effekt Untersuchung von Iscador Quercus auf das Wachstum der menschlichen Kolonkarzinomzellen T 29. Das Zellwachstum wurde durch Zählen im Zytometer nach 7tägiger Kultur und Trypsinierung, in Anwesenheit von Trypanblau gemessen. Die Zellzahl am Anfang war 10 000 pro well in einer Multi-well-Gewebekulturplatte (24 Wells). Ausdruck der Konzentrationen, s. Abb. 1

Die Proteine der Mistel (Viscum album L.) 49

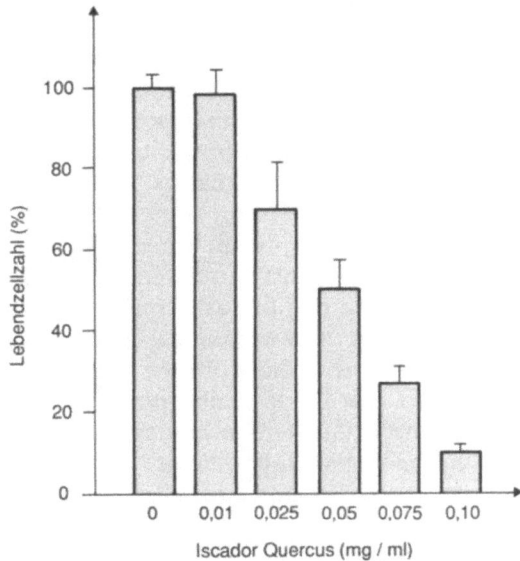

Abb. 4. Dosis-Effekt Untersuchung von Iscador Quercus auf das Wachstum der 3T3 Mausfibroblasten. Das Zellwachstum wurde durch Zählen im Zytometer nach 3tägiger Kultur und Trypsinierung, in Anwesenheit von Trypanblau gemessen. Andere Bedingungen, s. Abb. 3

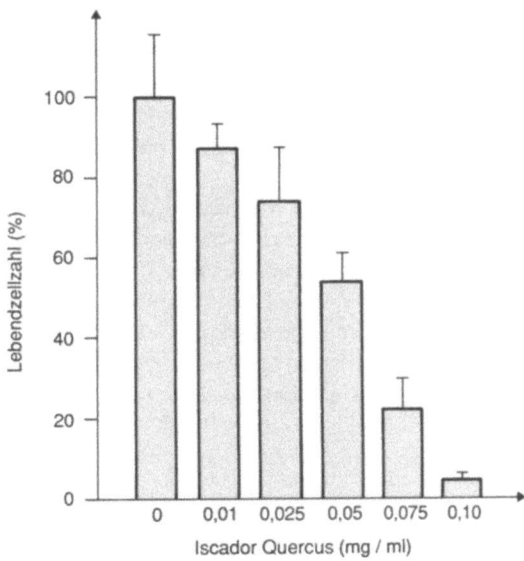

Abb. 5. Dosis-Effekt Untersuchung von Iscador Quercus auf das Wachstum der 3T3-SV40 Fibroblasten der Maus. Andere Bedingungen, s. Abb. 4

Charakterisierung der Mistelproteine

Wir haben zuerst untersucht, ob unter den Proteinen aktive Substanzen zu finden waren, die auf Zellkulturen wirken. Bild 6A zeigt eine FPLC Chromatographie von Proteinen aus einem von uns vorbereiteten Mistelextrakt (siehe „Methoden"). Die Elutionspositionen der verschiedenen Lektine und Viscotoxine wurden unter Bezugnahme auf die gereinigten Substanzen bestimmt. Die für die Molt 4 Zellen am stärksten zytotoxischen Proteine sind in derselben Position eluiert wie die Lektine (Bild 6B). Der Test, der mit 5 µl von jeder Fraktion durchgeführt wurde, zeigt, daß die toxische Wirkung der Viscotoxinfraktionen nicht entfaltet ist. Um eine leichte Aktivität der Viscotoxine auf die Molt 4 Zellen nachweisen zu können, ist es nötig bei dem Versuch eine zehnfache Dosis in die Kulturen einzuführen (Ergebnisse nicht dargestellt). In Gegenwart von Lektinantikörper (Bild 6C), ist die Toxizität der Fraktionen, die Lektine beinhalten verhindert, was den Lektincharakter der zytotoxischen Substanzen der Mistel bestätigt.

Kennzeichnung der Iscadorproteine

Auf Bild 7A wird eine Chromatographie von Iscador Quercus dargestellt und zwar in den oben beschriebenen Bedingungen. Es handelt sich hier um ein Musterbeispiel; ähnliche Chromatographien wurden jedoch mehrere Male wiederholt. Wir stellen dabei die Anwesenheit von zahlreichen Proteinen fest, die eine zytotoxische Wirkung haben (Bild 7B), aber ihre bedeutendsten chromatographischen Kennzeichen sind jedoch verschieden von denen der Lektine. Sie sind in den gleichen Positionen wie die Viscotoxine eluiert. Dazu wandern diese Substanzen in der Gel-Elektrophorese mit den Viscotoxinen. Trotzdem ist die Toxizität zum großen Teil durch die Lektinantikörper aufgehoben (Bild 7C), was auf eine gewisse immunologische Beziehung mit den Lektinen hinweist.

Diese Ergebnisse deuten darauf hin, daß sich die Proteinstoffe der Pflanze im Herstellungsprozeß von Iscador umwandeln. Diese Umwandlung könnte durch einen Metabolismus der Lektine [9, 15] entstehen, wie auch durch neue Verbindungen der Substanzen untereinander. Aus diesem Grund sprechen wir lieber von „Proteinkomplexen" als von Proteinen. Diese Komplexe wurden in ungegärten Mistelpräparaten nicht gefunden. Sie scheinen daher nur dem gegärten Iscador eigen zu sein.

Bildung von Antikörpern bei den mit Iscador behandelten Patienten

Um festzustellen, ob die Proteinkomplexe von Iscador bei den Patienten Antikörper bilden, haben wir die Auswirkung des Serums von Patienten, die mit Iscador behandelt wurden auf die Zytotoxizität des Lektins ML I in Gegenwar

Die Proteine der Mistel (Viscum album L.) 51

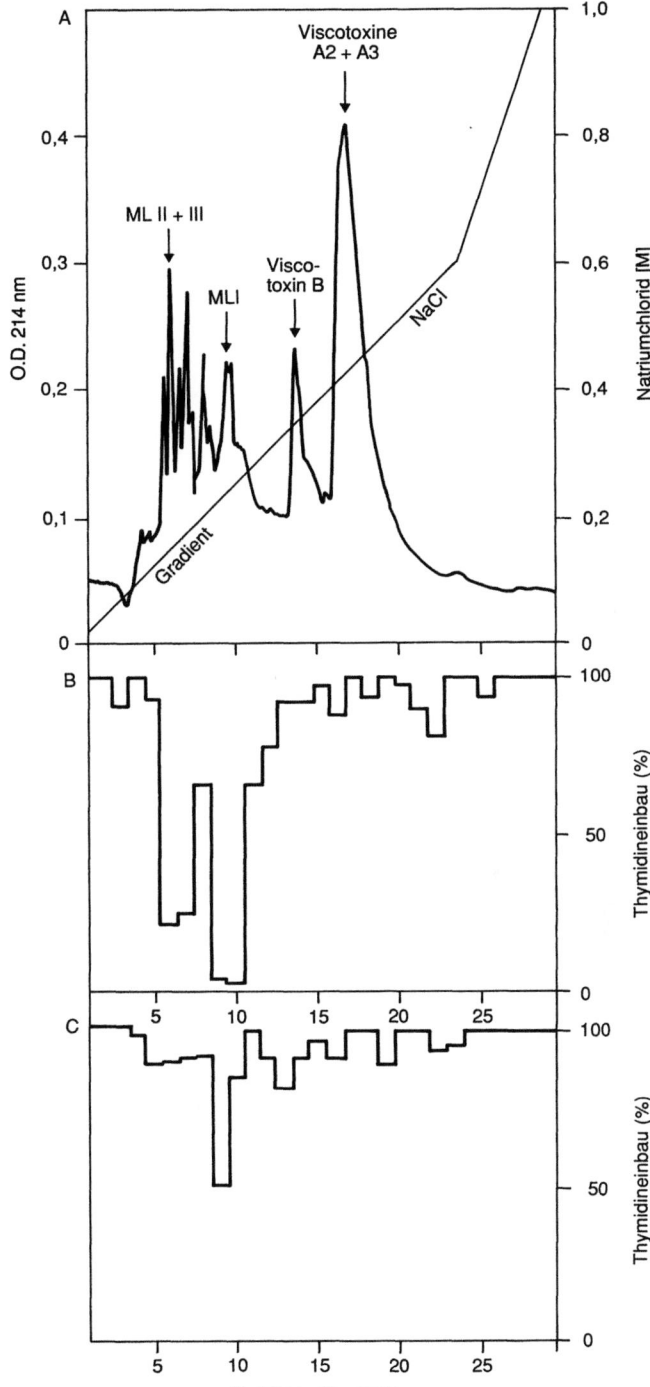

Abb. 6. A „Fast Protein Liquid Chromatography" der Proteine eines Mistelextraktes (*ML*, Mistel Lektin). **B, C** Wirkung der Fraktionen auf die Molt 4 Zellen in Ab- (**B**) und Anwesenheit (**C**) von Mistellektinantikörper. 50 mg des Extraktes von frischer Pflanze, hergestellt wie in Methoden angegeben, wurden auf eine Kationenaustauschsäule eingeführt

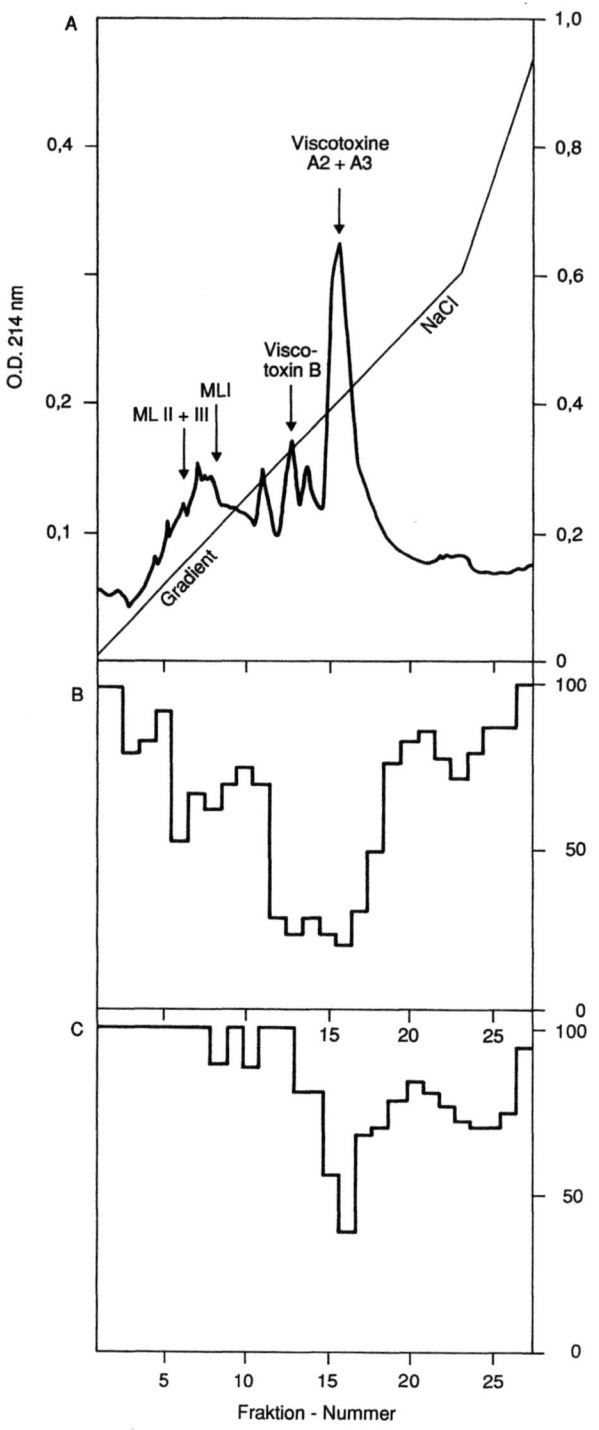

Abb. 7. A „Fast Protein Liquid Chromatography" der Proteine von Iscador Quercus. **B, C** Wirkung der Fraktionen auf die Molt 4 Zellen in Ab- (**B**) und Anwesenheit (**C**) von Mistellektinantikörper. Iscador, entsprechend 25 mg Frischpflanze, wurde auf eine Kationenaustauschsäule eingeführt

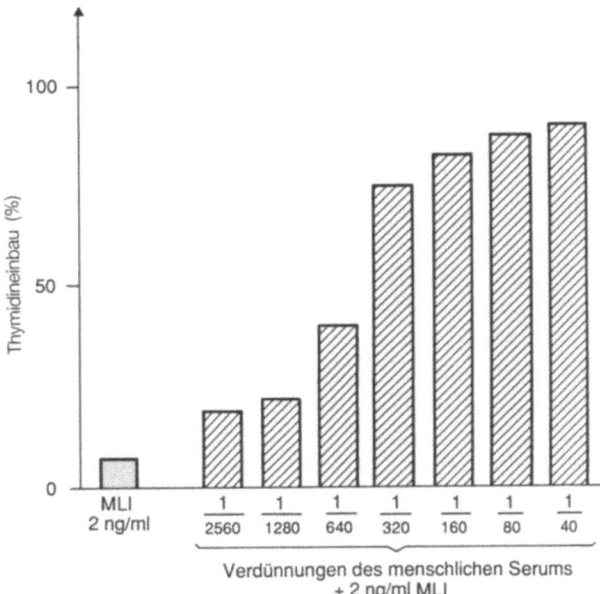

Abb. 8. Protektion gegen die zytotoxische Wirkung des Mistellektins ML I auf die Molt 4 Zellen durch Serum eines mit Iscador behandelten Patienten

von Molt 4 Zellen untersucht. Bild 8 zeigt das Ergebnis, das mit dem Serum eines Patienten erzielt wurde. In diesem, wie auch in anderen hier nicht dargestellten Fällen, schützt dieses Serum die Molt 4 Zellen vor der Toxizität des Lektins. Einen 50 % Schutz wird durch eine ungefähr 500-fache Dilution des Serums erreicht. Unter den gleichen Bedingungen hat das Serum von unbehandelten Personen keinen Effekt auf die Zytotoxizität der Lektine.

Die Folgen dieser Antikörper-Bildung bei den Patienten sind zur Zeit nicht bekannt. Es wurde kürzlich beschrieben [7, 8], daß viele Tumorzellen endogene Lektine produzieren können, und man kann auch die Frage stellen, ob diese Lektine sich mit den obengenannten Antikörpern verbinden können.

Schlußfolgerung

Diese Arbeit weist darauf hin, daß in den von uns hergestellten Mistelextrakten und den Iscador Präparaten ein bedeutender Anteil von Proteinen, die zytotoxische Eigenschaften haben, vorhanden ist. Im Laufe der Medikamentvorbereitung vollziehen sich bei den Mistelproteinen bedeutende metabolische Veränderungen. In Iscador können sich Komplexe bilden zwischen den Lektinen und den Viscotoxinen. In anderen Arbeiten wurden außerdem Protein-Polysaccharid- und Protein-Alkaloid-Komplexe erwähnt [10, 11]. Diese Studien werden durch eine Forschung der eventuellen immunostimulierenden Wirkungen dieser Proteinkomplexe ergänzt.

Zusammenfassung

Ein wäßriger Extrakt aus der Mistel, der unter denaturierungsbeschützenden Bedingungen vorbereitet wurde, sowie das Arzneimittel Iscador hemmen in vitro in dosisabhängiger Weise das Wachstum verschiedener tierischer und menschlicher Zellen. Eine 50% Hemmung wird mit Konzentrationen erreicht, die 0,02 bis 0,25 mg pro ml Kulturmedium des Frischgewichts der Pflanze entsprechen, die für die Herstellung der Extrakte gebraucht werden.

Durch Chromatographie auf Kationenaustauschsäule werden unterschiedliche zytotoxische Proteine isoliert. In dem Mistelextrakt entsprechen diese fast ausschließlich den Lektinen. In Iscador werden Proteinkomplexe festgestellt, die in der Mistel fehlen. Sie werden gemeinsam mit den Viscotoxinen isoliert, aber ihre Zytotoxizität wird zu einem Teil durch die Lektinantikörper aufgehoben. Diese immunologische Beziehung der Proteinkomplexe von Iscador mit den Lektinen wurde durch Antikörperbildung bei den mit Iscador behandelten Patienten bestätigt.

Literatur

1. Baudino S, Sallé G (1986) Les substances actives du gui. Propriétés pharmacoliques et applications thérapeutiques. Annales des Sciences Naturelles, Botanique 8:45–72
2. Endo Y, Tsurugi K, Franz H (1988) The site of action of the A-chain of mistletoe lectin I on eukaryotic ribosomes – The RNA N-glycosidase activity of the protein. FEBS Letters 231:378–380
3. Franz H, Ziska P, Kindt A (1981) Isolaton and properties of three lectins from mistletoe (Viscum album L.) Biochem J 195:481–484
4. Franz H (1985) Inhaltsstoffe der Mistel (Viscum album L.) als potentielle Arzneimittel. Pharmazie 40:97–104
5. Franz H (1986) Mistletoe lectins and their A and B chains. Oncology 43, suppl 1:23–24
6. Franz H (1989) Viscaceae lectins. In: Franz H (ed) Advances in lectin research Vol 22:28–59. VEB Verlag Volk und Gesundheit, Berlin
7. Gabius HJ, Rüdiger H, Uhlenbruck G (1988) Spektrum 11:50–60
8. Gabius HJ (1989) Potential participation of tumor lectins in cancer diagnosis, therapy and biology. In: Franz H (ed) Advances in lectin research Vol 2:87–107. VEB Verlag Volk und Medizin, Berlin
9. Holstog R, Sandvig K, Olsnes S (1988) Characterization of a toxic lectin in Iscador, a mistletoe preparation with alleged cancerostatic properties. Oncology 45:172–172
10. Jordan E, Wagner H (1986) Structure and properties of polysaccharides from Viscum album (L.). Oncology 43, suppl 1:8–15
11. Khwaja TA, Dias CB, Pentecost S (1986) Recent studies of the anticancer activities of mistletoe (Viscum album) and its alkaloids. Oncology 43, suppl 1:42–50
12. Luther P, Becker H (1987) Die Mistel – Botanik, Lektine, medizinische Anwendung. Verlag Volk und Gesundheit, Berlin
13. Mechelke F, Hülsen H (1989) Wirksamkeit eines Mistelpräparates auf Zellkulturen Zytostatika-resistenter menschlicher Leukämie-Zellen. Therapeutikon 1:28–30
14. Olsnes S, Stirpe F, Sandvig K et al (1982) Isolation and characterization of viscumin, a toxic lectin from Viscum album L. (mistletoe). J Biol Chem 257:13263–13270

15. Ribéreau-Gayon G, Jung ML, Baudino S et al (1986) Effects of mistletoe (Viscum album L.) extracts on cultured tumor cells. Experientia 42:594–599
16. Ribéreau-Gayon G, Jung ML, Di Scala D et al (1986) Comparison of the effects of fermented and unfermented mistletoe preparations on cultured tumor cells. Oncology 43 suppl 1:35–41
17. Ribéreau-Gayon G, Jung ML, Beck JP (1989) Die Proteine, Alkaloide und Polysaccharide der Mistel (Viscum album L.) Therapeutikon 1:22–26
18. Samuelsson G (1974) Mistletoe toxins. Syst Zool 22:566–569
19. Schink M, Mechelke F (1989) Sex-correlated differences in the protein pattern of Viscum album L. revealed by two-dimensional gel electrophoresis. Naturwissenschaften 76:29–30
20. Snajberk G (1980) Die kanzerostatischen Wirkungen spezieller Viscum-Proteine – Signifikanz und Wirkungsverluste. Dissertation, München
21. Stirpe F, Sandvig K, Olsnes S et al (1982) Action of viscumin, a toxic lectin from mistletoe, on cells in culture. J Biol Chem 257:13271–13277
22. Vester F, Bohne L, El-Fouly EL (1968) Zur Kenntnis der Inhaltsstoffe von Viscum album, IV. Hoppe-Seylers Z Physiol Chem 349:495–511
22. Vester F (1977) Über die kanzerostatischen und immunogenen Eigenschaften von Mistelproteinen. Krebsgeschehen 5:106–114

Beeinflussung immunologischer Parameter durch Misteltherapie

T. Hajto,[1] K. Hostanska,[1] E. Kovacs[2] und H. J. Gabius[3]

[1] Immunologie-Labor, Lukas-Klinik, Brachmattstraße 19, CH-4144 Arlesheim
[2] Zentrum für Lehre und Forschung, Kantonsspital, CH-4031 Basel
[3] Abteilung für Chemie, Max Planck-Institut für experimentelle Medizin, D-3400 Göttingen

Die klinisch vorteilhafte, zum großen Teil phänomenologisch erkannte Wirkung pflanzlicher Extrakte stellt die heutige Forschung vor die analytische Aufgabe, die maßgeblichen Wirkstoffe zu isolieren und zu charakterisieren. Dadurch wird dann das Stoffgemisch der erforderlichen Standardisierung für schulmedizinische Anwendung zugänglich gemacht, die Routineverwendbarkeit und optimierten Einsatz fordert. Mit Bezug auf die onkologische Praxis ist die Stimulation immunologischer Abwehrmechanismen durch Verabreichung wäßriger Extrakte von Misteln (Viscum album L.) empirisch belegt [3, 4]. Jedoch besteht Unklarheit über die Struktur-Funktionsbeziehung auf der Ebene der an der Auslösung dieser Wirkung beteiligten Mistelinhaltsstoffe, was unsere Untersuchungen motiviert hat. Da sich zudem die Extraktzusammensetzung in Abhängigkeit verschiedener Parameter wie Art der Wirtspflanze für die Mistel, Erntezeit etc. ändern kann, was sich auch auf die klinische Wirksamkeit niederschlägt, stellt die Quantifizierung der Änderung immunologischer Parameter in Abhängigkeit von biochemisch definierten und vollständig von anderen Substanzen abgetrennten Mistelinhaltsstoffen einen sachlich zwingenden Schritt auf dem Weg zur klinisch standardisierten Anwendung dar.

In der Lukas-Klinik werden Tumorpatienten regelmäßig mit Iscador, einem kommerziell verfügbaren wäßrigen Extrakt aus Misteln behandelt. Wesentliche Inhaltsstoffe dieses Extraktes sind ein Gemisch von Polypeptiden (Viscotoxine) sowie die zuckerbindenden Proteine (Lektine, primär ML I). Lektine stellen eine weitverbreitete Klasse von Proteinen mit Zuckerspezifität dar, die auch in zellulären Komponenten des Immunsystems vorkommen, deren Funktion jedoch weitgehend ungeklärt ist [2]. Ihre Lokalisation im Immunsystem läßt jedoch auf mögliche, immunologisch bedeutsame Regulationsprozesse schließen [2].

Viscotoxine und Lektine der Mistel haben zytostatische/zytotoxische Wirkungen, die auf unterschiedlichen Mechanismen beruhen. Während Viscotoxine die Zellmembran schädigen, hemmt die enzymatisch wirksame A-Kette des Lektins nach Transport in die Zelle, vermittelt durch die β-galaktosidspezifische B-Kette, die ribosomale Proteinbiosynthese [1]. Die hohe Toxizität beider Wirkstoffklassen kommt zum Ausdruck in den LD_{50}-Werten im Bereich von nur wenigen hundert Mikrogramm/kg. Für Lektine ist die toxische Wirkung, die nicht selektiv ist, klinisch eher störend. In Analogie zu endogenen

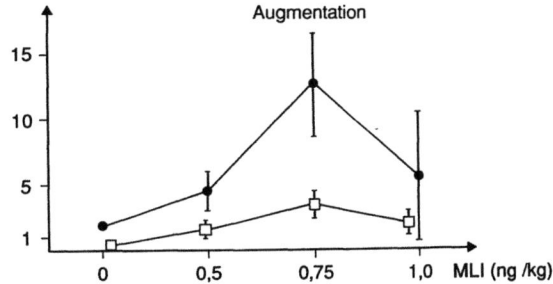

Abb. 1. Dosisabhängige Erhöhungen der NK-Zytotoxizität (●) und der LGL-Konzentration (□) im Blut von Kaninchen nach einer intravenösen Injektion des isolierten Mistellektins I

Lektinen könnte der Fähigkeit zur spezifischen Erkennung von Zuckeranteilen zellulärer Glykokonjugate entscheidendere Bedeutung zukommen. Da bei Tumorpatienten die Effizienz verschiedener Abwehrmechanismen geschwächt ist [3, 4], käme dem Lektin hier eine supportive Rolle zu. Läßt sich diese attraktive Vorstellung mit experimentellen Daten untermauern?

Als Voraussetzung eingehender Untersuchungen haben wir die Reinigung von endotoxinfreiem Lektin optimiert und ein hochempfindliches Nachweisverfahren für biochemisch aktives Lektin auf der Basis seiner Zuckerbindung etabliert. Nach Klärung dieser unabdingbaren Prämissen konnten wir unsere Hypothese prüfen, ob spezifische Protein(Lektin)-Zucker-Erkennung immunologische Parameter zu beeinflussen vermag. Als erste Meßgröße wurde die Beeinflussung der Sekretion von Zytokinen durch aus peripherem Blut isolierten mononuklearen Zellen mit nichttoxischen Lektinkonzentrationen von 1–10 µg/ml in vitro gewählt. In diesem Bereich wurde die Sekretion von Tumornekrosefaktor (TNF-α) und Interleukin 1 signifikant stimuliert. Kontrollen mit selektiver Zuckerinhibition sowie mit spezifischem Lektinantikörper belegen den Kausalzusammenhang von Protein-Zucker-Wechselwirkung und Erhöhung der Zytokine-Freisetzung (Arbeit zur Veröffentlichung eingereicht). Vom isolierten In-vitro-System zur Ebene des Organismus gehend, bestätigt sich die immunmodulatorische Potenz des Mistellektins. Injektion von reinem Lektin in Kaninchen erhöht deren zelluläre Abwehrleistung [5]. So werden im Blut von Kaninchen nach Injektion nichttoxischer Lektinmengen dosisabhängige Erhöhungen der NK-Aktivität und der Konzentration an „large granular lymphocytes" (LGL) gemessen (Abb. 1). In positiver Korrelation zu diesen Parameteränderungen werden eine Temperaturerhöhung sowie charakteristische Symptome einer akuten Phasereaktion wie Neutrophilie, Linksverschiebung und CRP-Anstieg beobachtet. Dies erlaubt die Schlußfolgerung, daß ML I als reine Substanz immunologische Parameter positiv im Sinne einer therapeutischen Bewertung in vitro und in vivo zu verändern vermag.

Um nun die Bedeutung des Lektins für die Wirkung des Extraktes (Iscador) abschätzen zu können, haben wir diese eine Komponente gezielt schonend und vollständig dem Extrakt entzogen, der in keiner anderen Weise in seiner Zusammensetzung geändert wurde. Die nach Iscadorgabe charakteristischen Änderungen von Indikatoren für eine Immunmodulation wurden in einer Versuchsgruppe gesunder Personen – in Abwesenheit des Lektins – drastisch reduziert (Arbeit zur Veröffentlichung eingereicht). Dafür treten die den Viscotoxinen zuzuschreibenden toxischen Effekte wie Verminderung der LGL-Konzentration und der Phagozytoseaktivität der Granulozyten in den Vordergrund. Hiermit ist neben dem Nachweis der Bedeutung von MLI für die Immunmodulation zudem aufgezeigt, daß durch Anwesenheit des Lektins die toxische Wirkung der Viscotoxine auf Komponenten des Immunsystems phänomenologisch kompensiert werden kann. Anhand dieser In-vivo-Studien, die die immunologische Bedeutung des Lektins unterstreichen, sowie der In-vitro-Studien, die die Festlegung von Dosis-Wirkungsbeziehungen gestatten, lassen sich jetzt In-vivo-Untersuchungen gezielt mit Präparaten durchführen, deren Lektingehalt, bestimmt durch die von uns optimierte Nachweismethode, im Wirkungsoptimum liegt. So wurden 14 Patientinnen mit Mammakarzinom in eine Studie einbezogen, innerhalb der eine Iscador-M-Infusion (0,33 mg/kg KG) verabreicht wurde, die einer Dosis von 1,65 ng/kg KG MLI sowie 0,58 µg/kg KG Viscotoxin entspricht. Neben Temperaturanstieg wurden signifikante Erhöhungen der Phagozytoseaktivität der PMN, der NK-Aktivität, der LGL-Konzentration sowie im Quotienten von T-Helferzellen zu T-Suppressorzellen gemessen (Abb. 2). Ein möglicher Einfluß von Endotoxinkontamination wurde, wie überhaupt in jedem Versuchsansatz, sorgfältig geprüft und ausgeschlossen. Als weiterer Meßparameter wurde das Ausmaß von DNS-Reparaturmechanismen vergleichend einbezogen, wofür standardisierte Meßverfahren an peripheren Lymphozyten nach UV-Bestrahlung herangezogen werden. Auch für diesen Parameter ist eine lektinabhängige Steigerung meßbar (Abb. 2).

Schlußfolgerungen

1. Durch Kombination biochemischer und immunologischer Arbeitsmethoden kann der Gehalt an Lektin (MLI) als Inhaltsstoff des Mistelextraktes (Iscador) hochempfindlich und genau bestimmt werden.
2. Dem Mistellektin MLI kommt für die Auslösung der immunmodulierenden Wirkung des Iscadors eine entscheidende Rolle zu.
3. Die durch das Lektin bewirkte Immunmodulation erscheint die auf Komponenten des Immunsystems ausgeübte toxische Wirkung der Viscotoxine zu reduzieren. In bezug auf Tumorzellen können beide Komponenten des Extraktes synergistisch wirken.
4. In-vitro- und In-vivo-Messungen mit biochemisch reiner Substanz bilden die Basis für die Integration der Wirkungen der den Extrakt bildenden Substanzen und damit für rationale Verständnisbildung sowie optimierten klinischen Einsatz im Dienste und zum Wohle der Patienten.

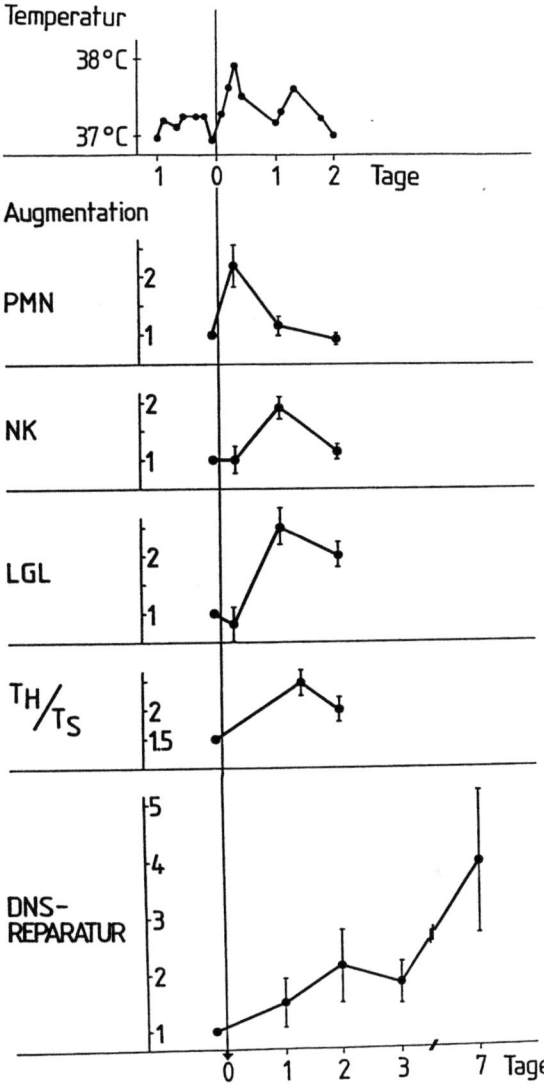

Abb. 2. Wirkung einer Iscadorinfusion auf einige immunologische Parameter und auf die UV-Licht induzierten DNS-Reparaturmechanismen im peripheren Blut von 14 Patientinnen mit Mammakarzinom. Neben dem Temperaturverlauf wurden die relativen Werte der Phagozytoseaktivität der Granulozyten *(PMN)*, der Aktivität der natürlichen Killerzellen *(NK)*, der Konzentration an „large granular lymphocytes" *(LGL)*, des Quotienten von T-Helferzellen zu T-Suppressorzellen und der DNS-Reparatur dargestellt. Durchschnittlich wurden 0,33 mg/kg KG Iscador M infundiert, und dies entspricht der Dosis von 1,65 ng/kg KG Mistellektin I sowie 0,58 µg/kg KG Viscotoxine. Möglicher Einfluß von Endotoxinkontamination wurde ausgeschlossen

Literatur

1. Franz H (1986) Mistletoe lectins and their A and B chains. Oncology 43 [Suppl 1]:23–34
2. Gabius HJ (1987) Endogenous lectins in tumors and the immune system. Cancer Invest 51:39–46
3. Hajto T (1986) Immunomodulatory effects of Iscador. Oncology 43 [Suppl 1]:51–65
4. Hajto T, Hostanska K (1986) An investigation of the ability of Viscum album – activated granulocytes to regulate natural killer cells ‚in vivo'. Clin Tri J 23:345–358
5. Hajto T, Hostanska K, Vehmeyer K, Gabius HJ (1988) Immunomodulatory effects by mistletoe lectin. In: Gabius HJ, Nagel GA (eds) Lectin and glycoconjugates in oncology. Springer, Berlin Heidelberg New York Tokyo, pp 199–206

Anthroposophische Tumortherapie:
Klinische Resultate

Das operierte Mammakarzinom – Retrospektive Auswertung

J. Hellan, G. Salzer und F. Wutzlhofer

Ludwig Boltzmann-Institut für klinische Onkologie, Wolkersbergenstraße 1, A-1130 Wien

Bei der österreichischen Senologentagung 1987 brachte ein ehemaliger Mitarbeiter unseres Institutes das Ergebnis einer adjuvanten Therapie des operierten kleinen Mammakarzinoms (T_1N_0). An Hand von 516 Fällen konnte er zeigen, daß eine adjuvante Misteltherapie bei diesen Fällen *keinen* Vorteil gegenüber der Strahlentherapie bezüglich Lebensverlängerung bringt. Jedoch war ersichtlich, daß beide Therapieformen noch immer besser sind, als nichts zu tun (Abb. 1).

Diese Aussage aber war nicht neu!

Professor Salzer veröffentlichte 1987 das Ergebnis einer vor Frau Dr. Günczler inaugurierten prospektiv randomisierten Studie. Diese hieß „Operiertes Mammakarzinom Stadium I–III – Iscador versus Strahlen" und lief von 1971–1974. Die Überlebenskurve der 155 auswertbaren Fälle zeigt Abb. 2.

Auch hier sieht man beim Stadium I keinen Unterschied zwischen den beiden Therapiearmen – nach 14 Jahren leben in beiden Gruppen etwa gleich viele Patientinnen.

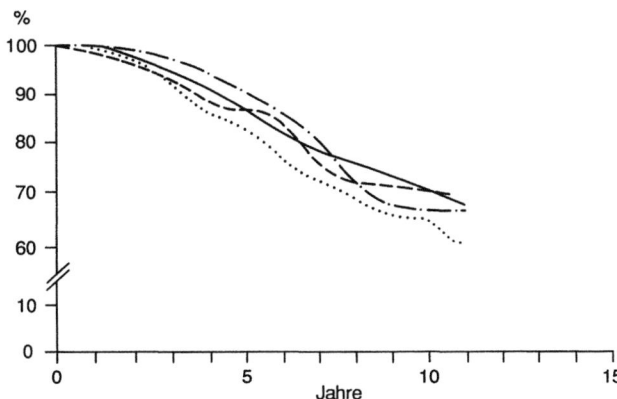

Abb. 1. Operiertes Mammakarzinom, Stadium I, $T_{1-2}N_0$, 516 Fälle (Dr. Hollinsky). Überlebenskurve nach P. O. adjuvanten Therapien. ——— P. O. Strahlentherapie n = 189, + 62; – – – – P. O. Chemotherapie n = 15, + 5; –·–·– P. O. Misteltherapie n = 110, + 32; ········ keine Therapie n = 196, + 60

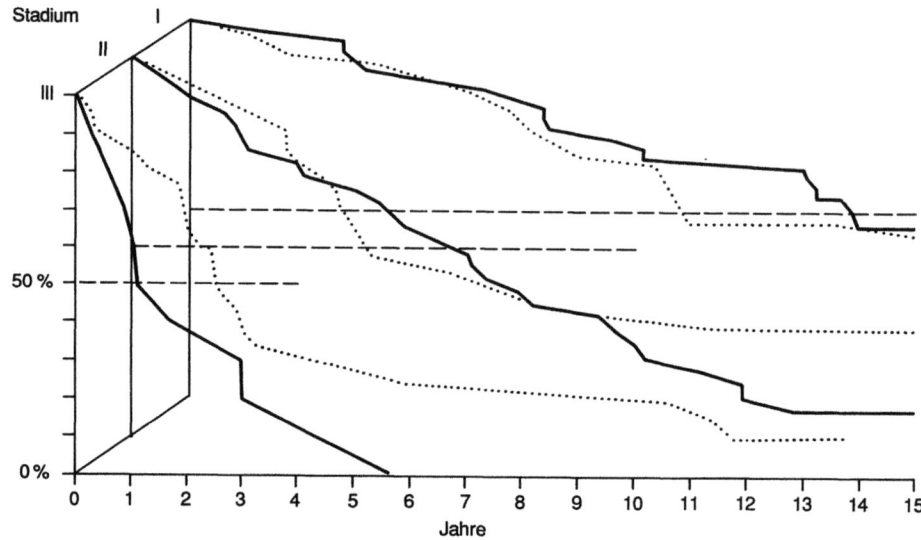

Abb. 2. Randomisierte Mammakarzinomstudie 1971–1974. (Stand: Oktober 1985)

Operation < Iscador .... n = 76
Bestrahlung ——— n = 79

Beim Stadium II sieht man den Vorteil einer Misteltherapie erst ab dem 10. postoperativen Jahr – nach 14 Jahren leben mit Iscador 29%, mit Strahlen 7% der Patienten.

Erst beim Stadium III ist der Unterschied eindrucksvoll, da nach 14 Jahren in der Iscador-Gruppe noch 9% leben, während alle Patienten der Strahlen-Gruppe nach 6 Jahren gestorben sind. Allerdings ist dieses Ergebnis wegen der kleinen Zahlen statistisch nicht gesichert. Um dieses jedoch nachzuprüfen, hat Prof. Salzer mit seinem Mitarbeiter Dr. Wutzlhofer die Krankengeschichten von 794 Mammakarzinompatienten der Stadien II–IV, die zwischen 1. 1. 1979 und 31. 12. 1982 am Institut registriert wurden, durchgesehen (Auswertung Sommer 1988); wegen schlechter Dokumentation konnten über 20% nicht ausgewertet werden, so daß zur Beurteilung nur 587 Fälle übrig blieben. Diese teilen sich wie folgt auf:

Stadium II	($T_{1,2}N_1$ – 1–3 Lnn befallen)	319 Fälle
Stadium III	($T_{1–3}N_2$ – 4 und mehr Lnn bef.)	230 Fälle
Stadium IV	($T_{1–4}N_3M_0$ oder $T_1N_1M_1$ nur palliativ operierte Fälle)	38 Fälle

Da diese Patienten postoperativ bis zum Auftreten eines Rezidivs oder Metastasen entweder keine oder irgendeine gängige adjuvante Therapie bekommen, *nach* Auftreten des Rezidivs oder der Metastasen eine Behandlung jeweils die andere ablöste oder ergänzte, erhielten die Patienten bis zum Tod praktisch alle gängigen Therapien. Die Beurteilung, welches die bessere war, ist daher äußerst problematisch.

Genauso problematisch aber ist auch die Durchführung einer „idealen" prospektiv randomisierten Studie. Denn diese wäre ja auch nur mit einer wohldefi-

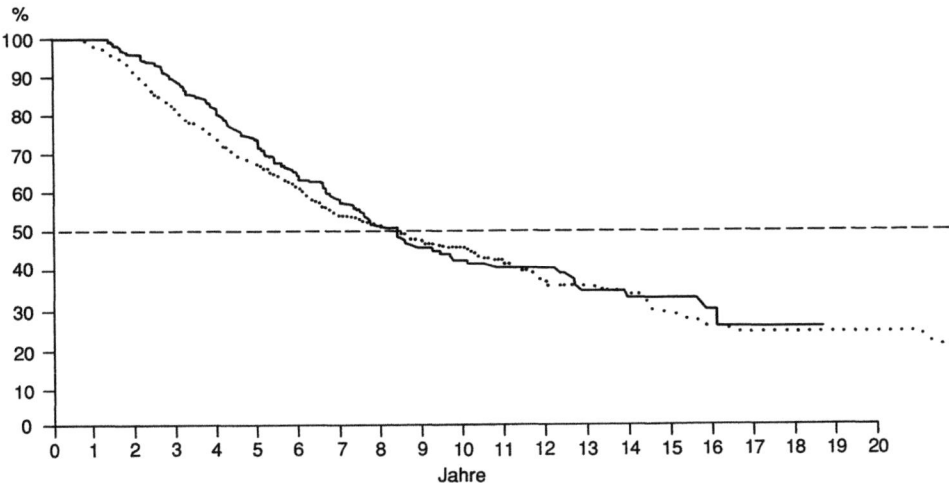

Abb. 3. Gesamtkrankengut der Mammakarzinompatienten, eingeteilt in mit Mistelzusatzbehandlung und ohne Mistelzusatzbehandlung.

Alle Stadien	Therapie	n	Gest.	Median	Mittlere Üzt.
——	mit Mistel	244	132	101	86,8 Mo.
....	ohne Mistel	709	373	99	79,9 Mo.

nierten Gruppe gleicher Prognosefaktoren wie Alter, Stadium, Histologie, Grading, Hormonrezeptorstatus, Metastasierungstyp etc. möglich.

Dazu kommt noch, daß gerade beim Mammakarzinom eine lange Überlebenszeit zu verzeichnen ist, wodurch die Patienten der Nachsorge verlorengehen können.

Um aus unserem vorhandenen Krankengut retrospektiv wenigstens irgendeine Aussage machen zu können, haben wir dieses in zwei Gruppen geteilt (Abb. 3):

Gruppe 1: die Fälle, die von der Operation bis zum Tod, oder wenn sie noch leben, bis zum heutigen Tag, mit gängigen schulmedizinischen Methoden behandelt wurden und

Gruppe 2: die Fälle, die zusätzlich zu dieser Methode adjuvant oder als alleinige Tumortherapie mindestens 3 Monate lang eine Mistelbehandlung (Iscador oder Helixor) erhielten.

Durch diese Einteilung ist es vielleicht möglich, sich ein Pauschalurteil über Wirksamkeit und Unwirksamkeit der Mistel zu bilden. Eine genaue Aussage ist jedoch wegen der Inhomogenität dieses Krankengutes nicht möglich und auch nicht beabsichtigt.

Wie aus der Überlebenskurve des Gesamtkrankengutes ersichtlich, ist kein Unterschied zwischen den beiden Gruppen erkennbar. Betrachtet man jedoch dieses aufgeteilt in Stadien, so ergeben sich sehr wohl Unterschiede (Abb. 4 zeigt das Stadium II).

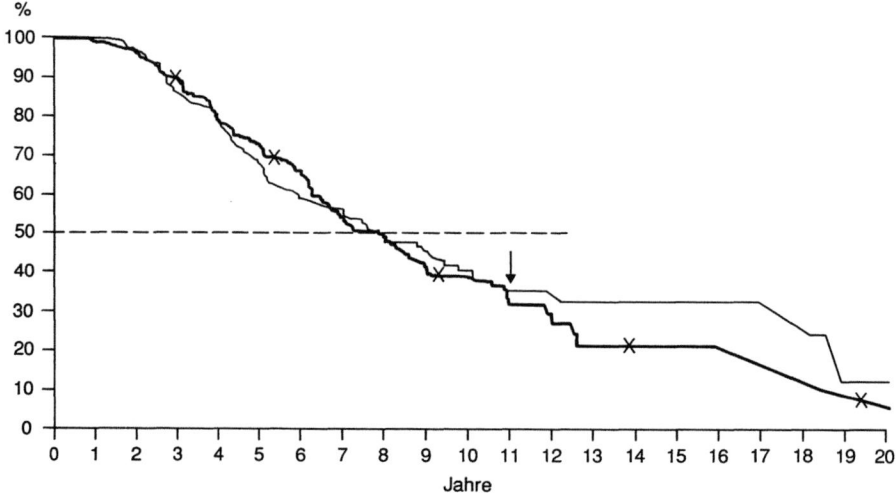

Abb. 4. Operiertes Mammakarzinom, Stadium II, $T_{1-2}N_1$ (1–3 Ln befallen), 319 Fälle. Dieses Stadium zeigt keinen Unterschied der beiden Gruppen. Die mediane Überlebenszeit ist bei der Mistelgruppe sogar kürzer; erst ab dem 11. postoperativen Jahr sieht man einen Vorteil für die mistelzusatzbehandelten Patienten.

Stadium II	Therapie	n	Gest.	Median	Mittelwert Üzt.
–	Mistel	133	74	91	66 Mo.
×	Andere	106	95	94	69 Mo.

Der Medianwert und die mittlere Überlebenszeit ist bei der Mistelgruppe sogar um 3 Monate kürzer.

Erst ab dem 11. postoperativen Jahr sieht man einen Vorsprung für die Mistelpatienten.

Dieses Ergebnis entspricht fast genau den Verhältnissen wie bei der prospektiv randomisierten Studie von 1971.

Die Abb. 5 zeigt das Stadium III: Hier ist der Unterschied in den Überlebenskurven besonders eindrucksvoll. Der um 2 Jahre längere Medianwert der Mistelpatienten ist mit $p < 0,05$ statistisch gesichert, die mittlere Überlebenszeit ist um 21 Monate länger.

Die Abb. 6 zeigt das Stadium IV: Das Ergebnis ist bei diesem Stadium noch eindrucksvoller als beim Stadium III, denn der Medianwert der Mistelgruppe ist sogar über 2 Jahre (28 Monate) länger als bei der konventionellen Gruppe. Wegen der kleinen Zahlen ist leider dieses Resultat statistisch nicht gesichert, zeigt aber doch deutlich, daß es sehr wohl sinnvoll ist, inoperable Patienten *auch* mit Iscador zu behandeln.

Zum Schluß noch ein Blick auf die Auswirkung verschiedener adjuvanter Therapien auf die Überlebenszeit und auf das sog. freie Intervall (Abb. 7).

Das kleine Mammakarzinom T_1N_0 wird i. allg. nicht adjuvant behandelt. Patienten mit T_2N_0 werden entweder adjuvant nachbestrahlt oder erhalten eine Misteltherapie, sehr selten eine adjuvante Chemo- oder Hormontherapie. Stadium II und III werden bei uns routinemäßig nachbestrahlt. Wird dies abge-

Das operierte Mammakarzinom – Retrospektive Auswertung 67

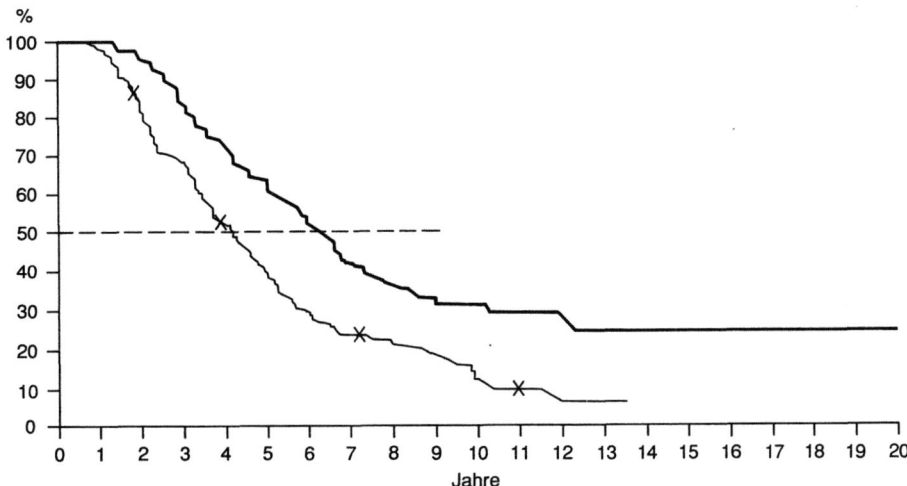

Abb. 5. Operiertes Mammakarzinom, Stadium III, $T_{1-3}N_2$ (4 und mehr Ln befallen), 230 Fälle.

Stadium III	Therapie	n	Gest.	Median	Mittelwert Üzt.
–	Mistel	89	62	74	67 Mo.
×	Andere	141	110	50	46 Mo.

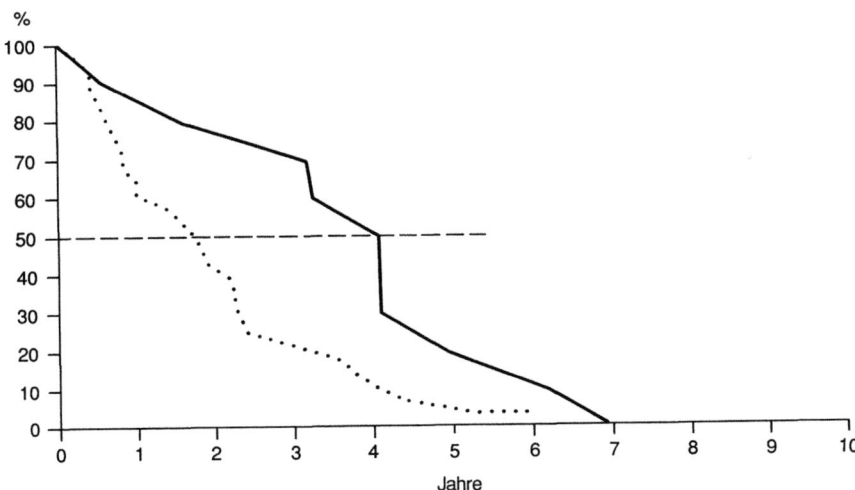

Abb. 6. Operiertes Mammakarzinom.

Stadium IV	Therapie	n	Gest.	Median	Mittlere Üzt.
.....	nicht Mistel	28	27	21 Mo.	21,9 Mo.
——	Mistel	10	10	49 Mo.	46,7 Mo.

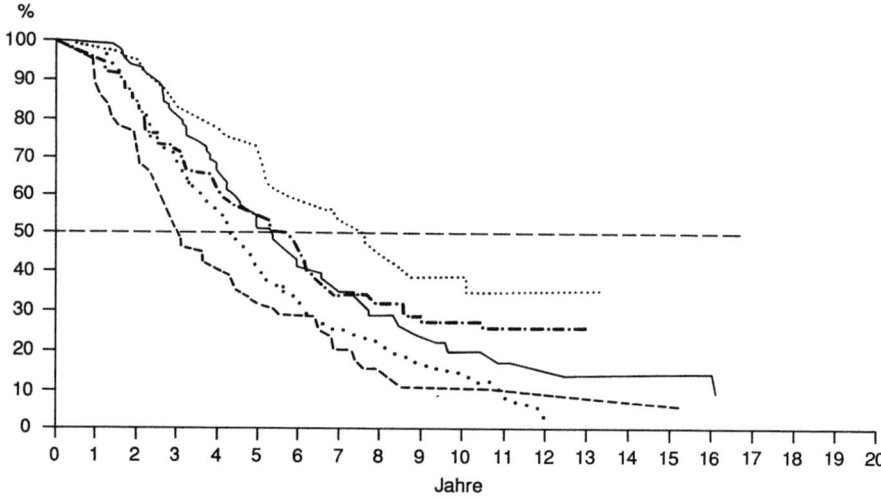

Abb. 7. Absterbekurve nach adjuvanter Therapie.

Alle Stadien	Therapie	n	Gest.	Median	Mittlere Üzt.
---	Keine	81	68	35	47,8 Mo.
......	Strahlen	140	116	51	56,7 Mo.
——	Mistel	97	76	60	70,2 Mo.
·····	Str. + Mistel	36	23	84	85,8 Mo.
–·–	Andere	83	61	63	69,5 Mo.

lehnt, erhalten sie keine (sehr selten) oder eine adjuvante Misteltherapie, Hormon- oder Chemotherapie.

Die kritische Durchsicht unseres Krankengutes ergab 437 Fälle, die für die Beantwortung dieser Frage in Betracht kommen. Die Überlebenskurve zeigt, daß die *nur* operierten Fälle am schlechtesten abschneiden, die Kombination Strahlen + Mistel das beste Resultat aufwies, während Strahlen und Mistel allein, ebenso die Hormon- und Chemotherapie im Mittelfeld liegen.

In der Tabelle 1 wird das sog. mittlere freie Intervall demonstriert. Dies ist bei der Kombination von Strahlen + Mistel am längsten, von den Monotherapien schneidet die Mistel sogar am schlechtesten ab.

Leider sind diese Ergebnisse statistisch wiederum nicht gesichert, sondern weisen nur auf einen gewissen Trend hin.

Zusammenfassung

Betrachtet man die hier mitgeteilten Fakten, so muß man sagen, daß die Kombination von Strahlen und Mistel nicht *nur* eine Verlängerung des „freien Intervalles" und eine Verminderung der Rezidiv- bzw. Metastasenrate bringt, sondern sich *auch* auf die Überlebenszeit positiv auswirkt. Ebenso muß man

Tabelle 1. Operiertes Mammakarzinom (Stadium I–III), adjuvante onkologische Behandlung

Adjuv. Beh.	Freies Intervall:				Überlebenszeit:	
	[n]	Rez./Meta	[%]	mittl. freies Intervall (Mo.)	Median (Mo.)	mittl. Ülz. (Mo.)
Keine	81	61	75,3	*19,2*	35	47,8
Strahlen	140	104	73	*31*	51	56,7
Mistel	97	70	71	*27*	60	70,2
Strahlen + Mistel	36	19	52,8	*39,8*	84	85,8
Hormon, Zytost.	83	45	53,6	*28,6*	63	69,5

zur Kenntnis nehmen, daß eine Mistel-Zusatztherapie beim Stadium I und II keinen Vorteil bringt, beim Stadium III und IV eine solche jedoch die Überlebenszeit z. T. statistisch signifikant verlängern kann.

Daher ist eine Misteltherapie sowohl allein als auch in Kombination nicht sinnlos, obwohl auch sie keine Wunder vollbringen kann.

Literatur

1. Hollinsky C, Danmayr E (1987) Prognose des kleinen Mammakarzinoms (T_1N_0) – Retrospektive Analyse anhand von 526 Fällen. Dtsch Z Onkol 3
2. Leroi R (1987) Misteltherapie – Eine Antwort auf die Herausforderung Krebs. Verlag „Freies Geistesleben", Stuttgart

Die lokale Iscadorbehandlung der Pleurakarzinose

G. Salzer[1] und W. Popp[2]

[1] Ludwig Boltzmann-Institut für klinische Onkologie, KH Lainz, Wolkersbergenstraße 1, A-1130 Wien
[2] Abteilung für Lungenkrankheiten, KH Lainz, Wolkersbergenstraße 1, A-1130 Wien

Einleitung

Seit 1976 überblicken wir ein Krankengut von 197 Patienten mit Pleurakarzinose, davon 19 doppelseitige, zusammen 216 Ergüsse (Stand 31. 12. 1988). Dabei handelt es sich ausschließlich um Fälle, bei denen vor Beginn der Therapie Tumorzellen im Erguß nachweisbar waren. Zahlreiche Fälle, bei denen ein solcher morphologischer Nachweis nicht gelang, sind in den obigen Zahlen nicht enthalten, obwohl bei den meisten vieles für das Vorliegen einer Pleurakarzinose sprach und sie daher z.T. auch mit Iscador-Instillationen behandelt wurden.

Klinik

Nach Abpunktion des Ergusses werden 50 mg Iscador verdünnt mit 10–20 ml des Restergusses in die Pleura instilliert. Die Punktionen werden in Abständen von 1 Woche in der gleichen Weise wiederholt. Einige Stunden nach der Instillation kommt es regelmäßig zu einem Temperaturanstieg, der zwischen subfebril und hohem, mit Schüttelfrost einhergehendem Fieber (sehr selten) schwankt. Auch hohe Temperaturen (bis 40 °C) klingen nach 24 bis längstens 48 h ab und bedürfen keinerlei antipyretischer Behandlung. Leichte bis mäßige Pleurodynien kurz nach der Iscadorverabreichung sind selten, einen Pleuraschock haben wir nie erlebt. Die Tabelle 1 gibt Aufschluß über das Resultat.

Es zeigt sich, daß knapp 11 % schon nach einer Iscadorapplikation trocken waren und 68 % maximal 3 Punktionen zur Austrocknung benötigten. Im Durchschnitt 3,2 Punktionen, was einem Zeitraum von ca. 2 Wochen zwischen erster Punktion mit Iscador und letzter ergiebiger Punktion ergibt. Es muß betont werden, daß die Behandlung am Institut rein ambulant erfolgt und die Pleurakarzinose daher in den allermeisten Fällen keinen Grund für die Hospitalisierung der Patienten abgibt.

Tabelle 1. Pleurakarzinose, Iscadorinstillation; Anzahl der benötigten Punktionen. 192 Patienten, davon 19 mit doppelseitigem Erguß. 211 Ergüsse (Stand Sommer 1988)

Benötigte Punktionen	Anzahl der Ergüsse		
1	23	10,9 %	
2	77	36,5 %	68,7 %
3	45	21,3 %	
4	30	14,4 %	
5	10	4,7 %	
6	12	5,7 %	
7	6	2,8 %	
8	3	1,4 %	31,3 %
9	2	1,0 %	
10	1	0,5 %	
13	1	0,5 %	
17	1	0,5 %	
678	211		

Im Durchschnitt 3,2 Punktionen

Von unseren knapp 200 Patienten waren 10 moribund, d. h. sie erlagen schon nach 1–2 Punktionen ihrer Grundkrankheit. Außerdem müssen wir 7 echte Versager zur Kenntnis nehmen, Fälle deren Erguß bis zum Tode nicht ausgetrocknet werden konnte. Dies entspricht einer Austrocknungs-(Erfolgs)rate von 92 %.

Morphologie

Bei der Pleurakarzinose können nach Iscadorinstillation regelmäßig 2 verschiedene Reaktionen zytologisch beobachtet werden.

a) Zytotoxische Veränderung. Die Abb. 1 zeigt im unbehandelten Erguß (oben) reichlich vollvitale Tumorzellverbände. 1 Woche nach Iscadorinstillation mußten zahlreiche Gesichtsfelder durchmustert werden, um den abgebildeten hochgradig toxisch geschädigten Tumorzellverband aufzufinden (unten). Diese Befunde gehen meist parallel mit:

b) Immunologische Reaktionen. Im Verlauf der Behandlung sieht man nicht nur eine Verminderung bis zum vollständigen Verschwinden der Tumorzellen, sondern auch eine meist eindrucksvolle Vermehrung der Lymphozyten und eosinophilen Granulozyten. Um diese Verhältnisse quantitativ erfassen zu können, wurde folgendes Schema aufgestellt (Tabelle 2).

Die Abb. 2 a zeigt das Diagramm eines Falles, der nach 3 Punktionen trocken war. Vereinzelte Tumorzellverbände konnten noch bei der letzten Punktion gefunden werden, während die Lymphozyten von 2 auf 5 und die Eosinophilen von 0 auf 2 anstiegen.

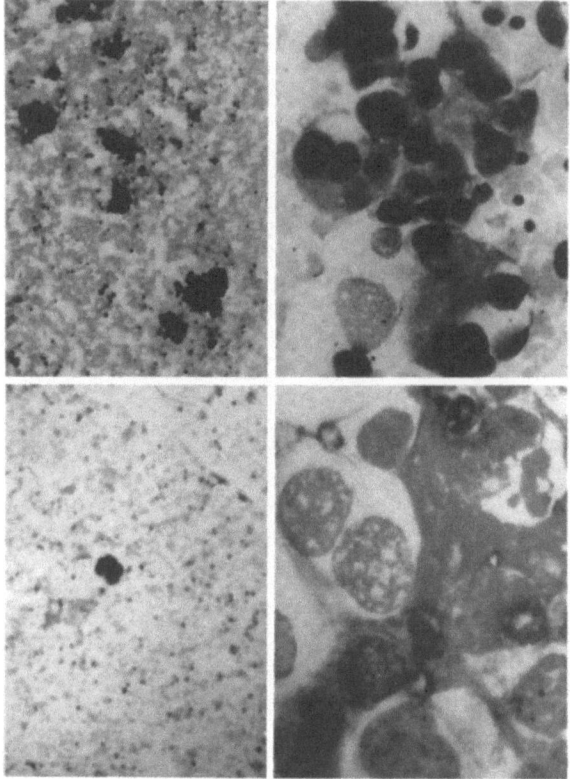

Abb. 1

Tabelle 2. Beurteilung des Zellgehaltes der Punktate in den angereicherten Ausstrichen

Massenhaft	5
Reichlich	4
Mäßig reichlich	3
Spärlich	2
Vereinzelt	1
Kein Zellgehalt	0

Aufgeteilt in:	Tumorzellen	—
	Lymphozyten	− − −
	Eosinophile	
	Granulozyten	· · ·
	Leukozyten	−·−·

Die Abb. 2 b zeigt das zytologische Bild der ersten und letzten Punktion: im Nativabstrich vitale Tumorzellen. Der Abstrich des behandelten Ergusses zeigt einen hochgradig degenerierten (toxisch geschädigten) Tumorzellverband, der von einem massiven Lymphozytenwall umgeben ist.

Der in Abb. 3 dargestellte Fall benötigte zur Trockenlegung 9 Punktionen.

Die lokale Iscadorbehandlung der Pleurakarzinose 73

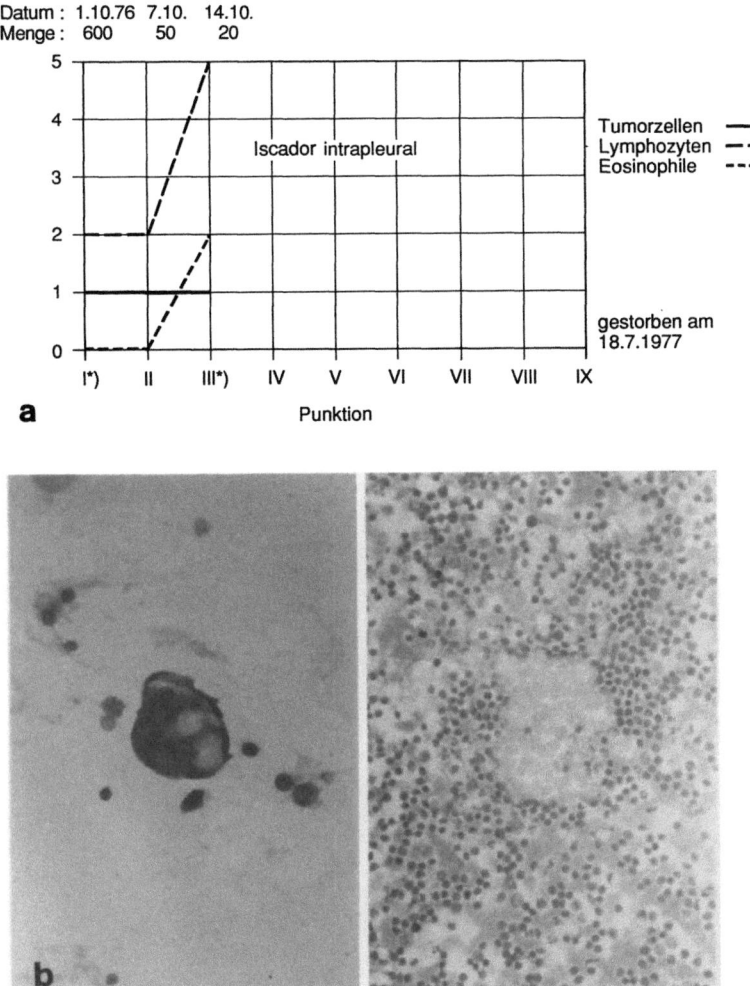

Abb. 2

Das Diagramm zeigt das Verschwinden der Tumorzellen nach 3 Punktionen und den massiven Anstieg der Lymphozyten und Eosinophilen. Die letzte ergiebige Punktion war stark hämorrhagisch, so daß im Ausstrich nur Erythrozyten zu sehen waren. Außerdem zeigte sich, daß die T-Lymphozyten im Laufe der Behandlung von 58 auf 78% anstiegen.

Die Abb. 3 b zeigt das Zellbild nach der 6. Punktion.

Die Abb. 4 a und b stammen von einem doppelseitigen Erguß, der nur auf der linken Seite mit Iscadorinstillationen behandelt und auf der rechten Seite nur punktiert wurde. Das Diagramm zeigt links die typische Reaktion, während sich rechts nichts ändert. Entsprechend die zytologischen Bilder: im Nativerguß beiderseits vitale Tumorzellen (oben) und den typischen Befund von massenhaft Lymphozyten und Eosinophilen nur auf der behandelten lin-

74 G. Salzer und W. Popp

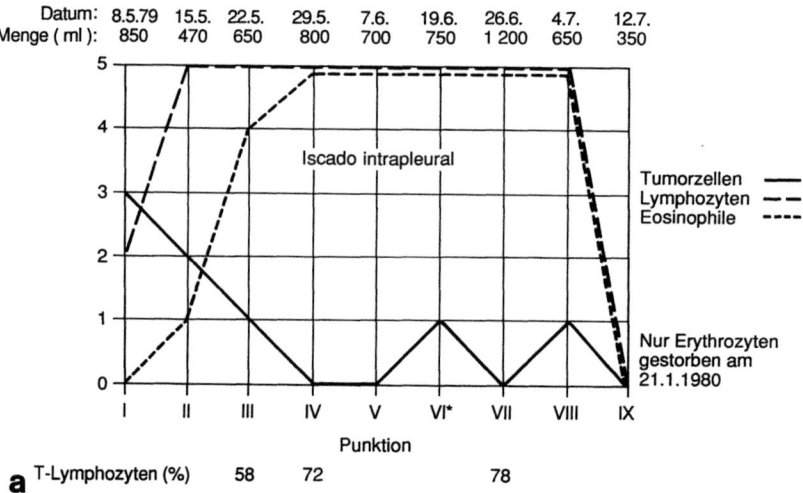

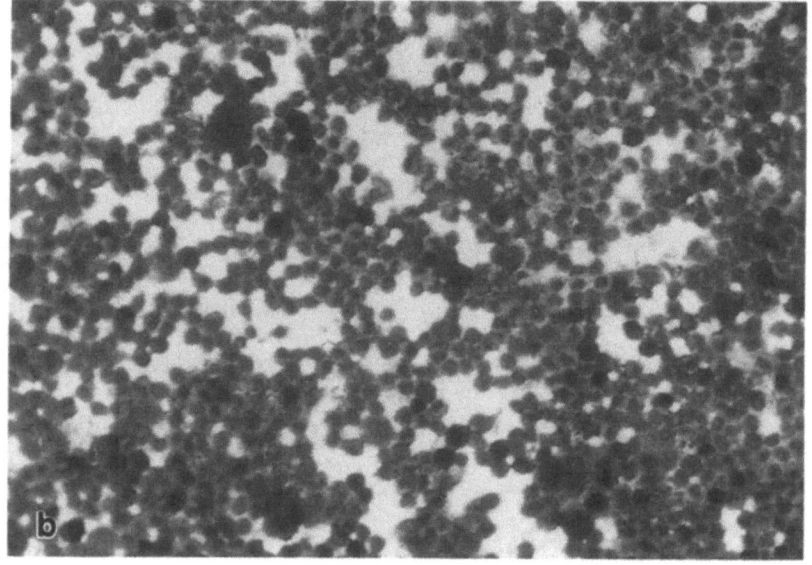

Abb. 3

ken Seite (unten). Dieser Befund scheint dafür zu sprechen, daß die Iscadorwirksamkeit in der Pleurahöhle eine vorwiegend lokale ist.

Aber auch für eine Spezifität der Iscadorwirkung gibt es einige Hinweise (Abb. 5).

Das Diagramm zeigt einen Fall, bei dem nach der 5. Punktion mit Iscadorinstillation wegen nicht erfolgter Austrocknung die Therapie auf Novantron intrapleural gewechselt wurde. Dadurch kam es wohl auch nicht zu einem Verschwinden des Ergusses, aber die unter Iscador typische Reaktion: Verschwinden der Tumorzellen und Anstieg der Lymphozyten und

Die lokale Iscadorbehandlung der Pleurakarzinose 75

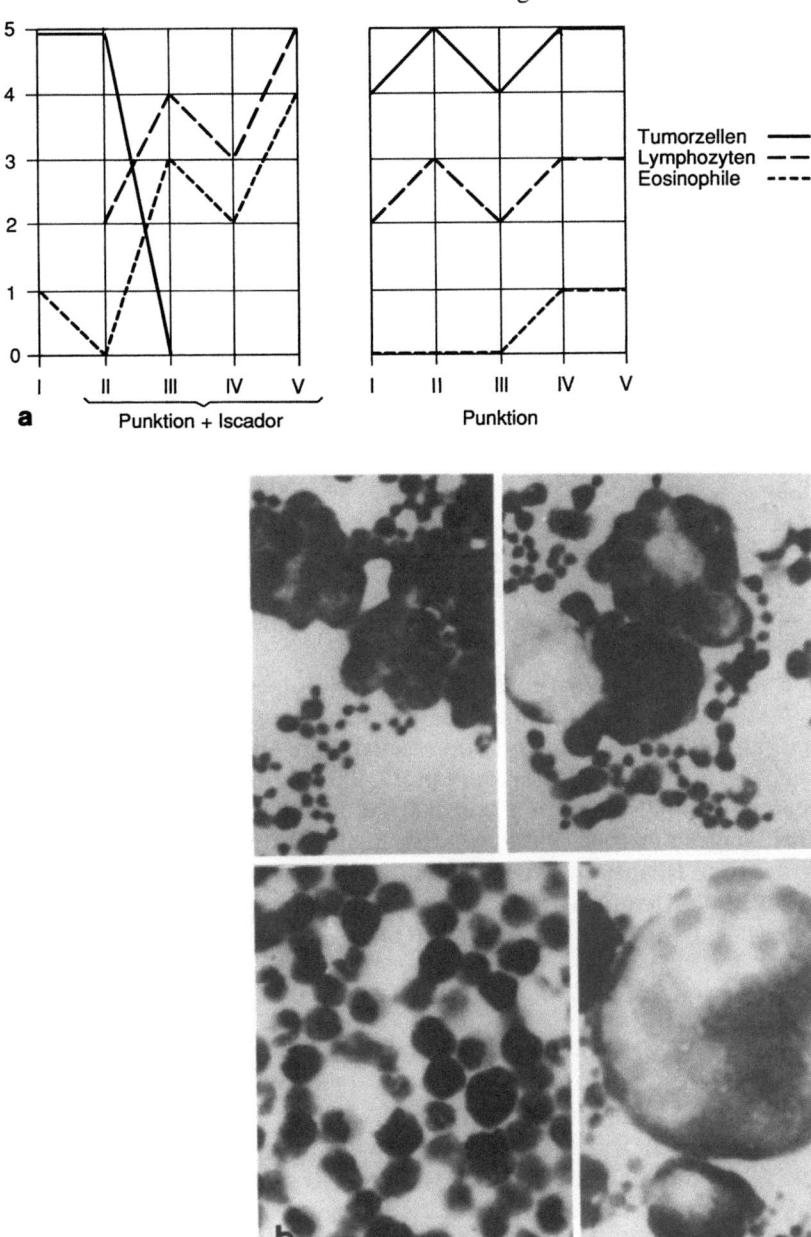

Abb. 4

Eosinophilen ändert sich unter Novantron schlagartig: die Eosinophilen verschwinden, die Lymphozyten werden weniger, und Tumorzellen treten wieder auf.

Die Instillation von Picipanil zeigen die Abb. 6 a und b. Nativ finden sich mäßig reichlich Tumorzellen, reichlich Eosinophile und keine Lymphozyten,

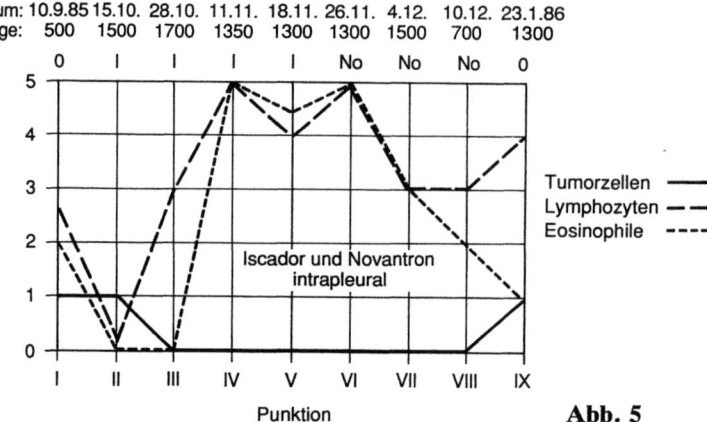

Abb. 5

daneben vereinzelt Leukozyten. Nach Picipanil verschwinden die Eosinophilen schlagartig, während die Leukozyten ansteigen und die Tumorzellen gleichbleiben. Morphologisch (Abb. 6 b) zeigt sich eine zytotoxische Komponente an den Tumorzellen.

Ein Versuch mit Adriblastin hat klinisch folgendes bewirkt (Abb. 7 a und b):

Nach 50 mg Adriblastininstillation kam es zu einer heftigen Pleurareaktion mit sehr starken Schmerzen und raschem Ansteigen des Ergusses, so daß schon nach 3 Tagen wieder punktiert und 1400 ml entleert werden mußten. 4 Tage später nochmals Punktion von 300 ml Erguß. Weitere 2 Tage später Exitus. Das Diagramm zeigt wohl ein Verschwinden der Tumorzellen, aber eine massive eitrige Reaktion. Das morphologische Bild der 4. Punktion zeigt die totale Zerstörung (hauptsächlich Zelldetritus, nur spärlich Leuko- und Lymphozyten).

Immunologie (W. Popp)

Um diese zellulären Veränderungen unter intrapleuraler Iscadortherapie immunologisch zu charakterisieren, wurde die lymphozytäre Reaktion untersucht. 10 aufeinanderfolgende Patienten mit zytologisch nachgewiesener Pleurakarzinose wurden untersucht. Es wurden die Lymphozytensubpopulationen im Pleuraerguß und im Blut vor und wöchentlich nach Iscadortherapie geprüft. Der Pleuraerguß wurde mit monoklonalen Antikörpern Immunfluoreszenzgefärbt. So wurden die T-, B-, Helper-, Suppressor- und NK (Natural Killer)-Zellen bestimmt.

Die Auswertung erfolgte im Ortho-Spectrum-Durchflußzytometer an mindestens 1000 Lymphozyten.

Die Tabelle 3 zeigt die Mittelwerte der 9 Patienten, welche nach Iscadortherapie kontrolliert wurden. 1 Patientin konnte nach Iscadorinstillation nicht untersucht werden, weil die Pleura bereits nach 1 Iscadorbehandlung trocken

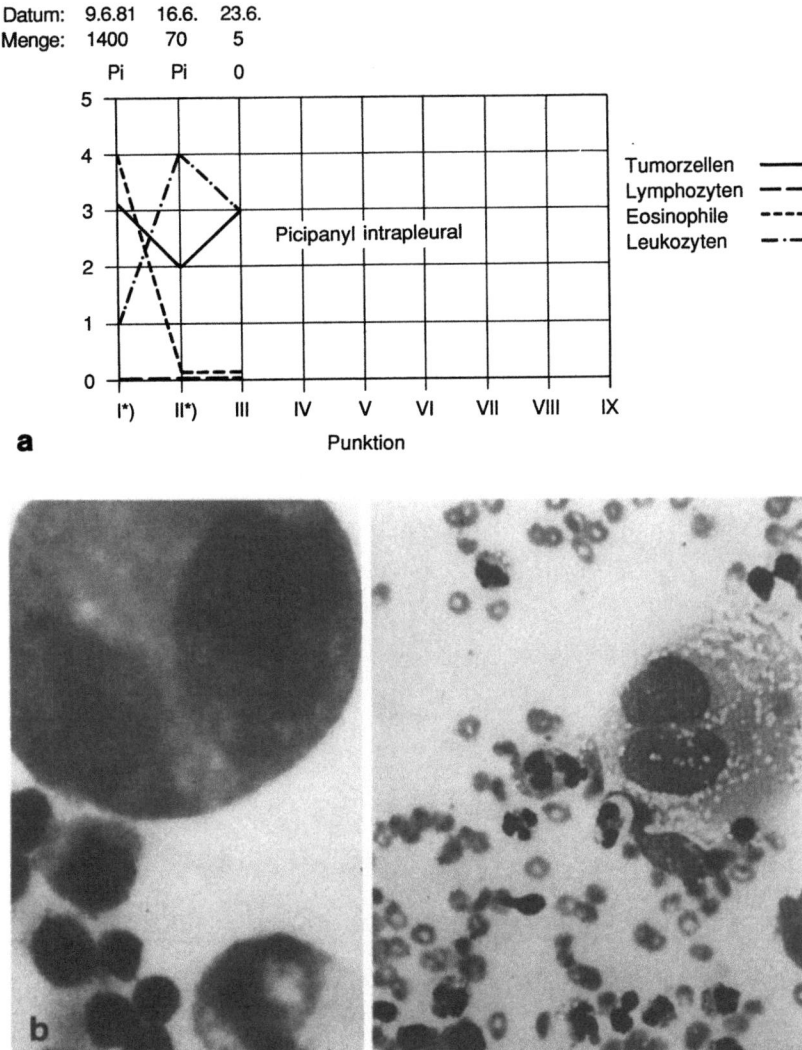

Abb. 6

war. Das Ergebnis: die Helper- und die Natural-Killer-Zellen vermehrten sich prozentuell, während die Suppressorzellen stark zurückgingen, so daß der Helper-Suppressorzellindex hochsignifikant anstieg. Nach dem Kolmogoroff-Smirnoff-Test errechnete sich eine Irrtumswahrscheinlichkeit von weniger als 1 Promill!

Tabelle 4 zeigt die gleiche Tendenz im strömenden Blut, wobei das Ansteigen des erniedrigten Helper-Suppressorzellindex als Normalisierung eines tumorbedingt supprimierten Immunsystems gedeutet werden kann.

Tabelle 5 zeigt als Beispiel die Verhältnisse bei einer 61jährigen Patientin, bei der zur Austrocknung des Ergusses 3 Punktionen mit Iscadorinstillation

78 G. Salzer und W. Popp

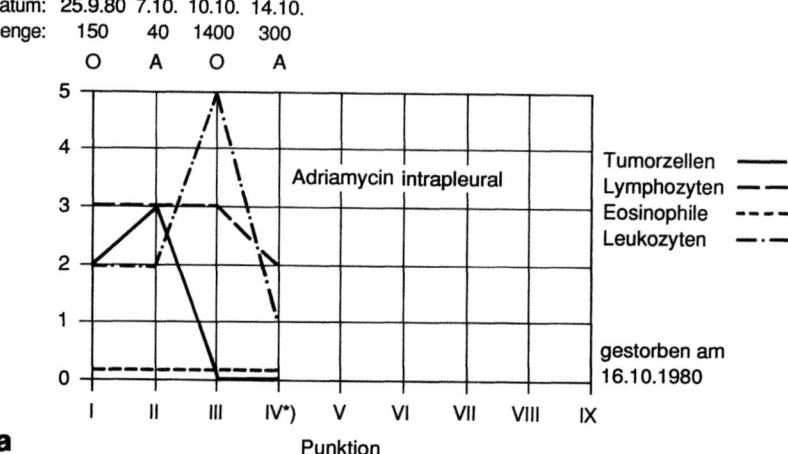

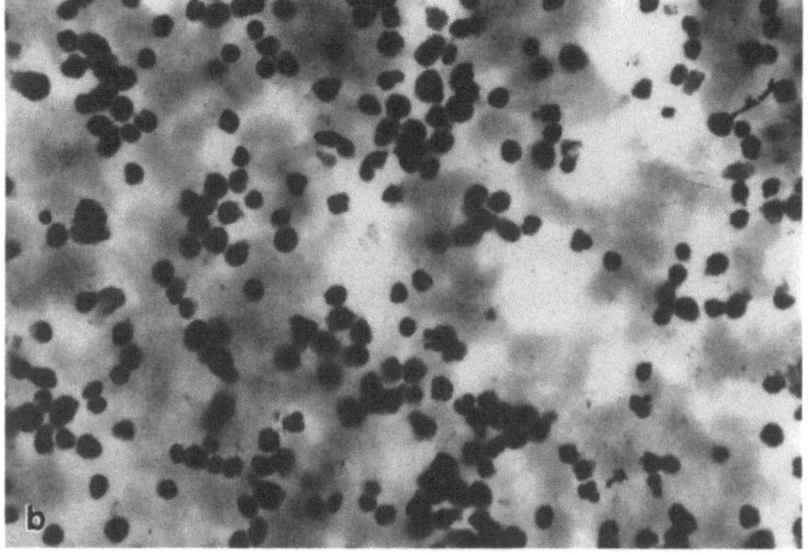

Abb. 7

nötig waren. Der Anstieg des Helper-Suppressorzellindex ist sowohl im Pleuraerguß, als im Blut deutlich.

Bei Kontrollen mit intrapleuraler Instillation von Vibramycin und Novantron konnten diese für Iscador offensichtlich spezifischen immunologischen Veränderungen nicht gesehen werden (Tabelle 6 und 7).

Obwohl wir somit einige lokale und systemische Veränderungen des zellulären Immunsystems nach Iscadortherapie kennengelernt haben, bleiben eine Menge Fragen über die Mechanismen der Immunstimulation offen und werden Thema weiterer Forschung sein.

Tabelle 3. Mittelwerte der 9 mit Iscador behandelten Patienten

Lymphozytensubpopulationen in der Pleura

	nativ	nach Iscador	
OKT3$^+$ (%)	86,1 ± 9,0	81,7 ± 8,2	n.s.
OKB7$^+$ (%)	3,4 ± 2,4	3,6 ± 3,9	n.s.
OKT4$^+$ (%)	68,4 ± 9,7	74,3 ± 11,7	n.s.
OKT8$^+$ (%)	*19,7 ± 6,5*	*10,5 ± 9,0*	*p < 0,05*
OKNK$^+$ (%)	6,7 ± 6,6	10,7 ± 10,4	n.s.
OKDR$^+$ (%)	8,4 ± 4,3	12,7 ± 7,4	n.s.
OKT4$^+$DR$^+$ (%)	2,3 ± 1,8	4,2 ± 4,9	n.s.
OKT4$^+$/OKT8$^+$	*4,2 ± 1,9*	M:*20,9 ± 30,9*	***p < 0,001***

Tabelle 4. Lymphozytenpopulationen im Blut, Mittelwerte von 9 Patienten

	nativ	nach Iscador	
OKT3$^+$ (%)	59 ± 19,2	58 ± 16,5	n.s.
OKB7$^+$ (%)	3,6 ± 3,9	3,1 ± 3,0	n.s.
OKT4$^+$ (%)	39 ± 14,6	38,9 ± 13,7	n.s.
OKT8$^+$ (%)	24 ± 5,6	20,8 ± 5,9	n.s.
OKNK$^+$ (%)	26,6 ± 13,2	24,1 ± 12,6	n.s.
OKDR$^+$ (%)	8,7 ± 3,8	7,7 ± 3,5	n.s.
OKT4$^+$DR$^+$ (%)	1,4 ± 0,8	1,3 ± 0,9	n.s.
OKT$^+$/OKT8$^+$	*1,45 ± 0,3*	*1,96 ± 0,64*	*p < 0,1*

Tabelle 5. BNr. 8925 / 61jährige Frau, Diagnose: inoperables Bronchuskarzinom (Adenokarzinom)

	nativ	1. Woche nach 30 mg Iscador	2. Woche nach 30 mg Iscador	3. Woche nach 50 mg Iscador
OKT4$^+$/OKT8$^+$ im Pleuraerguß	*3,5*	*3,6*	*5,0*	*5,0*
OKT4$^+$/OKT8$^+$ im Blut	*1,6*	*2,3*	*1,7*	*2,2*

Tabelle 6. BNr. 9482 / 36jährige Frau, Diagnose: Mammakarzinom (Vibramycin ipl.)

	nativ	1. Woche nach Vibramycin	2. Woche nach Vibramycin
OKT4$^+$/OKT8$^+$ im Pleuraerguß	*2,8*	*3,2*	*2,3*

Tabelle 7. BNr. 3461 / 79jährige Frau, Diagnose: Mammakarzinom (Novantron intrapleural)

	nativ	1. Woche nach 20 mg Novantron	2 Wochen danach
OKT4$^+$/OKT8$^+$ im Pleuraerguß	2,1	1,7	1,8

Schlußfolgerung

Die vorstehenden Ergebnisse unserer Untersuchungen zeigen, daß die intrapleurale Iscadorbehandlung der Pleurakarzinose wirksam ist, und zwar sowohl klinisch (hohe Austrocknungsrate bei geringer Punktionszahl) sowie zytomorphologisch als auch immunologisch. Diese Ergebnisse, die eine Kombination aus zytotoxischen und immunstimulierenden Reaktionen zeigen, halten wir deshalb für sehr wichtig, da man es bei der Pleurakarzinose mit einer Aufschwemmung isolierter Zellen zu tun hat, an denen die Reaktionen auf das Pharmakon geprüft werden. Also gleichsam ein Versuch „in vitro" aber „in vivo" durchgeführt. Ob bzw. in welchem Grad die Wirkungen Iscador-spezifisch sind, könnte nur in breitgestreuten prospektiven Phase-III-Studien geklärt werden.

Anhang

Kasuistische Fälle alleiniger Iscadorbehandlung von Lungentumoren.

1) BNr. 7739 / 75jähriger Mann, Dezember 1985 „Pneumonie" im linken Unterlappen mit hohem Fieber.
   22. 1. 1986 Sputumzytologie: verhornendes Pflasterzellcarcinom.
   Die Abb. 8 a zeigt den zerfallenden Tumor im linken Unterlappen. Sehr schlechter Allgemeinzustand, hohes Fieber, absolute internistische Kontraindikation gegen Operation.
   29. 1. 1986 Beginn mit Iscador Q + Hg 1,0–50 mg 3mal wöchentlich, relativ rasche Erholung, so daß Patient ein normales Pensionistenleben führen kann.
   Die Abb. 8 b zeigt einen kleinen Resttumor zentral im linken Unterlappen. Im Laufe des 1. Halbjahres 1988 langsame Verschlechterung des Allgemeinzustandes, selten leicht Hämoptysen, Exitus am 1. 8. 1988. Obduktion: Resttumor im linken Unterlappen. 2 klinisch stumme Hirnmetastasen.
2) BNr. 8609 / 60jähriger Mann.
   Starker Raucher (40 Zigaretten täglich durch 40 Jahre) und schwerer chronischer Alkoholiker.
   April 1987 Rundherd im rechten Unterlappen festgestellt.

Die lokale Iscadorbehandlung der Pleurakarzinose 81

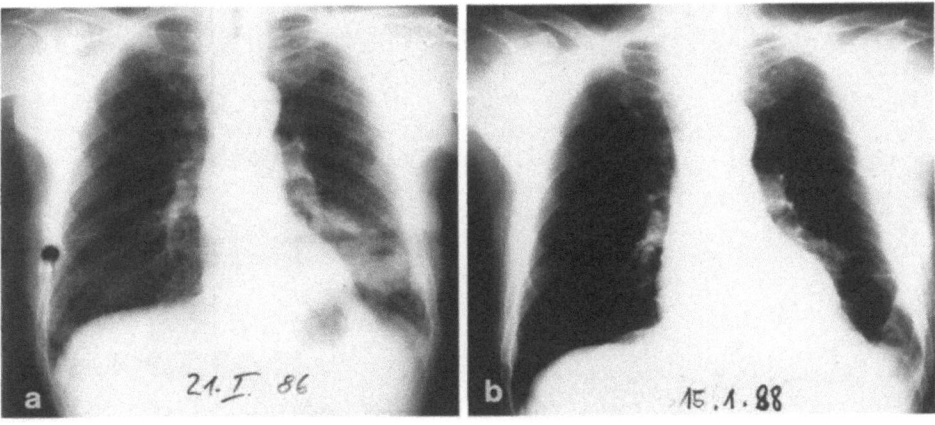

Abb. 8

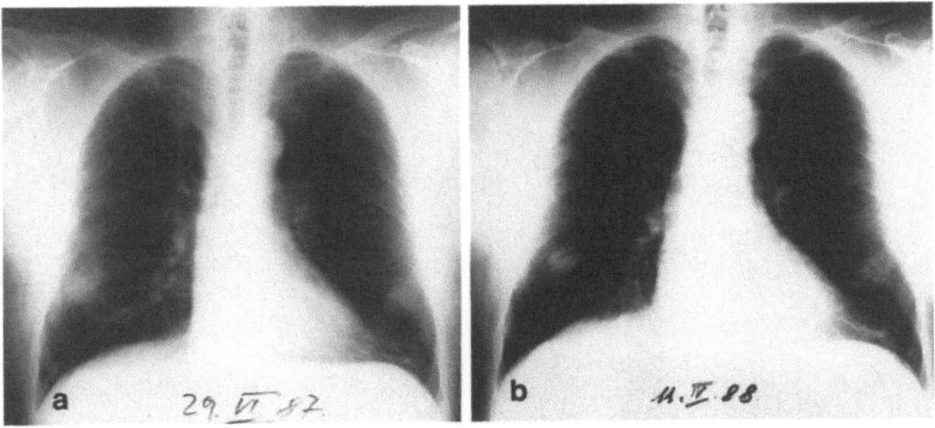

Abb. 9

15. 4. 1987 transthorakale Punktion zytologisch: undifferenziertes, z. T. großzelliges Karzinom Grad III. Wegen dekompensierter Leberzirrhose mit Aszites, der öfters punktiert werden muß, absolute Operationskontraindikation. 13. 5. 1987 Beginn mit Iscador subcutan Q + Hg 20–50 mg 3mal wöchentlich. Die Abb. 9 a zeigt den Ausgangsbefund, Abb. 9 b die Tumorverkleinerung nach 10 Monaten. Auffallend guter Allgemeinzustand. Patient kommt am 19. 10. 1988 1 1/2 Jahre nach Beginn der Iscadortherapie an seiner Leberzirrhose ad exitum.

3) BNr. 3938 / 70jähriger Mann.
Seit Sommer 1980 rezidivierende fieberhafte Bronchitis.
Röntgenologisch findet sich ein kleiner zentraler Tumor im rechten Oberlappen (Abb. 10 b links). Die Bronchuskopie am 30. 1. 1981 ergibt ein nicht verhornendes Pflasterzellkarzinom (Abb. 10 a). Patient lehnt sowohl eine

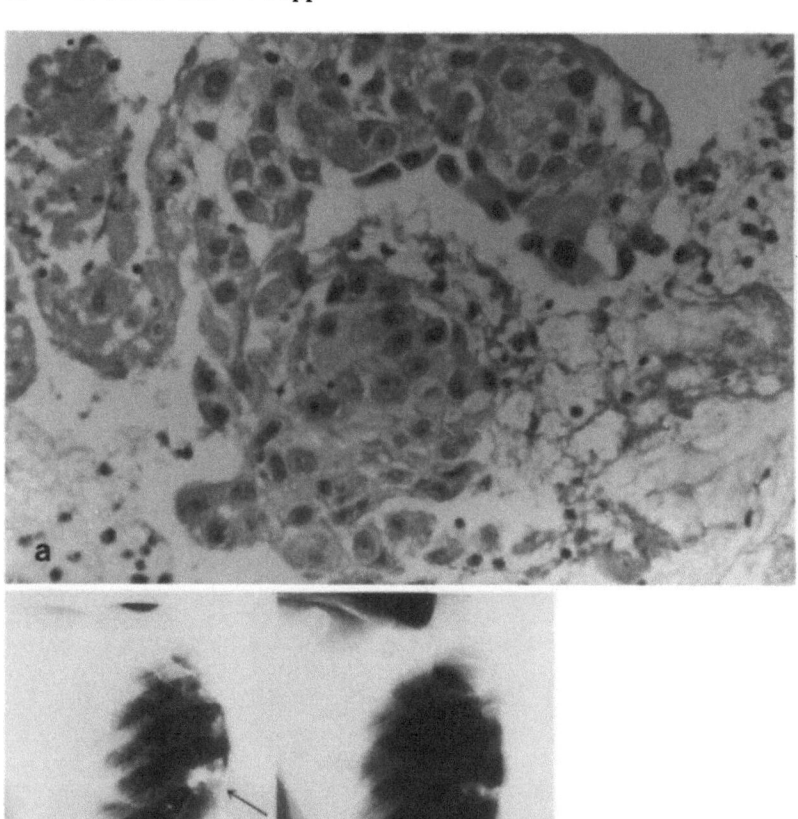

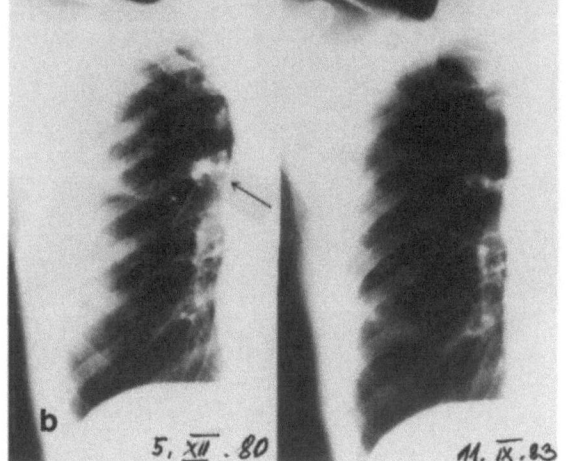

Abb. 10

Operation als auch eine Strahlenbehandlung ab, daher Beginn mit Iscador subkutan Q + Hg 20–50 mg 3mal wöchentlich am 12. 2. 1981. Die Iscadortherapie wird bis heute (in den letzten 3 Jahren nurmehr 3 Kuren im Jahr) durchgeführt. Ein Kontrollröntgen im September 1983 (Abb. 10 b rechts) ergibt praktisch komplette Remission. Patient ist derzeit, 8 Jahre nach Beginn der Behandlung, klinisch völlig gesund, eine Kontrollbronchoskopie wurde nicht durchgeführt.

An solchen gut dokumentierbaren Fällen, die allerdings relativ selten sind, ist auch eine Wirksamkeit bei soliden Tumoren nachweisbar. Ich hoffe daher, wir konnten zeigen, daß die Mistelbehandlung kein „Plazebo" ist!

Literatur

1. Böck D, Salzer G (1980) Krebsgeschehen 12/3
2. Böck D, Salzer G (1985) In: Wolff O (Hrsg) Die Mistel in der Krebsbehandlung, 3. Aufl., Klostermann, Frankfurt/M.
3. Salzer G (1977) Österreich Z Onkol 1
4. Salzer G (1986) Oncology 43 [Suppl I]
5. Salzer G, Müller H (1978) Prax Klin Pneumol 11

Die adjuvante Behandlung des malignen Melanoms mit Iscador c. Hg.

R. Schuppli

Im tiefen Boden 61, CH-4059 Basel

Einleitung

Es ist allgemein bekannt, daß seit ca. 20 Jahren weltweit eine starke Zunahme der malignen Melanome zu verzeichnen ist. Ebenso bekannt ist, daß es sich dabei um einen besonders malignen und unberechenbaren Tumor handelt, bei dem sich deshalb das Problem der Nachbehandlung besonders dringend stellt. Dazu sind verschiedene Methoden der Immunstimulation versucht worden: Impfungen mit Pocken- und Typhusvakzine, mit BCG, mit Injektionen von Bakterienextrakten, von autogenen Zellsuspensionen der exzidierten Melanome, die ekzematöse Sensibilisierung der Haut mit DNCB. Eindeutige Resultate hat keine dieser Methoden erbracht.

Kasuistik

Ausgangspunkt für die adjuvant-therapeutische Studie, über die ich hier berichte, war eine erstaunliche klinische Beobachtung:

1979 kam eine damals 66jährige Patientin aus der Badischen Nachbarschaft in die Behandlung der Basler Dermatologischen Universitätsklinik wegen eines seit 3 Jahren bestehenden progredienten malignen Melanoms, das schon von mehreren Dermatologen und Chirurgen gesehen und mehrfach histologisch verifiziert worden war. Neben tomatengroßen Knoten am linken Unterschenkel fanden sich vergrößerte harte Inguinaldrüsen und Metastasen in der Leber. Da wir ihr auch nicht helfen konnten, entließen wir sie ohne therapeutische Ratschläge nach Hause. Etwa 9 Monate später traf ein Brief ihres Hausarztes ein mit der Frage, was er weiter machen sollte, sie sei jetzt tumorfrei. Die Photodokumentation zeigt tatsächlich einen völligen Rückgang der Hauttumoren, auch die Lymphknoten waren normal und die Leber unverdächtig. Die Patientin machte subjektiv und objektiv den Eindruck, gesund zu sein. Die Behandlung durch den Hausarzt hatte vor allen in regelmäßigen Injektionen von Iscador Pini c. Hg. (Verdünnung D6) bestanden.

Diese Beobachtung veranlaßte uns, ab 1981 bei allen Patienten mit malignen Melanomen, wo dies möglich war, nach der den üblichen Regeln chirurgischen Handelns folgenden Exzision des Tumors eine Nachbehandlung mit Iscador

Pini c. Hg. durchzuführen. Bei allen Patienten mit Melanomen führten wir außerdem seit 1970 eine BCG-Impfung in regelmäßigen Abständen durch.

Patienten

Zwischen dem 1. 1. 1982 und dem 1. 1. 1985 wurden 198 Patienten mit malignem Melanom in die Studie aufgenommen. Ihr Alter zur Zeit der Diagnosestellung reichte von 19 Jahren (bei einer Patientin mit B-K-Mole-Syndrom) bis zu 75 Jahren. In jedem Fall wurde unmittelbar nach der histologischen Diagnosestellung das Melanom operativ durch Fachchirurgie unter Einhaltung der üblichen chirurgischen Regeln entfernt: maximaler möglicher Sicherheitsabstand um den Tumor, bei einer Eindringtiefe des Tumors von über 0,7–0,8 mm Revision der regionären Lymphknoten und wenn verdächtig, Exstirpation.

Von den 198 Patienten wurden 114 nur mit regelmäßigen BCG-Skarifikationen (im 1. Jahr monatlich, dann halbjährlich mindestens 8 Jahre lang) nachbehandelt, 84 erhielten Injektionen von Iscador Pini c. Hg. (Mercurius D6) Weleda, Arlesheim, nach folgendem Schema: 2mal wöchentlich total 7 Injektionen einer Ampulle Iscador, zuerst 1%, dann 2%. Wiederholung dieser Zyklen mit verlängerten Pausen während Monaten evtl. Jahren.

Behandelt wurden diejenigen Patienten, die ein höheres Risiko aufwiesen und mit dieser Behandlung einverstanden waren.

Beurteilung des Risikos

Als Risikofaktoren berücksichtigen wir: Geschlecht, Lokalisation des Tumors, histologische Eindringtiefe, Metastasen. Dabei bewerteten wir diese Faktoren mit folgenden Koeffizienten:

	Mann	1
Lokalisation:	Kopf, Stamm	1
Eindringtiefe:	unter 0,75 mm	0
	0,75–1,5 mm	1
	über 1,5 mm	2

Die Summe der Koeffizienten wurde mit 2 multipliziert, wenn Metastasen vorhanden waren.

Als niedriges Risiko betrachteten wir einen Gesamtkoeffizienten von 0–2, als mittleres Risiko einen solchen von 3 und 4, als hohes Risiko einen über 5.

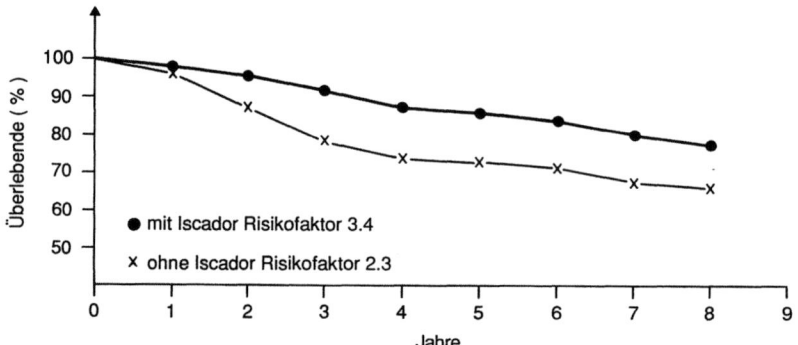

Abb. 1. Melanom-Studie Basel (Dermatologische Universitätsklinik 1981–1988)

Immunologische Untersuchungen

Wir führten bei allen Patienten durch: (a) den Lymphozytentransformationstest (LTT) mit Phytohämagglutinin und Concanavallin A, sowie mit $HgCl_2$ und BCG in vitro; (b) Hauttests mit 7 Antigenen (Multitest Mérieux). Diese Untersuchungen wurden bei allen Patienten während 2 Jahren alle 4–6 Monate wiederholt.

Resultate

1. Die Kurve der Lebenserwartung aller in die Studie aufgenommenen Patienten (Abb. 1) ergibt, daß von den Patienten, die mit BCG + Iscador c. Hg behandelt wurden, heute 10 % mehr am Leben sind, als von den nur mit BCG allein Behandelten.
2. Die Todesfälle traten in der Iscadorgruppe später auf als in der Kontrollgruppe. Dies, obwohl die mit Iscador Behandelten gesamthaft mehr Risikofaktoren aufweisen als die nur mit BCG Behandelten.
3. Die Stimulierbarkeit der Lymphozyten in vitro (LTT) nahm im Laufe der Behandlung zu.

Schlußbemerkungen

Ich möchte festhalten, daß es sich hier um eine Pilotstudie handelt, die naturgemäß verschiedene Schwachstellen aufweist und die in folgenden Richtungen ergänzt und nachkontrolliert werden muß: durch Vergleich mit postoperativ überhaupt nicht behandelten Patienten; mit solchen, die nur Iscador und solchen, die nur Quecksilber D6 erhielten. Wir hatten früher festgestellt, daß Hg-Ionen in vitro die Lymphozyten (LTT) kräftig stimulieren (Abb. 2).

Die adjuvante Behandlung des malignen Melanoms mit Iscador c. Hg. 87

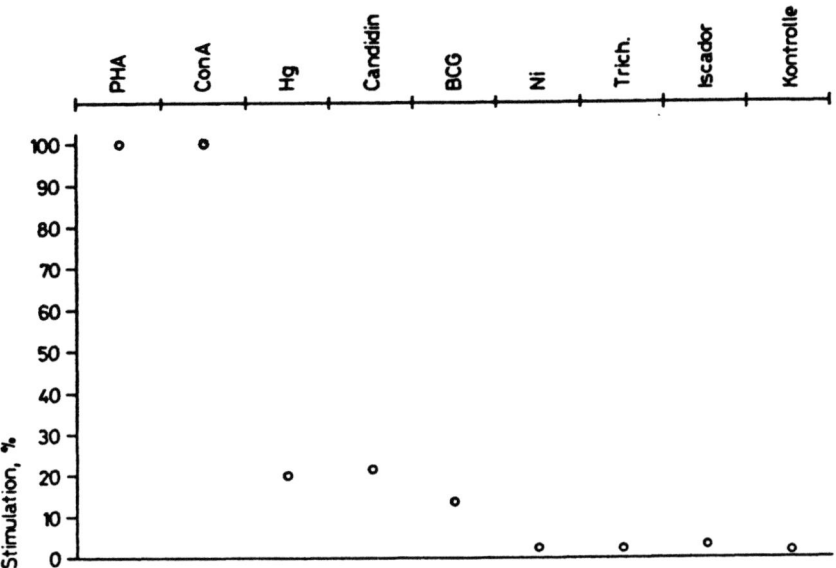

Abb. 2. Lymphozytenstimulation mit verschiedenen Substanzen (*Trich.*, Trichophytin)

Uns ging es darum, festzustellen, ob das Wunder einer Melanomheilung durch die Behandlung mit Iscador c. Hg. erklärt werden könnte. Dies ist leider nicht der Fall, einen ähnlich günstigen Verlauf erlebten wir bei keinem der von uns Behandelten. Hingegen glauben wir unsere Resultate so interpretieren zu können, daß eine Nachbehandlung von operierten Melanompatienten mit Iscador – vor allem auf Wunsch des Patienten – als zweckmäßige Maßnahme angesehen und empfohlen werden kann.

Iscador für die Krebsbehandlung: Analyse klinischer Untersuchungsergebnisse

S. P. Hauser

Schweizerische Krebsliga und Hämatologisches Zentrallabor, Inselspital, Freiburgstraße, CH-3010 Bern

Einleitung

Die Verwendung von Mistelpräparaten als Antikrebsmittel geht auf Äußerungen von Rudolf Steiner im Jahre 1920 zurück [32]. In den 20er Jahren wurde als erstes das Präparat Iscador entwickelt, ein fermentierter wäßriger Auszug aus Viscum album (Planta tota) von verschiedenen Wirtsbäumen. Aufgrund der Wesensbilder kam Steiner auf die Mistel als Krebstherapeutikum. Er war der Meinung, daß die Geschwulst keine Neubildung sei, sondern eine Polarisierung von Kräften. Entscheidend am Ort der Tumorbildung sei das Überwiegen der physischen Kräfte oder der Mangel an Ätherkräften, und dadurch werde am Ort der Geschwulstbildung der Zugang allen möglichen äußeren Einflüssen geöffnet. Der menschliche Organismus werde gerade in der Karzinombildung „physisch irrsinnig" [32].

In der Werbung wird heute von den Promotoren das Anwendungsprinzip von Iscador „gemäß der anthroposophischen Menschen- und Naturerkenntnis" empfohlen bei: „Geschwulstkrankheiten; Vorbeugung gegen Rückfälle nach Geschwulstoperationen; Störung der normalen Knochenmarkstätigkeit; bösartige Erkrankung der blutbildenden Organe; definierte Präkanzerosen [12, 33].

Im Inserat werden die Wirkungsweisen ebenso allgemein angegeben wie die Anwendungsgebiete. Neben der Anregung der körpereigenen Abwehrfunktionen, soll auch eine Hemmung des Tumorwachstums zu erwarten sein, eine Besserung des Allgemeinbefindens und eine Verbesserung der Verträglichkeit bei Strahlen- und Chemotherapie [33]. In der wissenschaftlichen Literatur wird von den Promotoren der Iscador-Behandlung darauf hingewiesen, daß einerseits eine hohe spezifische, zytostatische Aktivität der Viscum-Proteine und -Lektine nachgewiesen sei, andererseits eine immunstimulierende und potenzierende Wirkung im Tierversuch. Bezüglich der klinischen Wirksamkeit von Iscador wird das Schwergewicht auf eine lebenswerte Lebensverlängerung, zumindest eine Verbesserung des Allgemeinzustandes gelegt. Der Medizinstatistiker Hornung kam 1982 nach dem Studium der Literatur zu dem Schluß: „Eine Verlängerung der Lebenserwartung durch die Mistel ist mit einem hohen Grad an Wahrscheinlichkeit anzunehmen. Hinzu kommt die immer wieder beschriebene Verbesserung der Lebensqualität der Patienten. Daraus ergibt sich, daß der Misteltherapie große Aufmerksamkeit geschenkt werden sollte" [10].

Material und Methodik

Die Analyse der klinischen Untersuchungen beruht auf Publikationen über Iscador, die im Rahmen der Tätigkeit der Studiengruppe über Methoden mit unbewiesener Wirkung in der Onkologie gesammelt wurden, und einer Nachfrage beim Dokumentationssystem Med-Line. Die Beurteilung der vorliegenden klinischen Studien erfolgt auf einer Analyse der Studienanlage, der Basisdokumentation, der Verlaufsdokumentation und der Auswertung der Ergebnisse unter Einbeziehung statistischer Methoden. Da kritische Analysen fast aller publizierten klinischen Untersuchungen mit Iscador bereits früher veröffentlicht wurden [3, 5, 22], wird hier der Versuch unternommen, die vorliegenden klinischen Daten in bezug auf die einzelnen Tumorarten zu sichten.

Auf die vielen Fallberichte in den „Mitteilungen aus der Behandlung maligner Tumoren mit Viscum album" des Vereins für Krebsforschung Arlesheim aus den Jahren 1969–1977, in denen zur Behandlung vieler Tumorarten aus anthroposophischer Sicht Stellung genommen wurde, kann hier nicht eingegangen werden.

Vollständigkeitshalber ist nochmals klar vermerkt, daß dies nur eine Analyse von Iscador in der klinischen Krebstherapie betrifft.

Auf klinische Untersuchungen mit weiteren Mistelpräparaten wie Helixor, Isorel/Vysorel, Iscucin, Abnobaviscum und Plenosol wird nicht eingegangen, bestehen doch zwischen den Herstellungsverfahren und der Dosierung beträchtliche Unterschiede.

Klinische Untersuchung mit Iscador bei Karzinompatienten

Mammakarzinome

Über erste größere „Erfahrungen mit der eingeschränkten Radikaloperation und Iscador-Nachbehandlung beim Brustdrüsenkarzinom" berichteten erstmals Guenczler u. Salzer 1962 [2]. Schon damals war die „systematische Führung einer Parallelgruppe mit der herkömmlichen Therapie ärztlich nicht vertretbar". Leroi [15] publizierte 1977 über die „Nachbehandlung des operierten Mammakarzinoms mit Viscum album" (Iscador) anhand einer retrospektiven Untersuchung. Von 1163 Patientinnen mit Mamma-Ca der Stadien I + II aus 19 verschiedenen Ländern wurden 319 in die Iscador-Gruppe genommen (sie kamen innerhalb des ersten postoperativen Jahres zur Iscador-Therapie, durchschnittlich 25 Serien in 5 Jahren) und 228 Patientinnen in die Kontrollgruppe mit durchschnittlich nur 3 Serien Iscador in 5 Jahren. Das Ergebnis der retrospektiven Untersuchung ist in Tabelle 1 zusammengefaßt.

Dazu wird behauptet: „Die Unterschiede der Überlebensquoten in beiden Gruppen sind statistisch gesichert." Aufgrund einer rein mathematischen Analyse trifft dies zu. Eine einfache Mittelung der Überlebens-Prozentzahlen der

Tabelle 1. Nachbehandlung des operierten Mamma-Ca mit Viscum album: Resultate. (Nach Leroi [15])

Überleben in % nach Stadium	5 Jahre		10 Jahre	
	I	II	I	II
Weltsammelstatistik (10 Studien) (Mastektomie ± Radiotherapie)	74	50	59	31
Lukas-Klinik ohne Iscador (228)	63	41	33	18
Lukas-Klinik mit Iscador (319)	84	59	61	34

Lukas-Klinik „ohne" und „mit" Iscador entspricht jeweils recht gut der Zahl, die sich aus der „Weltsammelstatistik" ergibt. Daraus kann der Schluß gezogen werden, daß die Iscador-Gruppe eine positive Auswahl gegenüber der Gruppe „ohne" Iscador darstellt. Einschränkend wird von Leroi bemerkt: „Je nach der Ausdehnung des Tumorgeschehens wurden bei beiden Gruppen zusätzlich Strahlen- und Hormontherapie eingesetzt. Auch ist in den letzten Jahren die Polychemotherapie beim metastasierenden Mammakarzinom miteinbezogen worden, besonders wenn trotz Iscador-Behandlung eine Progression der Metastasen festzustellen war." Trotz dieser eindeutigen Mängel folgert Leroi, daß mit Iscador eine statistisch signifikante Verbesserung der 5- und 10-Jahres-Überlebensraten erreicht werden konnte [15].

Von einer „adjuvant randomisierten Studie" am Ludwig-Boltzmann-Institut in Wien mit 155 ausgewerteten Fällen, die von 1971–1974 in die Studie aufgenommen wurden, sind bisher nur zweimal summarisch die Auswertungen nach 5 und 10 Jahren publiziert worden [17, 30]. Beim Stadium I wurden keine Unterschiede zwischen der postoperativen Strahlentherapie versus Iscador gefunden, beim Stadium II und III sind die Zahlen mit Iscador etwas besser. Aufgrund der kleinen Zahlen konnte aber keine statistische Signifikanz errechnet werden. Die genaue Dokumentation der Untersuchung ist nicht publiziert.

Die neueste retrospektive Analyse des „kleinen Mammakarzinoms" (T_1N_0) ergab, daß eine komplementäre adjuvante Therapie mit Mistelextrakten weder bezüglich Rezidiv- noch Metastasenhäufigkeit eine signifikante Reduzierung erbrachte [9].

Gemäß Salzer soll das Mammakarzinom mit etwa 3000 „Mistelfällen" das größte Kollektiv eines Organkrebses darstellen, mit dem wir es zu tun haben [25]. Trotz der optimistischen Beurteilung in der Untersuchung von Leroi [15] gibt es bis heute keine Untersuchung zur Therapie des Mammakarzinoms mit Iscador, die eine effektive Wirksamkeit nach den allgemein gültigen Kriterien belegt.

In einer retrospektiven Untersuchung zur postoperativen Strahlentherapie nach eingeschränkter Radikaloperation eines Mammakarzinoms kommt Koch zu dem Schluß: „Der Vergleich unserer Ergebnisse mit denen von J. Müller-Färber und Mitarbeiter zeigte bezüglich der 3-Jahres-Überlebenszeiten keinen Nachteil der postoperativen Radiotherapie; hingegen vermag die postoperative Nachbestrahlung signifikant die Rezidivhäufigkeit zu senken" [14].

Bronchuskarzinome

Salzer berichtet über einen klinischen Versuch aus den Jahren 1969–1971 mit Iscador als postoperative Rezidivprophylaxe bei Bronchuskarzinom-Patienten [28]. Die 37 Patienten, die direkt der chirurgischen Station zugewiesen wurden, bildeten die Iscador-Gruppe. Die 40 Patienten, die von der Internen Abteilung zugewiesen wurden, bildeten die Kontrollgruppe. Die beiden Kollektive sollen nach Alter, TNM-Einteilung und Histologie vergleichbar sein. Entgegen den Beteuerungen von Salzer muß zwischen den beiden Gruppen eine Inhomogenität angenommen werden, die zugunsten von Iscador interpretiert wird. Eine feinere statistische Analyse zeigt, daß der Unterschied in der Überlebenszeit in den ersten 10 Monaten zustandekommt, danach sind die Zahlen gleich. Reinert [23] kommt in einer kritischen Analyse zum Schluß: „Meines Erachtens zeigen die Zahlen der Autoren eindeutig, daß Iscador keinerlei Wirkung bei der Behandlung des Bronchialkarzinoms hat." Weitere Untersuchungen zum Bronchialkarzinom wurden von Salzer nicht publiziert. Trotz der offensichtlichen Mängel dieser Untersuchung von Salzer versteigt sich Leroi nach einer summarischen Wiedergabe der Resultate zur Aussage: „Angesichts eines solchen Resultats ist man geneigt, das Unterlassen der adjuvanten Iscador-Therapie beim Bronchuskarzinom direkt als Kunstfehler zu bezeichnen" [17]. Als kasuistischen Beitrag zur Iscador-Therapie bei Lungenmalignomen veröffentlichte Leroi 1986 fünf Krankengeschichten. Man fragt sich nach dem Sinn der Publikation, wenn die nicht ausreichend angegebenen Basis- und Verlaufsdokumentationen auf Anfrage von der Verfasserin zur Verfügung gestellt werden [19].

Maligne Pleuraergüsse

Die lokale Behandlung maligner Pleuraergüsse soll nach Salzer mit Iscador die besten Resultate ergeben [31]. Er instillierte jeweils in 1 bis 2wöchigen Abständen 1 ml 5%ige Iscador-Lösung intrapleural bis zur Austrocknung. Von 53 Ergüssen konnten dadurch mit durchschnittlich 3,3 Punktionen 46 ausgetrocknet werden, nach durchschnittlich 18,7 Tagen. 4 Ergüsse sprachen nicht an, 3 Patienten waren nicht weiter auswertbar. Diese Untersuchung stellt einen interessanten Therapieansatz der malignen Pleuraergüsse dar, da die Behandlung einfach und billig zu sein scheint. Die Aussage, daß im Vergleich zur Literatur eine signifikant größere Erfolgsquote mit Iscador zu erzielen sei, ist nicht haltbar, da Salzer seine Daten mit einer Untersuchung mit Wobe-Mugos (Enzympräparat) vergleicht. Ein Vergleich mit der Weltliteratur ist schwierig, da als Erfolgskriterien kein Nachfüllen innerhalb eines Monats und/oder keine Nachpunktion innerhalb eines Monats genommen werden [6]. In der neuesten Veröffentlichung berichtet Salzer einzig über zytomorphologische Untersuchungen bei 160 Patienten mit Pleurakarzinosis und stellt fest, daß Iscador direkt zytotoxisch und im Gegensatz zu Zytostatika auch immunstimulierend wirke, da regelmäßig intrapleural ein Verschwinden der Tumorzellen sowie eine Lymphozytose und eine Eosinophilie beobachtet werden können [24]. Weitere Untersuchungen dieser nur fallmäßig dargestellten Resultate sind zu erhoffen.

Lebermetastasen

Hoffmann führte eine retrospektive Analyse von Patienten mit Lebermetastasen verschiedenster Primärtumore durch, die an der Lukas-Klinik behandelt wurden. 188 Patienten, die durchschnittlich 8,6 Serien Iscador erhielten, wurden verglichen mit 122 Patienten, die ungenügend mit Iscador (1,2 Serien) behandelt wurden, aus Gründen, die Hoffmann nicht zu verantworten habe. Meistens seien die weiterbehandelnden Ärzte gegen Iscador, die Patienten abgeneigt gegen häufige subkutane Injektionen oder auch eine „allgemein fehlende Einsicht in die Notwendigkeit" die Ursache. Die Inhomogenität der Gruppen besteht trotz der Korrektur noch nach 3 Monaten. Auffallend ist die 50%ige Sterberate im 4. + 5. Monat in der Kontrollgruppe gegenüber ca. 15% in der Iscador-Gruppe. Nach dem 5. Monat verlaufen die Kurven parallel [8].

Genitalkarzinome

Zur Behandlung von Genitalkarzinomen mit Iscador gibt es 4 Untersuchungen. Majewski [21] fand nach einer 2jährigen Beobachtungszeit eine geringere Sterberate bei Mamma- und Korpuskarzinom unter zusätzlicher Iscador-Behandlung. Die Zahlen sind klein und die Beobachtungszeit sehr kurz, so daß eine endgültige Beurteilung nicht möglich ist. Fellmer [1] publizierte über die Nachbehandlung bestrahlter Genitalkarzinome (Kollum) mit Iscador in den Jahren 1956 und 1957. Die ursprüngliche Randomisation erfolgte zwischen Iscador und einem weiteren Medikament, gemäß den beiden Hälften des Alphabets. Über die Gruppe mit dem „weiteren Medikament" werden keine Angaben gemacht. Wie die eigentliche Kontrollgruppe gebildet wurde, ist nicht ersichtlich. Die Schlußfolgerung einer statistisch gesicherten Überlebenszeit mit Iscador ist somit fragwürdig. Die Mängel in den Publikationen über die Behandlung des Ovarialkarzinoms mit Iscador von Hassauer et al. [4] sowie Leroi und Hajto [20] wurden in früheren Publikationen berichtet [3, 5]. Eine erneute Analyse zur nur fragwürdig nachgewiesenen Wirksamkeit von Iscador erübrigt sich.

Urologische Malignome

Eine retrospektive Analyse von 62 Patienten mit Blasenkarzinom der Lukas-Klinik wurde von Leroi durchgeführt und mit der Weltliteratur verglichen [18]. Eine Phase-II-Studie bei Nierenkarzinom Stadium IV mit 14 Patienten wurde jüngst in Dänemark veröffentlicht. Dabei fanden die Untersucher keinen Response und das mediane Überleben betrug 165 Tage. Sie kommen zum Schluß, daß keine objektivierbare Wirkung von Iscador bei metastasierenden Nierenkarzinomen festgestellt werden konnte [13].

Magen-Darm-Karzinome

Salzer führte von 1974–1979 eine postoperative adjuvante Behandlung mit Iscador bei Magenkarzinomen durch [26, 27, 29]. Durch die 3armige Randomisation wurden 108 Patienten (43 Ausfälle) der Iscador-Gruppe zugeteilt, 106 (36) der Zytostatika-Gruppe und 145 (38) der Kontrollgruppe. Die telefonische Randomisation erfolgte nach einem 3:3:4-Schema, was anscheinend Salzer nicht wußte. Die Auswertung der Zytostatika-Gruppe war letztendlich nicht möglich, wegen einer zu starken Zytotoxizität des CCNU bei den Patienten mit lymphknoten-positivem Befund. Trotz 5jähriger Verlaufserfahrung war diese Problematik in der Zwischenauswertung von 1979 anscheinend noch nicht bekannt. Damals war die Auswertung der Zytostatika-Gruppe noch möglich, ebenso die Patienten mit Stadium IV. In der Endauswertung 1983 erscheinen einzig Stadium II und III mit letztendlich 62 Patienten mit Iscador und 75 als Kontrolle.

Die statistische Auswertung beschränkt sich einzig auf die Subgruppen: Lymphknoten positiv und negativ. Eine globale Analyse der beiden Gruppen fehlt. Der einzige statistisch signifikante Wert dieser Subgruppen-Auswertung bezieht sich auf die „durchschnittliche Überlebenszeit in Tagen". Eine Analyse der Gesamtüberlebenszeit, d. h. des ganzen Kurvenverlaufes, ist nicht angegeben. Zusammenfassend sind folgende Mängel festzustellen: falsche Randomisation, große Ausfallrate, keine globale Analyse. Aufgrund der signifikanten Verlängerung der mittleren Überlebenszeit einzig der lymphknoten-positiven Patienten behauptet Salzer in der Diskussion: „Die hier gezeigten Resultate einer prospektiven Studie adjuvanter Behandlung operierter Magenkarzinome mit Iscador bestätigen die jahrzehntelange Erfahrung, daß diese Therapie, systematisch und durch lange Zeit durchgeführt bei vielen, besonders fortgeschrittenen Fällen zu einer wesentlichen Verlängerung der Überlebenszeit führt." Er ist sich bewußt, daß diese Daten höchstens die Erfahrung bestätigen, jedoch keinen Beweis einer Wirksamkeit darstellen. Als Beweisführung der Wirksamkeit von Iscador zieht Salzer eine nichtrandomisierte historische Gruppe heran und meint: „Prinzipiell sind beide Patientenkollektive trotz eines Zeitunterschiedes von 1 1/2 Jahrzehnten vergleichbar" [29]. Abschließend meint er, daß trotz dieser größten Wahrscheinlichkeit des Nachweises einer Wirksamkeit von Iscador weitere kontrollierte Studien durchgeführt werden sollten.

In einer „unkonventionellen Betrachtung" berichtet Salzer 1988 [26] über die Schwierigkeiten der Veröffentlichung der Magenkarzinom-Studie, nachdem er nochmals auf die Probleme bei der Randomisation eingegangen war. Die Kontroverse nach der Publikation bezieht sich auf den „Streit um die Zulassung von Iscador zur Krankenkassenverschreibung in der Schweiz" und auf weitere kritische Analysen zur Misteltherapie-Literatur. Es erstaunt, daß Salzer seine eigene Publikation von 1983 in das Jahr 1984 versetzt und das Tagesanzeiger-Magazin als „TAT" zitiert. Nicht überraschend ist, daß der tendenziöse Artikel im Tagesanzeiger-Magazin dann als „sachlich und ausgewogen" bezeichnet wird. Nicht der Wahrheit entspricht, daß die Publikation der Studiengruppe über Methoden mit unbewiesener Wirkung in der Onkologie als Vorbereitung des Internationalen Symposiums über Krebs und Alternativmedizin im November 1985 in St. Gallen herausgegeben wurde. Die Arbeit ist auf Februar 1984 datiert [5]. Die Studiengruppe über Methoden mit unbewiesener Wirkung in der Onkologie nahm am Symposium 1985 in St. Gallen nicht teil.

Eine retrospektive Untersuchung bei inoperablen kolorektalen Karzinomen führte Leroi am Patientengut der Lukas-Klinik durch [16]. Die Randomisation erfolgte wie üblich in Patienten mit genügender und solchen mit ungenügender Iscador-Behandlung. Bei der Iscador-Gruppe wurde eine signifikant höhere mediane Überlebenszeit von 14 Monaten gegenüber 7 Monaten in der Vergleichsgruppe errechnet. Eine Bestätigung dieser Resultate durch eine prospektiv randomisierte Studie liegt nicht vor.

Zusammenfassung

Eine große Anzahl von vergleichenden Untersuchungen bei verschiedenen Malignomlokalisationen und aus verschiedenen Kliniken liegt vor. Die Untersuchungsresultate wurden häufig mehrfach publiziert. In wiederholten Übersichtsarbeiten werden die Daten summarisch übernommen und Schlußfolgerungen zitiert, ohne die offensichtlichen Mängel der jeweiligen Untersuchung anzugeben. Daraus ergibt sich das Bild, daß Iscador aufgrund zahlreicher Untersuchungen eine Wirksamkeit bei Krebserkrankungen habe. Die genaue Analyse der Einzeldaten widerspricht eindeutig diesem Bild. Die klinische Wirksamkeit von Iscador in der Onkologie ist bis heute nicht gesichert.

Charakteristisch für die Untersuchungen mit Iscador ist, daß einerseits eine prospektive Randomisation strikt abgelehnt wird, andererseits im Nachhinein die Iscador-Aussteiger als Kontrollgruppe genommen werden. Dies dürfte auch der Grund sein, weshalb die Iscador-Gruppe meist einen relativ besseren Verlauf zeigt. Die postulierte Wirksamkeit von Iscador wird, anstatt anhand von gesicherten Daten, jeweils abschließend mit Fallbeispielen demonstriert, also in Form einer patientennahen Atmosphäre zur persönlichen Überzeugung der Ärzte.

Entgegen den wiederholten Behauptungen des Medizinstatistikers Hornung [10, 11] fehlen bis heute gesicherte Daten, die eine Wirksamkeit von Iscador in der Krebsbehandlung belegen. Das „Richtungsprinzip" von Steiner ist bis heute nicht gesichert: „Sie werden sehen, daß dasjenige, was durch diese regulativen Prinzipien behauptet wird, verifiziert werden kann auf die Weise, wie überhaupt solche Tatbestände nach der Gewohnheit der heutigen Medizin verifiziert werden. Wir wollen auch gar keinen Anspruch darauf erheben, daß diese Dinge irgendwie als Behauptungen hingenommen werden, bevor die Verifizierung da ist" (Zitat in [7]).

Literatur

1. Fellmer C, Fellmer KE (1966) Nachbehandlung bestrahlter Genitalkarzinome mit Viscumalbum-Präparat „Iscador". Krebsarzt 21:174–185
2. Guenczler M, Salzer G (1962) Erfahrungen mit der eingeschränkten Radikaloperation und Iscador-Nachbehandlung beim Brustdrüsenkarzinom. Krebsarzt 17:198–207
3. Hartenstein R (1986) Anthroposophische Krebstherapie – Klinische Forschung. In: Jungi WF, Senn HJ (Hrsg) Krebs und Alternativmedizin: Internationales Symposium, St. Gallen, Nov. 1985. Zuckschwerdt, München, S 216–222
4. Hassauer W, Gutsch J, Burkhardt R (1979) Welche Erfolgsaussichten bietet die Iscador-Therapie beim fortgeschrittenen Ovarialkarzinom? Onkologie 2:28–36
5. Hauser SP (1984) (Studiengruppe über Methoden mit unbewiesener Wirkung in der Onkologie) Iscador – Mistelpräparat zur Krebsbekämpfung. Dokumentation Nr. 10. Schweizerische Krebsliga, Bern
6. Hausheer H, Yarbro JW (1985) Diagnosis and treatment of malignant pleural effusion. Semin Oncol 12:54–75
7. Heusser P (1987) Die wissenschaftlichen Grundlagen der anthroposophisch orientierten Medizin. In: Leroi R (Hrsg) Misteltherapie. Eine Antwort auf die Herausforderung Krebs. Verlag Freies Geistesleben, Stuttgart, S 11–13
8. Hoffmann J (1979) Die Iscador-Behandlung bei Lebermetastasen. Krebsgeschehen 11:172–175
9. Hollinsky C, Danmayr E (1987) Prognose des kleinen Mammakarzinoms (T_1T_0). Retrospektive Analyse anhand von 516 Fällen. Dtsch Z Onkol 19:77–83
10. Hornung J (1982) Misteltherapie bei Krebs wirksam oder nicht? Ärztl Prax 34:2077
11. Hornung J (1989) Methodisches zu den klinischen Studien zur Misteltherapie des Krebses. Therapeutikon 3:16–21
12. Institut Hiscia (1986) Richtlinien für die Iscador-Behandlung. Behandlung in der Malignomtherapie. Verein für Krebsforschung, Arlesheim
13. Kjaer M (1988) Mistelbehandling af metastaserende nyrecancer. En fase II undersøgelse. Ugeskr Laeger 150:1923–1928
14. Koch HL, Voss AC (1980) Zur Behandlung des Mammakarzinoms. Med Welt 31:1773–1775
15. Leroi R (1977) Nachbehandlung des operierten Mammakarzinoms mit Viscum album. Helv Chir Acta 44:403–414
16. Leroi R (1979) Die Iscadorbehandlung bei inoperablen kolorektalen Tumoren. Krebsgeschehen 11:163–165
17. Leroi R (1980) Erfahrungen über die Wirksamkeit von Mistelpräparaten bei der Krebserkrankung. Phys Med Rehab 21:250–263
18. Leroi R (1980) Klinische Erfahrungen mit dem Mistelpräparat Iscador. In: Wolff O (Hrsg) Die Mistel in der Krebsbehandlung. Klostermann, Frankfurt a. M., S 58–100
19. Leroi R (1986) Kasuistisches zur Iscadortherapie bei Lungenmalignomen. Krebsgeschehen 18:52–57
20. Leroi R, Hajto T (1982) Die Iscadortherapie beim Ovarialkarzinom. Krebsgeschehen 14:38–44
21. Majewski A, Bentete W (1963) Über die Zusatzbehandlung beim weiblichen Genitalkarzinom. Zentralbl Gynäkologie 85 (20)
22. Nagel GA; Schmaehl D (1984) Krebsmedikamente mit fraglicher Wirksamkeit. Ergebnisse vorklinischer und klinischer Prüfungen. Zuckschwerdt, München

23. Reinert M (1979) Leserzuschrift zu „Salzer, Havelec (1978) Onkologie 1:264". Onkologie 2:91
24. Salzer G (1986) Pleura carcinosis. Oncology 43:66–70
25. Salzer G (1987) 30 Jahre Erfahrung mit der Misteltherapie an öffentlichen Krankenanstalten. In: Leroi R (Hrsg) Misteltherapie. Eine Antwort auf die Herausforderung Krebs. Verlag Freies Geistesleben, Stuttgart, S 173–215
26. Salzer G (1988) Prospektiv randomisierte Studie: Operiertes Magenkarzinom – Adjuvante Behandlung mit Iscador. Dtsch Z Onkol 20:90–93
27. Salzer G, Denck H (1979) Randomisierte Studie über medikamentöse Rezidivprophylaxe mit 5-Fluoro-Uracil und Iscador beim resezierten Magenkarzinom – Ergebnisse einer Zwischenauswertung. Krebsgeschehen 11:130
28. Salzer G, Havelec L (1978) Rezidivprophylaxe bei operierten Bronchuskarzinompatienten mit dem Mistelpräparat Iscador. Ergebnisse eines klinischen Versuchs aus den Jahren 1969–1971. Onkologie 1:264
29. Salzer G, Havelec L (1983) Adjuvante Iscador-Behandlung nach operiertem Magenkarzinom. Ergebnisse einer randomisierten Studie. Krebsgeschehen 15:106
30. Salzer G, Hellan J et al. (1987) Die Mistel am Ludwig-Boltzmann-Institut für klinische Onkologie. Dtsch Z Onkol 19:59–63
31. Salzer G, Müller H (1978) Die lokale Behandlung maligner Pleuraergüsse mit dem Mistelpräparat Iscador. Prax Pneumol 32:721–729. Ebenso in: Erfahrungsheilkunde 29:93–101 (1980)
32. Steiner R (1976) Geisteswissenschaft und Medizin. Zwanzig Vorträge, gehalten in Dornach vom 21. März bis 9. April 1920 vor Ärzten und Medizinstudierenden. Rudolf Steiner Verlag, Dornach
33. WELEDA-Heilmittelbetriebe (1988) Iscador. Ein Mistel-Injektionspräparat für die Krebsbehandlung. Inserat in: Dtsch Z Onkol 20 (6)
34. Wilmanns W (1979) Leserzuschrift zu: Salzer, Havelec (1978) Onkologie 1:264". Onkologie 2:91

Onkologisches Umfeld aus der Sicht der Lukas-Klinik

J. Hoffmann

Lukas-Klinik, Brachmattstraße 19, CH-4144 Arlesheim

„Anthroposophisches Umfeld aus onkologischer Sicht" lautete der Titel eines Beitrags von J.P. Obrecht auf dem hier 1985 stattgefundenen Symposium. Nebst einer Reihe von Umfrageergebnissen wurde darin eine Wertung und Beurteilung dessen vorgenommen, was der Autor unter anthroposophischer Medizin versteht und dieser dann ihre Stellung in der Medizin zugewiesen.

Obwohl man eigentlich Satz für Satz eine Richtigstellung vornehmen müßte, möchte ich diesen Beitrag nicht überwiegend dazu benutzen, larmoyant auf das dort entworfene Bild einzugehen, sondern meinerseits versuchen, das was man gemeinhin als „offizielle Onkologie" bezeichnet, aus unserer Sicht zu beleuchten. Einige Sätze seien aber doch vorausgeschickt:

Obrecht [6, S. 223], stellte seinen Ausführungen ein Motto von Blaise Pascal voran: „Der Mensch ist offenbar zum Denken geschaffen, das ist seine große Würde und sein großes Verdienst, und es ist seine Pflicht, richtig zu denken." Der Tenor war dann: Die anthroposophische Medizin verstößt gegen die Forderung Pascals im Gegensatz zur rational handelnden, konventionellen Medizin. Da bekanntlich der Splitter immer nur im Auge des anderen, nicht aber im eigenen gesehen wird, erspare ich mir einen Kommentar. Ich möchte mich auch nicht aufhalten mit den Ergebnissen und Interpretationen der Umfragen, welche Patienten bzw. welche Ärzte aus welchen Gründen Iscador verwenden, obwohl hier vieles ungereimt, widersprüchlich und auch schlichtweg falsch ist. Was als besonders störend empfunden werden muß, ist der Umstand, daß hier wieder einmal – obwohl der Titel „Anthroposophisches Umfeld" lautete – diese Richtung in der Medizin und speziell dann auch die Iscador-Therapie gleichgesetzt oder zumindest in die Nähe gerückt wurden von Verfahren, welche nichts mit letzteren zu tun haben. Dieses u. a. schon deswegen nicht, weil hinter den meisten dort angegebenen Verfahren keine Ärzte stehen oder wenn, dann doch nur eine sehr kleine Gruppe, abgesehen von den häufig wirklich zweifelhaften Geschäftsgebaren der Protagonisten dieser Verfahren. Die Zahl der Iscador verordnenden Ärzte dürfte demgegenüber bei ca. 4500 liegen, alleine in der BRD, wobei von diesen Ärzten nur ein kleiner Teil anthroposophisch orientiert ist; ein größerer Teil von ihnen ordnet sich selber als Schulmediziner ein. Was die anthroposophische Medizin anbetrifft, so möchte ich nur darauf hinweisen, daß z. B. an der Universität Marburg allein in der Medizinischen Fakultät drei Professoren zur gleichen Zeit lehrten, die Mitglieder der Anthroposophischen Gesellschaft waren. Die erste freie Universität mit kompletten staatlich anerkannten Studiengängen auch in der Medizin – Witten-Herdecke – geht auf Initiative von Anthroposophen zurück. Anthroposophische Medizin versteht sich eben *nicht* als Teil der alternativen Medizin wie Obrecht behauptet, sondern als eine *Erweiterung* der offiziellen Medizin.

Man sollte das, was man kritisiert kennen, und sich nicht einen Popanz aufbauen. Im Sinne eines irgendwie festgelegten Lehrgebäudes gibt es gar keine anthroposophische Medizin, an der sich Ärzte, welche der Anthroposophischen Gesellschaft angehören, zu halten hätten. Anthroposophie ist ein Erkenntnisweg. Die von Rudolf Steiner gegebenen Hinweise für Ärzte haben nirgendwo einen dogmatischen Charakter. Vielmehr hat er selber immer wieder gefordert, nichts von ihm Gesagtes auf Autorität hin anzunehmen, sondern es gedanklich zu durchdringen und an der Wirklichkeit zu prüfen. Das bedeutet u. a. aber auch, daß es sehr wohl unter anthroposophischen Ärzten z. B. eigenständige Auffassungen darüber gibt, wie im konkreten Fall therapeutisch vorgegangen werden sollte. Insofern kann ich auch hier gar nicht quasi ex cathedra für die anthroposophische Medizin sprechen.

Ich habe meine Ausführungen auch ganz bewußt nicht etwa „Das onkologische Umfeld aus der Sicht der anthroposophischen Medizin" genannt, sondern: aus der Sicht der Lukas-Klinik, wobei diese allerdings die einzige Spezialklinik für Krebskranke ist, die sich darum bemüht, die aus der anthrophosophischen Medizin sich ergebenden Gesichtspunkte zur Ratio und Therapie beim Krebskranken anzuwenden. Daneben werden aber in der Lukas-Klinik alle modernen diagnostischen Verfahren angewandt, aber auch die üblichen Therapieverfahren, wann immer sinnvoll, miteinbezogen. Die immer wieder zu hörende Behauptung, durch die in der Lukas-Klinik angewandte Misteltherapie würde den Patienten eine kurative oder zumindest sehr effektive Therapie vorenthalten, ist – wie vieles andere, was so behauptet wird – absolut falsch und konnte auch nie konkret belegt werden.

In vielen Fällen sind wir nun aber in der Tat der Überzeugung, daß die üblichen Therapieverfahren mit einem zu ungünstigen Nutzen-Schaden-Risiko verbunden sind. Dies gilt eigentlich nie für eine vorgesehene Operation. Auch wir sind der Auffassung, daß man in der Regel jeden operablen Tumor auch wirklich operieren sollten. Es klafft aber heute bezüglich dessen was nach einer Operation an Therapieverfahren sinnvollerweise anzuwenden ist, insbesondere aber bei inoperablen Tumorzuständen, eine große Lücke zwischen dem, was als erwiesen angesehen werden kann und dem, was praktisch landauf und landab von sog. reinen Schulmedizinern eingesetzt wird. Dieses wird gelegentlich mit dem die Situation verharmlosenden Ausdruck „Übertherapie" bezeichnet, was so klingt als ob die Therapie im Grunde genommen vertretbar sei, nur eben etwas zuviel gegeben wurde. In Wahrheit gibt es überhaupt keine wissenschaftliche Begründung für eine entsprechende Therapie [1, 3, 4, 7].

Schickt man heute einen Patienten mit – sagen wir einem inoperablen nichtkleinzelligen Lungentumor oder mit einem Krebs des Magen-Darm-Traktes – in ein onkologisches Zentrum oder zu einem niedergelassenen onkologischen Facharzt mit der Frage, ob und ggf. welche Chemotherapie bei ihm anzuwenden sei, so wird er nach unseren Erfahrungen zu fast 100 % eine Empfehlung für eine bestimmte Kombination erhalten. Forstet man dann die Literatur durch oder stellt auf Kongressen gezielte Fragen, so wird die wissenschaftliche Absicherung eines entsprechenden Vorgehens brüchig bis haltlos. Nun kann man ja den Standpunkt vertreten, der Patient erwarte eine Therapie. Dann aber doch bitte nicht eine solche, von der man nur eines sicher weiß: sie hat starke schädigende Nebenwirkungen.

Eine Patientin mit fortgeschrittenem Ovarialkarzinom – welche im übrigen, nachdem nach einer üblichen Chemotherapie eine Progression auftrat, von uns mit alleiniger Iscador-Therapie über 4 Jahre hin in gutem Allgemeinzustand gehalten werden konnte – wurde von ihrem Hausarzt, als dann doch wieder ein Wachstum festzustellen war, an ein onkologisches Zentrum in der Schweiz überwiesen. Sie erhielt dort wieder Chemotherapie. Obwohl das Wachstum voranschritt und sich ihr Allgemeinzustand verschlechterte, empfahl der Leiter eines der größten onkologischen Zentren, die Chemotherapie fortzuführen aus – wie er dem Hausarzt schrieb – psychologischen Gründen.

Gegen den Grundsatz des nihil nocere ist hier, und nicht nur in diesem Beispiel, eklatant verstoßen worden. Anstatt der Patientin – und sei es eben nur aus psychologischen Gründen – eine Therapie zu empfehlen, die zumindest nicht weiterhin schädigend wirkt, hat man – wie man hier leider vermuten muß – nur aus der Besorgnis heraus, sich andernfalls eine Blöße zu geben, ihr weiterhin Chemotherapie empfohlen. Auch das gehört zum Umfeld der Lukas-Klinik, ohne daß ich hier verallgemeinern will.

Der Lukas-Klinik wird im allgemeinen eine gute Betreuung und meistens auch eine gute psychologische Führung der Patienten attestiert. So ist man häufig froh, wenn diejenigen Patienten, die – wie es so schön heißt – „austherapiert" sind, bei uns Aufnahme finden. Daß unsere Möglichkeiten im somatischen Bereich in solchen Situationen, bei welchen ja meistens dann auch massive Störungen des Immunsystems durch die vergangene Therapie vorliegen, sehr begrenzt sind, sei nur nebenbei erwähnt. Wir nehmen daher bevorzugt Patienten auf, die sich in einem möglichst frühen Tumorstadium befinden.

G. A. Nagel hat 1985 hier einen, wie ich meine, bemerkenswerten Vortrag über das autistische Denken in der Onkologie gehalten. Hieraus erscheint mir u. a. folgender Satz bemerkenswert: „Auch ist Medizin nicht bloße Wissenschaft, sondern auch Kunst, ein Nebeneinander, welches auch erklärt, warum jeder von uns sowohl wissenschaftlich denken, wie daneben auch autistisch handeln kann, ja muß. Von Schaden ist jedoch, wenn die Handlungsweise des Arztes aus Extrempositionen heraus erfolgt. Das Einnehmen einer Extremposition charakterisiert den Außenseiter. Außenseiter sind in der sog. Schulmedizin wie in der Alternativmedizin zu finden" [5, S. 177].

Die von uns vertretene Medizin ist sicher nicht in der Gefahr, den naturwissenschaftlichen Anteil der Medizin zu mißachten und zweifelsfrei erhärtete Fakten zu verkennen und nicht in das therapeutische Handeln miteinzubeziehen. Wir befinden uns also sicher nicht in einer Extremposition, meinen aber, daß dem Teil in der Medizin, der sich dem zähl-, meß- und wägbaren Bereich entzieht, in unserem üblichen Medizinbetrieb ein zu geringer Stellenwert zugeordnet wird, worunter der Patient nicht selten zu leiden hat. So sind wir aufgrund dessen, was wir an und mit den Patienten erleben, davon überzeugt, daß das Krebsgeschehen viele Facetten hat, die sich mit den rein naturwissenschaftlichen Methoden nicht erfassen lassen und es auch in Zukunft nicht werden, da diese nur den rein physisch-stofflichen Anteil des Erkrankungsgeschehens berücksichtigen. Der Mensch ist aber mehr als eine Summe von hochkomplizierten chemisch-physikalischen Prozessen und Reaktionen. Ihm sind auch seelische und geistige Anteile zu eigen, welche in einer engen Wechselwirkung mit seinem Körper stehen. Nur den naturwissenschaftlich einzuordnenden Erkenntnissen Realitätswert beizumessen, kann für den Arzt zwar sehr bequem sein, wird i. allg. aber mehr seinen eigenen Bedürfnissen als denjenigen der Patienten gerecht. So ist es einfach eine Realität, daß heute eine Tendenz besteht, den Patienten als eigene Persönlichkeit und Individualität mit seinen Bedürfnissen durch das reine Denken in Kategorien von Studiengruppen und Kollektiven völlig aus dem Auge zu verlieren.

Wenn sich anthroposophische Medizin als eine Erweiterung der üblichen Medizin und nicht als im Gegensatz zu ihr stehend begreift, so heißt das eben nicht nur, daß man ein Medikament wie das Iscador entwickelt und damit den Arzneimittelmarkt erweitert hat. Letzteres ist sozusagen nur das Ergebnis einer erweiterten Anschauung der Ursachen der Krebsentstehung und den sich hieraus ergebenden therapeutischen Ansätzen. Diese sind keinesfalls nur auf die medikamentöse Therapie beschränkt, obwohl hier und heute nur auf diese eingegangen werden kann.

Wir verkennen die Grenzen einer alleinigen Iscador-Therapie gewiß nicht und warnen selber immer wieder davor, sich hiervon Wunder zu erhoffen. Durch die persönlichen Erfahrungen sowohl der eigenen wie derjenigen einer großen Anzahl von Ärzten in aller Welt sind wir aber davon überzeugt, daß diese Therapie – bei richtiger Anwendung – das Schicksal vieler Krebspatienten verbessern kann – einmal mehr, einmal weniger. Im übrigen sind wir uns auch bewußt, daß es noch viel weiterer Forschungsarbeit bedarf.

Was nun seine Prüfung anbetrifft, so sind wir bemüht, im Rahmen unserer Möglichkeiten zu einer Objektivierung beizutragen. Es sind dies überwiegend Verfahren, mit denen in der Medizingeschichte bis vor kurzem auch brauchbare Erkenntnisse und Medikamente gefunden wurden. Es ist eine Hybris und Fehleinschätzung zu meinen, mit den heute überwiegend angewandten Prüfungsmethoden wie kontrollierten, prospektiven, randomisierten Studien habe der Fortschritt in der Medizin überhaupt erst begonnen. Wir kritisieren die üblichen Prüfungsmethoden nicht per se, stellen aber ihren Absolutheitsanspruch in Frage. Soweit uns dies möglich ist, werden Prüfungen des Iscadors bei uns selber durchgeführt, oder die Durchführung andernorts wird unterstützt. Einige der für Zytostatika zu fordernden Prüfungsformen sind für Iscador weder sinnvoll noch aus verfahrenstechnischen Gründen überhaupt durchführbar. Da wäre z. B. das Primat aller Studien, eine Tumorremission aufzuzeigen. Daß hier das Iscador bei wirklich chemosensiblen Tumorarten mit den üblichen Zytostatika konkurrieren könnte, ist von uns nie behauptet worden. Was wir aus unseren und den Erfahrungen vieler Ärzte meinen sagen zu können, ist eine qualitative Verbesserung des Krankheitsverlaufes und vermutlich auch eine Lebensverlängerung. Dies sind nun aber gerade Parameter, die sich nicht so leicht in einer Studie erfassen lassen, wie meßbare Tumorverkleinerungen. Andererseits sind dieses für den Patienten letztlich aber die entscheidenden Verbesserungen, die er sich von einer Therapie erhofft, Verbesserungen, die leider aber nicht immer durch eine Tumorremission erzielt werden. Die Literatur ist voll von Arbeiten, welche in einem Patientenkollektiv trotz Tumorremission keine Lebensverlängerung konstatieren konnte. Wieweit die Lebensqualität durch Chemotherapie verbessert oder sogar verschlechtert wurde, sei dahingestellt.

In der gesundheitspolitischen Diskussion werden – wie überhaupt in der kritischen Zeitanalyse über die richtige Medizin – oftmals wahre Richtungs- und Glaubenskriege ausgetragen. So werden nicht selten die sog. „ganzheitliche Medizin" und die überwiegend naturwissenschaftlich orientierte Schulmedizin als Antipoden oder zumindest als weit auseinanderliegende Welten apostrophiert. Die Verfechter aus dem einen wie dem anderen Lager begegnen sich mit Mißtrauen, Mißdeutungen und auch Mißverständnissen. Das Resultat: ein recht schwer durchschaubares, emotionsgeladenes Gestrüpp von Fehlmeinungen, bloßen Vorurteilen, von Einseitigkeiten und insbesondere unfruchtbaren Ausschließlichkeitsansprüchen – und dieses sowohl hüben wie drüben.

Hierunter leidet der Patient in einem Ausmaß, wie es sich Nichtbetroffene nur schwer vorstellen können. Ob es uns paßt oder nicht, sehen wir uns zunehmend in der Situation, Krebspatienten zu behandeln, die sich auch noch andernorts orientieren. Es gibt durchaus Situationen, in welchen man nicht umhin kann, den Patienten darauf aufmerksam zu machen, daß man die von einem anderen Kollegen empfohlene Therapie in seiner speziellen Situation nicht mittragen kann. Man sollte aber auch hier abwägen, ob die möglicherweise mit so einer Empfehlung zusammenhängende Erschütterung des Vertrauensverhältnisses zu einem anderen Arzt in einem vertretbaren Verhältnis steht zu den eigenen Möglichkeiten. In jedem Fall lohnt es sich zu versuchen, einen gemeinsamen Nenner zu finden, und sei er auch noch so klein. Ein klischeehaftes Denken ist hier besonders hinderlich. Ausdrücke wie „ganzheitliche" oder „biologische Medizin" sind für sich genauso wenig ein Gütezeichen wie der Ausdruck „Schulmedizin" gleichgesetzt werden darf mit „nüchtern, sachlich und lieblos". Gute und schlechte Ärzte und Ärztegruppen gibt es in beiden Lagern, was sich unter den Patienten – wie mir scheinen will – schneller herumspricht als unter Ärzten.

Keine Ärztegruppe kann von sich behaupten, das Krebsproblem gelöst zu haben. Hieraus die Berechtigung für eine wilde Polypragmasie abzuleiten, wie sie nicht selten von sog. „biologischen Therapeuten" durchgeführt wird, scheint mir sehr zweifelhaft. Man sollte aber nicht den Blick dafür verlieren, da wo man mit den eigenen gewohnten und beherrschten Verfahren an Grenzen kommt, nicht deswegen die Therapie eines anderen Kollegen abzulehnen, weil einem die ganze Richtung nicht paßt. Dieses gilt in unserem Fall nun genauso für einen Schulmediziner der anthroposophischen Medizin gegenüber wie für einen anthroposophischen Kollegen der offiziellen Onkologie gegenüber. Dieses Sichbemühen um einen gemeinsamen Nenner ist da, wo man es ernsthaft versucht hat, immer dem Patienten zugute gekommen.

Literatur

1. Füllgraff G (1985) Was taugen klinische Großstudien? Selecta 1 (:)
2. Leroi R (Hrsg) (1987) Misteltherapie – Eine Antwort auf die Herausforderung Krebs. Verlag Freies Geistesleben, Stuttgart
3. Martz G (1989) Überdiagnostik und Übertherapie belasten Krebskranke. Tagesanzeiger, 27.1.1989
4. Nagel GA (1983) Warum eigentlich Chemotherapie inoperabler maligner Tumoren? Med Klin Prax 78(19)
5. Nagel GA (1985) Wirksamkeitsnachweis und autistisches Denken in der Onkologie. In: Aktuelle Onkologie, Bd 32: Krebs und Alternativmedizin. Zuckschwerdt, München
6. Obrecht JP (1985) Anthroposophisches Umfeld aus onkologischer Sicht. In: Aktuelle Onkologie, Bd 32: Krebs und Alternativmedizin. Zuckschwerdt, München
7. Sauter C (1983) Hat die heutige adjuvante zytostatische Therapie bei radikal operierten Mammakarzinom-Patientinnen versagt? Schweiz Med Wochenschr 113:414–417

Das Verhältnis der Lukas-Klinik zur konventionellen Medizin

J. P. Obrecht

Abteilung für Onkologie, Departement für Innere Medizin der Universität, Kantonsspital, CH-4031 Basel

Rede und Gegenrede über anthroposophische Tumortherapie sollten nicht nur reine konfrontative Deklamation sein, sondern haben vielmehr die Aufgabe, das jeweils Besondere der verschiedenen Vorstellungen über die Behandlung bösartiger Tumoren herauszustreichen. Auf dieser Basis kann dann der Versuch unternommen werden, Felder herauszuarbeiten, wo einerseits unüberbrückbare Gegensätze bestehen und wo andererseits Kooperation möglich scheint.

Geistige Grundlagen

Die Anthroposophie ist jetzt ca. 90 Jahre alt. Folgt man den Verlautbarungen ihrer Vertreter, so ist sie ein *Erkenntnisweg*. Das klingt sehr bescheiden. In Wirklichkeit verbirgt sich viel mehr dahinter: Anthroposophie möchte „das Geistige im Menschenwesen zum Geistigen im Weltall führen", wie Steiner, der Begründer der Anthroposophie, 1924/25 schreibt [19, 21].

> Die Anthroposophie ist die Wissenschaft vom Geiste, „die einzige, die die Welt retten kann."
> (Freyer 1967 [6])

Anthroposophie trägt damit deutlich Züge einer Ideologie oder, um mit C. Bry [4] zu sprechen, einer „verkappten Religion". Bry versteht darunter „allumfassende Systeme". Sie haben dies und einiges andere mit den Ideologien gemeinsam. „Verkappte Religionen" wagen nicht, sich zu ihrem pseudoreligiösen Charakter zu bekennen. Sie bieten voreiligen Trost, bequeme Programme und Ableitungen, anstatt den Menschen zu seiner Selbstverwirklichung zu führen. Steiner hat das analoge Denken wieder stärker hervorheben wollen. Das war angesichts der Überbetonung des kausalen Denkens, der Ratio, zu seiner Zeit verständlich, vielleicht sogar notwendig. Daraus mag sich ein großer Teil der Anziehungskraft der Anthroposophie damals und heute erklären.

Wie Ideologien vermeint die Anthroposophie, das Ganze der Welt und des Menschen endgültig und gewiß zu kennen. Mystische Spekulationen werden mit dem Anspruch auf *allgemeingültige Wahrheit* verabsolutiert. Die Anthroposophie präsentiert sich dabei als esoterische Geheimwissenschaft, wofür die Verschleierung der Sprache beredtes Zeugnis liefert: eindeutige Inhalte, definierte Begriffe werden unklar und verschwimmen. Verständnis und Auseinandersetzung werden dadurch erschwert, wenn nicht verunmöglicht. Bleuler [2] hat das schon 1921 als „autistisch, undiszipliniertes Denken" bezeichnet. Beispiele für die Verschleierung der Sprache werden im folgenden einige zitiert.

Die praktischen Anwendungsgebiete der Anthroposophie sind vor allem Pädagogik, Landwirtschaft und Medizin. Diese finden heute bekanntlich unter dem Stichwort „Alternativen" zunehmende Beachtung. Die anthroposophische Medizin wandelt sich unter den geschilderten Bedingungen von einer *Heilkunst* zu einer *Heilslehre*; der anthroposophische Arzt wird zum „Jünger" oder zum *„Priesterarzt"*, wie er uns von der Antike bis ins Mittelalter begegnet.

Krebsentstehung

Die Anthroposophie als „geistgemäße" Weltanschauung vermag naturgemäß auch das Wesen der Krankheit und des Krebses zu erklären. Krebs stellt bekanntlich für die anthroposophischen Ärzte „die Schicksalskrankheit" unserer heutigen Zeit dar. Krebs ist Ausdruck der Entfremdung zwischen Geist und Leib, der Entzweiung von der ursprünglichen Ganzheit des Organismus. Die Basis dieser Vorstellung beruht auf der Lehre von den vier Leibern und der drei Funktionssysteme, die auf den untersten, den physischen Leib einwirken:

1. Beispiel für eine schwer verständliche Definition:

> Krebs entsteht, wenn Ich und astralischer Leib zu stark ins Nerven-Sinnes-System wirkten und diese in das Stoffwechsel-Gliedmaßen-System hineintrieben. Diese übermäßige Repräsentanz des Nerven-Sinnes-Systems innerhalb des Stoffwechsel-Gliedmaßen-Systems bringe den menschlichen Organismus dazu, an falscher Stelle Sinnesorgane zu bilden. Das sei die Grundlage für die Krebsentstehung.
>
> (Steiner 1958 [20], zit. n. Stratmann 1988 [22])

Die Bedeutung und Heilwirkung der Mistel

Zur Bekämpfung der Krebskrankheit ist deshalb ein völliger innerer Wandel, eine Wiedervergeistigung von Mensch und Kultur notwendig. Das heißt konkret: Stärkung der geistigen Gestaltungskräfte des Menschen, somatisch durch die Mistelbehandlung, seelisch-geistig durch die sog. künstlerischen Therapien [16, 24].

2. Beispiel für eine schwer verständliche Erklärung: Nach anthroposophischer Lehre soll die Bildung der zusammengehörigen Organe, Pflanzen oder

Substanzen zur gleichen Zeit erfolgt sein. Auch die Heilmittel seien auf diese Weise, d. h. durch schrittweises Heraussetzen aus dem Menschen, entstanden. Sie sind aus diesem Grunde auch nicht gegen bestimmte Symptome gerichtet. Vielmehr sprechen sie durch ihre kosmische Verwandtschaft die Bildungsprozesse des menschlichen Organismus oder einzelner Organe „urbildhaft" und „unmittelbar" an [23]. Leroi [15] hat die Wirkungen der Mistel bei Krebskranken und die zugrundeliegenden anthroposophischen Vorstellungen zusammengefaßt:
3. Beispiel einer Sprachverwilderung

„Die Mistel ist ein wirklich kausales Heilmittel." Ihre Kräfte spiegelten das exakte Gegenbild zum Auseinanderweichen der Wesensglieder bei der Krebskrankheit wider. Die Mistel sei fähig, den Prozeß der Dissoziation derselben wieder rückgängig zu machen, weil sie mit den Mondenkräften verwandt ist.
(Leroi 1983 [15], zit. n. Stratmann 1988 [22])

Die anthroposophische Kosmologie lehrt, daß es frühere Epochen in der Entwicklung der Erde gibt, in der diese einen Mondzustand durchlaufen habe. Die Mistel sei ein Erbe aus diesen frühen Entwicklungsstadien.

Und weiter: „Die Mistel saugt den Monden-Erden-Äther auf, aber dann wendet sie sich mit ausgesprochen lichtsuchender Gebärde dem Umkreis zu und besiegt mit dieser Lichtverbundenheit die Wuchertendenz in sich selbst." Nähere Details über diese okkulte Bedeutung der Mistel beschreiben auch Boie [3], Lorenz [17], Koob [13].

Anthroposophie als Wissenschaft

Ist die Anthroposophie eine Wissenschaft im Sinne einer jedermann zugänglichen, methodisch betriebenen und überprüfbaren Erkenntnisarbeit? Die Antwortet lautet: nein. Auch wenn die Anthroposophie den Anspruch erhebt, eine Wissenschaft und allein in der Lage zu sein (s. unten stehendes 4. Beispiel für eine schwer verständliche Definition), der Menschheit ihre letzten wesentlichen Fragen zu beantworten, ist sie gerade das Gegenteil. Denn Wissenschaft ist nach Jaspers [9] „kritisch, weil sie weiß, was sie weiß und was sie nicht weiß". Das Eindringen in die geistige Welt durch medidative Versenkung ist nur Auserwählten möglich (vgl. Priesterarzt).

Steiner (1965) deutet seine Anthroposophie als eine wissenschaftliche Erforschung der geistigen Welt, welche die Einseitigkeiten einer bloßen Naturerkenntnis ebenso wie diejenigen der gewöhnlichen Mystik durchschaut und die, bevor sie den Versuch macht, in die übersinnliche Welt einzudringen, in der erkennenden Seele erst die im gewöhnlichen Bewußtsein und in der gewöhnlichen Wissenschaft noch nicht tätigen Kräfte entwickelt, welche ein solches Eindringen ermöglichen.

Das Dilemma der anthroposophischen Ärzte

Steiner schwebte vielleicht eine Versöhnung beider vorgenannten Erkenntnisweisen, von analogem und kausalem Denken, vor. Er versuchte aber so etwas wie „analoges Denken" nach naturwissenschaftlichen Methoden, was im vornherein zum Scheitern verurteilt war. Hieraus erklärt sich das Dilemma, indem sich die anthroposophische Medizin, namentlich in ihrer onkologischen Ausrichtung, befindet. Im Spannungsfeld zwischen Heilslehre und Heilkunst muß sie sich für die eine oder andere entscheiden. Ausdrücklich sei an dieser Stelle erwähnt, daß wir unter Heilkunst nicht allein die Anwendung der wissenschaftlichen Medizin verstehen, sondern durchaus auch die seelische und körperliche Gesamtverfassung des Patienten mit im Auge haben. Wo aber nach Ullrich [23] „mythisches Denken einen Glaubensakt voraussetzt", um der Heilslehre zu entsprechen, ist eine Verständigung zwischen anthroposophischer Medizin und Heilkunst im obengenannten Sinne ohne Identitätsverlust der einen oder anderen Seite nicht möglich. Wo aber eine Abkehr von den wissenschaftstheoretischen Vorstellungen von Kienle et al. [12] stattfindet, wonach das rationale Poppersche Falsifikationsverfahren (zum Wirkungsnachweis) ungeeignet sei, lassen sich anthroposophisch arbeitende Ärzte auf die in der konventionellen Medizin anerkannten und unerläßlichen Vereinbarungen und Maßstäbe ein. Das scheint bei einigen Autoren heute bereits der Fall zu sein. So stellt z. B. keine geringere als Frau Leroi [15] – und dies im Gegensatz zu ihren früheren Ausführungen von 1983 [14] – fest, daß Erfahrung zwar einem Erkenntnisvorgang entspringe, daß sie jedoch für sich allein wissenschaftlich kaum mehr akzeptiert werde. Auch Iscador müsse daher den offiziellen Anforderungen, die heute an ein Krebsmedikament gestellt werden, entsprechen. In die gleiche Richtung weisen auch die häufig zitierten randomisierten Studien, die aber wegen bekannter Unzulänglichkeiten in Frage gestellt werden. Wohlgemerkt, alle diese Studien wurden außerhalb der anthroposophischen Hochburg (Lukas-Klinik, Arlesheim) durchgeführt, wo man sich bisher gescheut hat, diese modernen Methoden anzuwenden. An dieser Stelle seien ferner die Untersuchungen zur Aufklärung der Inhaltsstoffe der Mistel von Jordan u. Wagner [10] sowie Franz [5], ihrer Wirkungen in der Zellkultur von Ribéreau-Gayon et al. [18] und an Tiertumoren von Berger u. Schmähl [1] sowie Khwaja et al. [11] und die Analyse immunologischer Effekte in vitro und ex vivo von Hajto [7, 8] nach Iscador erwähnt.

Die aufgezeigte Entwicklung ist zu begrüßen. Die Ansätze, keine illusionäre Therapie mehr betreiben zu wollen, sondern sich der Wissenschaft der Zeit entsprechend Rechenschaft darüber zu geben, ob „Leerdrogen", Placebos oder wirksame Substanzen verabfolgt werden, mag hoffentlich über Gespräche hinaus in Zukunft zu einer fruchtbaren Kooperation zwischen anthroposophischer und konventioneller Medizin führen. Mag sein, daß die Gesetzgebung in verschiedenen Ländern dabei einen heilsamen Druck ausübt, dadurch daß von jedem Medikament der Wirkungsnachweis und die Unbedenklichkeit gefordert werden.

Schlußbemerkungen

Auf dem Hintergrund anthroposophischer Kosmologie und der sich daraus ableitenden anthroposophischen Medizin und Onkologie zeichnen sich, vereinfacht, zwei Richtungen von Ärzten ab: auf der einen Seite die „Rechtgläubigen", zu denen konventionelle Ärzte keinerlei Möglichkeiten der Kommunikation haben, auf der anderen Seite sind Entwicklungen erkennbar, die in Richtung einer rationaleren Verhaltensweise gehen, gegenüber denen der konventionelle Arzt offen und gesprächsbereit sein sollte. In Zukunft könnten sich zwischen beiden letzteren Verständigung und sogar Kooperation ergeben.

Literatur

1. Berger MR, Schmähl D (1986) Präklinische Untersuchungen zur Wirksamkeit von Mistelextrakten. In: Jungi WF, Senn HJ (Hrsg) Krebs und Alternativmedizin. Zuckschwerdt, München, S 205–215
2. Bleuler E (1976) Das autistisch-undisziplinierte Denken in der Medizin und seine Überwindung, 5. Aufl. Springer, Berlin Heidelberg New York
3. Boie D (1970) Mistel und Krebs. Verl. Freies Geistesleben, Stuttgart
4. Bry CC (1979) Verkappte Religionen. Ehrenwirth, München
5. Franz H (1986) Mistletoe lectins and their A and B chains. Oncology 43:23
6. Freyer H (1967) Theorie des gegenwärtigen Zeitalters. Kapitel: „Die gut verpaßte Ideologie". Stuttgart, S 126
7. Hajto T (1986) Immunomodulatory effects of Iscador. Oncology 43:51
8. Hajto K, Hostanska K, Vehmeyer K et al. (1988) Immunomodulatory effects by mistletoe lectin. In: Gabius HJ, Nagel GA (eds) Lectins and glycoconjugates in oncology. Springer, Berlin Heidelberg New York Tokyo
9. Jaspers K (1973) Allgemeine Psychopathologie, 9. Aufl. Springer, Berlin Heidelberg New York
10. Jordan E, Wagner H (1986) Structure and properties of polysaccharides from Viscum album (L). Oncology 43:8
11. Khwaja T, Dias CB, Pentecost S (1986) Recent studies on the anticancer activities of mistletoe (Viscum album) and its alkaloids. Oncology 43:42
12. Kienle G, Schreiber K (1981) Kontrollierter Versuch und ärztliche Erfahrung in der Behandlung von Lebererkrankungen. In: Victor N, Dudeck J, Brosco EP (Hrsg) Therapiestudien. Medizinische Informatik und Statistik, Bd 33. Springer, Berlin Heidelberg New York Tokyo
13. Koob C (1981) Gesundheit, Krankheit, Heilung. Fischer, Frankfurt/M
14. Leroi R (1983) Der Ätherleib zwischen Kosmos und Erde. Beitr Erweit Heilk 36:1
15. Leroi R (1986) Einleitung zum Jahresbericht 1985 des Vereins für Krebsforschung. Arlesheim/Schweiz
16. Leroi R, Bühler W, Werner H (1986) Krebs – die Krankheit unserer Zeit. Ursachen – Vorbeugung – Behandlung, 7. Aufl. Verein für ein erweitertes Heilwesen, Bad Liebenzell
17. Lorenz F (1981) Zur Iscador-Behandlung der Krebskrankheit. Weleda Korrespondenzbl Ärzte 100:178
18. Ribéreau-Gayon G, Jung M, DiScala D et al. (1986) Comparison of the effects of fermented and unfermented mistletoe preparations on cultured tumor cells. Oncology 43:35
19. Steiner R (1954) Anthroposophische Leitsätze, Nr. 1: Vom lebendigen Wesen der Anthroposophie, Gesamtausgabe. Steiner Verlag, Dornach

20. Steiner R (1958) Was kann die Heilkunst durch eine geisteswissenschaftliche Betrachtung gewinnen? Vorträge gehalten 1924. Steiner Verlag, Dornach
21. Steiner R (1976) Anthroposophische Leitsätze (1924/1925). Steiner Verlag, Dornach, Gesamtausgabe, Bd 26
22. Stratmann F (1988) Zum Einfluß der Anthroposophie in der Medizin. Zuckschwerdt, München
23. Ullrich H (1988) Zwischen Heilkunst und Heilslehre. Dtsch Ärztebl 85:C-1127
24. Wolff O (1983) Die Mistel in der Krebsbehandlung. Weleda Korrespondenzbl Ärzte 107:16

Statistische und ethische Probleme beim Wirkungsnachweis der Misteltherapie

J. Hornung

Klinikum Steglitz, Freie Universität Berlin, Hindenburgdamm 30, D-1000 Berlin 45

Obwohl wir heute sicher wissen, daß in der Mistel hochwirksame Inhaltsstoffe enthalten sind, die auf das Immunsystem und auf das Tumorgeschehen einwirken (siehe z. B. [4, 6]), erwarten wir den letztendlichen Beweis für die therapeutische Wirksamkeit beim Patienten erst durch den kontrollierten klinischen Versuch. Ich möchte hier kurz die wichtigsten Merkmale solcher klinischen Studien rekapitulieren!

Nehmen wir an, eine neue Therapie A soll auf ihre Wirksamkeit geprüft werden, indem sie gegen Placebo P getestet wird. Man wird dann z. B. 120 Patienten mit A und 120 Patienten mit P behandeln und die Ergebnisse beobachten (s. folgendes Schema). In diesem einfachen historischen Beispiel [8] war das Erfolgskriterium, man sagt auch die Zielvariable, das Überleben der Patienten. Unter der Therapie A starb von den 120 Patienten nur einer, bei der Placebobehandlung von den anderen 120 Patienten starben aber 8.

Wie kann der gefundene Ergebnisunterschied bei den beiden Behandlungen zustandegekommen sein? Es gibt hierfür prinzipiell vier mögliche Einflüsse, die u. U. alle vier zugleich wirksam gewesen sein können, nämlich:

I   Unterschiede in der Wirksamkeit der beiden Therapieformen A und P.
II Mögliche Unterschiede zwischen den beiden Versuchsgruppen hinsichtlich ihrer Zusammensetzung, Behandlung, Information, Erwartungshaltung und Beobachtung.
III Unterscheidbarkeit der Präparate nach Aussehen, Applikation, spezifischen Wirkungen und Nebenwirkungen.
IV Ungerichtete Zufallseinflüsse.

Den unter I genannten Wirksamkeitsunterschied möchte man nachweisen. Unterschiede zwischen den Versuchsgruppen (II) sowie eine Unterscheidbar-

	Verum	Placebo	
gestorben	1	8	
lebend	119	112	
gesamt	120	120	240

keit der Präparate (III) müssen unbedingt vermieden werden, denn sonst kann die Differenz in den Ergebnissen auch hierauf beruhen. Eine Studie ist nur dann beweiskräftig, wenn solche Unterschiede ausgeschlossen sind.

Die unter IV genannten Zufallseinflüsse werden in der statistischen Auswertung durch die Irrtumswahrscheinlichkeit beim Signifikanztest berücksichtigt.

Es ist also von entscheidender Bedeutung, daß die beiden Versuchsgruppen sich außer in der Medikation in absolut nichts unterscheiden. Dies versucht man dadurch zu erreichen, daß die Patienten durch ein anonymes Zufallsverfahren den beiden Therapieformen zugeteilt werden, und dadurch, daß niemand weiß, welcher Patient welche Therapie bekommt. Damit sind wir beim randomisierten Doppelblindversuch angekommen, der heute als die einzige beweiskräftige Form klinischer Studien angesehen wird.

Die Überlegungen in diesem Vortrag gelten nicht nur für den Vergleich eines Präparates mit Placebo, sondern auch für andere Fragestellungen. Wir nennen insgesamt drei:

1. Absoluter Wirksamkeitsnachweis
   – Verum A gegen Placebo P.
2. Relativer Wirksamkeitsnachweis
   – Novum A gegen Standard B (z. B. Mistel- gegen Chemotherapie).
3. Nachweis einer adjuvanten Wirksamkeit
   – Standard B gegen (Standard B + Adjuvans A) (z. B. Chemotherapie gegen Chemotherapie + Mistel).

Bei unseren Überlegungen zum Vergleich einer Therapie A mit Placebo haben wir noch nichts Näheres über die Therapie A gesagt. Nehmen wir an, es handle sich um eine Therapie, die nicht rein mechanistisch wirkt und auch nicht schematisch verordnet werden kann. Im einzelnen gelte:

1. Voraussetzung für den Therapieerfolg ist ein ungestörtes Vertrauensverhältnis zwischen Arzt und Patient, ebenso das Vertrauen des Patienten und des Arztes (!) in die angewandte Therapie.
2. Die Therapie kann nicht nach einem starren Schema angewendet werden, sondern es bedarf einer ständigen Beobachtung und Führung des Patienten durch den Arzt. Beispielsweise muß der Arzt fortlaufend die Begleiterscheinungen der Behandlung beobachten, um die Dosierung der individuellen und der augenblicklichen (immunologischen) Reaktionslage des Patienten anzupassen, um wirkungslose Unterdosierungen und schädliche Überdosierungen zu vermeiden. Ebenso sind notwendige oder überflüssige Begleittherapien an- bzw. abzusetzen usw.

Ist es möglich, eine Therapie, die diese Anforderungen stellt, doppelblind randomisiert zu prüfen? Nein, es ist unmöglich!

Die aus ethischen und juristischen Gründen notwendige Aufklärung des Patienten über Aufbau und Zweck der Studie [1, 2, 3] setzt diesen darüber in Kenntnis, daß er vom Status eines Patienten in den Status eines Versuchsobjektes überführt werden soll; daß der Wunsch des Arztes, ihm nach besten Kräften und nach bestem Wissen zu helfen, ersetzt wird durch ein allgemeines Forschungsinteresse; daß die Therapien, die an ihm erprobt werden, noch nicht ausreichend erforscht und mit ungewissen Wirkungen und Nebenwirkungen behaftet sind; schließlich erfährt der Patient, daß niemand wissen darf, welche Therapie er bekommt, und daß dies dem reinen Zufall überlassen bleibt. Das Vertrauen des Patienten in Arzt und Behandlung kann so stark erschüttert werden.

Der Arzt hingegen kann nicht mehr aus dem Zutrauen zu sich selbst heraus die ihm am besten erscheinende Therapie wählen, kann nicht mehr seine Erfahrung, seine Intuition und seinen Willen, dem Patienten unbedingt zu helfen, einsetzen. Vielmehr wird er Ausführender eines Forschungsplanes, den er nicht (allein) aufgestellt hat, der ihn weitgehend einschränkt, auf Routinehandlungen festlegt und ihn zwingt, den Glauben an sich und seine Therapie zu ersetzen durch den Glauben an die Nützlichkeit der Wissenschaft.

Meistens wird es so sein, daß der Arzt den beiden gegeneinander zu prüfenden Therapieformen nicht gleichgültig gegenübersteht; er wird meist eine klare Präferenz haben; der Studienplan schreibt ihm aber vor, die Hälfte der Patienten auf eine Weise zu behandeln, die er nicht für die beste hält.

Zudem weiß der Arzt bei der Doppelblindanlage nicht, welcher Patient welche Therapie bekommt, eine eo ipso absurde Situation! Eine individuelle Führung des Patienten ist so nicht mehr möglich; eine Therapie, die dies aber erfordert, so nicht prüfbar.

Bei der Misteltherapie (subkutane Injektionen) kommt noch hinzu, daß sie auf jeden Fall als solche erkennbar ist, und daß es ein ununterscheidbares (Pseudo-)Placebo nicht gibt.

Es entsteht also ein Widerstreit:

- Eine Doppelblindanlage ist *notwendig,* wenn eine klinische Studie beweiskräftig sein soll, da andernfalls die Erwartungshaltungen von Arzt und Patient das Ergebnis entscheidend beeinflussen können.
- Eine Doppelblindanlage ist *unmöglich* bei Therapieformen, deren Ergebnis von situativen und suggestiven Gegebenheiten abhängt. Die Kenntnis der Versuchsanlage kann das Vertrauen des Patienten in Arzt und Therapie zerstören.
- Eine Doppelblindanlage ist *unmöglich* bei Therapien, die eine individuelle Führung des Patienten erfordern (Flexibilität der Therapie unter Verlaufskontrolle usw.).
- Eine Doppelblindanlage ist *unmöglich,* wenn das zu prüfende Präparat als solches erkennbar und auch an seinen Wirkungen und Nebenwirkungen identifizierbar ist.

Dieser Widerspruch ist ungelöst. Die häufige Forderung nach randomisierten Doppelblindstudien ist für die hier angesprochenen sensiblen Therapieformen unpassend, eine Alternative unbekannt. Ich möchte dazu aufrufen, dieses Problem anzugehen und nach Lösungsmöglichkeiten zu suchen. –

Als Grundlage einer Diskussion der ethischen Problematik klinischer Studien können dienen: die Deklaration von Helsinki [2], die Grundsätze der klinischen Prüfung von Arzneimitteln [3] und das Arzneimittelgesetz für die BRD [1]. Die wichtigsten ethisch-juristischen Forderungen sind:

1. *Aufklärung.* Der Patient ist über die Studie genau zu unterrichten; über Aufbau und Zielsetzung, über Belastungen und Risiken sowie über die Art der Zuteilung der Patienten zu den Versuchsgruppen.
2. *Freiwilligkeit.* Der Patient ist darüber zu unterrichten, daß seine Teilnahme freiwillig ist und daß er diese jederzeit widerrufen kann. Aus Nicht-Teilnahme oder Widerruf dürfen ihm keine Nachteile erwachsen.
3. *Einverständnis.* Der Patient muß sein Einverständnis, vorzugsweise schriftlich, erklärt haben.
4. *Indikation.* Die angewandte Therapie muß für jeden einzelnen Patienten indiziert sein.
5. *Risikobegrenzung.* Das Wagnis des Patienten muß begrenzt, vorhersagbar und ärztlich vertretbar sein.
6. *Risiko-Nutzen-Abwägung.* Das Risiko, welches die Patienten eingehen, muß in einem angemessenen Verhältnis zu dem zu erwartenden Nutzen der Studie für die Allgemeinheit stehen.

Die weitgehende Aufklärung über die Studienanlage kann bewirken, daß zu wenige Patienten ihre Einwilligung geben. Weiterhin, daß die Patienten gegenüber Ärzten und Therapie verunsichert werden. Daher wird in der Praxis gerne unvollständig aufgeklärt, z.B. wird die Zufallszuteilung gerne verschwiegen mit Formulierungen wie: „Sie bekommen eine Therapie, die Ihnen möglicherweise helfen wird", oder „Wir geben Ihre Unterlagen zum Klinikum, und dort wird dann entschieden, welche Therapie Sie bekommen". Eine solche unvollständige Aufklärung schränkt die Entscheidungsfreiheit und Selbstbestimmung des Patienten unzulässig ein. Sie ist durch die genannten Quellen nicht legitimiert.

In der normalen Behandlungssituation findet die Aufklärung des Patienten ihre natürlichen Grenzen

1. bei der Gabe von Placebo zum Nutzen des Patienten;
2. in der Unverständlichkeit medizinischer Zusammenhänge für den Laien;
3. bei eingeschränkten Patienten;
4. bei der vertrauensvollen Delegation von Entscheidungen an den Arzt.

In jedem Falle handelt der Arzt aber im wohlverstandenen Interesse des Patienten. Bei klinischen Studien hingegen soll dieses zu einem Teil dem Erkenntnisfortschritt geopfert werden. Ein solches Opfer, es bedeutet Unsicherheit und erhöhtes Risiko, kann der Patient freiwillig bringen, wenn er den zu erwartenden Nutzen für die Allgemeinheit gegen sein persönliches Wagnis einschätzen kann. Seine Entscheidung kann er aber nur dann autonom treffen, wenn er die Sachlage kennt. Die Entscheidung kann nicht vom Arzt oder von der Ethikkommission stillschweigend übernommen werden. Diese können lediglich feststellen, ob obige Forderungen insgesamt erfüllt sind; die Entscheidung über die Teilnahme muß beim einzelnen Patienten liegen.

Da jede Studie für die Patienten ein erhöhtes Risiko mit sich bringt, gehört es zu den ethischen Verpflichtungen aller Beteiligten (vgl. [1, 2, 3]).

1. Studien nur dann durchzuführen, wenn wirklich ein Nutzen für die Allgemeinheit zu erwarten ist und dieser nicht anders erreicht werden kann;

2. Studien nach wissenschaftlichen Kriterien so sorgfältig und sachgerecht zu planen, durchzuführen und auszuwerten wie nur irgend möglich;
3. die Ergebnisse aller Studien, auch bei unerwünschtem Ausgang, öffentlich zu machen.

Diese an sich selbstverständlichen Forderungen haben schon zu folgendem Schluß geführt: Eine Studie (zur Misteltherapie) sei nur dann ethisch vertretbar, wenn sie wissenschaftlich fundiert, d. h. insbesondere potentiell beweiskräftig sei; dies sei wiederum nur bei einer Doppelblindanlage der Fall. Somit sei eine nichtdoppelblinde Studienanlage unethisch.

Die logische Folgerung daraus wäre, daß alle nicht doppelblind prüfbaren Therapien überhaupt nicht wissenschaftlich geprüft werden könnten. Dazu gehören alle operativen Fächer, alle Physio- und Psychotherapien. Eingangs wurde gezeigt, daß auch medikamentöse Behandlungen u. U. nicht doppelblind prüfbar sind. Damit wäre also der größte Teil der Medizin der wissenschaftlichen Evaluierung nicht zugänglich.

Diese absurde Konsequenz nötigt uns, über die Grundlagen der klinischen Prüfung von Grund auf neu nachzudenken. Es geht nicht an, daß differenziertere Behandlungsformen nur deshalb unerforscht bleiben, weil unser bisheriges, zu grobes Prüfinstrument auf sie nicht anwendbar ist. In den Quellen [1] und [3] wird gefordert, daß bei der Prüfung von Arzneimitteln der besonderen Therapierichtungen deren Besonderheiten zu berücksichtigen sind.

Literatur

1. Arzneimittelgesetz (1976) Gesetz zur Neuordnung des Arzneimittelrechts für die BRD vom 24. August 1976
2. Deklaration von Helsinki (revidierte Fassung) (1987) Bundesanzeiger 108:7110 (13. Juni 1987)
3. Grundsätze für die ordnungsgemäße Durchführung der klinischen Prüfung von Arzneimitteln (1987) Bundesanzeiger 243:16618 (30. Dez. 1987)
4. Hajto T, Hostanska K (1989) Immunmodulierende Effekte der Misteltherapie. Therapeutikon (im Druck)
5. Hornung J (1989) Methodisches zu den klinischen Studien zur Misteltherapie des Krebses. Therapeutikon 3(1):16–21
6. Ribéreau-Gayon G, Jung M-L, Beck J-P (1989) Die Proteine, Alkaloide und Polysaccharide der Mistel (Viscum album L.). Therapeutikon 3(1):22–26
7. Schreiber H-L (1986) Rechtliche Grenzen für die Zulässigkeit der Placebo-Anwendung. In: Hippius H (Hrsg) Das Placebo-Problem. G. Fischer, Stuttgart
8. Zekert F, Kohn P, Vormittag E (1976) Eine randomisierte Studie über die postoperative Thromboseprophylaxe mit Acetylsalicylsäure. Med Welt 27(28):1372–1373

Medizinische Erkenntnisgewinnung durch klinische Studien – Schwierigkeiten und Möglichkeiten bei der Misteltherapie

L. Edler

Abteilung Biostatistik, Institut für Epidemiologie und Biometrie, Deutsches Krebsforschungszentrum, Im Neuenheimer Feld 280, D-6900 Heidelberg

Vorbemerkung

Vorliegendes Koreferat zu dem Beitrag „Statistische und ethische Probleme beim Wirkungsnachweis der Misteltherapie" von J. Hornung nimmt insbesondere auf die im Januar 1989 in der Zeitschrift *therapeutikon* veröffentlichte Arbeit [12] Bezug. Zunächst werden aufgeworfene Fragen aufgenommen und ein erster Eindruck beim Lesen wiedergegeben. Der Thematik angemessen wird kurz das Instrumentarium klinischer Studien vorgestellt, und aufgezeigt, wie vielseitig diese Methodik zur Gewinnung empirischer Erkenntnis genutzt und zur Entscheidungsunterstützung bei der Therapiewahl eingesetzt werden kann. Dabei wird unterschieden zwischen Beobachtungsstudien als Mittel der retrospektiven Wissenssammlung, extensiven Einzelfallstudien als Quelle für Kausalzusammenhänge, randomisierten kontrollierten Studien als wesentlichem Baustein für einen Wirkungsnachweis und Meta-Analysen (Studien über Studien) als Mittel der Zusammenführung von Behandlungsergebnissen. Auf dieser Grundlage werden die von Hornung angesprochenen Fragen im Für und Wider diskutiert und abschließend methodische Empfehlungen zur Misteltherapie ausgesprochen. Es soll hier nicht eine anfangs der 80er Jahre heftig geführte methodische Auseinandersetzung wieder aufgenommen, sondern vielmehr dargelegt werden, wo die methodischen Schwierigkeiten liegen und wie sie überwunden werden können.

Erste Sicht

Aufgeworfene Fragen

In [12] werden hauptsächlich folgende Fragen aufgeworfen:

1. Haben klinische Studien bislang die Wirksamkeit der Misteltherapie als Krebstherapeutikum bewiesen?
2. Ist eine klinische Arzneimittelprüfung möglich, ohne das Arzt-Patienten-Verhältnis zum Nachteil des Patienten zu beeinträchtigen?

3. Sind die Ergebnisse zu den Überlebenszeiten unter einer Misteltherapie interpretierbar?

Zur Frage der Beweiskraft randomisierter klinischer Studien, welche in [12] den größten Raum einnimmt, werden allgemeine Mängel klinischer Studien, Vergleichbarkeit, Doppelblindheit/Placebokontrolle, Lebensqualität und Individualtherapie angesprochen und gefolgert, daß, gemessen an den methodischen Anforderungen, „klinische Studien stets problematisch" seien, und ihnen so gut wie keine Beweiskraft zugesprochen werden könne. In pessimistischer Konsequenz stellt Hornung die Frage, „ob es überhaupt möglich ist, einwandfreie Studien durchzuführen"?

Bezüglich des Arzt-Patienten-Verhältnisses wird der klinischen Studie die Schaffung einer „künstlichen Behandlungssituation" im Gegensatz zu einem „natürlichen" Verhältnis angelastet, was Praxisferne und nichtindividuelle Therapie zur Folge habe. Zur Wahrung eines „natürlichen" Arzt-Patienten-Verhältnisses wird vorgeschlagen, Therapiestrategien zu vergleichen und Studienplanungen öffentlich zu diskutieren. Mögliche Gründe für eine Über- oder Unterschätzung eines Gewinns an Lebenszeit unter einer Misteltherapie werden aufgelistet, und daraus weitere Argumente für die negative Antwort auf die erste Frage abgeleitet.

Insgesamt fallen beim ersten Lesen eine Reihe apodiktischer Aussagen auf, welche vor dem Spektrum klinischer Studien der Differenzierung bedürfen. So wird ausschließlich und allein randomisierten klinischen Studien Beweiskraft zugebilligt („nur der kontrollierte klinische Versuch", „nichtdoppelblinde Studien strenggenommen niemals beweiskräftig"), kontrollierte Studien in anthroposophischen Kliniken kategorisch verneint („In Arlesheim ist nichts anderes möglich"), zu pauschal über Studien zusammengefaßt („in keiner der bisherigen Studien wurde...") und das Ergebnis einer Studie zu eng an eine Fragestellung geknüpft („sagt das Studienergebnis nichts aus..."). Insgesamt mag so der Eindruck entstehen, klinische Studien seien zu kompliziert und verlangten aus theoretischen Gründen Anforderungen, welche im Widerspruch zu ärztlichem (Be-)Handeln stehen. Hier stellt sich – nicht nur dem Biometriker – folgende Frage: Kann dem methodischen Ansatz der klinischen Studien „Erfahrungswissen" als Alternative gegenübergestellt werden? Wie kann aber dann ein Wirksamkeitsnachweis vor dem Einfluß subjektiver Beobachtung oder persönlicher Meinung bewahrt werden?

Widersprüche beim ersten Lesen

Wenn in einer Studie die „Vergleichbarkeit der Gruppen nicht gewährleistet ist", wie in [12] z.B. für retrospektive Studien aus Arlesheim festgestellt wird, so kann daraus der dortige Stand auch nicht „vergleichsweise" eingeschätzt werden. Derartige retrospektive und unkontrollierte Studien dienen nicht der Wirksamkeitsprüfung, sondern der Beschreibung von Prognose und Krankheitsverlauf.

Als weiterer Widerspruch mag erscheinen, daß auf der einen Seite festgestellt wird, daß „die Wissenschaft von den kontrollierten Studien einen hohen Stand erreicht" hat, auf der anderen Seite aber bemerkt wird, daß „beweiskräftige Studien kaum möglich" seien, da von den Anforderungen meist eine oder sogar mehrere nicht eingehalten werden. Dies löst sich auf, wenn man beachtet, daß mit *einer einzigen* randomisierten und kontrollierten Studie nicht über Wirksamkeit oder Unwirksamkeit entschieden werden kann, und daß die Anforderungen an eine Studie zusammengenommen einen Maximalkatalog darstellen, dessen Einzelpunkte bestmöglichst einzuhalten sind. Deswegen kann aus dem Nichterfülltsein einer Anforderung nicht das Scheitern der ganzen Studie gefolgert werden. Gegenüber Patienten, welche eingewilligt hatten, an der Studie teilzunehmen, wäre ein derartiger Alles-oder-Nichts-Standpunkt ethisch nicht vertretbar.

An anderer Stelle wird ein Doppelblindverfahren zur Herstellung der Vergleichbarkeit der Gruppen gefordert und gleichzeitig darauf hingewiesen, daß bisher keine derartige Studie veröffentlicht wurde. Trifft dies für Misteltherapien wohl zu, so gibt es in der übrigen Krebstherapie durchaus Doppelblindstudien. Die meisten Therapiestudien werden jedoch nicht blind und – wegen manchmal enormer Nebenwirkungen – erst recht nicht doppelblind durchgeführt. Unterscheidet man zwischen der Forderung nach Strukturgleichheit der Gruppen, welche durch die Randomisation erreicht wird, und der Forderung nach Beobachtungsgleichheit, zu deren Erreichen ein Doppelblindverfahren mit einem geeigneten Placebo die methodisch reinste Lösung darstellt, so erkennt man leichter, wann auf Doppelblindheit verzichtet werden kann. Randomisation ist zwingend, Doppelblindheit ist anzustreben! Es ist zu unterscheiden, ob das Ansprechen eines Tumors (z. B. röntgenologisch durch ein Referenzzentrum) beurteilt wird, ob die Überlebenszeit als Maß für die Wirksamkeit gewählt wird, oder ob die Lebensqualität das Zielkriterium ist.

Zur Methodik und Ethik klinischer Studien

Während menschliches Erkennen auch in der Medizin ein intuitiver und nicht notwendig empirisch gestützter Vorgang ist, ist medizinisches Wissen wissenschaftlich empirisch gewonnene Erkenntnis, welche „die Wiederholung derselben Ereignisse unter den gleichen Bedingungen" voraussetzt [28]. Das wissenschaftliche Experiment übertrifft Beobachtung an Erkenntnisgewinn. Ein einmaliges Wirken einer Therapie oder theoretische Überlegungen zur Wirkung allein genügen nicht zum Wirksamkeitsnachweis. Dieser hat die Wiederholbarkeit eines Therapieerfolgs zur Voraussetzung. Eine dafür entwickelte Methodik für klinische Studien ist heute Grundlage eines jeden Nachweises. Für die Arzneimittelprüfung führte dies zu dem Vierphasenkonzept der klinischen Prüfung (Phase I bis Phase IV) und in der medizinischen Methodenforschung zur Entwicklung verschiedener Studienformen, von denen einige genannt werden sollen.

Einzelfallstudie

In der von Überla [28] empfohlenen biometrisch geplanten Einzelfallstudie wird durch wiederholte Beobachtungen am selben Patienten verallgemeinert. Wiederholbarkeit bzw. Reversibilität von Effekten innerhalb eines Krankheitsverlaufes vorausgesetzt, ist diese Studienart grundsätzlich in der Lage, einen Kausalnachweis empirisch zu stützen.

Randomisierte kontrollierte klinische Studie (RKS)

Ziele einer RKS sind nach Überla [28] 1. Patienten so gut wie bei dem gegenwärtigen Kenntnisstand möglich zu behandeln, mit dem Nebenziel eines therapeutischen Vergleichs, 2. in der gegebenen Situation einen Wirkungsnachweis zu führen, der Baustein für einen Kausalschluß sein kann und 3. Information über Behandlungsarten und die Krankheit zu gewinnen. Unabdingbare Grundvoraussetzung ist ein *gewisser Kenntnisstand* über den Tumor und seine möglichen Behandlungen und zugleich eine *gewisse Unkenntnis über die Wirksamkeit von Therapien*, die zu klären wichtig ist. Notwendigkeit und Nutzen von RKS und Voraussetzungen für ihre Durchführung wurden sowohl von methodischer als auch von medizinischer Seite wiederholt dargelegt [2, 10, 13, 15, 23, 27].

Die Aussagekraft einer RKS wird durch die Vergleichbarkeit (Strukturgleichheit und Beobachtungsgleichheit) der untersuchten Patientengruppen begründet. Für das Erreichen der Strukturgleichheit wird das Verfahren der Zufallszuteilung (Randomisation) verwendet. Soweit damit nicht schon Beobachtungsgleichheit erreicht werden kann, muß diese durch organisatorische Maßnahmen bei der Durchführung der Studie abgesichert werden: Placebobehandlung in der Kontrolle, Einfachblindverfahren, Doppelblindverfahren, Trennung von Behandlungsteam und Beurteilungsteam seien hier nur schlagwortartig genannt.

Mit dem Konzept einer *übergreifenden Kohortenstudie* [20] wurde kürzlich versucht, das Problem der Patienteneinwilligung zur Randomisation dadurch in den Griff zu bekommen, daß an erster Stelle die Eigenwahl des Patienten für eine der Studientherapien oder für die Randomisation in die engere RKS steht. Anschließend werden nur noch diejenigen Patienten zwischen den Studientherapien randomisiert, die sich für RKS entschieden haben. Beim Vergleich von zwei Therapien A und B führt dies zu insgesamt drei Gruppen von Studienpatienten:

1) zwischen A und B randomisierte
2) solche, die bewußt A wählen, und
3) solche, die bewußt B wählen.

Ethische Überlegungen

Die ethischen Anforderungen an eine RKS sind:

- keinem Patienten eine wirksame Therapie vorzuenthalten oder ihn um des Gewinns an wissenschaftlicher Erkenntniswillen einer Therapie auszusetzen, bei welcher die Risiken im Vergleich zum Nutzen überwiegen;
- keinen Patienten in seiner Entscheidungsfreiheit einzuschränken und bei Inanspruchnahme derselben zu benachteiligen.

Pocock [23] erweiterte dies um die Forderung,

- keinen Patienten in eine schlecht geplante Studie mit Unzulänglichkeiten in der Durchführung aufzunehmen.

Können diese Forderungen auf RKS beschränkt bleiben oder müssen sie nicht auch dann angewendet werden, wenn der Arzt in einer Beobachtungsstudie Gruppen von Patienten nach gleichen Therapiemodalitäten behandelt und von Zeit zu Zeit sein Behandlungsschema ändert? Konsequenterweise müßten, solange keine Heilung erzielt werden kann, alle Patienten unter Studienbedingungen behandelt werden. Diesen Gedanken formuliert Chalmers [4] sehr radikal: „Bei der Anwendung einer neuen Therapie ist ab dem ersten Patienten zu randomisieren." Vor dem Hintergrund, daß sich viele Therapien im Nachhinein als unwirksam erwiesen, lehnt er es aus ethischen Gründen ab, Patienten in aufeinanderfolgenden Serien ohne Kontrollgruppe zu behandeln.

Meta-Analysen

Die Methodik der Meta-Analysen wurde erst in jüngerer Zeit zum Wirksamkeitsnachweis herangezogen, wobei ein „mittleres zusammenfassendes" Ergebnis aus den Resultaten der einzelnen Studien statistisch errechnet wird. Dieser interessante und sicherlich breitere Anwendung findende Ansatz wurde bislang vorwiegend auf die Zusammenfassung von Mortalitätsraten aus randomisierten kontrollierten Studien angewendet [5, 6].

Beobachtungsstudie (BS)

Aus einer Beobachtungsstudie sind Informationen über die Wirksamkeit einer Behandlung weitaus schwieriger zu erhalten als aus einer RKS, und es ist leider festzustellen, daß die BS für diese Fragestellung weitgehend ungeeignet ist. Empirisch zeigt sich dies in einer enormen Variabilität von Behandlungsergebnissen [8]. Auffallend ist auch, daß Behandlungsunterschiede in BS oft viel größer als in anschließend durchgeführten RKS sind. Warum ist dies so? Eine Reihe von Gründen werden in [12] genannt. Es handelt sich dabei im wesentlichen um Struktur- und Beobachtungsunterschiede zwischen den Behandlungskollektiven, die zu einer Reihe von Fallstricken bei der Beurteilung einer therapeutischen Wirksamkeit führen [1, 23, 24]:

1. Die Strukturgleichheit ist verletzt durch Verschiedenheit der Ein-/Ausschlußkriterien oder durch eine unausgewogene Verteilung der Fälle nach nicht erhobenen oder unbekannten prognostischen Faktoren. Restriktive Einschlußkriterien können eine Therapie bevorzugen.
2. Die Beobachtungsgleichheit ist bei Verwendung von historischen Kontrollen meist massiv verletzt, aufgrund ehemals anderer Fragestellungen und Zielkriterien, aufgrund einer früher schlechteren Dokumentation oder anderer Beurteilungsmaßstäbe und aufgrund neuerer verbesserter Diagnostik und Patientenversorgung.
3. Die Gültigkeit eines statistischen Signifikanztests kann nicht mehr wie bei der RKS durch ein Randomisationsmodell gerechtfertigt werden. Stattdessen muß auf eine meist unbegründete theoretische Hilfskonstruktion zurückgegriffen werden, in der eine Repräsentativität des untersuchten Patientenkollektivs bezüglich der Gesamtheit aller behandlungsbedürftigen Patienten gefordert wird.
4. Die Wirksamkeit kann nicht mehr von der Wirkung prognostischer Faktoren getrennt werden, wenn die Wahl der Behandlung von diesen abhing. Im Extremfall (Behandlung A nur bei guter, Behandlung B nur bei schlechter Prognose) ist eine Aussage über die Wirkung schlichtweg verstellt. In einer weniger extrem Situation können multivariate statistische Verfahren manchmal weiterhelfen.
5. Das mehrfache Testen nach verschiedenen Endpunkten (Zeit bis Rezidiv, Remissionsrate, Überlebenszeit, Lebensqualität) und in verschiedenen Teilkollektiven kann zu erheblicher Überbewertung einzelner Unterschiede führen [16]. Durch die Anwendung multipler Testprozeduren kann dieses Problem zumindest statistisch gelöst werden.

Die Frage, wie weit BS zur ärztlichen Entscheidungsfindung nutzbar sind, muß derzeit noch als offen angesehen werden. Pocock [23] nennt folgende Voraussetzungen: gleiche Qualität der zu vergleichenden Daten, Kenntnis der prognostischen Faktoren, gleiche Untersuchung und Beurteilungsmethoden, biometrisch einwandfreie Auswertung, vorsichtige Interpretation der Ergebnisse und Akzeptanz unter den Wissenschaftlern. Von Mau et al. [17] wurden methodische Anforderungen für einen speziellen Ansatz formuliert.

Auswertungsprobleme bei Beobachtungsstudien zur Misteltherapie

Die Schwierigkeiten bei BS sollen an einer gelungenen retrospektiven Auswertung von Schreiber u. Stumpf [26] illustriert werden, die 275 Patientinnen mit einem Ovarialkarzinom untersuchten, welche zwischen 1955 und 1979 postoperativ in der Lucasklinik in Arlesheim mit Iscador behandelt worden waren. Eine multivariate statistische Auswertung identifizierte Alter, Operationstyp, Stadium und Therapie als statistisch signifikante Faktoren ($p < 0,0001$) für die

Überlebenszeit der Patientinnen nach Therapiebeginn mit Iscador. Bei der Therapieform wurde nach Vorbehandlungen unterschieden und 5 Gruppen gebildet (Anzahl der Fälle in Klammern): A: Nur Iscador (46), B: Iscador nach Chemotherapie (52), C: Iscador nach Radiatio (51), D: Iscador nach Chemotherapie + Radiatio (80), E: weniger als 3 Serien Iscador nach verschiedenen Vorbehandlungen (46). Gegenüber der Gruppe A war die Überlebenszeit in Gruppe C und D erhöht und in Gruppe B und E erniedrigt. Obwohl die Stadieneinteilung (I–IV) von hoher Prognosekraft war, und eine bessere Differenzierung der Überlebenszeit erlaubte als die Therapieform, konnte sie auch unter Hinzunahme des Alters und des Operationstyps die Unterschiede in den Überlebenszeiten nicht ausreichend erklären, und es mußte die Therapieform in das multivariate Erklärungsmodell einbezogen werden. Gleichzeitig war ein Zusammenhang zwischen Tumorstadium und Therapieform offensichtlich: Patientinnen mit Iscador nach Röntgen (Gruppe C) waren zu 43,1 % im Stadium I im Vergleich zu 30,4 % aus Gruppe A, 28,8 % aus Gruppe D, 9,6 % aus Gruppe B und 6,5 % aus Gruppe E (vgl. die entsprechenden Tabellen der Originalarbeit). Von den Patientinnen in Stadium III und IV waren 54,4 % aus Gruppe A und sogar 73,9 % aus Gruppe E bzw. 75,0 % aus Gruppe B, aber nur 37,2 % aus Gruppe C und 48,8 % aus Gruppe D. Dieses Beispiel zeigt die Schwierigkeit, Einflüsse biologischer Prognosefaktoren von dem Einfluß der Therapie in einer Beobachtungsstudie zu trennen. Die vermutlich eng mit dem Tumorstadium verbundene Wahl der Vorbehandlung kann hier nicht isoliert beurteilt werden. Ebenso ist ein Vergleich von Iscador alleine (Gruppe A) gegen eine der anderen Gruppen unmöglich. Das Beispiel zeigt aber auch, daß eine sorgfältig durchgeführte Dokumentation und statistische Auswertung wertvolle Information über den Krankheitsverlauf liefern kann. Man erhält Hinweise auf wichtige Faktoren bei der Behandlung von Patienten und kann erkennen, wo eine Untersuchung auf Wirksamkeit anzusetzen hat. Die BS liefert oftmals die Voraussetzungen für einen randomisierten Vergleich und eine prospektive Planung. Eine ähnliche Problematik zeigte sich in dem Bericht von Hollinsky u. Danmayr [11] über die Prognose des T_1N_0-Mammakarzinoms nach einer Auswertung von 516 Fällen aus dem Ludwig-Boltzmann-Institut in Wien-Lainz.

Klinische Studien zur Misteltherapie: Fragen zur Methodik

In diesem Abschnitt sollen häufig vorgebrachte Einwände und Fragen zur Methodik klinischer Studien in der Alternativmedizin besprochen werden; insbesondere aber solche zur randomisierten klinischen Studie (RKS).

Wer ist für den Wirksamkeitsnachweis der Misteltherapie verantwortlich?

Als zugelassenes Mittel besteht für die Misteltherapie – jedenfalls zur Zeit noch – keine Notwendigkeit zur klinischen Prüfung nach den dafür entwickelten strengen methodischen Richtlinien [9], wofür Hersteller oder Vertreiber verantwortlich wären. Es bleibt jedoch die ethische Verpflichtung, Patienten wirksam zu behandeln bzw. nicht durch eine unwirksame Therapie zu schaden z. B. durch finanzielle Belastungen. Die Verantwortung lastet hier voll beim behandelnden Arzt. Eine Beweislastumkehr, welche den Skeptiker zum Nachweis der Unwirksamkeit verpflichtete, wäre unzulässig, da sie eine Flut von methodisch nicht ausreichend gestützten Therapievorschlägen (z. B. nach eiligen unkritischen Veröffentlichungen oder unter dem Druck wirtschaftlicher Interessen) in die medizinische Praxis entließe.

Verlangt eine RKS ein starres Therapieschema?

Eine klinische Studie ist nicht als starres Schema zu verstehen, sondern als methodisches Konzept mit Raum für ärztliche „Intuition, Individualität, Spontaneität und Flexibilität". Diese von Hornung [12] einem „starren Therapieschema" gegenübergestellten Eigenschaften einer ärztlichen Behandlungsweise dürfen aus ethischen Erwägungen durch ein Studienprotokoll im Kern nicht eingeschränkt werden. Sicher greift die prospektive klinische Studie in die Behandlungsweise des Arztes ein, wenn er sich bereiterklärt hat am Studienprotokoll teilnzunehmen. Charakteristischerweise findet dieser Eingriff jedoch an einer offenen Frage statt, deren Beantwortung einen Fortschritt in der Behandlung eines Tumors verspricht. Die Planung der Studie kontrolliert das Vorgehen. Behandlungs- und Entscheidungsfreiheit des Arztes werden durch die Grundsätze der Deklaration von Helsinki garantiert.

Kann durch eine einzige RKS über die Wirksamkeit entschieden werden?

Mir ist kein Fall bekannt, in dem durch das Ergebnis *einer* RKS schlagartig eine neue Therapieform eingeführt oder eine alte abgelöst wurde. Die Umsetzung von Ergebnissen benötigt Evidenz aus verschiedenen biomedizinischen Disziplinen und oft einer oder mehrerer Bestätigungsstudien anderer Forschergruppen. So hat es 40 Jahre gebraucht, um nachzuweisen, daß Bestrahlung nach radikaler Brustoperation ohne Vorteil für die Patientinnen ist [6], und es dauerte insgesamt 85 Jahre bis zum Nachweis, daß die radikale Brustoperation inadäquat ist [5]. Dies wurde durch eine Reihe von RKS und ihrer Zusammenfassung in Meta-Analysen erreicht. Provokativ könnte man fragen: Wieviele RKS werden für den Nachweis der Wirksamkeit oder Unwirksamkeit der Misteltherapie nötig sein?

Können die Anforderungen an RKS bei einer Misteltherapie reduziert werden?

Die Anforderungen an die Durchführung klinischer Arzneimittelprüfungen sind sehr umfangreich und hoch, vgl. Arzneimittelgesetz der Bundesrepublik Deutschland vom 24. 8. 1976 auf der Grundlage der revidierten Deklaration von Helsinki und die Grundsätze für die ordnungsgemäße Durchführung der klinischen Prüfung von Arzneimitteln [9]. Sie gelten auch für alternativmedizinische Behandlungen, wobei das Gesetz die Berücksichtigung von Besonderheiten ausdrücklich zuläßt, aber auch fordert, daß „Abweichungen von den Grundsätzen nur zulässig sind, soweit sie auf Grund spezieller medizinischer Fragestellungen notwendig sind"; und „sie sind zu begründen".

Verhindert eine RKS eine individuelle Therapie?

Eine RKS versucht innerhalb der individuellen Behandlung eines Patienten eine bestimmte medizinische Fragestellung zur Wirksamkeit zu beantworten. Es geht also nicht darum, daß der Arzt „die Hälfte der Patienten völlig anders oder gar nicht behandelt" [12], sondern darum, daß er im Rahmen der Behandlung seiner Patienten an der Prüfung von zwei alternativen Therapieformen teilnimmt. Im Studienprotokoll werden Therapiemodalitäten und Reaktionen auf Komplikationen antezipiert und dem Arzt die Möglichkeit des Eingriffs zum Wohl seines Patienten gelassen. Hornungs Vorschlag, eine therapeutische Strategie festzulegen, sollte bei der Studienplanung in der Tat stärkere Beachtung finden, auch wenn dies der oft geäußerten Forderung nach einfachen Studienplänen widerspricht [22]. Ansatzweise wird dies bei Krebsstudien dadurch versucht, daß eine Erhaltungstherapie bei Respondern und eine Folgetherapie bei Progredienten festgelegt wird.

Behandelt ein Arzt in einer RKS die Hälfte der Patienten falsch?

Ist ein Arzt davon überzeugt, daß für einen Patienten eine bestimmte Therapie die beste ist, darf er diesen nicht zur Studie melden. Er sollte ihn auch nicht anmelden und – was leider passiert! – wieder aus der Studie nehmen, wenn zufälligerweise nicht auf Verum randomisiert wird. Ist der Arzt aber von der Überlegenheit von Verum nicht überzeugt und hat er beim betreffenden Patienten keine medizinischen Bedenken, so kann er diesen zur Randomisation bringen. Im Einklang mit seiner subjektiven Einschätzung erhält sein Patient somit zu 50% tatsächlich die individuell bessere Therapie, ohne daß diese bekannt wäre. Die Tatsache, daß viele randomisierte Studien keine Überlegenheit einer Therapie finden konnten, stützt diese theoretische Überlegung im nachhinein.

Werden in einer Studie die Ärzte geprüft?

In vielen multizentrischen Studien zeigen sich Unterschiede zwischen den Studienzentren bzw. zwischen den jeweiligen Ärzten. Diese sind in stratifizierten statistischen Auswertungen zu berücksichtigen. Sie sind jedoch von untergeordneter Bedeutung für das Studienergebnis, da sie durch eine Selbstselektion der Patienten, durch bewußte Auswahl in die Studie oder durch regionale Unterschiede entstehen können. Deswegen sollte man in der Regel Studienergebnisse verschiedener Zentren nicht bezüglich Wirkung miteinander vergleichen. Hier zeigt sich der methodische Fallstrick einer Beobachtungsstudie sehr drastisch: Nach Ende der Studie müßte allen Patienten empfohlen werden, die Klinik mit dem günstigsten Ergebnis aufzusuchen.

Beeinträchtigt eine RKS das Arzt-Patienten-Verhältnis zum Nachteil des Patienten?

Die kritischste Phase für das Arzt-Patienten-Verhältnis liegt bei einer RKS am Anfang, wenn der Patient so umfassend wie ärztlich vertretbar über seine Krankheit, über die Therapiemöglichkeiten einschließlich Mißerfolgen und Nebenwirkungen und schließlich über die Studie und die Randomisation aufgeklärt werden muß. Eine weitere kritische Phase wird erreicht, wenn sich die Krankheit trotz dieser Therapiemaßnahme verschlimmert. Dies stellt hohe Anforderungen an den Arzt, muß aber nicht der Studie angelastet werden, sondern ist als Teil der Probleme bei Krebspatienten zu sehen. Leider gibt es bisher wenige gründliche Untersuchungen zum Arzt-Patienten-Verhältnis [21].

Kann die Planung und Durchführung einer klinischen Studie öffentlich diskutiert werden?

Planung, Durchführung und Auswertung sowohl einer RKS als auch einer prospektiven Beobachtungsstudie erfordern wissenschaftliche Kenntnisse der Biomedizin und der Biometrie, die eine Diskussion einzelner Studienkonzepte weitgehend auf die wissenschaftliche Öffentlichkeit beschränken. Eine Einflußnahme von öffentlicher Seite wurde durch die Einrichtung von Ethikkommissionen erreicht, deren Bedeutung sicher noch verstärkt werden kann. Viel wichtiger erscheint aber eine Aufklärung und Unterrichtung der Öffentlichkeit über das Konzept und die Art medizinischer Erkenntnisgewinnung durch klinische Studien. Im Rahmen der Gesundheitsfürsorge könnte damit das Bewußtsein für die Teilnahme an Studien gefördert und manche Schwierigkeiten durch „drop-outs" vermieden werden. Die Aufklärung über methodische Fragen wäre eine wichtige Aufgabe der medizinischen Statistik an Universitäten oder Forschungseinrichtungen.

Wie sind Vergleiche von Überlebenszeiten in Beobachtungsstudien zu beurteilen?

Eine zusammenfassende Beurteilung der Überlebenszeit bisheriger Studien zur Misteltherapie stößt – wie diejenige anderer Therapieformen – auf zwei fundamentale Schwierigkeiten. Erstens kann bei Beobachtungsstudien meist nur eine Zeitdauer, aber kein Gewinn bestimmt werden, da dies einen kontrollierten Vergleich voraussetzt. Methodische Mängel, Planungsfehler, Fehler bei der Berücksichtigung prognoserelevanter Faktoren, Therapiefehler und Dokumentationsmängel (vgl. [12]) können die Überlebenszeit verzerren. In aller Regel bleiben Richtung und Größe der Verfälschung jedoch spekulativ. Zweitens ist zu beachten, daß die „Überlebenszeit einer Gruppe" stets eine Gruppe von Überlebenszeiten ist. Beobachtet wird eine Verteilung von sehr kurzen bis sehr langen Zeiten, welche nur durch mathematisch-statistische Verfahren beurteilt werden kann. Für den Vergleich derartiger Verteilungen werden die originalen Überlebenszeiten benötigt, was bisher in den seltensten Fällen möglich ist; es sei denn die Daten stammen aus derselben Klinik und sind ausreichend dokumentiert. Behilft man sich bei der Zusammenfassung mit Überlebenszeitparametern, wie der 1-Jahres- bzw. 5-Jahres-Überlebensrate oder der medianen Überlebenszeit, so muß insbesondere bei langen Zeiten mit erheblichen Verzerrungen gerechnet werden. Die Verteilung der Überlebenszeiten kann so kompliziert sein (Frühtodesfälle, stationäre Verläufe, Langzeitüberleben), daß sie sich nicht auf *eine einzige* zu „mittelnde" Zahl reduzieren läßt. Schlimmstenfalls wird der Therapieeffekt sogar in die falsche Richtung interpretiert.

Neben Verzerrungen durch selektierte Veröffentlichung positiver Ergebnisse („publication bias") möchte ich einen Punkt aus [12] ausdrücklich herausgreifen: Mangelhafte oder nichtadäquate Berücksichtigung ausgefallener Patienten („drop-outs"). Personen, welche die randomisierte Therapie gleich nach Zuteilung verweigern, welche vom Therapeuten frühzeitig aus der Studie genommen werden oder bei denen frühe Komplikationen auftreten, die zum Studienabbruch führen, werden oft fälschlicherweise nicht ausgewertet oder erst gar nicht in der Veröffentlichung erwähnt. Dies ist ein sehr ernstzunehmender methodischer Fehler. Oft wird argumentiert, diese Fälle seien wegen nichtadäquater Therapie nicht auswertbar. Das Umgekehrte ist der Fall: Wegen Komplikationen unter der Therapie mußte diese abgebrochen werden. Für einen Arzt, der vor dem Beginn einer Behandlung steht, sind Ergebnisberichte über eine derartig selektierte Patientengruppe nutzlos.

Möglichkeiten zur Misteltherapie

Die systematische Zusammenstellung möglicher Studienformen in Teil II zeigte die prinzipiellen Möglichkeiten klinischer Studien zur Misteltherapie auf dem methodisch notwendigen und wissenschaftlich anerkannten Niveau. Vor einer Vorstellung konkreter Möglichkeiten soll noch auf die Problematik der Wahl der Kontrollgruppe und des Blindversuchs eingegangen werden.

Misteltherapie im Vergleich mit Placebo?

Wo immer möglich, sollte anstelle einer unbehandelten Kontrollgruppe eine Placebokontrolle durchgeführt werden, um die bloße Wirkung des Behandeltwerdens von der Wirkung der experimentellen Substanz unterscheiden zu können. Dies kann schwierig bis unmöglich werden, wenn komplexe Therapieformen untersucht werden (i. v. Gabe, Infusion, invasive Techniken, chirurgische Behandlungen). Es muß dann versucht werden, ein dem Verum entsprechendes Betreuungs- und Beobachtungsschema so zu etablieren, daß Beobachtungsgleichheit gewahrt bleibt. Gleich dem Zeitschema einer Misteltherapie sollten auch die Patienten der Kontrollgruppe einbestellt und untersucht werden. Eventuell kann ein „Pseudoplacebo" (z. B. Vitaminpräparat) verabreicht werden, dessen Wirkung auf den Tumor im Vergleich zu der hypothetischen Wirkung von Verum vernachlässigt werden kann; von dem sich aber Arzt und Patient dennoch einen gewissen Nutzen versprechen können. Zugunsten der ethischen Durchführbarkeit wird zwar die Aussagekraft der Studie eingeschränkt, die Möglichkeit medizinischer Erkenntnis aber noch gewahrt.

Misteltherapie/Krebstherapie in einer Doppelblindstudie?

Blind- oder Doppelblindstudien limitieren die Bereitschaft zur Studienteilnahme sowohl von seiten der Ärzte als auch von seiten der Patienten. Es sollte aber bedacht werden, daß Doppelblindstudien bei Krebs möglich sind. Eine eigene Recherche über die vergangenen 2 Jahre lieferte allein 16 veröffentlichte Doppelblindstudien. Abschließend läßt sich die Möglichkeit einer Blind- oder Doppelblindstudie sicher nur in jedem Einzelfall entscheiden, da Art der Tumorerkrankung, Art der Behandlung (Nebenwirkungen, Dosismodifikationen), Art der Zielgröße, Beurteilungsmethoden, Infrastruktur und finanzielle Ressourcen zu berücksichtigen sind. Das Dilemma liegt auf der Hand: Blindheit ist am nötigsten, wo subjektiv beeinflußte Effekte erwartet werden, und gleichzeitig ist dort die Abwehrhaltung gegen Blindheit aufgrund emotionalen Verhaltens am größten. Die ethische Vorgabe bei RKS ist eindeutig: Führt die Blindheit in einer Krebsstudie zu einer Belastung des Arzt-Patienten-Verhältnisses, aus der ein Risiko für den Patienten ableitbar wäre, ist eine Teilnahme ethisch ausgeschlossen. Blinde bzw. doppelblinde Studien sind möglich, wenn innerhalb einer langen Therapiephase ein vergleichsweise kurzer Zeitraum betroffen ist, oder wenn sich die Behandlungen wenig voneinander unterscheiden. Folglich ist ein Wirksamkeitsnachweis bei Krebs zunächst weiterhin mit harten und objektiv kontrollierbaren Erfolgskriterien zu suchen. Dies bedeutet aber auch, daß Studien zur Beurteilung von Lebensqualität oder Schmerzen bei Krebs ohne Doppelblindheit noch weit davon entfernt sind, objektive und unverzerrte Ergebnisse zu liefern. Für eine objektive Beurteilung der Lebensqualität sind noch enorme Anstrengungen notwendig [19], und es ist mit Sicherheit der jeweilige Tumortyp zu beachten. Die statistische Methodik hat zu beachten, daß sich *Lebensqualität* zusammensetzt aus *Lebens*zeit und *Qualitativen* Krankheitszuständen. Wenn – berechtigterweise – verstärkt Wirksamkeit in bezug auf Lebensqualität geprüft werden soll, sind Methoden zu entwickeln, welche stärker als bisher zwischen Faktoren der Wirksubstanz, ihrer Auflösung und Aufbereitung, ihrer Darreichung, der ärztlichen und pflegerischen Patientenbetreuung und dem psychosozialen Umfeld der Behandlung unterscheiden. Dies ist ein schwieriges Problem, da auch mit Wechselwirkungen zwischen diesen Faktoren zu rechnen ist. Die Doppelblindstudie kann jedoch aus Gründen ihrer bei Krebs eingeschränkten Praktikabilität nicht die einzige methodische Antwort bleiben.

Mögliche Studienformen bei der Misteltherapie

Abschließend sollen fünf Studienformen zur Diskussion gestellt werden, die zum Erkenntnisgewinn bei der Misteltherapie beitragen können.

1. *Phase-II-Studien.* Das Konzept der Phase-II-Studien bietet einen methodisch gut fundierten Rahmen für Studien an einzelnen Zentren und gestattet Aussagen über wohldefinierte Patientenkollektive auch schon bei kleineren Fallzahlen und sollte weitaus häufiger als bisher genutzt werden. Schraub u. Bernheim [25] erwähnen eine Phase-II-Studie zur Misteltherapie in Dänemark; vermutlich diejenige von Kjaer [14] beim Adenokarzinom der Niere.
2. *Randomisierte klinische Studien mit Misteltherapie als Zusatz zu einer Basistherapie.* Kliniken, welche eine bestimmte Grundtherapie (Hormon- oder Chemotherapie) ihren Patienten nicht vorenthalten wollen, können diesen im Rahmen einer randomisierten Studie die Chance eines etwaigen Nutzens einer Misteltherapie geben. Eine in beiden Gruppen vorgesehene erhöhte Betreuung sollte zur Teilnahme an einer solchen Studie motivieren.
3. *Randomisierte klinische Studien zum Vergleich von zwei ähnlichen Mistelbehandlungen bzw. mit randomisierten Dosis-Deeskalationsstufen.* Eine geringfügige Änderung am Therapieschema kann randomisiert geprüft werden. Unter Beibehaltung des hohen Standards an Patientenbetreuung können in einer randomisierten Studie in den Behandlungsgruppen Umfang und Dosis der Misteltherapie schrittweise reduziert werden. Eine solche Dosisdeeskalation in Richtung einer Placebokontrolle bietet die Möglichkeit, mit einem Dosis-Wirkungsargument Indizien für Wirksamkeit oder Unwirksamkeit zu erhalten: Bricht die Kette an einem Punkt ab, so wäre dies ein Hinweis auf Wirksamkeit. Gegebenenfalls muß ein derartiger Plan in einer Folge von Studien realisiert werden.
4. *Randomisierte klinische Studien oder übergreifende Kohortenstudien zwischen schulmedizinisch etablierten Behandlungen und Misteltherapie.* Diese Möglichkeit sollte bei Tumorerkrankungen in einem fortgeschrittenen Stadium in Betracht gezogen werden. Aus Fallzahlerwägungen und organisatorischen Aspekten werden eindringlich zweiarmige Studien empfohlen, wobei eine unbehandelte Kontrollgruppe nicht von vorneherein ausge-

schlossen werden sollte. In der Bundesrepublik Deutschland wird eine derartige randomisierte Studie zum Vergleich von Iscador mit einem Pseudoplacebo (Vitamin B) durchgeführt.
5. *Prospektive Beobachtungsstudien als Basis für Meta-Analysen.* Auch wenn Beobachtungsstudien zum Wirksamkeitsnachweis nur begrenzt beitragen, liefern sie dennoch wertvolle Informationen zur Behandlung von Tumorpatienten. Werden viele Patienten mit einer Misteltherapie behandelt, können diese Ergebnisse im Rahmen großangelegter prospektiver Beobachtungsstudien untersucht und in Meta-Analysen zusammengefaßt werden. Nach bisherigen Erfahrungen müssen aber große Anstrengungen zur Bereitstellung der organisatorischen Infrastruktur und zur Qualitätskontrolle der Daten getroffen werden. Mit besonderen zusätzlichen organisatorischen Schwierigkeiten ist zu rechnen, wenn auch niedergelassene Ärzte an solchen Studien teilnehmen. Da diese aber grundsätzlich lösbar sind, sollten sie nicht vor der Planung und Durchführung solcher Studien abschrecken, sondern auch als Herausforderung an die Methodiker gesehen werden. Ethische Anforderungen müssen in gleicher Weise wie für randomisierte Studien beachtet werden.

Literatur

1. Byar DP (1980) Why data bases should not replace randomized clinical trials. Biometrics 36:337–342
2. Biefang S, Köpcke W, Schreiber MA (1983) Manual for the planning and implementation of therapeutic studies. Springer, Berlin Heidelberg New York Tokyo
3. Chalmers TC, Celano P, Sachs HS et al. (1983) Bias in treatment assignment in controlled clinical trials. N Engl J Med 309:1358–1361
4. Chalmers TC (1988) The role of clinical trials in health care. A personal view. In: Proceedings of the 14th International Biometric Conference, Invited Papers, Namur 1988, pp 47–56
5. Cuzick J, Stewart H, Peto R et al. (1987) Overview of randomized trials comparing radical mastectomy without radiotherapy against simple mastectomy with radiotherapy in breast cancer. Cancer Treat Rep 71:7–14
6. Cuzick J, Stewart J, Peto R et al. (1987) Overview of randomized trials of postoperative adjuvant radiotherapy in breast cancer. Cancer Treat Rep 71:15–29
7. Dambrosia JM, Ellenberg JH (1980) Statistical considerations for a medical data base. Biometrics 36:323–332
8. Edler L, Flechtner H (1987) Remission in Phase-II- und Phase-III-Studien: Kriterien und Voraussetzungen. Onkologie 6:330–339
9. Grundsätze für die ordnungsgemäße Durchführung der klinischen Prüfung von Arzneimitteln (1987) Bundesanzeiger 243:16618
10. Havemann K (1981) Die Bedeutung von Therapiestudien für die klinische Forschung und Probleme ihrer Integration in die Klinik. In: Victor N, Dudeck J, Broszio EP (Hrsg) Therapiestudien, Springer, Berlin Heidelberg New York, S 37–49
11. Hollinsky CH, Danmayr E (1987) Prognose des kleinen Mammakarzinoms (T_1N_0). Retrospektive Analyse anhand von 516 Fällen. Krebsgeschehen 3:77–83
12. Hornung J (1989) Methodisches in den klinischen Studien zur Misteltherapie des Krebses. therapeutikon 1:16–21

13. Jesdinsky HJ (1978) Memorandum zur Planung und Durchführung kontrollierter klinischer Therapiestudien. Schattauer, Stuttgart
14. Kjaer M (1987) Mistoltoe (Iscador) therapy in stage IV renal adenocarcinoma. A phase 2 study in patients with measurable lung metastases. Fourth Europ Conf on Clinical Oncology and Cancer Nursing. Madrid 1987 (Meeting Abstract)
15. Kokron O (1983) Wert und Unwert prospektiver randomisierter Studien in der Onkologie. Krebsgeschehen 1:17–19
16. Lee KL et al. (1980) Clinical judgement and statistics. Lesson from a simulated randomized trial in coronary artery disease. Circulation 61:508–515
17. Mau J, Netter P, Nowak H, Vollmar J (1986) Biometrische Aspekte der Planung und Durchführung nicht-randomisierter vergleichender klinischer Prüfungen. Dtsch Med Wochenschr 111:1569–1573
18. Miké V, Annas GJ, Cassell EJ et al. (1982) Clinical trials: Exploring ethical, legal and psychological issues (Pannel Discussion). In: Miké V, Stanley KE (eds) Statistics in medical research. Wiley, New York, pp 156–188
19. Olschewski M, Verres R, Scheurlen H et al. (1988) Evaluation of psychological aspects in a breast preservation trial. Rec Res Cancer Res 111:258–669
20. Olschewski M, Scheurlen H (1985) Comprehensive cohort study: An alternative to randomized consent design in a breast preservation trial. Meth Inform Med 24:131–134
21. Penman D, Bahna G, Holland JC et al. (1980) Patient's perception of giving informed consent for investigational chemotherapy (Abstract). Proc Am Assoc Cancer Res 21:188
22. Peto R, Pike MC, Armitage P et al. (1977) Design and analysis of randomized clinical trials requiring prolonged observation of each patient: II. Introduction and design. Br J Cancer 35:1–39
23. Pocock S (1983) Clinical trials, Wiley, Chichester
24. Scheurlen H, Olschewski M, Leibbrand D (1984) Zur Methodologie kontrollierter klinischer Studien über die Primärbehandlung des operablen Mamma-Karzinoms. Strahlentherapie 160:459–468
25. Schraub S, Bernheim J (1987) Quackery in the quest of quality. Reflections on the impact of improven methods in the treatment of cancer. In: Haronson WK, Beckmann J (eds) Quality of life of cancer patients. Raven Press, New York, pp 275–281
26. Schreiber K, Stumpf C (1984) Iscador in der postoperativen Therapie des Ovarialkarzinoms. Ergebnisse 24jähriger Therapie. Erfahrungsheilkunde 6:349–358
27. Staquet M, Sylvester R, Jasmin C (1980) Guidelines for the preparation of EORTC cancer clinical trial protocols. Eur J Cancer 16:667–670
28. Überla KK (1981) Therapiestudien: Indikation, Erkenntniswert und Herausforderung. In: Victor N, Dudek J, Broszio EP (Hrsg) Therapiestudien, 26. Jahrestagung der GMDS, Gießen 1981. Springer, Berlin Heidelberg New York, S 8–21

Biologisch-immunologische Tumortherapie: Wissenschaftliche Grundlagen

Eintritt der Schulmedizin ins „biologische Zeitalter"?

G. A. Nagel und U. Tröhler

Abteilung Hämatologie/Onkologie, Medizinische Universität Göttingen,
Robert-Koch-Straße 40, D-3400 Göttingen

In diesem Beitrag ist von zwei unterschiedlichen Strömungen in der heutigen Onkologie die Rede, für die beide das Wort „biologisch" ein Schlüsselbegriff ist.

Die eine Strömung ist eine naturwissenschaftliche. Sie betrifft die Erforschung der somatischen Prozesse, der Entstehung und Ausbreitung der Krebskrankheit im Hinblick auf neue diagnostische und therapeutische Möglichkeiten. Diese Forschung interessiert sich für Wechselwirkungen zwischen dem Organismus und seinem Krebs. Ihr liegt eine eigene wissenschaftlich fundierte Vorstellung der Biologie der Krebskrankheit zugrunde.

Die andere Strömung betrifft die Erforschung der psychosozialen Konstellation des krebskranken Menschen. Diese Forschung setzt sich u. a. mit den Vorstellungen auseinander, die sich Laien von der Natur der Krebskrankheit machen. Diese Laienvorstellung unterscheidet sich grundsätzlich von der naturwissenschaftlichen. Sie steht naturheilkundlichen Auffassungen von Krebs, für die sich das Schlagwort „biologisch" eingebürgert hat, wesentlich näher.

Im folgenden bedeutet das Wort Schulmedizin die an den Universitäten gelehrte, naturwissenschaftlich begründete Medizin. Alle anderen Richtungen werden als naturheilkundliche Medizin bezeichnet.

Naturwissenschaftliche und naturheilkundliche Hintergründe des heutigen Biobegriffes

Das Wort „Biologie" taucht im Schrifttum erstmals um das Jahr 1800 bei Burdach, Treviranus und Lamarck auf [6]. Bis dahin gab es keinen eigentlichen Wissenschaftszweig, der sich speziell mit den Gesetzmäßigkeiten der belebten Welt beschäftigt hatte. Noch 1802 können wir in der Einleitung des Buches „Biologie oder Philosophie der lebenden Natur für Naturforscher und Aerzte", welches der Bremer Arzt Gottfried Reinhold Treviranus [7] in Göttingen herausgab, die folgende Definition des Biologiebegriffes lesen:

„Die Gegenstände unserer Nachforschungen werden die verschiedenen Formen und Erscheinungen des Lebens seyn, die Bedingungen und Gesetze, unter welchen dieser Zustand statt findet, und die Ursachen, wodurch derselbe bewirkt wird. Die Wissenschaft, die sich mit diesen Gegenständen beschäftigt, werden wir mit dem Namen der *Biologie* oder *Lebenslehre* bezeichnen."

Treviranus sprach also nur von den „Gegenständen der Nachforschungen", jedoch nicht davon, wie hier geforscht werden sollte. Das Wort Biologie bezeichnete demnach zunächst nichts anderes als ein Feld der Betätigung, blieb jedoch bezüglich des methodischen Zuganges unscharf. Wahrscheinlich konnte es deswegen auch zu den beiden heute üblichen Verwendungen des Biobegriffes kommen.

Einerseits findet er sich seit dem Beginn unseres Jahrhunderts zunehmend in den Naturwissenschaften und in Verknüpfungen, die auf die experimentelle Methodik des jeweiligen Fachgebietes hinweisen wie Biochemie, biophysikalische Chemie, Mikrobiologie, Immunbiologie, zelluläre und molekulare Biologie etc. Andererseits hat der Begriff Eingang in die Terminologie der Naturheilkunde gefunden, deren Gegenstand ja ebenfalls, wie von Treviranus vorgezeichnet, die verschiedenen Formen und Erscheinungen des Lebens sind. Nur wird er hier nicht als experimentell-methodisches Beiwort gebraucht, sondern als heute wohl wesentlichste Leitvokabel eines sich von der Schulmedizin distanzierenden Programms. Derartige Kontrastprogramme zur schulmedizinischen Lehre sind nicht neu und keineswegs ein Zeichen unserer Zeit, ebensowenig wie die gegenseitige Ausgrenzung von Universitäts- und naturheilkundlicher Medizin.

Wenn wir einmal den Ausführungen des Würzburger Medizinhistorikers Keil [2] folgen, so hat schon die „wissenschaftliche Revolution des 12. Jahrhunderts" mit der Institutionalisierung des wissenschaftlichen Rationalismus an den neugegründeten Universitäten im 13. Jahrhundert zu einem ersten irrationalen Gegenschlag geführt. Dieser ging von Schlesien aus und trägt daher den Namen „erste schlesische naturheilkundliche Welle". Als Initiator dieser Gegenbewegung wird der schlesische Predigermönch Nikolaus von Polen genannt, welcher in deutlicher Gegenposition zur Schulmedizin forderte:

– „Die Ärzte sind abzuschaffen, denn sie sind erfolglos;
– die Apotheker sind abzuschaffen, denn sie sind obendrein schädlich;
– die ganze Medizin ist abzuschaffen, denn sie ist nicht nur schädlich, sondern obendrein verworfen."

Das Ergebnis dieses geforderten Strukturwandels wäre:

– der Heiler träte an die Stelle des Mediziners;
– die Natur an diejenige der Medizin;
– die intuitive Erfahrung an diejenige der rationalen Wissenschaft.

Wie Keil weiter ausführt, riß der Faden dieses intuitiv naturbetonten und stark religiös beeinflußten Denkens und Handelns von hier an nicht mehr ganz ab. Ihm über die Jahrhunderte folgend, gelangen wir zu niemand anderem als zu Jean-Jacques Rousseau (1712–1778), der die Vernunft gegen die säkulare Natur ausspielte mit den Worten „Ihr Völker, begreift doch endlich einmal, daß die Natur Euch vor der Wissenschaft bewahren wollte". Ebenfalls im 18. Jahrhundert nahm die „zweite schlesische naturheilkundliche

Bewegung", die das Wasser über alles stellte, auch von Schlesien ihren Ausgang. Vinzenz Priessnitz (1799–1851) wäre in der Folge hier zu nennen, dessen Wickel heute noch in den Bäderabteilungen der Krankenhäuser verpaßt werden, und dessen Einfluß offensichtlich direkt überleitet in das Kneipp- und Kurwesen des 19. Jahrhunderts und die heutige Rehabilitationsmedizin sowie zu eklektischen Formen der Ernährungs- und Diättherapie, z. B. derjenigen nach Schroth oder Bircher-Benner. Nachdem das Wasser seinen Platz in der Naturheilkunde und Medizin gefunden hatte, war es nicht erstaunlich, daß die drei anderen empedokleischen Elemente folgten, das Feuer, die Luft, die Erde und deren reine Produkte. Viel Vertrautes würde uns begegnen, wollte man diese Linie weiterverfolgen, den Gebrauch von Luft und Sonnenbädern, die Thermodiätetik als mögliche Vorläufer der späteren Fieber- und Hyperthermiebehandlung von Krebs. Der Priessnitz-Schüler Rausse (1805–1848) prägte im 19. Jahrhundert den Terminus „Naturheilkunde", die Rückkehr zum „grünen Naturleben" fordernd, und der Schweizer „Sonnendoktor" Arnold Rikli (1823–1906) führte nicht nur die Thermoelektrik, sondern auch die vegetarische Ernährung ein, von wo aus es direkt weiterging zu den allgemeinen Lebensreformbewegungen der Jahrhundertwende, zum Gedankengut der reinen Natur und zu dem des reinen Blutes.

Daß diese Entwicklung dann nach dem 1. Weltkrieg in Deutschland besondere Blüten trieb, ist allgemein bekannt. Wie Keil ausführt, schlossen sich in Deutschland nach 1935 in der „Reichsarbeitsgemeinschaft für eine Neue Deutsche Heilkunde" die Gesellschaft für Bäder und Klimaheilkunde, der Zentralverein homöopathischer Ärzte, der Kneipp-Ärztebund, der Reichsverband der Naturärzte und auch die Vereinigung anthroposophischer Ärzte zusammen. Keil wörtlich: „Die Gemeinschaftstagung mit dem ‚Kongreß für innere Medizin' in Wiesbaden (1936) hatte zum Ziel, die Naturärzte mit den Schulmedizinern in der ‚neuen deutschen Heilkunde' zusammenzuführen, entsprechend der Perspektive von Professor Hans Reiter, der als Präsident des Reichsgesundheitsamtes das Bild ‚des Arztes als *biologischen* Soldaten' gezeichnet hatte."

Wann genau der Biobegriff Eingang in die medizinische Terminologie von Außenseitern und Laien gefunden hat, soll dahingestellt bleiben, fest steht jedenfalls, daß er seit mindestens 50 Jahren auch zum Synonym für naturheilkundlich alternative Lebenskonzepte geworden ist, deren Prinzipien von der Schulmedizin kaum zum Gegenstand seriöser wissenschaftlicher Betrachtungen gemacht, sondern im Gegenteil eher ausgegrenzt wurden.

Der heutige naturheilkundliche Biobegriff hat also eine erheblich längere Vorgeschichte als der naturwissenschaftliche. Die naturheilkundlichen Bioströmungen müssen geradezu als unabdingbarer Bestandteil des tradierten, zentraleuropäischen Kulturgutes und somit als wesentliches Element unserer Erziehung, unseres Denkens und Verhaltens verstanden werden. So betrachtet dürften viele, mit schulmedizinischem Denken und Handeln nicht kongruenten Verhaltensmuster von Patienten, sowohl menschlich einfühlbar als auch kulturhistorisch begründet erscheinen.

Tumorbiologie und biologische Tumortherapie aus schulmedizinisch-naturwissenschaftlicher Sicht

Die biologischen Wissenschaften haben sich natürlich von allem Anfang an auch intensiv um die Lösung des Krebsrätsels bemüht. Im wesentlichen ist es bei Hypothesen geblieben. Die Warburgsche Hypothese der anaeroben Glykolyse sei als Beispiel dafür genannt, wie wenig für die therapeutische Anwendung Brauchbares dabei entschlüsselt wurde. Naturwissenschaftlich gesprochen kann bis heute nicht sicher gesagt werden, was Krebs eigentlich ist.

Beginnt sich diese Situation zu ändern und wenn ja, durch welchen Wissenschaftszweig geführt tritt die Schulmedizin ins biologische Zeitalter ein?

Nachdem die Systembiologen, Zellbiologen und Mikrobiologen das Krebsrätsel nicht lösen konnten, vermuten heute die Molekularbiologen, die molekularen Biochemiker und Genetiker die grundsätzliche, zum Krebswachstum führende Störung auf der Ebene der Übermittlung von Signalen der Wachstumskontrolle.

In der Krebsmedizin am besten erforscht sind die Signale und signalübermittelnden Substanzen des hormonregulierten Zellwachstums (z. B. Östrogene) und in den letzten Jahren vermehrt auch Substanzen der auto- und parakrinen Sekretion (z. B. Zytokine) sowie deren Rezeptoren und molekularen Wirkmechanismen.

Für Substanzen der Regulation natürlich vorkommender Wirt/Tumor-Interaktionen hat die Schulmedizin den Begriff „Biological Response Modifier" oder Biomodulatoren geprägt. Dahinter steht die Annahme, daß es biologische Wechselwirkungen zwischen Organismus und Krebs gibt. Was eine immunologische Tumorabwehr angeht, so fehlt immer noch der Beweis, daß und wie sie funktioniert, weshalb die naturwissenschaftlich orientierte Schulmedizin kaum eine faßbare Handhabe zu immuntherapeutischen Interventionen kennt und Immunmodulatoren, die nur spekulative Hintergründe haben, selbstverständlich nicht anerkennt. Es handelt sich hier noch um einen strikt experimentellen Bereich, in den die Schulmedizin – wie sie glaubt – mit ersten erfolgreichen Therapiekonzepten auch beim Menschen eingetreten ist.

Laienvorstellungen von Krebs

Auch im zweiten naturheilkundlichen Sinne des Biobegriffes kann man vom Eintritt der Schulmedizin ins „biologische Zeitalter" reden. Sie beginnt nämlich, neben den eigenen Konzeptionen auch diejenigen von Laien in die Krebsbehandlung aufzunehmen.

Fragt man Laien nach einer Definition des Begriffes „biologische Krebsbehandlung", so erhält man in aller Regel etwa die Antwort: „Nicht mit Strahlen, nicht chemisch, nicht schädlich – sondern biologisch, natürlich." Im Zusammenhang mit Krebs scheint die Vokabel „biologisch" alles andere als die schulmedizinische Tumortherapie zu bezeichnen. Die Laienvorstellungen zu Krebs sind mit alternativmedizinischen Vorstellungen oft weitgehend identisch, nicht nur weil letztere die Laien wesentlich stärker beeinflußt haben, sondern auch weil sie dem natürlichen Empfinden und Verständnis von Lebensvorgängen unserer alltäglichen menschlichen Erlebniswelt näherstehen als die schulmedizinischen Konstruktionen.

Dabei fällt auch ins Gewicht, daß sich die schulmedizinischen Vorstellungen bis vor kurzem nicht viel von Laienvorstellungen unterschieden haben. So wurde Krebs, basierend auf Galens Idee der humoralen Krebsdiathese (2. Jahrhundert n. Chr.), vorwiegend als Ausdruck einer Erkrankung des gesamten Organismus betrachtet. Erst vor etwa 100 Jahren wurde in der Onkologie die Konzeption der humoralen Krebsentstehung verlassen, wozu Ackerknecht [1] schreibt: „Virchow war der radikalste Vertreter der lokalen Ent-

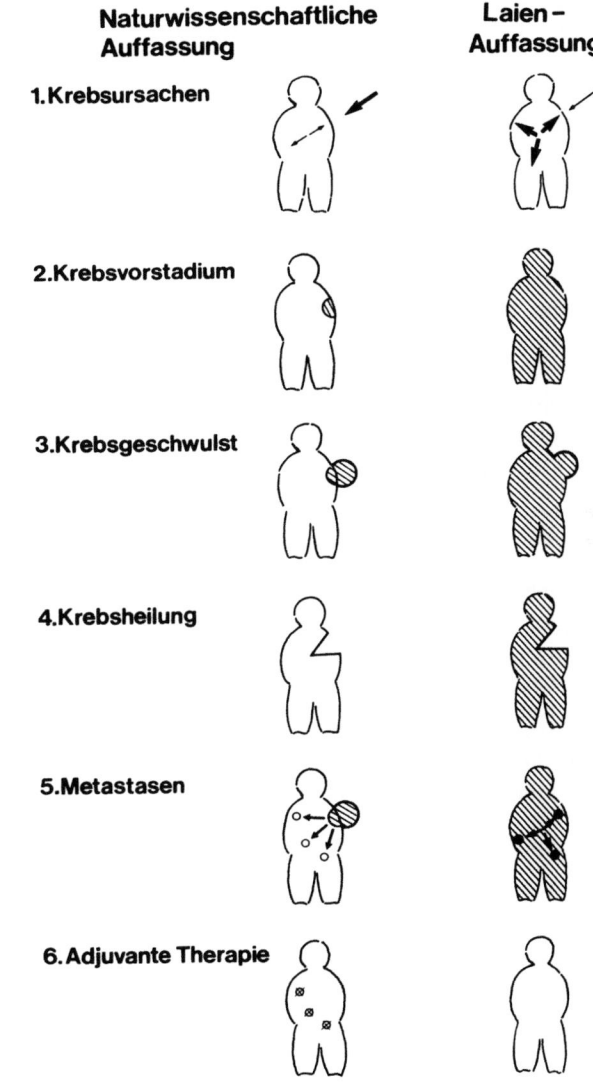

Abb. 1. Unterschiede in der Krebskonzeption von Schulmedizinern und Laien. (Nähere Erläuterungen s. Gegenüberstellung im Text)

stehung des Krebses und schuf damit die theoretischen Grundlagen für die nun schnell aufblühende Krebschirurgie. Er sah in lokaler Reizung die Hauptursache für Geschwulstbildung; allerdings schien ihm auch eine gewisse Disposition notwendig. Die diskrasische Diathese hingegen war für ihn praktisch nicht existent. Die Entstehung von Metastasen sei nicht immer die Folge von Zellverschleppung, sondern auch durch Sekretion einer geschwulsterregenden Substanz möglich." Es würde hier zu weit führen, wollte man beweisen, daß sich selbst in der schulmedizinischen Praxis heute noch Relikte des Denkens *vor* Virchow finden und z.T. durch die bei AIDS-Kranken als Folge der Immunsuppression erscheinenden Tumoren neue Aktualität bekommen. Darauf kommt es aber hier nicht an, sondern auf die Tatsache, daß die Schulmedizin die heute noch von Laien vertretenen Konzepte selbst vor gar nicht so langer Zeit verlassen hat.

Aber die Laienvorstellungen und das Verhalten Krebskranker entstammen selbstverständlich nicht nur unserem überlieferten Gesellschaftsgut und damit der kognitiven Ebene unseres Handelns. Nicht weniger wichtig ist die Aktivierung der emotionalen Sphäre durch die existentielle Erschütterung bei der Wahrnehmung der Krebsdiagnose: So kann das rationale Denken von magischem oder affektiv determiniertem durchmischt, ja sogar verdrängt werden, Ängste, Phantasien, Heils- und Erlösungsvorstellungen können Impulse, Bedürfnisse und Handlungen freisetzen, wie man sie im Rahmen archaischer Verhaltensweisen findet. Solche Abläufe führen dann zu Laientheorien über Krebs, Krebsdiagnostik und Krebstherapie, die sich von den durchrationalisierten medizinischen Theorien wesentlich unterscheiden und sogar zur vollständigen Ablehnung letzterer führen können [7].

Schulmedizinische und Laienvorstellungen von Krebs sind in Abb. 1 und den folgenden Kommentaren einander gegenübergestellt.

Schulmedizinische Konzeption	Laienkonzeption
1. Krebsursachen	**1. Krebsursachen**

– Krebs wird durch eine Reihe von Noxen ausgelöst:
  – äußere (exogene), chemische Karzinogene
  – Viren und andere Mikroorganismen
  – physikalische Einwirkungen, z.B. ionisierende Strahlen
  – innere (endogene Karzinogene)
  – Spontanmutationen
– Äußeren Noxen wird größere Bedeutung zugewiesen als inneren.
– In der Regel genügt nicht eine Krebsnoxe zur Auslösung, sondern es braucht wiederholter schädigender Ereignisse und/oder zusätzlicher Faktoren (Co-Karzinogene).
	– Krebs wird durch eine Reihe von Noxen ausgelöst:
	  – Luftverschmutzung
	  – Gifte in der Nahrung
	  – falsche Lebensweise
	  – Veranlagung
	  – Herdgeschehen, Resttoxikosen, Störfeldwirkung
	  – Schicksal, Pech, Zufall
	  – seelische Störungen, gestörte Konfliktverarbeitung
	  – versagende Abwehr
	  – anderes: ionisierende Strahlen, Erdstrahlen, Stoffwechselentgleisung, kosmische Kräfte
	  – Mangelerscheinungen (z.B. Mangel an Spurenelementen)

Schulmedizinische Konzeption	Laienkonzeption
– Krebs ist weder vererbbar noch ansteckend.	– interzelluläre Kommunikation durch Biophotonen etc. – Verschlackung, Störung der Säfte (Humoralpathologie). – Inneren Noxen wird größere Bedeutung zugemessen – breite Streuung der Auffassungen über Krebsauslöser, durch nur eine Noxe oder Fehlen einer Substanz bis hin zu sehr komplexen Vorstellungen wie über das Monden-Erden-ätherleib-Konzept der Anthroposophie. – Krebs kann vererbt werden und ansteckend sein.
2. Krebsvorstadium – Solche Noxen führen zu einer Veränderung einer gesunden Zelle, die sich vermehrt und ein Vorstadium einer eigentlichen Krebsgeschwulst ist (Präkanzerose). – Der Zustand ist reversibel, entweder durch die Entfernung des transformierten Gewebes oder (heute allerdings noch nicht möglich) dessen pharmakologische Behandlung mit Substanzen, die eine Ausdifferenzierung zu gesunden Zellen bewirken.	**2. Krebsvorstadium** – Solche Noxen führen zu einer Abwehrschwäche des gesunden Organismus, die ihn anfällig für die Entstehung einer Krebsgeschwulst macht (Krebsdisposition). – Der Zustand ist reversibel durch Maßnahmen zur Stärkung der körpereigenen Abwehr mit sog. biologischen Präparaten, autogenem Training, Diäten, Reinigungsritualen.
3. Krebs – Krebs ist eine durch Zelltransformation entstandene Gewebsneubildung, die zunächst lokalisiert ist, dann aber durch invasives und metastasierendes Wachstum Organe und deren Funktion zerstört. – Krebs ist eine Krankheitsentität, ein zunächst autonomes lokales Geschehen.	**3. Krebs** – Krebs ist ein im Körper entstandenes, der körpereigenen Abwehr entglittenes systemisches Geschehen, welches chaotisch voranschreitend Leib und Leben zerstört. – Krebs ist der Ausdruck eines krebskranken Organismus (Theorie der Krebsdiathese). – Krebs ist eine existentielle Bedrohung. – Krebs ist gleich Tod.
4. Krebsdiagnostik – Keine Früherkennung mikroskopischer Zellverbände möglich (Ausnahmen), Diagnostik erst im sichtbaren Stadium. Selten Tumormarker. Kein allgemein gültiger Krebstest.	**4. Krebsdiagnostik** – Früherkennung möglich durch Indizienbeweise der gestörten Abwehr (Veränderung von Säften und Korpuskeln).

Schulmedizinische Konzeption	Laienkonzeption
5. Krebstherapie/Heilung – Stahl und Strahl heilen von Krebs, wenn die noch lokalisierte Geschwulst radikal entfernt wird. – Deswegen sind keine Zusatz(adjuvanten)-Therapien erforderlich. – Chemotherapie kann bestimmte Krebsformen vollständig, andere teilweise eliminieren. Dabei wird eine Störung zellulärer Abwehrvorgänge erzeugt, die jedoch rasch reversibel ist. – Chemotherapie ist eine Offerte an den Patienten, an welche sich Hoffnung knüpft. **6. Krebsrezidiv/Metastasen** – Das Rezidiv entsteht durch örtliche (Lokalrezidive) oder entfernt (Metastasen) verbliebene Zellen des Primärtumors. – Chemotherapeutika, gegen die Resistenz vorliegt, müssen abgesetzt werden.	**5. Krebstherapie/Heilung** – Stahl und Strahl entfernen lediglich die lokal sichtbare Krebsgeschwulst, ändern die Krebsdisposition nicht. – Deswegen sind weitere adjuvante Therapien notwendig. – Chemotherapie ist eine externe Vergiftung, welche die bereits bestehende Abwehrschwäche und das Krebsrisiko verstärkt. – Chemotherapie ist die letzte Waffe, wenn keine Hoffnung mehr besteht. – Ebenso wichtig ist die allgemeine Reinigung (Blutwäsche), Entschlackung. **6. Krebsrezidiv/Metastasen** – Das Rezidiv ist ein erneuter Ausdruck der persistierenden Krebsdisposition. Metastasen werden als neue/andere Tumoren verstanden, z. B. Knochenmetastasen als Knochenkrebs, Lebermetastasen als Leberkrebs. – Selbst im Rezidiv sollen allgemeine Maßnahmen zur Krebsbehandlung bzw. Steigerung der Abwehr weitergeführt werden.

Selbstverständlich handelt es sich bei dieser Gegenüberstellung um Extrempositionen. Auf beiden Seiten finden sich viele Abweichungen, die zudem oft nicht klar formuliert werden können. Selbst eine Person kann ihren Standpunkt je nach Lebenssituation oder Grad der Betroffenheit ändern. Nichtsdestoweniger bestehen zwischen schulmedizinischem, naturheilkundlichem wie Laienstandpunkt zwei fundamentale Denkunterschiede.

Der erste betrifft die krebsauslösenden Mechanismen. Kaum ein Laie, der nicht irgendwie annimmt, Krebs gehe von ihm und von innen aus, etwas stimme mit ihm nicht (Versagen meiner Abwehr – mein Versagen). Daher rührt dann das Bedürfnis der Behandlung nicht nur durch Fremde und Fremdes von außen, sondern auch durch eigene Mitwirkung, auch von innen, um das natürliche (biologische) innere Gleichgewicht wiederherzustellen. Zumeist wird von Stärkung der Abwehr geredet. Da Stahl, Strahl und Chemotherapeutika zweifellos abwehrschwächend sind, werden sie instinktiv abgelehnt oder nur widerwillig akzeptiert. Abwehrstärkendes hat die Schulmedizin hingegen nicht anzubieten.

Zum zweiten ist in den Augen des Wissenschaftlers Krebs ein eigenständiges und zunächst lokal beginnendes, des Laien hingegen ein systemisches, existentielles Geschehen. Nach Meinung dessen, der Krebs als systemisches Geschehen sieht, ist natürlich jede lokale Behandlungsmaßnahme unzureichend und bedarf entsprechend der systemischen Ergänzung. Deswegen ist es auch verständlich, wenn Krebskranke irgendwelche Adjuvanzien verlangen, und sie auch von der Alternativmedizin massenhaft angeboten bekommen.

Schlußfolgerungen

Eintritt der Schulmedizin ins „biologische Zeitalter" – soll die schulmedizinische Onkologie jetzt ihr angestammtes Denkgebäude ab- und in naturheilkundliche Welten aufbrechen, oder gar Handlungsweise und Methoden der Naturheilkunde übernehmen?

Selbstverständlich nicht. Die Schulmedizin hat im Gegenteil allen Grund, ihre wissenschaftlich begründete Position deutlich zu machen, denn Fortschritte in der Krebsmedizin sind nur durch intensive Forschung zustandegekommen und zu erwarten.

Besonderes verspricht dabei die naturwissenschaftlich-tumorbiologische Forschung, nachdem das methodische Rüstzeug hierzu seit einigen Jahren verfügbar wird. Was uns dereinst als Ergebnis dieser Forschung zur Krebsbehandlung bleiben wird, vermag heute niemand genau abzuschätzen. Die Ergebnisse der IL-2-Behandlung von Nierenzellkarzinomen zeigen jedoch, daß sowohl die eingeschlagene Forschungsrichtung nicht gänzlich falsch ist, als auch, daß diese wissenschaftlich begründete biologische Tumortherapie wenig gemein hat mit alternativ-biologischen Verfahren auf weltanschaulicher Grundlage. Dies soll nicht ausschließen, daß sich speziell im Arsenal der Phytotherapie wirksame Substanzen zur Krebstherapie befinden können. Es ist geradezu eine Pflicht der wissenschaftlichen Medizin, Hinweise auf krebswirksame Naturprodukte sorgfältig zu überprüfen.

Andererseits besitzen naturheilkundlich-biologische Heilverfahren für den Laien große Attraktivität. Dies hat, wie oben gezeigt wurde, vor allem mit den Vorstellungen zu tun, die der Laie mit Krebs verbindet. Solche Vorstellungen gehören weltanschaulichen und nicht naturwissenschaftlich-biologischen Kategorien an, und sie lösen entsprechend auch andere Erwartungen und Behandlungsbedürfnisse aus, als sie die naturwissenschaftlich orientierte Schulmedizin erfüllen könnte.

Viele Krebspatienten neigen deswegen dazu, das von der Schulmedizin Verweigerte bei Vertretern der naturheilkundlichen Krebsmedizin zu suchen. Es scheint so, daß diese Tendenz in den letzten Jahren zugenommen hat, was wie folgt begründet werden kann:

Die medizinischen Möglichkeiten entwickeln sich zwar mit einer Geschwindigkeit, der nur noch Spezialisten wirklich folgen können, geschweige denn Laien, die medizinische Fortschritte ohnehin erst mit großer Verzögerung zur Kenntnis nehmen. Die Ergebnisse der Onkologie lassen jedoch, wie die Öffentlichkeit glaubt, seit langer Zeit keinen wesentlichen Fortschritt erkennen. Im Gegenteil, in der palliativen Onkologie wird die Verhältnismäßigkeit von therapeutisch Erreichtem und Zugemutetem immer mehr in Frage gestellt, was zu den Diskussionen zum Thema Übertherapie geführt hat [5].

Unsere Medizin wird uneinfühlsamer, je komplizierter und technischer sie wird. Viele Schulmediziner können neue Entwicklungen gar nicht mehr in die Sprache von Laien übersetzen, oder sie wollen in guter schulmedizinischer Tradition von den eher naturheilkundlich-biologischen Laienvorstellungen gar nichts hören.

Erschwerend kommt hinzu: Besonders die Onkologie verwendet Methoden der Diagnostik und Therapie, welche für den Menschen unserer sensibilisierten Gesellschaft geradezu der Inbegriff einer ökologiefeindlichen Lebenseinstellung sind: Strahlen, Chemotherapeutika, dessen erstes ein Abkömmling eines chemischen Kampfstoffes (Senfgas) ist, Verfahren der Gentechnologie, die maschinelle Assistenz, Methoden, die als unnatürlich („unbiologisch") und als unwürdiger Eingriff in die menschliche Integrität empfunden werden können.

Wir stellen also eine zunehmende Auseinanderentwicklung von schulmedizinischem und Laiendenken und -handeln in der Onkologie und damit auch einen drohenden Vertrauensschwund in die Schulmedizin fest. Diesem verhängnisvollen Trend kann nur gegengesteuert werden, wenn die Schulmedizin ihre Ziele und Möglichkeiten der Tumortherapie verständlicher als bisher darzustellen lernt und besser auf die anthropologisch und kulturell begründeten Bedürfnisse und Vorstellungen von Patienten eingeht. Fritz Meerwein [4] hat vor gut einem Jahr Angriffe auf Vorstellungen von Kranken von schulmedizinischer Seite als „sinnlos und für den Kranken verletzend" genannt. Zumindest in der Begegnung mit dem Kranken ist die traditionelle Ausgrenzungsstrategie alternativ-biologischer Tendenzen nicht mehr haltbar.

Auf die schwierige Frage allerdings, wie die Schulmedizin künftig dem Laienbedürfnis nach irrationalen Handlungen begegnen soll, gibt es zunächst nur eine einfache Antwort: Sie soll erst einmal verstehen, und zwar den Laien wie ihre eigene Position. Im übrigen wird auf Meerweins [3] Rat verwiesen:

1. Der paramedizinische Behandlungswunsch kann Ausdruck einer durch Angst und Hilflosigkeit gekennzeichneten Krise im Arzt-Patienten-Verhältnis darstellen, die erkannt und – wenn möglich – behoben werden muß (z. B. Informationsdefizit der Patienten?).
2. Der Kranke muß vor Einflüssen von Bekannten und anderen „Ratgebern" geschützt werden, die ihn u. U. gegen seinen Willen zu paramedizinischen Behandlungsversuchen motivieren wollen.
3. Der Wunsch nach paramedizinischer Behandlung soll vom Arzt nicht mit Ausdruck persönlicher Beleidigung oder mit Spott und Entwertung beantwortet werden. Das ihm zugehörige legitime Bedürfnis des Patienten nach einer gewissen Selbstverantwortlichkeit, Eigenaktivität und „Purifikation" und die damit manchmal verbundene Hebung der „Lebensqualität" sollen anerkannt bleiben. Bessere „Lebensqualität" bedeutet oft bessere Verlaufsprognose. Auch der Placeboeffekt hat physiologische Grundlagen.
4. Paramedizinische Behandlungen sollen schulmedizinischen Therapien nicht vorausgehen oder deren rechtzeitiges Einsetzen gar verhindern. Sie bilden

meist keine Alternative zu schulmedizinischen Maßnahmen, sondern allenfalls eine Ergänzung derselben.
5. Die Kranken sollen durch geeignete Aufklärung und Information vor Betrug und Ausbeutung durch Scharlatane geschützt werden.

Literatur

1. Ackerknecht EH (1961) Die Auffassung des Krebses im Wandel der Zeiten. Oncologia 14:239–246
2. Keil G (1988) Medizinische Bildung und Alternativmedizin. In: Böhm W, Lindauer M (Hrsg) Nicht Vielwissen sättigt die Seele. Wissen, Erkennen, Bildung, Ausbildung heute. Klett, Stuttgart, S 245–271
3. Meerwein F (Hrsg) (1985) Einführung in die Psycho-Onkologie. Huber, Bern, S 121
4. Meerwein F (1988) Kritisches zu modernen Heilslehren für Krebskranke. Schweiz Ärzteztg 69:96–102
5. Nagel GA (1988) Gedanken zur Überbehandlung in der Onkologie. Dtsch Med Wochenschr 113:1303–1304
6. Schmidt G (1935) Über die Herkunft der Ausdrücke Morphologie und Biologie. Geschichtliche Zusammenhänge. Nova Acta Leopoldina 2 (3/4) Nr 8:597–620
7. Treviranus GR (Hrsg) (1802) Biologie oder Philosophie der lebenden Natur für Naturforscher und Aerzte, Bd I. Röwer, Göttingen
8. Verres R (Hrsg) (1986) Krebs und Angst. Subjektive Theorien von Laien über Entstehung. Vorsorge, Früherkennung, Behandlung und die psychosozialen Folgen von Krebserkrankungen. Springer, Berlin Heidelberg New York Tokyo

Immunmodulation und Tumorabwehr – Fantasien und Realitäten

A. L. de Weck

Institut für klinische Immunologie, Inselspital, CH-3010 Bern

Einleitung

Obwohl eine wesentliche Rolle des Immunsystems in der Abwehr gegen gewisse Tumore nicht bestritten werden kann, sind die Hoffnungen, die die Onkologie in die klassische Immunologie gesetzt hat, bis jetzt nicht völlig erfüllt worden. In der modernen Immunologie sind verschiedene naturwissenschaftlich fundierte Methoden entwickelt worden, um eine Tumorabwehr zu verstärken, bzw. zu steuern. In dieser Arbeit werden diese Methoden kurz zusammengefaßt und kritisch bewertet.

Grundlagen der immunologischen Tumorabwehr

Sowohl im Tierexperiment als auch durch In-vitro-Versuche mit menschlichen und tierischen Immunzellen und Tumorzellinien konnte gezeigt werden, daß verschiedene Immunmechanismen zur Zerstörung von Tumorzellen beitragen können [6]. Dies sind insbesondere:

- „natural killer (NK) cells", die unspezifisch Tumorzellen töten [5];
- aktivierte Makrophagen und Monozyten, die zytotoxisch wirken [4];
- spezifische zytotoxische T-Lymphozyten [6];
- spezifische Anti-Tumor-Antikörper [9], die besonders wirken, wenn sie auf eine zytotoxische Zelle beladen werden (ADCC, antibody dependent cell toxicity).

Zweck einer Immuntherapie bei Tumoren ist solche zytotoxische Zellen entstehen zu lassen und ihre Bioverfügbarkeit für Tumorzellen zu fördern.

Im Konzept einer Immuntherapie von Tumoren besteht zuerst das Bestreben, eine spezifische Immunantwort gegen tumorspezifische oder tumorassoziierte Antigene in Gang zu bringen. Dafür ist es einerseits notwendig, daß Tumorzellen tatsächlich derartige Antigene exprimieren (was eigentlich durch gewisse Biomodulatoren wie Interferon-Gamma auch gefördert werden kann), andererseits, daß ein funktionierendes Immunsystem zur Verfügung steht. Dementsprechend kann ein Teil der Aufgabe der Immuntherapie sein, die Funktion des Immunsystems zu fördern bzw. wiederherzustellen.

Möglicherweise werden auch der Kontakt und die Anerkennung der tumorassoziierten Antigene unter normalen Umständen vom Immunsystem nicht wahrgenommen. Dementsprechend sind Anstrengungen, Tumorantigene in einer immunogenen Form separat zu präsentieren, z. B. als Impfstoffe, nicht von vornherein abzulehnen, obwohl bei jeglicher Immunmanipulation auch das Risiko besteht, eine Toleranz anstatt eine echte Abwehr zu erzeugen.

Sowohl für spezifische wie auch für unspezifische zytotoxische Eingriffe auf die Tumorzellen müssen Effektorzellen (NK-Zellen, Makrophagen und Monozyten, zytotoxische T-Lymphozyten) aktiviert werden. Dies geschieht biologisch am wirksamsten durch verschiedene Lymphokine. Dieses Phänomen, das man „priming" genannt hat, wurde kürzlich auch von uns mit verschiedenen Effektorzellen wie Neutrophilen und Blutbasophilen eingehend untersucht [3]. Dabei zeigte sich, daß eine Präinkubation dieser Zellen mit GM-CSF oder IL-3 notwendig ist, um eine optimale Produktion von Mediatoren nach Kontakt mit Antigen zu erzielen. Dieses „priming phenomenon" nimmt wahrscheinlich auch eine Schlüsselstellung in der Immunabwehr gegen Tumore ein. Es ist gut belegt, daß verschiedene Lymphokine in der Lage sind, die Zytotoxizität von Killerzellen zu fördern [14].

Biological Response Modifiers (BRM)

In den 80iger Jahren wurden Stoffe, die das biologische Terrain und besonders die Immunantwort modulieren, in den Vordergrund der sog. Tumor-Immuntherapie gestellt. Eine Teilliste solcher Stoffe ist in Tabelle 1 angeführt. Verschiedene Übersichten haben in letzter Zeit auch den jetzigen Stand dargelegt [2]. Obwohl unter bestimmten Umständen (z. B. BCG in lokaler Anwendung bei oberflächlichen Harnblasentumoren) solche Stoffe mit relativem Erfolg

Tabelle 1. Biological Response Modifiers

Mikroorganismen	BCG, Nocardia, OK 432 (Strep. pyogenes), Propionibacteriae, Lactobacilli (Iscador)
Natürliche Chemikalien	Klebsiella (Biostim), Bryostatins, PAF Analoge, LPS, Ernährungsfaktoren, Pseudomonas-Toxin, Staph. Prot. A
Polysaccharide	Krestin, Glucan
Polypeptide	Bestatin, Cyclosporin A, MTP-PE, Neuropeptide, Tuftsin
Thymusfaktoren	
Synthetische Chemikalien	AS-101, Retinoids, Vit. D, H_2-Blocker, Coumarin
Polyribonucleotide	
Tumorimpfstoffe	+ IL-2, + Cyclophosphamid

Tabelle 2. Therapie mit Lymphokinen

IL-1	Stimuliert T- und B-Lymphozyten
IL-2	Erhöht Zytotoxizität von NK-Zellen und Cd8$^+$ zytotoxischen Lymphozyten. Synergie mit LAK (lymphokin-aktivierte Killerzellen) und tumorinfiltrierenden Lymphozyten (TIL). Toxizität: „Capillary-leak"-Syndrom
TNF	Zytotoxisches Molekül von NK-Zellen und Makrophagen. Synergie mit Gamma-IFN. Toxizität, verschiedene Molekularformen (nur Dimere biologisch aktiv)
IFN	Alpha, Beta, Gammapleotropische Effekte. Modulieren, Expression von MHC und von tumorassoziierten Antigenen

eingesetzt wurden, ist das gesamte Bild, anhand von experimentellen und klinischen Studien zusammengefaßt, eher enttäuschend. Diese Gruppen von Substanzen können wohl ab und zu einen Adjuvanseffekt besitzen und bei der Abwehr gegen beschränkte Tumormassen behilflich sein, aber mehr als eine Adjuvanswirkung ist eigentlich von diesem therapeutischen Weg nicht zu erwarten.

Therapie mit Lymphokinen und Zytokinen

Größere Hoffnungen wurden durch die Verfügbarkeit von Lymphokinen und Zytokinen erweckt, die durch Gentechnologie in größeren Mengen hergestellt werden können. Die bisher besonders in der Tumorimmunologie eingesetzten Lymphokine sind in Tabelle 2 aufgeführt. Neben den Interferonen (IFN), die nur teilweise die in sie gesetzten Hoffnungen erfüllt haben, hat in letzter Zeit Interleukin (IL)-2 eine besondere Rolle gespielt. Obwohl Erfolge auch mit IL-2 allein gemeldet worden sind [7], scheint IL-2 am besten zusammen mit Lymphozyten, d. h. mit sog. LAK-Zellen und tumorinfiltrierenden Lymphozyten zu wirken [8, 10, 11]. Ein besonderes Problem bei der Anwendung von Lymphokinen und Zytokinen ist ihre biologische Toxizität, die immerhin durch sorgfältige und schonende Verabreichung und/oder durch assoziierte Therapien (z. B. Indomethacin) vermindert werden kann.

Lymphokine und Zytokine sind eigentlich echte natürliche und biologische Medikamente, die möglicherweise auch in leicht abgeänderten Formen („Muteine") Eigenschaften aufweisen werden, die das Verhältnis zwischen Toxizität und Wirksamkeit verbessern werden.

Adoptive zelluläre Therapie

Besonders zu reden gab in den letzten Jahren die adoptive zelluläre Therapie, die insbesondere von der Gruppe um Rosenberg in den USA entwickelt wurde [10]. Dabei wurden sowohl nicht spezifische, durch IL-2 aktivierte zytotoxische Zellen (NK, LAK, Monozyten und Makrophagen), als auch spezifische tumorinfiltrierende Lymphozyten angewandt [12]. In Synergie mit IL-2- und Cyclophosphamid-Behandlung wurden bei gewissen metastasierenden Tumorarten wie Nierenkarzinome und Melanome ca. 10–20 % Erfolge gemeldet [11]. Gewisse dieser Erfolge sind tatsächlich verblüffend, indem weit verbreitete Metastasen zum Verschwinden gebracht wurden und beachtliche Remissionen erzielt wurden. Über Langzeitprognosen dieser erfolgreich behandelten Fälle fehlen aber noch genügende Angaben.

Obwohl diese Therapieform beim Menschen uns sehr viele neue Kenntnisse über die mögliche Rolle und auch über die Grenzen der Immuntherapie von Tumoren gezeigt hat, sind die Kosten sowohl im materiellen Sinne als auch im Sinne von toxischen Nebenwirkungen erheblich. Ob verbesserte Einsätze, eine Synergie zwischen verschiedenen Lymphokinen und Zytokinen und/oder einfachere Methoden zu einer Verbesserung dieser Therapie führen werden, wird sich in den nächsten Jahren zeigen.

Therapie mit Anti-Tumor-Antikörpern

Die Möglichkeit gegen menschliche tumorspezifische oder -assoziierte Antigene monoklonale Antikörper zu erzeugen, hat eigentlich das Gebiet der spezifischen Antitumortherapie revolutioniert [9]. Es sind z. Z. gegen eine ganze Anzahl von tumorspezifischen oder tumorassoziierten Antigenen spezifische hochaffine monoklonale Antikörper erzeugt worden, die sowohl experimentell als auch klinisch geprüft worden sind [1]. Eine Zusammenstellung des potentiellen Einsatzes von Anti-Tumor-Antikörpern sieht wie folgt aus:

Therapie mit anti-tumor-monoklonalen Antikörpern

– Monoklonale Antikörper allein
– Immunotoxine (Rizin A, Hemitoxine, Abrin A, Diphtherietoxin)
– Arzneimittel-Antikörperkonjugate (Anthrazykline, Methotrexat, Vinblastin)
– Hybrid-Antikörper (Anti-Tumor + Anti-Arznei oder Anti-CD3)
– Radioimmunotherapie (^{131}Iod, ^{90}Yttrium, ^{211}Astatin)

Die Verabreichung von monoklonalen Antikörpern allein hat bisher wenig Erfolg gezeigt. Ihre Wirkung würde weitgehend auf dem Mechanismus des ADCC beruhen. Dagegen hat die Bindung an monoklonale Antikörper von bestimmten Toxinen (z. B. Rizin A) oder von Anti-Tumor-Arzneimitteln (z. B. Methrotrexat, Vinblastin) zu beachtlichen Teilerfolgen geführt [1]. Interessant ist auch die vor kurzem realisierte Schaffung von Hybridantikörpern, die sich mit einem Teil an Tumorzellen binden, mit dem anderen Teil an zytotoxische Zellen oder zytotoxische Arzneimittel fixieren. Durch Markierung von monoklonalen Antikörpern mit Isotopen ist es auch möglich, mindestens experimentell, gewisse Anti-Tumoreffekte zu erzielen.

Die Hauptprobleme bei dieser Therapie sind zur Zeit:

- eine veränderte Biodistribution und die schnelle Elimination der modifizierten Antikörper,
- die Tatsache, daß Tumorzellen nicht immer für solche Antikörper zugänglich sind (insbesondere solide Tumoren),
- die Immunantwort gegen Maus-Immunoglobuline, die praktisch immer vorkommt und eine langdauernde Therapie oft verunmöglicht. Immerhin sind hier schon gewisse Lösungsansätze vorhanden.

Schlußfolgerungen und Beziehungen zur Erfahrungsmedizin

Die immunologischen und onkologischen Untersuchungen des letzten Jahrzehnts haben gezeigt, daß die Immunantwort in der Lage ist, die Entwicklung von Tumoren zu modulieren und daß gewisse Aspekte dieser Immunantwort in die Therapie eingebaut werden könnten. Es wurde aber auch gezeigt, daß die Systeme und Interaktionen äußerst kompliziert sind. Obwohl experimentell das System in Einzelstücke zerlegt werden kann, ist unser Verständnis des integrierten Abwehrsystems, wie es in vivo tatsächlich funktioniert, noch sehr lückenhaft.

Die Wahrnehmung dieser Komplexität hat immunologisch geschulte Therapeuten dazu gebracht, eine etwas offenere Haltung gegenüber empirischen Methoden oder Stoffen einzunehmen, die auf Grund von Erfahrungen und anekdotischen Berichten als wirksam gegen Tumore vorgeschlagen worden sind. Zwischen einer Hypothese und einem Beweis ist aber ein langer Weg, den die meisten Mittel, die in der sog. Erfahrungsmedizin angewandt werden, noch zurückzulegen haben.

Der übliche Weg in der Entwicklung einer therapeutischen Strategie geht bei der Tumorimmunologie von der Feststellung und Untersuchung eines bestimmten Immunsystems mit Tumorzellen in vitro aus, führt über Tierversuche zu schlußendlich klinisch sorgfältig kontrollierten Untersuchungen an Menschen. Es ist aber klar geworden, daß In-vitro-Experimente und selbst auch Tierversuche noch keine endgültige Voraussage über die Wirksamkeit und Toxizität einer vorgeschlagenen Immuntherapie in vivo beim Menschen erlauben. Umgekehrt ist die Feststellung, daß gewisse Mittel der sog. Erfahrungsmedizin, deren klinische Wirksamkeit lediglich auf anekdotischen Berichten beruht, auch in gewissen tierexperimentellen Modellen oder In-vitro-Kulturen (z.B. Lymphozytenproliferation) eine Wirkung zeigen, noch kein Beweis für ihre Anti-Tumor-Wirkung beim Menschen unter klinischen Bedingungen. In diesem Sinne ist und wird auch die kontrollierte prospektive Studie ein Prüfstein des Fortschrittes in der Onkologie bleiben.

Auf dieser Ebene sind aber gewisse Schwierigkeiten offenbar. Die Tatsache, daß verschiedene der neueren immunologischen Mittel, obwohl gut definiert und einzeln in ihren Effekten bekannt, nur durch Assoziation und Synergien optimal wirken und daß dementsprechend Verabreichungsmodus, Dosis, Indikationen, usw. sorgfältig geprüft werden müssen, stellt eine riesige Aufgabe dar. In Anbetracht der vielen offenen Möglichkeiten kann man sich sogar fragen, ob überhaupt genügend Patienten vorhanden sind, um innerhalb nützlicher Frist gerechte Schlußfolgerungen zu ziehen. In dieser Hinsicht ist eine internationale Zusammenarbeit mehr denn je erforderlich.

In Anbetracht der Tatsache, daß zahlreiche immunmodulierende und tumorzytotoxische biologische Wirkstoffe jetzt verfügbar und chemisch gut charakterisiert sind, und als Kandidaten für die Entwicklung einer rationellen und wirksamen Tumortherapie in Frage kommen, scheint es gar nicht berechtigt, weiterhin unkontrollierte Untersuchungen mit schlecht definierten Stoffen zu betreiben. Wahrscheinlich muß man aber auch akzeptieren, daß sich bei vielen von uns das Rationelle nicht gegenüber dem Magischen durchsetzen wird. Tumorpatienten, individuell betrachtet, sind auch nicht die mathematischen Einheiten, die der Biostatistiker beliebig randomisieren möchte.

Literatur

1. Baldwin RW, Byers VS, Pimon MV (1988) Monoclonal antibodies and immunoconjugates for cancer treatment. In: Pinedo HM, Longo DL, Chabner BA (Hrsg) Cancer chemotherapy and biological response modifiers. Annual 10. Elsevier, Amsterdam, pp 397–415
2. Clark JW (1988) Biological response modifiers. In: Pinedo HM, Longo DL, Chabner BA (Hrsg) Cancer chemotherapy and biological response modifiers. Annual 10. Elsevier, Amsterdam, pp 434–459
3. Dahinden CA, Zingg J, Maly FE, de Weck AL (1988) Leukotriene production in human neutrophils primed by recombinant human granulocyte-macrophage colony-stimulating factor and stimulated with the complement component C5a and fMLP as second signals. J Exp Med 167:1281–1295
4. Fidler IJ, Poste G (1981) Macrophage-mediated destruction of malignant tumor cells and new strategies for the therapy of metastatic disease. Springer Semin Immunopathol 5:161
5. Heberman RB (1980) Immunologic reactivity of lymphoid cells in tumors. Contemp Top Immunobiol 10:161
6. Hellstrom I, Hellstrom KE (1983) Cell-mediated reactivity to human tumor-type associated antigens. Does it exist? J Biol Response Mod 2:310
7. Lotze MT, Matory YL, Rayner AA (1986) Clinical effects and toxicity of interleukin 2 in patients with cancer. Cancer 58:2764–2772
8. Lotze MT, Rosenberg SA (1986) Results of clinical trials with the administration of interleukin 2 and adoptive immunotherapy with activated cells in patients with cancer. Immunobiology 172:420–437
9. Oldham RK (1983) Monoclonal antibodies in cancer therapy. J Clin Oncol 1:582
10. Rosenberg SA (1984) Adoptive immunotherapy of cancer: Accomplishments and prospects. Cancer Treat Rep 68:233
11. Rosenberg SA, Lotze MT, Mulé JJ (1988) New approaches to the immunotherapy of cancer using interleukin 2. Ann Intern Med 108:853–864
12. Urba WJ, Longo DL (1988) Adoptive cellular therapy. In: Pinedo HM, Longo DL, Chabner BA (eds) Cancer chemotherapy and biological response modifiers. Annual 10. Elsevier, Amsterdam, pp 460–476
13. Vitetta ES, Uhr JW (1985) Immunotoxins. Annu. Rev Immunol 3:197
14. Wagstaff J, Melief K (1988) Lymphokines and cytokines. In: Pinedo HM, Longo DL, Chabner BA (eds) Cancer Chemotherapy and biological response modifiers. Annual 10. Elsevier, Amsterdam, pp 416–433

Effekte von Thymusextrakten in der Behandlung maligner Erkrankungen

K. Schumacher

Abteilung für Hämatologie, Onkologie und Immunologie, Zentrum für Innere Medizin, Robert-Bosch-Krankenhaus, D-7000 Stuttgart

Die therapeutische Anwendung von Präparaten, die in der Regel aus Thymus von Kälbern oder Schafen hergestellt werden, ist ebenso umstritten wie sie verbreitet ist. Als Indikationsgebiete werden genannt: Immundefekte, Allergien, degenerative Alterserkrankungen, Alterungsprozesse, Arthrosen, Virusinfektionen, Präkanzerosen und Tumorerkrankungen. Aus dieser Aufstellung läßt sich schon herleiten, daß die Anwendung von Thymuspräparaten nur z. T. nach wissenschaftlich begründeten Kriterien erfolgt.

Merkmale verschiedener Thymuspräparate

Die therapeutisch eingesetzten Thymuspräparate lassen sich nach Zoch [24] in vier Hauptgruppen einteilen:
1. Thymuszellpräparationen,
2. Lyophilisate juveniler Kalbsthymus bzw. wäßrige Extrakte von Kalbsthymushomogenaten,
3. Peptidfraktionen aus Thymus,
4. chemisch reine, definierte Peptide.

Thymuszellpräparationen

Die der Gruppe 1 (Tabelle 1) von Thymuspräparaten zuzuordnenden Präparate bestehen aus schockgefrorenem und tiefgefroren konserviertem oder lyophilisiertem, als Trockenzellen konserviertem frischen juvenilen Gesamtthy-

Tabelle 1. Thymuszellpräparationen

Ausgangsmaterial:	frischer juveniler Kalbsthymus
Behandlung:	tiefgefroren, schockgefroren, lyophilisiert
Inhalt:	Zellen mit allen Inhaltsstoffen: Nukleinsäuren, Proteine, Kohlenhydrate, Lipide, Thymusfaktoren, Peptide
Handelspräparate:	Siccacell Thymus, Frigozyt, Milcell

Tabelle 2. Thymusextrakte

Ausgangsmaterial:	Thymushomogenate
Behandlung:	Lyophilisation, wäßrige Extraktion, Extraktion mit Fettlösungsmitteln
Inhalt:	Gemische wasserlöslicher oder fettlöslicher Stoffe wie Nukleinsäuren, Proteine, Lipide, Kohlenhydrate, Thymusfaktoren, Peptide
Handelspräparate:	THX, ThymOsand, Neythymun, Thymed L, Thymus Dragees, Zellmedin Thymus 200, Thymo-Glandoretten

mus von Kälbern und Schafen. Die Präparate enthalten ganze Zellen mit allen Inhaltsstoffen wie Nukleinsäuren, Proteinen, Kohlenhydraten, Lipiden, Enzymen, Thymusfaktoren und Peptiden. Hierzu gehören Präparate wie Siccacell, Frigozyt und Milcell. Die Verabreichung ist parenteral.

Thymusextrakte

Die zweite Gruppe (Tabelle 2) besteht aus Gemischen von wasserlöslichen oder fettlöslichen Molekülen (je nach Extraktion), deren Ausgangsmaterial meist Homogenate des Thymus sind. Diese Präparate werden als sog. Frischextrakte oder Gesamtextrakte angeboten und enthalten unterschiedliche Mengen löslicher Substanzen wie Nukleinsäuren, Proteine, Kohlenhydrate, Lipide, Thymushormone bis zu Peptiden. Hierzu gehören THX, ThymOsand, Neythymun, Thymex-L und andere. Die Molekulargewichte schwanken zwischen 4000 und 30000. Die Verabreichung erfolgt intramuskulär, subkutan, aber auch oral oder rektal.

Peptidfraktionen

Die dritte Gruppe von Thymuspräparaten (Tabelle 3) umfaßt mehr oder weniger homogene Peptidfraktionen. Ihr Selektionsprinzip ist meist die einheitliche Löslichkeit oder die gleiche oder ähnliche Molekülgröße der Peptide. So sind also Peptide (ca. 4000–5000 MG) mit sehr unterschiedlichen Wirkungen in den Präparaten enthalten. Hierzu gehören Thymostimulin, TFX-Polfa, Thymosin-V-Fraktion etc.

Reine Peptide

Schließlich gibt es eine vierte Gruppe von Präparaten, die aus chemisch reinen, isolierten oder synthetisch hergestellten Peptiden mit meist sehr gut definierter Wirkung besteht (Tabelle 4). Hierzu gehören meist kleinere Peptide

Tabelle 3. Peptidfraktionen aus Thymus

Ausgangsmaterial:	Homogenate aus Kalbsthymus
Behandlung:	Peptidextraktion
Inhalt:	Gemische verschieden großer Moleküle mit unterschiedlicher biologischer Wirkung von ca. 4000–20 000 Dal.
Handelspräparate:	Thym-Uvocal, Thymostimulin, TFX Polfa

Tabelle 4. Definierte Thymuspeptide

	MG
Thyosin alpha 1	3000
Thymolin: Nonapeptid	1000
Thymopoietin: Pentapeptid	2600
Thymopentin: Pentapeptid	600

Tabelle 5. Wirkung löslicher Thymusfaktoren

Wiederherstellung normaler T-Zell-Zahlen,
Besserung vieler T-Zell-Funktionen:

Anstieg von T-Helfer-Funktion,
T-Suppressor-Funktion,
zytotoxische T-Zell-Funktion

Reifung von Prothymozyten,
Ausbildung von T-Zell-Markern,
Verbesserung der Mitogen-Stimulation

(1000–3000 MG) wie Thymosin alpha 1, das Nona-Peptid Thymolin, Thymopoietin Penta-Peptid und Thymopentin.

Die biologische Wirkung dieser Peptide ist meist sehr genau bekannt [6, 21, 23].

Wirkung von Thymuspräparaten

Die Wirkung von löslichen Thymusfaktoren und Peptiden auf athymische Mäuse und thymusdefekte Patienten besteht in einer Wiederherstellung normaler T-Zell-Zahlen und einer Besserung vieler T-Zell-Funktionen (Tabelle 5). Im einzelnen kommt es zum Anstieg von T-Helferzellen, T-Suppressorzellen und zytotoxischen T-Zell-Funktionen nach In-vivo-Behandlung. In vitro wird unter dem Einfluß von Thymusfaktoren eine Reifung der Prothymozyten zu reifen Lymphozyten mit Ausbildung von T-Zell-Markern beobachtet [19], insbesondere steigt die Zahl der T-Helferzellen an. Damit geht eine Verbesserung der T-Zell-Stimulation durch mitogene und allogene Zellen einher [20].

Tabelle 6. Effekt von Thymostimulin auf das Überleben von Mäusen. (Nach Shoham u. Klein [17])

Hauptbehandlung	% der Tiere geheilt		
	−TS	+TS	p
1. Keine Therapie	0	0	
2. CCNU	23	56	<0,01
Resektion des Primärtumors			
3. <0,7 mm 0	65	97	<0,05
4. 0,7–1,7 mm 0	42	70	<0,05
5. >1,7 mm 0	0	0	
6. CCNU + Resektion 0,7–1,7 mm 0	48	100	<0,01

Allerdings ist es nicht möglich, mit Thymusfaktoren allein eine vollständige Rekonstitution der defekten T-Zell-Funktion zu erreichen. Dies gelingt erst durch die Transplantation von fetalem Thymus [19]. Das wurde bei Kindern mit Di George-Syndrom, also einer angeborenen Thymusaplasie, eindrucksvoll gezeigt [3, 4]. Thymusfaktoren sind also potente Induktoren der T-Zell-Differenzierung von schon geprägten Prothymozyten. In vitro sind sie wirksam auf Prä-T- oder T-Zellen in verschiedenen Stadien der Differenzierung. Allerdings ist die synergistische Interaktion mit Thymusepithelzellen notwendig, um eine optimale Rekonstitution der Thymusfunktion zu bewirken und eine volle Reifung der T-Zellen in vivo zu erreichen. Thymusfaktoren können die Expression von Oberflächenmerkmalen von T-Zellen steigern, für die Entwicklung des normalen Repertoires der Antigenerkennung von Lymphozyten sind aber vor allem die Mediatoren aus Thymusepithel erforderlich [19].

Tierexperimentelle Studien an tumortragenden Tieren

Es gibt eine Reihe tierexperimenteller Studien über die Rolle des Thymus für die Entwicklung von Tumoren, die bei fehlendem Thymus teils eine erhöhte Tumorrate teils das Gegenteil [17] und teils keinen Effekt [13, 15, 18] nachweisen ließen.

Shoham u. Klein [17] untersuchten den Effekt von Thymostimulin an einem Lewis Lung Carcinoma-Modell in C57 B1/6 Mäusen (Tabelle 6). Sie fanden keinen Unterschied bezüglich der Kinetik des Tumorwachstums zwischen thymostimulin-behandelten und -unbehandelten Tieren. Auch war das Überleben der beiden Gruppen gleich. Erhielten die Tiere aber CCNU (Einzeldosis 50 mg/kg KG i.p.), dann zeigten sie eine Überlebensrate von 23% in der Kontrollgruppe, aber 56% in der mit Thymostimulin zusätzlich behandelten Gruppe.

Auch durch Operation ließ sich die Überlebensrate gegenüber unbehandelten Kontrollen von 35% auf 65% verbessern. Erhielten die operierten Tiere

Tabelle 7. Effekt von Thymostimulin-Behandlung auf die Hautreaktivität von Patienten mit unbehandeltem Hodgkin-Lymphom und 10 Kontrollpersonen. (Nach Rambotti et al. [12])

	Zahl positiv	Zahl getestet
	vor TS-Therapie	nach TS-Therapie
Patienten n = 19		
Tuberkulin (5 00µ)	5/19 (26,0%)	6/19 (31,0%)
Candida (1:10)	2/19 (10,5%)	4/19 (21,0%)
Streptokinase (40 00µ)	8/19 (42,0%)	17/19 (89,0%)
Gesamt:	10/18 (52,0%)	18/19 (94,0%)
	$p < 0,05$	
Kontrollen n = 10		
Tuberculin (5 00µ)	2/10 (20,0%)	2/10 (20,0%)
Candida (1:10)	4/10 (40,0%)	4/10 (40,0%)
Streptokinase (40 00µ)	9/10 (90,0%)	9/10 (90,0%)

aber zusätzlich Thymostimulin, stieg die Überlebensrate auf 97%. CCNU plus Operation steigerte die Überlebensrate zusammen mit Thymostimulin auf 100%.

Klinische Studien an Tumorpatienten: Thymusextrakte

Klinische Studien, insgesamt nur in geringer Zahl und meist mit kleinen Patientenzahlen oder nicht randomisiert durchgeführt, lassen sich unterteilen in Studien, deren Augenmerk sich auf die immunologischen Parameter richtete und Studien, die den Effekt der Thymuspräparate auf den Verlauf einer Tumorkrankheit untersuchten.

Rambotti et al. [12] untersuchten die Wirkung von Thymostimulin auf die immunologischen Parameter von Patienten mit unbehandeltem Hodgkin-Lymphom. Thymostimulin wurde in einer Dosis von 1 mg/kg KG für 1 Woche täglich, danach für 2 Wochen 2mal wöchentlich verabreicht (Tabelle 7).

Thymostimulin führte zu einer Normalisierung der E-Rosetten-Bildung bei 7 von 11 Patienten mit erniedrigten Werten, zu einem Anstieg der mitogeninduzierten Lymphozytenproliferation bei 15 Patienten, die erniedrigte Werte hatten und zu einem Abfall zirkulierender Immunkomplexe. Außerdem wurde die Hautreaktivität auf Recall-Antigene gesteigert.

Eine Relevanz für die Überlebensrate der Patienten hatten die Verbesserungen der Immunreaktivität offenbar nicht. Jedenfalls läßt sich die Frage, ob die Immunmodulation das Überleben der Patienten beeinflußt hat, aus dieser Studie nicht beantworten. Man weiß von Patienten mit Hodgkin-Lymphom, daß auch langfristig krankheitsfrei überlebende Patienten immundefekt bleiben [5, 22].

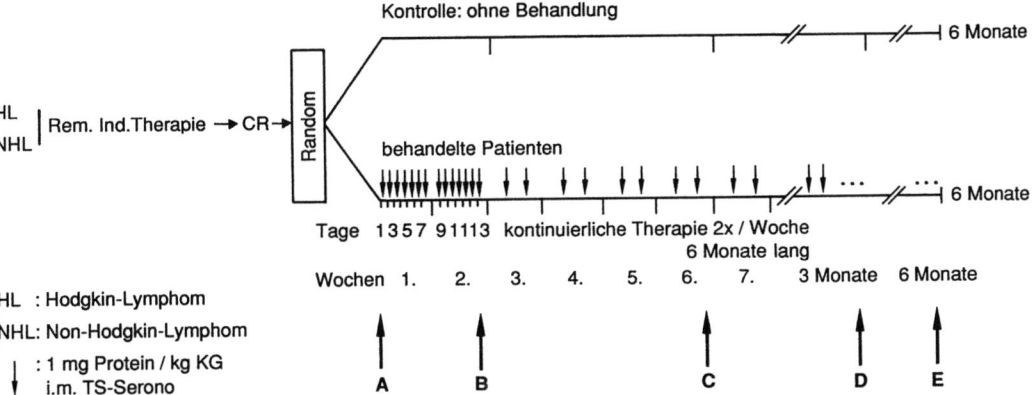

Abb. 1. Studiendesign: Thymostimulin bei Patienten mit Hodgkin-Lymphom in Vollremission

Wir haben in einer prospektiv randomisierten Studie an Patienten mit Hodgkin-Lymphom in Vollremission, nach Induktionstherapie mehrere immunologische Parameter im Verlauf einer 6 Monate dauernden Behandlung mit Thymostimulin geprüft [16]. Das Studiendesign geht aus Abb. 1 hervor. Die Patienten erhielten 1 mg/kg KG über 2 Wochen täglich, dann über 5 1/2 Monate 2mal wöchentlich die selbe Dosis subkutan, zusammen 6 Monate Behandlung.

Die Abb. 2 zeigt den quantitativen Verlauf der T-Helfer-Lymphozyten über den ganzen Zeitraum. Sieben Patienten zeigten keinen Anstieg der absoluten T_4-Zellen, wobei sich behandelte und unbehandelte Patienten gleich verhielten. Lediglich ein Patient lag bei Beginn der Studie schon im Normbereich, er stieg unter Thymostimulin-Behandlung weiter an.

Die Abb. 3 zeigt den 3 H-Thymidineinbau nach Mitogenstimulation bei den Hodgkin-Patienten zu verschiedenen Zeiten der Behandlung im Vergleich zu normalen Kontrollpersonen. Über den gesamten Behandlungszeitraum ergab sich kein Effekt der Behandlung mit Thymostimulin gegenüber den Kontrollen. Alle Hodgkin-Patienten zeigten eine signifikante Differenz gegenüber den gesunden Kontrollpersonen, nicht aber untereinander. Wir gehen davon aus, daß bei diesen Patienten der Mangel an Vorläufer-T-Zellen oder inhibitorische Faktoren bzw. Suppressormonozyten eine wirksame Immunmodulation verhindert haben. Suppressor-T-Zellen waren nicht vermehrt vorhanden.

Bernengo et al. [1] untersuchten 52 Patienten mit malignem Melanom, die allerdings verschiedenen Krankheitsstadien angehörten: I (32), III a (1), III b (2), III a/b (4). Untersucht wurden immunologische Parameter wie E-Rosetten, Mitogen-Response, Killer-Cells und das Überleben.

Zu Beginn der Studie waren alle Patienten nach klinischen Kriterien tumorfrei. 20 Patienten mit Metastasen erhielten DTIC plus Thymostimulin oder DTIC alleine. Behandelt wurde mit 25 mg Thymostimulin pro Woche für 6 Monate.

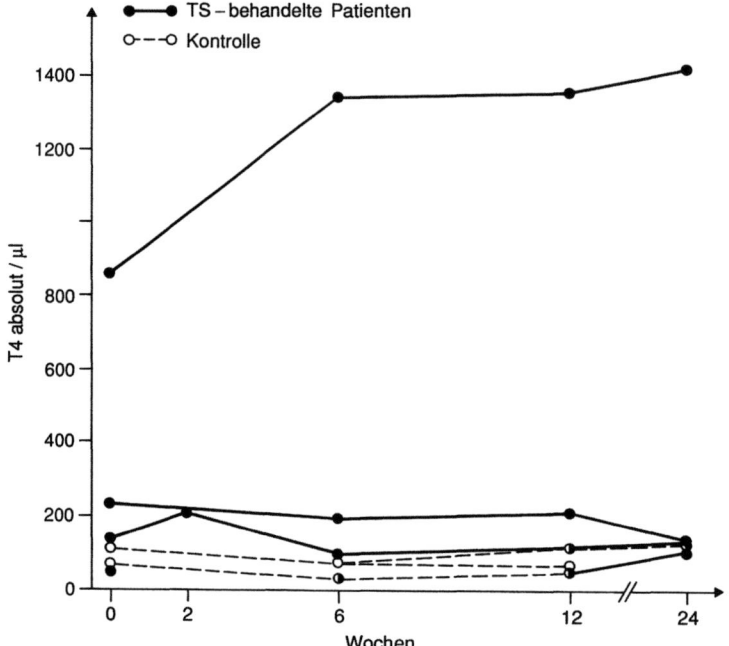

Abb. 2. Verlauf der T-Helfer-Lymphozyten von Patienten mit Hodgkin-Lymphom in Vollremission unter Thymostimulinbehandlung

Neben kleineren Änderungen einiger immunologischer Parameter ist das bemerkenswerteste Ergebnis dieser Studie, daß 2 von 8 Patienten mit Thymostimulin nach 21 und 28 Monaten Metastasen entwickelten, jedoch 7 von 8 Patienten mit DTIC nach 2–20 Monaten und 13 von 16 Patienten mit Operation allein nach 2–11 Monaten (Abb. 4). Die Behandlung mit Thymostimulin zeigte bezüglich Überleben einen leichten Vorteil der behandelten gegenüber den unbehandelten Gruppen (Abb. 5), während Thymostimulin keinen Vorteil ergab bezüglich des Überlebens von metastasierten Patienten mit und ohne DTIC-Behandlungen (Abb. 6). Leider hat eine ausführliche Diskussion der Daten dieser Studie ergeben, daß die Aussagen völlig zu relativieren sind und ein therapeutischer Effekt von Thymostimulin entgegen der Behauptung nicht als gesichert gelten kann.

Thymustransplantation

Wie klinische Studien an immundefekten Kindern gezeigt haben, ist die immunologische Restauration besser, wenn nicht nur Thymusfaktoren oder Thymusextrakte verabreicht werden, sondern auch die Produkte des Thymusepithels therapeutisch eingesetzt werden. Dies ist möglich durch Übertragung von intaktem Thymusgewebe, am besten in der Form des Thmuystransplantates.

Effekte von Thymusextrakten in der Behandlung maligner Erkrankungen 155

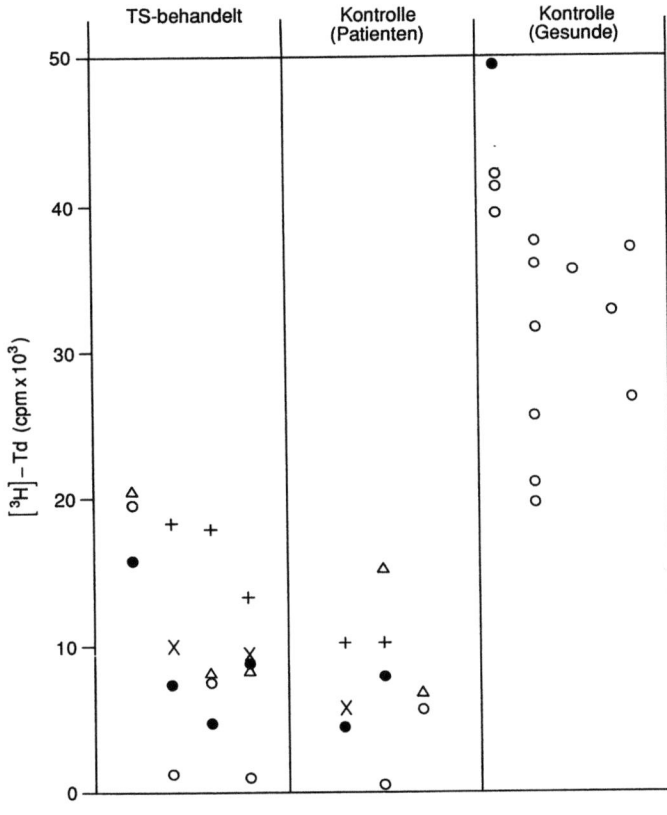

Abb. 3. 3 H-Thymidin-einbau nach Mitogen-stimulation von Patienten mit Hodgkin-Lymphom in Vollremission unter Thymo-stimulinbehandlung

Marcolongo u. Di Paolo [10] (Abb. 7) haben an 5 Patienten mit Hodgkin-Lymphom gezeigt, daß die nach Radio-/Chemotherapie über 60 Tage weiter abfallenden absoluten Lymphozytenzahlen nach Transplantation von fetalem Thymus innerhalb weniger Tage auf normale Werte anstiegen und immerhin über einen Zeitraum von 150 Tagen nur wenig abfielen. Über den Einfluß des Thymustransplantates auf die Prognose der Hodgkin-Erkrankung wird nichts berichtet.

Ähnliche Ergebnisse wurden von Mertelsmann et al. [11] und Rzepecki et al. [14] beobachtet. In allen Studien wurde im wesentlichen die Restauration der gestörten Immunfunktion angestrebt. Aussagen über einen möglichen Einfluß der Thymustransplantation auf die Prognose der Erkrankung wurden leider nicht gemacht.

Eine weitere offene Frage ist, ob und wie weit tiefgefrorene oder lyophilisierte Homogenate aus Kalbsthymus [8] denselben Effekt haben können wie Transplantate von humanem fetalen Thymus.

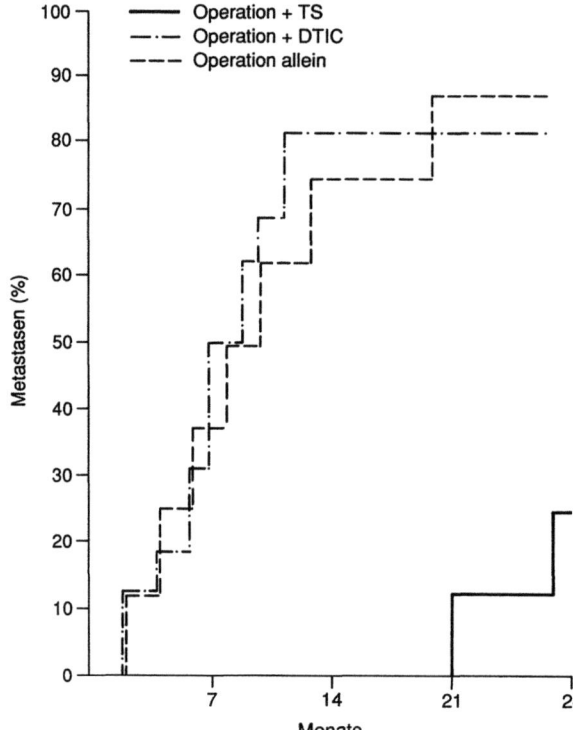

Abb. 4. Auftreten von Metastasen bei Patienten mit Melanom, Stadium I, mit niedriger T-Zell-Zahl vor Behandlung. (Nach Bernengo et al. [1])

Bei allen drei erwähnten Untersuchungen handelt es sich um quasi Einzelfallstudien, aus deren Ergebnissen sich keine Rückschlüsse oder gar Therapie-Empfehlungen ableiten lassen. Zur Frage der therapeutischen Nutzbarkeit humaner fetaler Thymustransplantate fehlen also die grundlegenden Untersuchungen.

Eine andere offene Frage ist, ob und wie weit tiefgefrorene oder lyophilisierte Homogenate aus Kalbsthymus [8] einen therapeutischen Effekt haben und Transplantaten von humanem fetalen Thymus als vergleichbar angesehen werden können.

Zusammenfassung

Die Erforschung der Thymusfaktoren hat zur Definition einer Reihe von biologisch wirksamen Peptiden geführt, die unterschiedliche Wirkungen als Reifungs- und Differenzierungsfaktoren für Lymphozyten, besonders T-Lymphozyten, haben.

Bisher nicht mit Sicherheit zu überblicken ist aber die Beurteilung der Interaktion der verschiedenen Thymusfaktoren, so daß man feststellen muß, daß häufig ein Immundefekt nicht als Fehlen eines Einzelfaktors definiert werden

Effekte von Thymusextrakten in der Behandlung maligner Erkrankungen 157

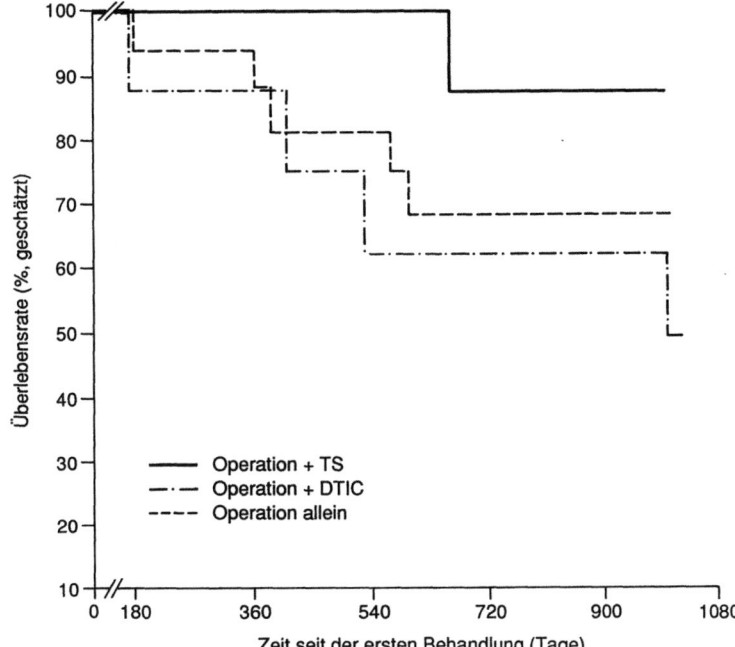

Abb. 5. Überleben von Patienten mit Melanom, Stadium I, mit niedrigen T-Zell-Zahlen vor Behandlung. (Nach Bernengo et al. [1])

kann, sondern Folge der Funktionsstörung verschiedener Zellen des Thymus ist. Die beste Restauration von Immundefekten wird deshalb durch die Transplantation von Gesamtthymus, am besten aus humanem fetalen Gewebe stammend, erreicht.

Im Zusammenhang mit malignen Erkrankungen gibt es keine nach anerkannten Kriterien [2] durchgeführten Studien, die einen Effekt von Thymuspräparaten auf die Prognose maligner Erkrankungen belegen. Ich habe mich bemüht, Beispiele zu finden. Zwar zeigt die Arbeit von Bernengo et al. [1] einen günstigen Effekt von Thymostimulin auf das Auftreten von Metastasen bei Stadium-I-Melanom – leider ist diese Studie nach ihrem Aufbau aber nicht akzeptabel und deshalb als Beleg nicht anzusehen. Es erscheint aber dringend erforderlich, die Bedeutung des Thymus für den Verlauf maligner Erkrankungen zu prüfen. Dies geschieht wohl am besten in Studienprotokollen, die die Wirkung von spezifischen zytotoxischen T-Lymphozyten als immuntherapeutisches Prinzip untersuchen.

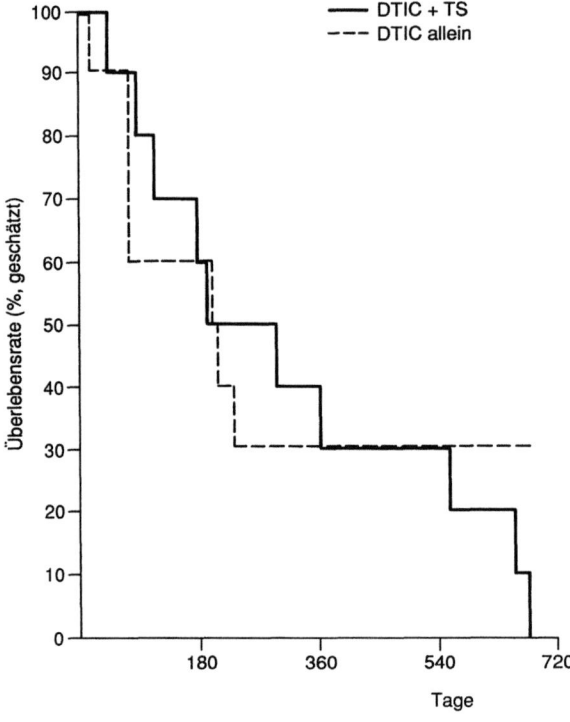

Abb. 6. Überleben von Patienten mit metastasiertem Melanom. Vergleich von DTIC plus Thymostimulin gegen DTIC allein. (Nach Marcolongo u. Di Paolo [10])

Literatur

1. Bernengo MG, Lisa F, Fra P, Meregalli M, Novelli M, Zina G (1982) In vitro and in vivo effect of Thymostimulin in melanoma patients. In: Fudenberg HH, Whitten HD, Ambrogi F (eds) Immunomodulation. Plenum Press, New York
2. Bundesminister für Jugend, Familie, Frauen und Gesundheit (1987) Bekanntmachung von Grundsätzen für die ordnungsgemäße Durchführung der klinischen Prüfung von Arzneimitteln. Bundesanzeiger Nr. 243: 16.618 (30. Dezember 1987)
3. Cleveland WW, Fogel BJ, Brown WT, Kay HEM (1968) Fetal thymic transplant in a case of Di George's syndrome. Lancet I:1211
4. Fiorelli M (1982) Thymic hormone therapy of primary immunodeficiency diseases. In: Fudenberg HH, Whitten HD, Ambrogi F (eds) Immunomodulation. Plenum Press, New York
5. Fischer R, DeVita VT, Boslick F, Vanhalen C, Hawser DM, Hubbard S, Young RC (1980) Resistent immunologic abnormalities in long-termin survivors of advanced Hodgkin's disease. Ann Int Med 92:595
6. Goldstein AL, Slater FD, White A (1966) Präparation, assay, and partial purification of a thymic lymphopoietic factor (Thymosin). Proc Natl Acad Sci 56:1010
7. Grant GA, Miller JFAP (1965) Effect of neonatal thymectomy and the induction of sarcomata in C57 B1/6 mice. Nature 205:1124
8. Hager ED (1987) Homologe und heterologe Thymusimplantation. In: Hager ED (Hrsg) Thymusfaktoren, Thymuspräparate. G. Fischer, Stuttgart
9. Iwata T, Incefy GS, Good RA, Cunningham-Rundles S, Dardenne M, Kapoor N, Kirkpatrick D, O'Reilly RJ (1983) Circulation thymic hormone levels in severe combined immunodeficiency. Clin Exp Immunol 53:1

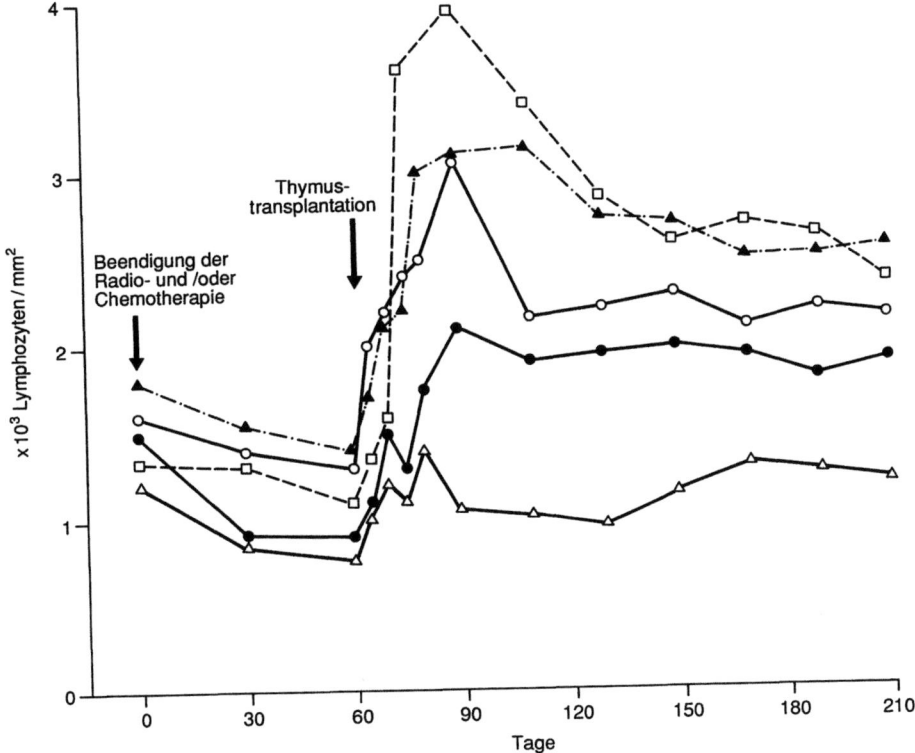

Abb. 7. Absolute Lymphozytenzahlen des peripheren Blutes von Patienten mit Hodgkin-Lymphom vor und periodisch nach Thymustransplantation. (Nach Marcolongo u. Di Paolo [10])

10. Marcolongo R, Di Paolo N (1973) Fetal thymic transplant in patients with Hodgkin's disease. Blood 41:625
11. Mertelsmann R, Koch G, Schumpelick V, Tachezy H (1974) Implantation von fetalem Thymusgewebe bei Patienten mit progredienten bösartigen Geschwulstkrankheiten. MMW 116:2063
12. Rambotti P, Velardi A, Martelli MF, Ceruetti C, Spinozzi F, Grinani F, Davis S (1982) The effect of Thymostimulin on the immunologic parameters of patients with untreated Hodgkin's disease. In: Fudenberg HH, Whitten HD, Ambrogi F (eds) Immunomodulation. Plenum Press, New York, London 1982
13. Rygard J, Polvsen CO (1974) Is immunological surveillance not a cell-mediated immunfunction? Transplantation 17:135
14. Rzepezki WM, Kukasiewicz M, Aleksandrowicz J, Dzmigiel Z, Skotnicki A, Lisiewicz J (1973) Thymus transplantation in leukemia ond malignant lymphogranulomatosis. Lancet II:508
15. Sanford BH, Kohn HI, Daly JJ, Soo SF (1973) Long-term spontaneous tumor incidence in neonatally thymectomized mice. J Immunol 110:1437
16. Schumacher K (1988) Thymostimulin in the treatment of patients with malignant lymphoma and T-cell-dificiency. In: Nagel G, Schioppacassi G, Schuff-Werner P (eds) Thymus hormones in oncology. SEDAC s.v.l. Ediz. & Gest. Editoriali, Roma

17. Shoham J, Klein AS (1982) The effect of the thymic extract Thymostimulin (TP-1) in experimental models of cancer and viral infections. In: Fudenberg HH, Whitten HD, Ambrogi F (eds) Immunomodulation. Plenum Press, New York
18. Stutman O (1975) Immunodepression and malignancy. Adv Cancer Res 22:261
20. Touraine JL, Hadden JW, Good RA (1977) Sequential stages of human T-lymphocyte differentiation. Proc Natl Acad Sci 74:3414
19. Touraine JL, Favrot MC, El Ansary M (1982) Role of thymic factors and of thymic epithelial cells in human T-lympocyte differentiation. In: Fudenberg HH, Whitten HD, Ambrogi F (eds) Immunomodulation. Plenum Press, New York
21. Voelter W (1987) Peptides of the thymic gland. In: Klippel KF, Macher E (eds) Present status of nontoxic concepts in cancer. Karger, Basel
22. Young RC, Corder MP, Haynes HA, DeVita VT (1972) Delayed hypersensitivity in Hodgkin's disease. Am J Med 52:63
23. Zoch E (1987) Peptide, Proteine und Enzyme des Thymus. In: Hager ED (Hrsg) Thymusfaktoren, Thymuspräparate. G. Fischer, Stuttgart
24. Zoch E (1987) Was sind Thymuspräparate? In: Hager ED (Hrsg) Thymusfaktoren, Thymuspräparate. G. Fischer, Stuttgart

Moderne Tumortherapie mit Zytokinen: Dosisfindung und Toleranz

C. Huber

Abteilung für klinische Immunologie, Klinik für Innere Medizin, Universität Innsbruck, Anichstraße 35, A-6020 Innsbruck

Einleitung

In den letzten 10 Jahren ist es gelungen, eine Vielzahl von Überträgerstoffen, welche aus aktivierten Immunzellen freigesetzt werden, zu isolieren und zu charakterisieren. In der Folge konnten diese Stoffe, die gemeinsam als Zytokine bezeichnet werden, auch gentechnologisch mittels DNA-Rekombinanten-Technologie hergestellt werden [4]. Während über die klassischen Zytokine, wie über IFN-alpha, -beta und -gamma, über TNF-alpha und -beta, sowie über die Interleukine IL-1, IL-2, IL-3 und IL-4 eine zunehmend gefestigte Kenntnis ihrer pleiotropen physiologischen Funktionen etabliert wurde, ist unser Wissen über die endogene Biosynthese dieser Stoffe, sowie über krankheits-assoziierte Störungen ihrer Bildung noch sehr beschränkt. Darüber hinaus wurde es klar, daß die überwältigende Mehrzahl von Zytokinen lokale Gewebshormone darstellen, welche überhaupt nicht, oder wenn nur in Spuren im Blutstrom nachgewiesen werden [14]. So ist es auch nicht verwunderlich, daß bisher nur wenige naturwissenschaftlich gefestigten therapeutischen Dosierungskonzepte für diese Stoffe in die klinische Therapie Eingang gefunden haben.

Die bisherige Anwendung rekombinanter humaner Zytokine in der Therapie maligner Erkrankungen leitet sich im wesentlichen von jenen ab, die durch die Erprobung zytotoxischer Substanzen erarbeitet wurden. In Phase-I-Studien werden zunächst maximal tolerable Dosen (MTD) definiert. In den folgenden Phase-II-Studien wird dann mittels Anwendung von MTD die antineoplastische Effektivität ermittelt. Wir und andere haben in den letzten Jahren eine differente Strategie getestet. Zunächst werden in präklinischen Untersuchungen Modellvorstellungen über die klinisch entscheidenden Wirkungsmechanismen eines Zytokins erarbeitet. Mit diesem Konzept werden dann biologische Schlüsselfunktionen mit steigenden Dosen rekombinanter Zytokine in jedem einzelnen Patienten optimiert. Diese biologisch optimalen Dosen werden dann zur Effektivitätstestung eingesetzt und mit der MTD studienmäßig verglichen [1, 5]. Im vorliegenden Beitrag soll eine Übersicht über den gegenwärtigen Stand unserer diesbezüglichen Anstrengungen beim Einsatz rekombinanter Interferone gegeben werden.

Wirkungsweise von Interferonen (IFN) und Identifikation von Schlüsselparametern ihrer biologischen Wirkung

Nach wie vor ist es auch bei den wenigen IFN-sensiblen, malignen Erkrankungen des Menschen unklar, ob die Wirkung von IFN über Aktivierung von Wirtsabwehrparametern oder durch direkte Beeinflussung des Tumorwachstums und/oder Vitalität vermittelt wird. *Eine direkte In-vivo-Interferon-Wirkung* scheint wahrscheinlich, wenn:

1. eine gesicherte Korrelation zwischen In-vitro-Sensitivität der Tumorzellen gegenüber dem zu testenden rekombinanten Zytokin und seiner anschließenden In-vivo-Wirksamkeit besteht. Wir haben diese Fragestellung bei der chronisch-myeloischen Leukämie (CML) durch In-vitro-Sensitivitätstestung der Knochenmarks-Vorläuferzellen mit verschiedenen rekombinanten Zytokinen und der anschließenden Korrelation dieser Daten mit dem In-vivo-Ansprechen der Patienten untersucht [8]. Dabei fanden wir eine hochsignifikante Beziehung zwischen In-vitro-Sensitivität von GM-CFU von Patienten in Soft-Agar Colony Assay und der anschließenden In-vivo-Sensitivität der Erkrankung [8].
2. eine gesicherte Korrelation zwischen Hemmung eines tumorproliferationsassoziierten oder tumorproliferations-spezifischen Antigens oder seiner mRNA auf ein rekombinantes Zytokin und der In-vivo-Empfindlichkeit gegenüber demselben Zytokin besteht. Wir sind dieser Frage ebenfalls am Modell der CML nachgegangen. Patienten wurden dabei in vivo mit einer einzigen IFN-alpha-Dosis exponiert. Anschließend wurde die Expression des proliferationsassoziierten Onkogens c-myc bzw. des tumorspezifischen Hybrid-Onkogens c-abl/bcr mittels Northern-blot-Analysen untersucht [10]. Die bisherigen Daten legen nahe, daß zwischen dem Ausmaß der IFN-alpha-induzierten Expressionshemmung dieser Onkogene und dem späteren klinischen Ansprechen engere Beziehungen bestehen [10].

Eine *indirekte In-vivo-IFN-Wirkung* gegen menschliche Tumore ist dann wahrscheinlich, wenn 1. die entsprechenden Tumorzellen durch autologe Abwehrmechanismen zumindest in vitro in ihrem Wachstum und/oder ihrer Vitalität gehemmt werden können und 2. eine Beziehung zwischen der funktionellen Aktivität eines dieser Parameter und dem klinischen Ansprechen gegeben ist. Zum letzteren Punkt haben wir und andere auch Verabreichung rekombinanter Zytokine in vivo eine Vielzahl von Serum- und zellulären Parametern analysiert. Als nützlich zur Definition biologischer Zytokinwirkung, welche einem sinnhaften antineoplastischen Effektormechanismus zugeordnet werden können, haben sich dabei folgende Serumparameter bewährt:

Die Induktion von $Beta_2$-Mikroglobulin, welches als leichte und nicht polymorphe Kette der HLA-AB-Antigene der Lysierbarkeit von Zielzellen durch zytotoxische T-Lymphozyten eng korreliert ist [11, 12]; Neopterin, welches der funktionellen Aktivierung und Tumorzytotoxizität von Monozyten und Makrophagen zugeordnet werden kann [9]. Dagegen waren zelluläre Parameter, wie relative Häufigkeit von Lymphozytensubpopulationen, Monozytenzahl, NK-

Zellzahl, die Expression von Aktivierungsantigenen und verschiedene funktionelle Zellparameter, wie z. B. das „natural killing", einer nicht so engen Dosis-Wirkungsbeziehung unterworfen, wie sie bei der Auswertung der vorher angeführten Serummarker beobachtet wurden [3, 6]. Insbesondere waren die Zahlen von Monozyten, NK-Zellen und CD-8-positiven T-Lymphozyten in dramatischer Weise und kurzfristig durch die Verabreichung von IFN-alpha, IFN-gamma und TNF-alpha beeinflußbar. Dies weist auf die Sequesterierung dieser Subpopulationen von Leukozyten hin und läßt den Verdacht aufkommen, daß insbesondere die durch Zytokinstimulation aktivierten Zellen den Blutstrom verlassen. Aus dieser Sicht sind zelluläre Parameter schwerer zu interpretieren.

Einsatz biologisch aktiver IFN-Alpha-Dosen in der Therapie der chronisch myeloischen Leukämie (CML) und Haarzell-Leukämie (HCL)

Wie wir in formalen Dosisfindungsstudien bereits früher zeigen konnten, sind IFN-alpha$_2$-Dosen in der Höhe um $1 \cdot 10^6$ Einheiten pro Tag s.c. verabreicht in der Lage, Serumparameter wie z. B. Mikroglobulin und Neopterin zu optimieren [5]. Solche Dosen wurden in der Folge zur Therapie der HCL und der CML eingesetzt [6, 7]. Ein Vergleich biologisch aktiver Dosen in der Höhe von $1 \cdot 10^6$ E/Tag mit MTD in der Höhe von $5 \cdot 10^6$ E/Tag ergab bei diesen beiden Erkrankungen unterschiedliche Ergebnisse. Während bei HCL beide Dosisbereiche wirksam waren, zeigten die niedrigen Dosen bei CML nur selten eine befriedigende Krankheitskontrolle. Wie vorher bereits ausgeführt, ergaben sich bei CML klare Hinweise für enge Beziehungen zwischen Sensibilität der leukämischen Zellen in vitro gegenüber IFN-alpha bzw. der Downregulation, der Onkogenexpression und dem späteren klinischen Ansprechen. Wir schließen daraus, daß IFN-alpha bei diesen Erkrankungen in erster Linie direkt an der Tumorzelle wirkt. Die dafür erforderlichen Dosen können jedoch für unterschiedliche Erkrankungen different sein.

Die Wirkung biologisch aktiver Dosen von INF-Gamma bei metastasierendem Nierenzellkarzinom (NCC)

Das metastasierende NCC wird aus mehreren Gründen als eine Tumor-Modellsituation angesehen, bei der Modifikation der Wirtsabwehr zu Vorgänge von Tumorrückbildungen führen können:

So sind Metastasen bei spontaner oder zytokininduzierter Regression von mononukleären Zellinfiltraten erfüllt. NCC exprimieren nur eine geringe Dichte von HLA-A, B-Antigenen und lassen eine solche von HLA-DR-Antigenen nahezu stets vermissen. Sowohl im proliferativen wie in zytotoxischen Ansätzen gelingt der Nachweis autologer und tumorspezifischer Immunreaktivität. Letztere ist der klinischen Prognose der Erkrankung korrelierbar [2].

Schließlich gibt es bei Anwendung zahlreicher Zytokine, aber auch anderer „biological response modifiers" eine kleine aber reproduzierbare Rate objektivierbarer Krankheitsrückbildungen. Da eine indirekte IFN-Wirkung bei dieser Erkrankung nahelag, haben wir das in den meisten immunmodulatorischen Testsystemen stärker wirksame rIFN-gamma studienmäßig getestet [2]. Dabei haben wir Dosen von nicht mehr als 100 μg – lediglich einmal wöchentlich verabreicht – bereits als biologisch wirksam erkannt [2, 3]. Weitere Dosiseskalation von rIFN-gamma war dabei nicht mehr wesentlich wirksamer, jedoch sehr viel toxischer. Bei Therapie von bisher 21 Patienten mit fortgeschrittenen NCC mit dieser außerordentlich niedrigen und nur intermittierend verabreichten Dosis wurden bei einem Drittel komplette (2 Patienten) bzw. partielle (5 Patienten) Remissionen induziert. Mehrere von ihnen halten nunmehr bereits bis zu über 2 Jahren an. Bei diesen Responder-Patienten war die IFN-indizierte Vermehrung von Beta$_2$-Mikroglobulin und Neopterin in signifikanter Weise gegenüber den Non-Respondern gesteigert [2].

Zusammenfassung und Schlußfolgerungen

Unsere Daten, die die Definition von biologischen IFN-Response und die Testung der klinischen Wirksamkeit zum Inhalt hatten, zeigen, daß auch Dosen von rekombinanten Zytokinen weit unterhalb der MTD klinisch wirksam sein können. Sie zeigen ferner, daß zur Erreichung klinischer Remissionen in manchen dieser Patienten protrahierte Zeiträume von einem halben bis einem Jahr erforderlich sind. Diese späten Response werden und wurden bei der üblichen Durchführung von Phase-I-Studien zur Ermittlung der MTD auf Grund der Kürze der Beobachtungs- und Behandlungsdauer vermutlich bisher nicht identifiziert. Wir schließen, daß der Einsatz rekombinanter Zytokine in klinischen Studien nicht ausschließlich auf der Testung von MTD nach einer kurzen Dosisfindungsphase an schwerstkranken Tumorpatienten durchgeführt werden sollen. Wir fordern die systematische Testung von biologisch aktiven Dosen unterhalb dieser Bereiche.

Danksagung. Diese Untersuchungen wurden mit Unterstützung des Fonds zur Förderung der Wissenschaftlichen Forschung, Projekt Nr. 6526, durchgeführt. Die unersetzliche Mitarbeit meiner Kollegen Dr. Günther Gastl, Dr. Walter Aulitzky, Dr. Herbert Tilg und unserer klinischen Kooperationspartner Prof. Julian Frick und Dr. Wolfgang Aulitzky, Urologische Abteilung, Landeskrankenhaus Salzburg, wird dankbar anerkannt.

Literatur

1. Aulitzky W, Gastl G, Aulitzky WE et al. (1987) Gamma-interferon for treatment of metastatic renal cancer: Dose-dependent stimulation and downregulation of beta-2 microglobulin and neopterin responses. Immunobiology 176:85–95

2. Aulitzky W, Gastl G, Aulitzky WE et al. (1989) Successful treatment of metastasizing renal cell carcinoma with an „optimum biological response modifying" dose of rINF-gamma. (In preparation)
3. Aulitzky WE, Tilg H, Herold M et al. (1988) Enhanced serum levels of beta-2 microglobulin, neopterin and interferon-gamma in patients treated with rTNF-alpha. J Interferon Res. 8:655–664
4. Dinarello CA, Mier JW (1987) Current concepts: Lymphokines. N Engl J Med 317:940–945
5. Gastl G, Aulitzky W, Tilg H et al. (1986) A biological approach to optimize interferon treatment in hairy cell leukemia. Immunobiology 172:262–268
6. Gastl G, Aulitzky WE, Tilg H et al. (1987) Alpha-IFN for CML. Blut 54:251–252
7. Gastl G, Werter M, de Pauw B et al. (1989) Comparison of clinical efficacy and toxicity of conventional and optimum biological response modifying doses of IFN-alpha 2C in the treatment of hairy cell leukemia. Leukemia Res (in press)
8. Geissler D, Gastl G, Aulitzky W et al (1987) In vitro sensitivity of hematopoietic precursor cells to rIFN-alpha, rIFN-gamma and rTNF-alpha in normal controls and patients with CML: Relationship to in vivo response. In: Najman A, Guigon M (eds) Inhibition of hemaopoiesis, Vol 162. Coll INSERM, Eurotext Ldt., pp 325–329
9. Huber C, Batchelor JR, Fuchs D et al. (1984) Immune response-associated production of neopterin-release from macrophages primarily under control of interferon-gamma. J Exp Med 60:310–316
10. Leiter E, Gastl G, Huber C (1989) Relationship between IFN-alpha induced changes of expression of the oncogenes c-myc and bcr/abl and clinical response (In preparation)
11. Nachbauer K, Troppmair J, Bieling P et al. (1988) The role of cytokines in the control of beta-2 microglobulin release. I. In vitro studies on various haematopoietic cells. Immunobiology 177:55–65
12. Nachbauer K, Troppmair J, Kotlan B et al. (1988) Cytokines in the control of beta-2 microglobulin release. II. In vivo studies with recombinant interferons and antigen. Immunobiology 177:66–75
13. Vanky F, Gorsky T, Gorsky Y et al. (1982) Lysis of tumor biopsy cells by autologous T lymphocytes activated in mixed cultures and propagated with T cell growth factor. J Exp Med 155:83–95
14. Woloszcuk W, Troppmair J, Leiter E et al. (1986) Relationship between IFN-gamma and neopterin levels during stimulation with alloantigen in vivo and in vitro. Transplantation 41:717–719

Monoklonale Antikörper und Konjugate in der Krebsdiagnostik und Therapie

W. G. Dippold und K.-H. Meyer zum Büschenfelde

I. Medizinische Klinik, Johannes-Gutenberg-Universität Mainz, Langenbeckstraße 1, D-6500 Mainz

Einleitung

Bereits um die Jahrhundertwende betonte Paul Ehrlich die mögliche Bedeutung von Antikörpern als Mittel gegen Krebs. Ihre zytotoxische Aktivität und ihre Spezifität machen sie theoretisch zu idealen Werkzeugen, um abnorme Zellen zu erkennen und zu zerstören und die umliegenden normalen Zellen zu verschonen. Leider waren bis vor kurzem die technischen Voraussetzungen nicht gegeben, spezifische Antikörper mit zytotoxischer Aktivität in großer Menge herzustellen. Durch die von Köhler u. Milstein im Jahre 1975 neu etablierte Technik, monoklonale Antikörper zu erzeugen [9], änderte sich die Situation schlagartig. Diese Methodik erlaubt die Immortalisierung eines einzigen B-Lymphozyten, der schließlich nur einen bestimmten Antikörper produziert. In Großkulturen können schließlich unbegrenzte Mengen dieses einen Antikörpers gewonnen werden.

Bis vor kurzem war diese Herstellung von monoklonalen Antikörpern gegen Tumorzellantigene i. allg. entweder auf Antikörper der Maus oder der Ratte beschränkt. Dies hatte zur Folge, daß die Patienten ungefähr 2 Wochen nach Beginn der Antikörpergabe eigene Antikörper gegen die Maus- bzw. Rattenantikörper bildeten und diese dadurch unwirksam werden ließen. Kürzlich ist nun die gentechnische Umwandlung in humane Antikörper gelungen [12]. Dabei wurde ausschließlich die antigenbindende Region des Rattenantikörpers gegen ein tumorassoziiertes Antigen in einen menschlichen Antikörper eingeführt. Mit diesen humanisierten monoklonalen Antikörpern sind nun wiederholte Antikörpergaben über einen längeren Zeitraum sowohl für die Immundiagnostik wie auch die Immuntherapie von Tumorerkrankungen möglich.

Ergebnisse und Diskussion

Monoklonale Antikörper in der Krebsdiagnostik

Erst die Herstellung monoklonaler Antikörper erlaubte in den vergangenen Jahren die Verwendung von radiomarkierten Antikörpern zum Tumornachweis für die Routinediagnostik. Vor allem monoklonale Antikörper gegen das karzinoembryonale Antigen (CEA) [10] und CA 19-9 [4] bei gastrointestinalen Tumoren, gegen die Antigene CA 125 [2] und HMFG1 und -2 [6] beim Ovarialkarzinom und gegen ein hochmolekulares Proteoglykan (225.28S) [3] beim malignen Melanom fanden dabei Verwendung (Übersichtsarbeit Baum et al. [1]).

Es gilt in der Zwischenzeit als erwiesen, daß in einer Reihe von Fällen, in denen alle übrigen bildgebenden Verfahren (Computertomographie, Röntgenthorax, Ultraschall etc.) keinen Tumor zeigen, der Nachweis mit radiomarkierten monoklonalen Antikörpern möglich wird. Das Tumorrezidiv des kolorektalen Karzinoms im kleinen Becken ist dafür ein gutes Beispiel. Diese ersten vielversprechenden Ergebnisse können jedoch nicht darüber hinwegtäuschen, daß sich die Immunszintigraphie noch in den Kinderschuhen befindet. So gelingt wegen der bekannten Antigenheterogenität maligner Tumoren der Nachweis aller vorhandenen Tumorherde nicht regelmäßig. Um die Empfindlichkeit zu erhöhen, werden deshalb monoklonale Antikörper gegen unterschiedliche tumorassoziierte Antigene zusammen verabreicht. Um die Anreicherung am Tumorort noch weiter zu steigern, werden außerdem neue Methoden der Radiomarkierung, unterschiedliche Radionuklide (Jod, Indium, Technetium etc.) und neben kompletten Antikörpermolekülen Antikörperbruchstücke (Fab-Fragmente) verwendet. Es ist abzusehen, daß die Immunszintigraphie in den kommenden Jahren zu einer Verbesserung der Tumordiagnostik beitragen wird. Diese kann dann schließlich die Grundlage bilden für einen therapeutischen Ansatz mit radiomarkierten Antikörpern. Erst wenn es gelingt, am Tumorort ein Zwanzigfaches der Radioaktivität als im übrigen Körper des Patienten anzureichern, ist an eine Radiotherapie mit Antikörpern zu denken.

Monoklonale Antikörper in der Tumortherapie

Die umfangreichsten Erfahrungen mit der Antikörpertherapie liegen zur Zeit bei drei Tumorgruppen vor:
Den malignen Lymphomen, den gastrointestinalen Tumoren und den Melanomen.

Interessant sind die Therapieerfahrungen bei malignen Lymphomen mit monoklonalen Anti-Idiotyp-Antikörpern. Die Antigenbindungsstelle des auf der Lymphomzelle sitzenden Antikörpers stellt den Idiotyp dar. Monoklonale Anti-Idiotyp-Antikörper erfüllen z. Z. als einzige Antikörper das Kriterium um Tumorspezifität.

Alle anderen bekannten monoklonalen Antikörper können höchstens als Tumor assoziiert bezeichnet werden, da sie in der Regel auch mit einer Gruppe von bestimmten Normalzellen, wenn auch häufig weniger stark ausgeprägt, reagieren.

Im Jahre 1982 berichteten Miller et al. [11] über die erste Anwendung eines monoklonalen Anti-Idiotyp-Antikörpers bei einem Patienten mit B-Zellymphom. Dieser Patient mit ausgedehntem Tumorleiden erlebte nach Antikörpertherapie eine komplette Tumorrückbildung, die bis heute anhält. Bis jetzt wurden weitere 16 Patienten mit Anti-Idiotyp-Antikörpern behandelt, jedoch weit weniger erfolgreich. In den meisten Fällen wurden zwar Tumorrückbildungen erzielt, diese waren jedoch inkomplett und nicht von längerer Dauer.

Die umfangreichsten Erfahrungen im Bereich der gastrointestinalen Tumoren liegen mit dem monoklonalen Antikörper 17-1A von Koprowski vor [13]. Dieser erkennt ein Proteinantigen auf tumorösen und bestimmten normalen gastrointestinalen Geweben. Zusammen mit menschlichen mononukleären Zellen kann dieser Antikörper Kolonkarzinomzellen in vitro abtöten. Deswegen wurde er auch bei Patienten mit gastrointestinalen Tumoren angewandt. Von den bis jetzt 283 auf unterschiedliche Weise behandelten Patienten sind 237 evaluierbar. Von diesen erlebten 5 Patienten eine komplette Tumorrückbildung und 19 Patienten eine partielle. 203 Patienten zeigten entweder eine Stabilisierung (57) oder eine weitere Progredienz ihres Tumorleidens.

Die Therapie des malignen Melanoms erscheint mit monoklonalen Antikörpern gegen Ganglioside besonders aussichtsreich. Die ersten Therapieversuche mit monoklonalen Gangliosidantikörpern führten wir in Mainz durch, und zwar mit einem Antikörper gegen das Gangliosid GD3 [5]. Dieser Antikörper zeigte in vorklinischen Untersuchungen eine ausgeprägte Tumorrestriktion für maligne Melanome und außerdem besondere funktionelle Eigenschaften. Er besitzt eine direkte zytostatische Wirkung auf Melanomzellen in vitro, er fixiert menschliches Komplement und vermittelt eine zelluläre Zytotoxizität mit menschlichen mononukleären Zellen. Nach Gabe bei Patienten mit malignem Melanom induzierte dieser Antikörper eine Entzündungsreaktion am Tumorort und in einer Reihe von Fällen die Rückbildung von Tumorläsionen. Ein Patient, der im November 1986 an einem Melanom im Stammhirnbereich operiert worden war, erhielt bei vorhandener Meningeosis carcinomatosa monoklonale Antikörper intrathekal. Seit Januar 1987 waren bis jetzt keine Tumorzellen im Liquor mehr nachweisbar. Der Patient arbeitet wieder. Gangliosidantikörper wurden mittlerweile auch von anderen Arbeitsgruppen erfolgreich angewandt. Tumorrückbildungen größer als 50% wurden von Houghton et al. aus New York bei 3 von 12 behandelten Patienten berichtet [8].

Die hier aufgeführten Ergebnisse sind insgesamt hoffnungsvoll, sie zeigen aber auch die Schwächen und Probleme dieser neuen Therapieform auf. Die wesentlichsten möchte ich kurz anführen. Wie bereits erwähnt, sind die meisten z. Z. verwendeten monoklonalen Antikörper nicht tumorspezifisch, viele besitzen höchstens eine ausgeprägte Tumorassoziation. Im Falle des B-Zellymphoms, wo die Tumorspezifität des Anti-Idiotyp-Antikörpers gegeben war, zeigte sich bei den meisten Patienten, daß ihr Tumor nicht monoklonal war. Das heißt, unter der Antikörpertherapie wachsen Tumorzellen aus, die nicht mehr mit dem spezifischen Antikörper reagieren. Die ausgeprägte Antigenheterogenität von Tumorzellen innerhalb eines Tumors ist in den vergangenen Jahren durch umfangreiche immunhistologische Untersuchungen mit monoklonalen Antikörpern sehr deutlich geworden. Diese Heterogenität gilt auch für die Ganglioside bei den malignen Melanomen. Verantwortlich für eine nichterfolgreiche Antikörpertherapie können weitere Faktoren sein. In vielen Fällen wird, wie z. B. bei CEA, das Tumorantigen in das Serum des Patienten abgegeben. Dies bedeutet, daß der applizierte Antikörper nicht in jedem Fall mit zellgebundenem Antigen reagiert, d. h. das freie Antigen verhindert die Bindung von Antikörpern an die Tumorzellen. Ein weiteres Phänomen ist die Modulation des Antigens unter Antikörpertherapie. Darunter versteht man die Internalisierung des Antigens weg von der Zelloberfläche ins Zytoplasma nach Bindung mit Antikörper, d. h. die Tumorzellen werden negativ. Ein zusätzliches Problem der Antikörpertherapie stellt die Entwicklung einer Immunantwort des Patienten auf den infundierten Antikörper dar, der heute noch in der Regel von der Maus abstammt. Patienten entwickeln 14 Tage nach Antikörpertherapie eigene Antikörper, die die Wirkung der applizierten Mausantikörper neutralisieren.

Die gentechnische Herstellung von „humanisierten" Antikörpern aus monoklonalen Mausantikörpern ist bereits gelungen. Die Pharmakokinetik dieser „humanisierten" Antikörper entspricht der von menschlichen Immunglobulinen. Sie sind damit für Therapien weit besser geeignet, zumal bis jetzt keine Immunantwort der Patienten nach wiederholter Gabe dieser Antikörper nachgewiesen wurde.

Zwei Patienten mit Non-Hodgkin-Lymphom wurden kürzlich mit einem solchen humanen monoklonalen Antikörper gegen das CAMPATH-1-Antigen, welches auf den Tumorzellen, aber auch auf normalen lymphoiden Zellen und Monozyten exprimiert wird, mehrfach behandelt [10]. Bei beiden Patienten kam es zum Verschwinden der Lymphomzellen aus Blut und Knochenmark, und die vorhandene Milzvergrößerung bildete sich zurück. Diese Tumorrückbildungen wurden ohne Knochenmarksschädigung erreicht, und die normale Blutbildung wurde im Verlauf der Behandlung wieder hergestellt. Diese jüngsten Ergebnisse weisen darauf hin, daß monoklonale Antikörper eine zunehmende Bedeutung auch in der Behandlung maligner Erkrankungen erhalten werden. Die Tatsache, daß Tumorrückbildungen nicht nur mit tumorspezifischen, sondern auch mit Antikörpern gegen tumorassoziierte Antigene erreicht werden können, erscheint bedeutsam.

Ein weiterer, wahrscheinlich wichtiger, aber nicht hinreichend untersuchter Faktor ist die Interaktion des monoklonalen Antikörpers mit den verschiedenen Armen des Immunsystems bei den behandelten Patienten. Die mononukleären Zellen, die mit Hilfe bestimmter monoklonaler Antikörper fähig sind, Tumorzellen abzutöten, sind bis jetzt nicht hinreichend charakterisiert. Erste Untersuchungen deuten darauf hin, daß es sich hier um Zellen mit „natürlicher Killerzellaktivität" handeln könnte.

Zusammenfassend muß man feststellen, daß die Therapie mit monoklonalen Antikörpern einen hoffnungsvollen neuen Therapieansatz darstellt, zumal die Nebenwirkungen sehr gering sind. Es gilt noch eine Reihe von Problemen zu meistern. Ein Weg, die therapeutische Wirksamkeit zu verstärken, ist die Kopplung von Toxinen, Zytokinen, Zytostatika und radioaktiven Substanzen an monoklonale Antikörper. Ein anderer könnte in der kombinierten Anwendung von Lymphokinen und Antikörpern bestehen, was zu einer Hochregulation der immunologischen Reaktion am Tumorort führen könnte.

Zusammenfassung

Monoklonale Antikörper gegen tumor-assoziierte Antigene werden bereits täglich routinemäßig zum Tumornachweis erfolgreich eingesetzt.

Die Behandlung mit monoklonalen Antikörpern erfolgte in den vergangenen Jahren fast ausschließlich bei Patienten mit B-Zellymphomen, gastrointestinalen Tumoren und Melanomen im Rahmen von Phase-1-Studien.

Die Nebenwirkungen der Therapie sind i. allg. gering. Tumorrückbildungen wurden bei allen drei Tumorgruppen beobachtet. Die Perspektiven für die Diagnostik und Therapie von menschlichen Tumorerkrankungen werden durch die Entwicklung gentechnisch hergestellter humaner monoklonaler Antikörper entscheidend gebessert.

Literatur

1. Baum RP, Lorenz M, Senekowitsch R et al. (1988) Clinical experience in cancer diagnosis with radiolabeled monoclonal antibodies in 200 patients and initial attempts at radioimmunotherapy. In: Srivastava SC (ed) Radiolabeled monoclonal antibodies for imaging and therapy. New York
2. Baum RP, Maul FD, Senekowitsch R et al. (1986) Radioimmunoscintigraphy and radioimmunotherapy with monoclonal antibodies (19-9/anti-CEA and OC 125). In: Höfer R, Bergmann H (eds) Radioaktive Isotope in Klinik und Forschung, Bd 17, Teil I. Egermann, Weinheim
3. Buraggi L, Callegaro I, Turrin A et al. (1984) Immunoscintigraphy with ^{123}I, ^{99m}Tc and ^{111}In-labelled F(ab9')2 fragments of monoclonal antibodies to a human high molecular weight-melanoma associated antigen. J Nucl Med All Sci 28:283–295
4. Chatal JF, Sccavini JC, Fumoleau P et al. (1984) Immunoscintigraphy of colon carcinoma. J Nucl Med 25:307–314
5. Dippold W, Knuth A, Meyer zum Büschenfelde K-H (1985) Inflammatory tumor response to monoclonal antibody infusion. Eur J Cancer Clin Oncol 21:907–912
6. Epenetos AA, Mather S, Granowska M et al. (1983) Targeting of iodine-123-labelled tumour-associated monoclonal antibodies to ovarian, breast, and gastrointestinal tumours. Lancet II:999–1005
7. Hale G, Dyer JS, Clark M et al. (1988) Remission induction in Non-Hodgkin lymphoma with reshaped human monoclonal antibody CAMPATH-1H. Lancet II:1394–1399
8. Houghton AN, Minitzer D, Cordon-Cardo C (1985) Mouse monoclonal antibody detecting 6D3 ganglioside: A phase I trial in patients with malignant melanoma. Proc Natl. Acad Sci USA 82:1242–1246
9. Köhler G, Milstein C (1975) Continuous culture of fused cells secreting antibody of predefined specificity. Nature 256:495–496
10. Mach JP, Buchegger F, Forni M et al. (1981) Use of radiolabeled monoclonal anti-CEA antibodies for the detection of human carcinomas by external photoscanning and tomoscintigraphy. Immunol Today 2:239–249
11. Miller RA, Maloney DG, Warnke R et al. (1982) Treatment of B-cell lymphoma with monoclonal anti-idiotype antibody. N Engl J Med 306:517–522

12. Riechmann L, Clark MR, Waldmann H et al. (1988) Reshaping human antibodies for therapy. Nature 332:323–327
13. Sears H, Herlyn D, Steplewski Z et al. (1985) Phase II clinical trial of murine monoclonal antibodies cytotoxic for gastrointestinal adenocarcinoma. Cancer Res 45:5910–5915

Biologisch-immunologische Tumortherapie:
Ergebnisse „alternativer" Präparate

Xenogene Peptide als Supportivmaßnahme in der Tumortherapie?

O. F. Lange

Robert Janker-Klinik, Baumschulallee 12–14, D-5300 Bonn

Einleitung

Durch die Optimierung strahlentherapeutischer Behandlungsverfahren und den Einsatz moderner Chemotherapieprotokolle konnten die Behandlungsergebnisse bei vielen malignen Tumoren in den letzten 20 Jahren deutlich verbessert werden. Einen bedeutsamen Fortschritt stellt die multimodale Therapie, d. h. die Integration verschiedener tumorwirksamer Behandlungsverfahren unter Berücksichtigung des optimalen Timing von Operation, Strahlen- und Chemotherapie dar. Um ein maximales Ansprechen zu erreichen, müssen aber sowohl Radio- als auch Chemotherapie oftmals bis zur toxischen Grenze dosiert werden, so daß ihre subjektiven und objektiven substanz- und organspezifischen Nebenwirkungen nicht außer acht gelassen werden dürfen. Zu häufig muß eine erfolgreiche Behandlung wegen ausgeprägter gastrointestinaler oder Myelotoxizität abgebrochen werden, oder sie wird vom Patienten wegen zu starker subjektiver Beschwerden abgelehnt. Ein sehr wichtiges Anliegen des Onkologen ist es daher, die therapieinduzierten Schädigungen, wie Alopezie, Übelkeit und Erbrechen sowie die Knochenmarksdepression, so gering wie möglich zu halten. Die Minimierung der Nebenwirkungen verbessert neben der Patienten-Compliance auch die Behandlungsergebnisse, da bei guter Erholungsfähigkeit des Patienten die notwendigen Zytostatika ohne Dosisreduktion oder Intervallspreizung verabreicht werden können. Darüber hinaus scheinen Patienten mit gestörter zellulärer Immunität schlechter auf die gleiche Chemotherapie anzusprechen als immunkompetente Patienten [53, 57]. Aus diesen Gründen ist die Entwicklung supportiver Behandlungsverfahren wünschenswert, welche die tumorspezifische Therapie durch Verminderung ihrer Nebenwirkungen ergänzen. Mit dieser Zielsetzung wurden bisher folgende Substanzklassen mit unterschiedlichen Erfolgen verwandt:

1. *Spezifische Antidote.* Zu den bahnbrechendsten Innovationen auf dem Gebiet der supportiven Tumortherapie gehören die Methotrexat-Rescue-Behandlung mit Folinsäure und die Entwicklung des Uroprotektors Mesna, welcher die hämorrhagische Zystitis beim Einsatz von Oxazaphosphorinderivaten verhütet [9, 52].
2. *Symptomatische Therapie.* Antiemetika und Sedativa reduzieren bekanntermaßen das Ausmaß gastrointestinaler Nebenwirkungen. Die Alopezie kann

bei Zytostatika mit kurzer Halbwertszeit, wie beispielsweise den Anthrazyklinen, durch Anwendung der Kältekappe vermindert werden.
3. *Hormone.* Während der Einsatz von Kortikosteroiden unterschiedlich beurteilt wird, erscheint die Anwendung von Anabolika und Medroxyprogesteronazetat nach der Chemotherapie gerechtfertigt, um die gastrointestinale, möglicherweise aber auch die myelosuppressive Toxizität zu reduzieren. Nachweisbar ist zudem eine beschleunigte Regeneration hämatopoetischer Stammzellen durch Androgene [19, 25, 67].
4. *Lithiumsalze.* Lithium stimuliert die Granulopoese und führt zu einer neutrophilen Granulozytose. Die zytostatika-induzierte Neutropenie wird verkürzt und in ihrem Ausmaß gemindert. Da Bedenken bestanden, daß durch eine spätere Chemotherapie die Vulnerabilität hämatopoetischer Stammzellen gesteigert werden könnte und nicht auszuschließen war, daß auch Tumorzellen durch Lithium aktiviert werden können, wurde diese Substanz nicht im Rahmen größerer klinischer Studien geprüft [4, 36].
5. *Biological Response Modifiers.* Gemäß der Definition des National Cancer Institutes der USA von 1981 werden hierunter Substanzen verstanden, welche die körpereigenen Abwehrkräfte stimulieren und die Auseinandersetzung des Patienten mit seinem Tumor beeinflussen [46]. Vermuteter Wirkmechanismus ist eine nichtspezifische Stimulierung der zellvermittelten Immunität, also des T-Lymphozytensystems. Durch Aktivierung bestimmter Mediatoren werden die Immunreaktionen auf Antigene verstärkt und die verschiedenen Zellen des Immunsystems stimuliert und reguliert. Primäre und sekundäre therapieinduzierte Immundefizienzen sollen günstig beeinflußt werden [58].

Zu diesen Substanzen, welche im deutschen Sprachraum auch als Paraimmunitätsinduktoren bezeichnet werden, gehören neben den xenogenen Peptiden Prostaglandine, monoclonale Antikörper, Lympho- und Zytokine sowie weitere organische und anorganische Immunmodulatoren. Besondere Erwähnung verdienen die Interferone und Interleukine [46]. Seit langem bekannte Substanzen wie BCG, Corynebacterium parvum und definierte chemische Stoffe, wie z. B. Levamisole, oder auch pflanzliche Extrakte aus Viscum album und Echinacea purpurea, werden ebenfalls zu diesen unspezifischen Immunstimulanzien gezählt [11, 57].

Wissenschaftliche Grundlagen der Therapie mit xenogenen Peptiden

Untersuchungen an Tumorzellkulturen haben ebenso wie Tierexperimente gezeigt, daß bestimmte xenogene Peptide zytostatische und sog. zelldifferenzierende Eigenschaften besitzen. Zu den am häufigsten benutzten Substanzen gehören Thymuspeptide sowie Eiweißextrakte aus Leber, Milz, Plazenta und Hirn, welche meist von neonatalen oder fetalen Schafen und Rindern gewonnen werden. Diese Peptide hemmen die DNA-Synthese bei einer Reihe menschlicher Tumorzellen (z. B. den Wish-HEP-II-Melanomzellen) in vitro. Demgegenüber werden im Unterschied zu den in gleichen Versuchsserien getesteten Chemotherapeutika normale Zellen wie Fibroblasten in ihrer Syntheseaktivität geringgradig stimuliert [23, 32, 33, 60, 63, 64]. Dieser Effekt ist abhängig von der Dosierung und kann durch den Einbau radioaktiv markierten H_3-Thymidins in die DNA diploider Fibroblasten und verschiedener Tumorzellen nachgewiesen werden [46]. Das Verhältnis der Wachstumshemmung von malignen/nichtmalignen Zellen beträgt dabei 1,6:0,9 [37].

In Tierexperimenten wurde gezeigt, daß das Wachstum chemisch induzierter und implantierter Tumoren, z. B. dem Meth-A-Sarkom der Maus, durch die Applikation xenogener Peptide vermindert wird [41, 68, 71]. Die Überlebensrate tumortragender, allein mit Organextrakten behandelter Versuchsmäuse war signifikant länger als die unbehandelter Tiere [41]. Dieser Effekt konnte nur bei Tieren mit funktionierender Thymusdrüse beobachtet werden, so daß ursächlich eine polyklonale Stimulierung und Reifung zytotoxischer T-Lymphozyten angenommen wurde [3, 14, 40]. Für diesen indirekten Wirkungsmechanismus spricht auch die Aktivierung von Makrophagen und T-Lymphozyten nach Inkubation mit verschiedenen xenogenen Peptiden [2, 13, 41, 42]. Darüber hinaus konnte durch diese Substanzen ein dosisabhängiger Anstieg von Interleukin und Gamma-Interferon in Tierexperimenten und ersten klinischen Studien nachgewiesen werden [39, 47, 50].

Als mögliche Wirkmechanismen der xenogenen Peptide sind also zusammenfassend anzuführen:

1. Ein *direkter,* selektiv an der Tumorzelle angreifender proliferationshemmender Effekt, welcher in den oben erwähnten Arbeiten an tierischen und menschlichen Zellkulturen wiederholt beschrieben worden ist [23, 32, 33, 60, 63, 64]. Allerdings sind die hierfür erforderlichen Peptidkonzentrationen so hoch, daß dieser Effekt klinisch allenfalls bei intratumoraler Applikation der Präparate, nicht jedoch bei systemischer Gabe, eine Rolle spielen kann [32].
2. Eine *indirekte,* unspezifische immunstimulierende Wirkung, insbesondere eine Steigerung bestimmter zellvermittelter Abwehrmechanismen, wie z. B. eine Stimulierung zytotoxischer T-Lymphozyten und anderer antitumoral wirksamer Abwehrzellen [2, 3, 4, 16, 22, 34, 40, 42, 66, 69].

Bemerkenswert ist, daß verschiedene Arbeitsgruppen diese Wirkungen den Peptiden unterschiedlichster Organextrakte, insbesondere aber auch Peptidmischungen von Organlysaten zusprachen [1, 2, 15, 37]. Jedoch muß bei allen bisherigen Veröffentlichungen über den Wirkmechanismus xenogener Peptide festgestellt werden, daß es sich lediglich um manchmal logisch klingende Hypothesen handelt, während die tatsächliche Rolle dieser Präparate bei immunologischen Reaktionen weiterhin nicht sicher geklärt ist [45]. Darüber hinaus gibt es nur Spekulationen darüber, welches Molekül aus den angewandten Peptidgemischen für die beobachteten Wirkungen verantwortlich ist.

Nachdem auch für Endotoxin und Corynebacterium parvum eine Steigerung der proliferativen Aktivität hämatopoetischer Stammzellen nachgewiesen worden ist [35], wurden in jüngster Zeit Untersuchungen mit N-CWS, einem xenogenen Peptid aus dem Zellwandskelett von Nocardia rubra, einem nichtpathogenen, dem BCG verwandten Bakterienstamm durchgeführt. N-CWS enthält Lipide, Polysaccharide und Mukopeptide in definierter und reproduzierbarer Zusammensetzung [17]. Tierexperimentell wurde eine Wachstumshemmung implantierter Tumore und Metastasen durch N-CWS gezeigt. Die Überlebenszeiten tumortragender Tiere ließen sich durch wiederholte intratumorale Injektionen verlängern. Synergistische Wirkungen konnten für die sequentielle Chemo-Immuno-Therapie mit N-CWS und 5-FU bzw. Mitomycin C und Zyklophosphamid gezeigt werden. Da N-CWS in vitro keine zytotoxischen Effekte besitzt und sich die antitumorale Wirkung durch Immunsuppressiva abschwächen läßt, scheint es sich beim Wirkmechanismus wiederum im wesentlichen um eine indirekte Beeinflussung des Immunsystems durch Aktivierung tumorizider Makrophagen sowie Induktion von Killer-T-Zellen zu handeln [17].

Klinische Studien und eigene Erfahrungen

Bisher sind xenogene Peptide in der Tumortherapie in folgenden Indikationsstellungen eingesetzt worden:

1. Als *Monotherapie* zur Besserung des Allgemeinbefindens und zur *Palliativbehandlung* austherapierter Tumorpatienten. Bei den seit den 50er Jahren wiederholt publizierten, durchweg positiven Berichten, welche über den Einsatz verschiedener Immunstimulanzien vorliegen, handelt es sich ausschließlich um Einzelfallstudien und um nichtrandomisierte Untersuchungen [8, 12, 21, 29, 55, 59, 70]. Ein Vergleich mit herkömmlichen Verfahren wie hochkalorischer Ernährung, Vitamininfusionen, Applikation von Kortikosteroiden oder MPA ist unseres Wissens nicht durchgeführt worden, so daß die veröffentlichten Ergebnisse sehr kritisch betrachtet werden müssen.
2. Als spezifisch *tumorwirksame Monotherapie*. Unter den mitgeteilten retrospektiven Analysen und Einzelfallberichten seien die erstaunlich positiven Ergebnisse mit NeyTumorin beim Nierenkarzinom und Plasmozytom sowie die sicher ernstzunehmenden Resultate mit Immucothel beim Harnblasenkarzinom zu nennen [12, 20, 26]. Mit besonderer Zurückhaltung müssen die Publikationen über die Therapie von Hypernephrompatienten wegen der hierbei bekannten Spontanremissionen gesehen werden. Weiterhin gibt es verschiedene Kasuistiken, wonach es durch den Einsatz beispielsweise von Faktor AF 2 zu objektivierbaren Tumorrückbildungen kommen soll [51, 55, 56]. Diese Beobachtungen konnten jedoch bisher in prospektiven klinischen Untersuchungen nicht bestätigt werden. Bei der überwiegenden Mehrzahl seriöser Studien wird der klinisch nutzbare antitumorale Effekt dieser Präparategruppe, wenn überhaupt vorhanden, als außerordentlich gering angesehen [7, 36].
3. Als *supportive Therapie zur Verbesserung der Ergebnisse*. Über eine Verlängerung der Überlebenszeit durch Einnahme von Thymusdragees bei Mammakarzinom-Patientinnen wurde in einer randomisierten Studie berichtet [65]. Diese Resultate bedürfen jedoch der Bestätigung durch weitere Auto-

ren. Auch bei anderen soliden Tumoren sowie Leukämien und Lymphomen wurden verschiedene xenogene Peptide wiederholt als sog. „adjuvante Immuntherapie" zur Erhaltung chemotherapie-induzierter Remissionen eingesetzt [21, 43, 48, 51, 55, 58, 62, 70]. Während der hierbei im Rahmen von Kasuistiken oft beobachtete positive psychische Effekt und das frappant gute Allgemeinbefinden unbestreitbar sind, liegen eindeutige Signifikanzen bezüglich Lebenszeit- oder Remissionsverlängerung aufgrund prospektiv randomisierter Studien bisher nicht vor [45]. Lediglich in ersten klinischen Studien bei Patienten mit operiertem Plattenepithel-Bronchial-Karzinom zeigte sich eine Verbesserung der Überlebenszeiten durch die adjuvante Behandlung mit dem erwähnten N-CWS [54, 73]. Ebenso konnten bei Patienten mit akuter nichtlymphatischer Leukämie sowohl die Verträglichkeit als auch die Ansprechraten der Polychemotherapie durch den zusätzlichen Einsatz der Immuntherapie signifikant verbessert werden [61, 72]. Reproduzierbar scheint eine Verlängerung der rezidivfreien und Gesamtüberlebenszeit postoperativ adjuvant mit Thyomostimulin behandelter Patienten mit malignem Melanom zu sein [5, 6].
4. Als *supportive Therapie zur Verbesserung der Verträglichkeit* von Strahlen- und/oder Chemotherapie. Nach einer Reihe früherer Einzelfallbeobachtungen [21, 24, 27, 38, 49] und tierexperimentellen Untersuchungen wurden Anfang der 80er Jahre randomisierte Studien initiiert, um den supportiven Effekt dieser Substanzen hinsichtlich der Verminderung therapie-induzierter Nebenwirkungen zu überprüfen.

Über eigene Erfahrungen verfügen wir in dieser Indikation mit dem Präparat Faktor AF 2, einer niedermolekularen standardisierten Peptidfraktion aus Leber- und Milzgewebe neugeborener Schafe. Diese Substanz war Anfang der 50er Jahre aufgrund der Beobachtung einer auffallend geringen Tumorinzidenz bei Milz und Leber von Schafen als organotherapeutischer Schutzfaktor gegen Tumoren konzipiert, aber nach der Entwicklung und dem erfolgreichen Einsatz zytostatisch wirksamer Medikamente vom Typ des Stickstoff-Losts zunächst nicht weiter verfolgt worden. Die *supportive* Wirksamkeit dieses Präparates wurde 1985 im Rahmen einer randomisierten prospektiven Doppelblindstudie an 50 Patientinnen mit metastasiertem Mammakarzinom geprüft [30, 31]. In früheren Jahren war bereits eine ebenfalls randomisierte Studie mit NeyTumorin (sulfatierte Lysate verschiedener Organe wie Thymus, Leber, Pankreas, Hirn, Plazenta, Hoden, Nieren und Milz) durchgeführt worden, jedoch handelte es sich hierbei weder um eine Doppelblindstudie, noch wurde gegen ein Placebo getestet, so daß ein Suggestiveffekt nicht sicher ausgeschlossen werden konnte [28]. In beiden Untersuchungen wurde eine Verminderung der *subjektiven Nebenwirkungen* (Abnahme der Brechfrequenz, geringerer Verbrauch von Antiemetika, besseres Allgemeinbefinden sowie geringere Gewichtsabnahme während der Chemotherapie) festgestellt. In der Studie mit Faktor AF 2 waren die Unterschiede zwischen Verum- und Placebogruppe statistisch signifikant. Das Ausmaß der *Alopezie* blieb unbeeinflußt. Während NeyTumorin keinerlei Einfluß auf das Ausmaß der *Knochenmarksdepression* hatte und auch Faktor AF 2 den Grad der Anämie und Thrombozytopenie nicht beeinflußte, war die Leukopenie bei den mit Faktor AF 2 behandelten Patientinnen etwas geringer ausgeprägt. Diese Unterschiede erreichten am 10. und 13. Tag nach Chemotherapieende sogar geringgradige statistische Signifikanz.

Während der Phase der Knochenmarksdepression traten in der Verumgruppe weniger *Infektionen* auf, und es kam zu keinem *Therapieabbruch oder einer Dosisreduktion*. Demgegenüber waren in der Placebogruppe 8 Therapieabbrüche zu verzeichnen. Jedoch waren diese objektivierbaren Unterschiede nicht statistisch signifikant. Das *Ansprechen der Tumore* oder der *Verlauf der Tumormarker* CEA und TPA konnte durch die zusätzliche Therapie mit xenogenen Peptiden erwartungsgemäß nicht beeinflußt werden. Diese Ergebnisse wurden in einer ähnlich konzipierten, ebenfalls randomisierten Studie der Universität Kiel bei Patienten mit metastasiertem Prostatakarzinom, welche mit Epirubicin und Cisplatin chemotherapiert und mit Faktor AF 2 supportiv behandelt wurden, voll bestätigt [44]. Neben einer verbesserten subjektiven Verträglichkeit wurde in der Kieler Studie auch eine signifikant geringere Myelosuppression festgestellt.

In einer weiteren kontrollierten Studie der Universität Göttingen an chemotherapierten Oropharynxkarzinom-Patienten wurde durch Applikation von Thymostimulin (TP 1) nach Abschluß der Chemotherapie ein rascherer Wiederanstieg der T- und B-Lymphozyten sowie der Natural-Killer-Zellen im Vergleich zur unbehandelten Kontrollgruppe festgestellt. Dabei konnte nicht entschieden werden, ob Thymostimulin zu einer schnelleren Erholung der Knochenmarksfunktion oder einer Entspeicherung lymphozytärer Reservoirs der RES führt. Die Gesamtleukozytenzahl war in beiden Behandlungsarmen statistisch nicht signifikant verschieden, was möglicherweise auf die für Thymostimulin mit 10 Tagen relativ kurze Behandlungsdauer zurückzuführen ist [53]. In anderen Studien wurde mit dem gleichen Präparat eine verbesserte Verträglichkeit der Chemotherapie sowie eine Verminderung der Infektionen während der chemotherapie-induzierten Phase der Knochenmarksdepression erreicht [10, 18].

Zusammenfassung und Wertung der Ergebnisse

Wenn auch die erwähnten experimentellen Ergebnisse interessant und vielversprechend sind und es bereits eine Vielzahl positiver klinischer Eindrücke und Erfahrungen gibt, muß doch festgestellt werden, daß ein grundsätzlicher routinemäßiger Einsatz von xenogenen Peptiden in der Tumortherapie außerhalb kontrollierter Studien derzeit nicht gerechtfertigt erscheint. Die antitumorale Wirkung ist – wenn überhaupt vorhanden – so geringfügig, daß sie zumindest bei klinisch manifester Erkrankung nicht relevant ist. Der Einsatz als Adjuvans muß durch prospektiv randomisierte Studien weiter abgeklärt werden. Bezüglich der supportiven Wirkungen sollten die bisherigen Ergebnisse Anlaß zu weiteren Untersuchungen sein, um so festzustellen, welche Substanzen überhaupt effektiv sind, und um deren optimale Dosierung und den richtigen zeitlichen Abstand zur tumorspezifischen Therapie festzulegen. So sind in den letzten Jahren eine Reihe neuerer Untersuchungen vor allem mit den Präparaten Faktor AF 2 und TP 1 begonnen worden. Insbesondere ist hier die im vorigen Jahr angelaufene BMFT-geförderte Studie zur Reduzierung der Chemotherapie-Nebenwirkungen durch zusätzlichen Einsatz von Faktor AF 2 beim metastasierten Harnblasenkarzinom zu erwähnen, an der mehr als 30 urologische Kliniken teilnehmen. Neben dem antiemetischen Effekt, welcher durch höhere Dosierungen entsprechender Medikamente wie Metoclopramid und Alizaprid wohl auch preisgünstiger erzielt werden könnte, soll dabei insbesondere der Einfluß auf die Knochenmarkstoxizität überprüft werden. Neueren Beobachtungen zufolge scheint eine günstige Wirkung auf das Ausmaß der Myelosuppression nur bei sequentieller Therapie, also bei Verabreichung der Peptide nach Abschluß der Chemotherapie, nachweisbar zu sein. Ein gleichzeitiger Applikationsmodus könnte hingegen durch Stimulierung eine größere Vulnerabilität hämatopoetischer Zellen bewirken. Demgegenüber ist der antiemetische Effekt xenogener Peptide verständlicherweise nur bei simultaner Chemo-Immunotherapie zu beobachten. Bis zur Klärung dieser und weiterer noch ungelöster Fragen, welche nur durch entsprechende seriöse Studien möglich ist, kann eine routinemäßige Applikation der Präparate im klinischen Alltag – nicht zuletzt auch aus Kostengründen – derzeit nicht empfohlen werden.

Literatur

1. Aiuti F et al. (1979) Immunological and clinical investigation of a bovine thymic extract. Annali Sclavo 21:493–498
2. Andhya T et al. (1984) Contrasting biological activities of thymopoietin and splenin, two closely related polypeptide products of thymus and spleen. Proc Natl Acad Sci 81:2847–2849
3. Ashorn R (1982) Immunmodulation in Guinea pigs by porcine spleen cell dialysates. Acta Pathol Microbiol Immunol Scand [C] 90:339–345
4. Barrett AJ (1980) Haematologic effects of lithium and its use in treatment of neutropenia. Blut 40:1–6
5. Bernengo MG et al. (1983) Thymostimulin therapy in melanoma patients: Correlation of immunological effects with clinical course. Clin Immunol Immunopathol 28:311–317
6. Bernengo MG et al. (1984) Immunologische Störungen bei Melanompatienten: Therapeutische Anwendung von Thymostimulin. In: Löhr G, Musil J (Hrsg) II. Freiburger Expertengespräch. Editio Cantor, Aulendorf, S 39–45
7. Bohnacker KH, Krause F (1987) Macromolecular organ extract in the treatment of non-small-cell bronchial carcinoma and metastatic lung disease. In: Gillissen G, Theurer KE (eds) New aspects in physiological antitumor substances. Karger, Basel, pp 202–209
8. Borschel W, Porcher H (1986) Erfahrungen mit Factor AF 2 bei Karzinompatienten im terminalen Stadium. Heilkunst 99:1–4
9. Brock N et al. (1982) Studies on the urotoxicity of oxazaphosphorine cytostatics and its prevention – 3. Profile of action of sodium 2-mercaptoethane sulfonate (mesna). Eur J Cancer Clin Oncol 18:1377–1387

10. Bühner R (1984) Thymostimulin – Möglichkeiten bei der Behandlung sekundärer Immundefizienzen. In: Löhr G, Musil J (Hrsg) II. Freiburger Expertengespräch. Editio Cantor, Aulendorf, S 100–104
11. Coeugniet E, Kühnast R (1986) Zellvermittelte Immunität der Patientinnen mit Ovarial- und Mammakarzinomen unter zytostatischer Therapie – Beeinflussung durch immunstimulierende Mittel. Krebsgeschehen 5:134
12. Douwes FR (1985) Immunomodulation: A new therapeutical method in cancer treatment? In: Gillissen G, Theurer KE (eds) New aspects in physiological antitumor substances. Karger, Basel, pp 155–169
13. Ebbesen P, Olsson L (1985) Stimulatory effect on DNA-synthesis of thymus and spleen extract from leukemic AKR mice. J Cancer Res Clin Oncol 100:105–107
14. Falk W (1983) Activation of cytotoxic T-lymphocytes requires at least two spleen-cell-derived helper factors besides interleukin 2. J Immunol 130:5
15. Fiorilli M et al. (1979) Immunological and clinical investigation of a bovine thymic extract. Annali Sclavo 21:493–498
16. Golstein P et al. (1979) Xenoserum-induced cytolytic T-cells: Polyclonal specifity with an apparent „anti-self" component and cooperative induction. Immunol Biol 156:121–137
17. Hersh EM et al. (1982) Evaluation of therapy with methanol extraction residue of BCG (MER). Cancer Immunol Immunther 14:4
18. Hobbs JR et al. (1984) Thymostimulin bei der Behandlung von sekundären Immundefizienzen. In: Löhr G, Musil J (Hrsg) II. Freiburger Expertengespräch. Editio Cantor, Aulendorf, S 21–31
19. Joyce RA, Chervenick PA (1977) Corticosteroid effects on granulopoiesis in mice after cyclophosphamide. J Clin Invest 60:277–283
20. Jurincic C et al. (1987) Immunotherapy in bladder cancer with KLH-immunocyanine. A random study. In: Klippel KF, Macher E (eds) Present status of non-toxic concepts in cancer. Karger, Basel, pp 187–200
21. Kahr E (1959) Erfahrungen mit der zusätzlichen Allgemeinbehandlung beim Krebskranken. Med Klin 54:63–66
22. Kedar E, Schwartzbach M (1979) Further characterization of suppressor lymphocytes induced by fetal calf serum in murine lymphoid cell cultures: Comparison with in vitro generated cytotoxic lymphocytes. Cell Immunol 43:326–346
23. Ketelsen UP (1983) Pilotstudie zum Einfluß eines biologischen „Response Modifiers" auf die Plasmamembran menschlicher Tumorzellen in vitro im Vergleich zu einem Chemozytostatikum. Therapiewoche 33:62–70
24. Kisseler B, Stiefel T (1985) Cytobiological-cytostatic combination therapy. In: Gillisen G, Theurer KE (eds) New aspects in physiological antitumor substances. Karger, Basel, pp 170–193
25. Kleeberg UR, Schneider P, Kern P (1986) Myeloprotektiver Effekt von MPA auf die granolopoetisch determinierte Stammzelle unter Zytostatika-Therapie. In: Nagel GA et al. (Hrsg) Aktuelle Onkologie, Bd 30. Zuckschwerdt, München, S 102–112
26. Klippel KF (1985) Active immunotherapy in metastasizing hypernephroma. In: Gillisen G, Theurer KE (eds) New aspects in physiological antitumor substances. Karger, Basel, pp 210–220
27. Lakenberg G (1987) Stärkung der Immunabwehr bei metastasierendem Mamma- und Ovarialkarzinom während der zytostatischen Chemotherapie. DZO 1:1–4
28. Lange OF (1984) Zytoprotektive adjuvante Tumortherapie beim Mammakarzinom. Ärztez Naturheilverf 25:615–618
29. Lange OF (1985) Pilot experience with Ney Tumorin-Sol for the treatment of generalized metastasizing carcinomas of the mamma. In: Gillisen G, Theurer KE (eds) New aspects in physiological antitumor substances. Karger, Basel, pp 194–201

30. Lange OF (1987) Supportive Therapie mit xenogenen Peptiden bei Mammakarzinom-Patienten. Beitr Onkol 10:40–44
31. Lange OF (1987) Supportive therapy with xenogenic peptides in patients with metastatic breast carcinoma on aggressive chemotherapy (modified AC-regimen). In: Klippel, KF, Macher E (eds) Present status of non-toxic concepts in cancer. Karger, Basel, pp 144–158
32. Leder KH et al. (1986) Colony inhibition of human tumor xenografts in vitro by Factor AF 2. J Canc Res Clin Oncol 111:49
33. Letnansky K (1982) Inhibition of thymidine incorporation into the DNA of normal and neoplastic cells by a factor from bovine maternal placenta: Interaction of the inhibitor with cell membranes. Biosci Rep 2:39–45
34. Levy RB, Shearer GM, Kim KJ (1979) Xenogenic-serum-induced murine cytotoxic cells. Cell Immunol 48:276–287
35. Lohrmann HP (1983) Die hämatopoetische Toxizität von Zytostatika – Stimulation der Hämopoese nach Zytostatikagabe. In: Drings P, Schreml W (Hrsg) Aktuelle Onkologie, Bd 7. Zuckschwerdt, München, S 71–82
36. Lohrmann HP, Schreml W (1982) Cytotoxic drugs and the granulopietic system. Rec Results Cancer Res 81
37. Maurer HR (1985) Selective effect of sulfated organ lysates on the clonal growth of normal hematopoietic and malignant stem cells in vitro. In: Gillissen G, Theurer KE (eds) New aspects in physiological antitumor substances. Karger, Basel, pp 70–79
38. Maurizio E (1966) Klinische Erfahrungen mit Factor AF 2 bei Geschwulsterkrankungen in der Gynäkologie. Minerva Med 18:708–710
39. Mayr A, Büttner M, Pawlas S (1985) Studies of the stimulation of non-specific defense mechanisms by Ney-Tumorin-Sol. In: Gillisen G, Theurer KE (eds) New aspects of physiological antitumor substances. Karger, Basel, pp 80–85
40. Munder PG (1983) Untersuchungen über den antitumoralen Wirkungsmechanismus von Ney Tumorin. Therapiewoche 33:71–73
41. Munder PG et al. (1982) Antitumorale Wirkung xenogener Substanzen in vivo und in vitro. Onkologie 5:98–104
42. Munder PG et al. (1985) Antitumoral action of xenogenic substances in vivo and in vitro. In: Gillissen G, Theurer KE (eds) New aspects in physiological antitumor substances. Karger, Basel, pp 44–58
43. Ost B (1987) Diagnose Krebs: Präoperative und postoperative Konsequenzen im Rahmen der Möglichkeiten eines Kassenarztes. DZO 2:158–161
44. Papadopoulos I (1989) Prüfung der Wirksamkeit von Factor AF 2 auf die verbesserte Verträglichkeit des PE-Schemas (Epirubicin/Cisplatin) beim metastasierenden Prostata-Karzinom. (Im Druck)
45. Peters HH (1983) Supportive Therapie der Immundefizienz bei onko-haematologischen Patienten. In: Drings P, Schreml W (Hrsg) Aktuelle Onkologie, Bd 7. Zuckschwerdt, München, S 142–157
46. Porcher H (1985) Therapeutic integration of xenogenic proteins and peptides in modern oncotherapy. In: Gillissen G, Theurer KE (eds) New aspects in physiological antitumor substances. Karger, Basel, pp 17–23
47. Pugliese A, Tovo PA (1980) Potentiation of poly-I: C induced interferon production in mice using a calf thymus extract. Thymus 1:305–308
48. Reincke A (1984) Thymostimulin bei der Behandlung onkologischer Nachsorgepatienten. In: Löhr G, Musil J (Hrsg) Thymostimulin, Möglichkeiten bei der Behandlung sekundärer Immundefizienzen. Editio Cantor, Aulendorf, S 115–120
49. Ries J et al. (1954) Erfahrungen mit dem Präparat Factor AF 2 Guarnieri bei der Behandlung von Krebskranken. Med Klin 49:999–1002
50. Röhrer H (1985) Xenogenic peptides and proteins in myeloand lymphoproliferative

disorders. In: Gillissen G, Theurer KE (eds) New aspects of physiological antitumor substances. Karger, Basel, pp 147–154
51. Röhrer H (1987) Xenogene Peptide und Proteine in der Tumortherapie. Krebsmedizin 8:3–10
52. Scheef W et al. (1979) Zur Pathogenese, Klinik und Prophylaxe der Cyclophosphamid-induzierten Cystitis. Cancer Treat Rep 63:501–505
53. Schuff-Werner P et al. (1987) Einfluß von Thymostimulin auf die Chemotherapie-induzierte Veränderung der Lymphocytensubpopulationsverteilung. Beitr Onkol 10:17–21
54. Schwarzenberg L et al. (1976) Human toxicology of BCG applied in cancer immunotherapy. Cancer Immunol Immunother 1:69
55. Schwerdtfeger H et al. (1950) Klinische Erfahrungen mit dem Präparat Factor AF 2. Dtsch Med Wochenschr 75:388–392
56. Spechter J (1951) Erfahrungen in der Behandlung mit dem Präparat Factor AF 2. Ärztl Forsch 5:81–86
57. Spreafico F (1980) The heterogeneity of the interaction between cancer chemotherapeutic agents and host resistance mechanism. Cancer Res 75:200–208
58. Stammwitz U (1987) Immunstimulation mit einem pflanzlichen Kombinationspräparat. Beitr Onkol 10:34–39
59. Steurer G (1961) Erfahrungen mit Factor AF 2 in der Behandlung von Krebs im terminalen Stadium. Med Klin 49:2091
60. Stiefel T (1985) Influence of Ney-Tumorin-Sol and subfractions on the growth behaviour of tumor cells in vitro. In: Gillissen G, Theurer KE (eds) New aspects in physiological antitumor substances. Karger, Basel, pp 100–105
61. Taniyama T et al. (1975) Adjuvant activity of mycobacterial fractions III. Jpn J Microbiol 19:255
62. Terry WD, Windhorst D (1978) Immunotherapy of cancer: Present status of trials in man. Progr Cancer Res Ther 6
63. Theurer KE, Paffenholz V (1978) Einfluß von makromolekularen Organsubstanzen auf menschliche Zellen in vitro. I: Diploide Kulturen. Kassenarzt 27:5218–5226
64. Theurer KE, Paffenholz V (1979) Einfluß von makromolekularen Organsubstanzen auf menschliche Zellen in vitro. II: Tumorzellkulturen. Kassenarzt 19:1876–1887
65. Trutwin H (1987) Doppelblindstudie über den Immunstatus bei Mamma-Karzinom-Patientinnen mit peroral appliziertem Thymusextrakt. Erfahrungsheilkunde 36:94–100
66. Tsutsui J, Everett NB (1974) Specific versus nonspecific target cell destruction by T-lymphocytes sensitized in vitro. Cell Immunol 10:359–370
67. Udupa KD, Reissmann KR (1974) Acceleration of granulopoietic recovery by androgenic steroids in mice made neutropenic by cytotoxic drugs. Cancer Res 34:2517–2520
68. Voelter W et al. (1985) Synthesis of thymopoietin 32–36 (TP5) and its effect on the growth of fibrosarcoma. In: Gillissen G, Theurer KE (eds) New aspects in physiological antitumor substances. Karger, Basel, pp 33–43
69. Watson J et al. (1979) Biochemical and biological characterization of lymphocyte regulatory molecules. J Exp Med 150:849–861
70. Weise H (1985) Ein „Biological Response Modifier" in der Krebsnachsorge. Erfahrungsheilkunde 34:891–896
71. Wrba H (1974) Krebsverhütung und Verhinderung der Krebsentstehung. Österr Ärztez 29:1351–1352
72. Yamada K et al. (1978) Chemoimmunotherapy of acute myelogenous leukemia in adults with BCG-cell-wall-skeleton. Gawn Monogr Cancer Res 21:119
73. Ymmamura Y et al. (1979) Adjuvant immunotherapy of lung cancer with BCG-cell-wall-skeleton (BCG-CWS). Cancer 43:1314

Factor AF2: „Die vierte Säule in der Tumortherapie" – Analyse aus der Sicht der internistischen Onkologie

A. Kast[1] und S. P. Hauser[2]

[1] Institut für Medizinische Onkologie, Inselspital, CH-3010 Bern
[2] Schweizerische Krebsliga, Monbijoustraße 61, CH-3001 Bern

Einleitung

Mit den in Abb. 1 gezeigten Aussagen wirbt die Biosyn Arzneimittel GmbH für den „FACTOR AF2 in Klinik und Krebsnachsorge" [2]. Das Präparat FACTOR AF2 ist ein Organextrakt aus Milz und Leber neugeborener Schafe. Bis in die 80er Jahre wurde es in der Bundesrepublik Deutschland von der Firma Permikutan vertrieben. 1984 hat die neugegründete Firma Biosyn Arzneimittel GmbH in Stuttgart das Produkt übernommen und es in einer aufwendigen Werbekampagne neu lanciert. Die Kampagne konzentriert sich auf die supportive Indikation. Nur diese ist bisher mit dem von der Firma Biosyn hergestellten Präparat klinisch untersucht worden. Im vorliegenden Artikel werden die in Abb. 1 zitierten „Studien und Publikationen" zusammengefaßt und analysiert. Auf vorklinische Untersuchungen wird nicht eingegangen.

Analyse der klinischen Untersuchungen

Bisher sind zwei klinische Untersuchungen mit dem FACTOR AF2 der Firma Biosyn publiziert worden. Lakenberg berichtete 1987 in anekdotischer Form über 8 Patientinnen mit Ovarialkarzinom und metastasierendem Mamma-

**STUDIEN UND PUBLIKATIONEN
HABEN IN DEN LETZTEN JAHREN ÜBERZEUGEND NACHGEWIESEN:**

FACTOR AF2

- OPTIMIERT IHRE BEMÜHUNGEN IN DER ONKOLOGISCHEN THERAPIE
- ERLEICHTERT IHRE THERAPIE IN DER KLINIK UND IN DER NACHSORGE
- VERBESSERT DIE LEBENSQUALITÄT IHRER PATIENTEN

Abb. 1. Aus Werbebroschüre der Biosyn Arzneimittel GmbH [1]

Jungi/Senn (Hrsg.) Krebs und Alternativmedizin II

Tabelle 1. Vergleichbarkeit der Verum- und Kontrollgruppe bezüglich Alter, Gewicht und Karnofsky-Index. (Nach Lange [8])

Parameter	Verum	Kontrolle	Signifikanz
Alter	49,7 ± 8,8 Jahre	52,4 ± 9,2 Jahre	n.s.
Gewicht	67,3 ± 10,5 (kg)	69,7 ± 13,2 (kg)	n.s.
Karnofsky-Indexd	96,7 ± 7,3 (%)	90,2 ± 10,9 (%)	n.s.

karzinom, denen er im Rahmen einer Chemotherapie zusätzlich zu Metoclopramid FACTOR AF2 als Antiemetikum applizierte [6]. Da Basis- und Verlaufdokumentation gänzlich fehlen, ist die Publikation nicht aussagekräftig.

In der einzigen bisher publizierten Studie mit FACTOR AF2 untersuchte Lange die supportive Wirkung von FACTOR AF2 an 50 Patientinnen mit Mammakarzinom im ersten Zyklus einer Therapie mit Adriblastin und Holoxan [7]. Die Untersuchung war als randomisierte Doppelblindstudie angelegt. Als subjektive Parameter definiert und bewertet wurden: subjektives Befinden, Brechfrequenz, Appetit, Haarausfall; als objektive Parameter: Ansprechrate, Zahl der Therapieabbrüche, Laborparameter (Hämoglobin, Leukozyten und Thrombozyten), Antiemetikaverbrauch und Tumormarker. Lange fand, daß die FACTOR-AF2-Gruppe signifikant besser abschnitt bezüglich des subjektiven Befindens, Appetits, der Brechfrequenz und Therapieabbrüchen, des Haarausfalls, sowie des Antiemetikaverbrauchs und Leukozytenabfalls.

Die Studie weist eine Reihe von Mängeln und Ungereimtheiten auf, von denen die offensichtlichsten im folgenden kommentiert werden.

Lange nennt 3 Gruppen von Patientinnen, die in die Studie aufgenommen wurden: „Patientinnen in metastasierendem Stadium, mit schnell progredientem Frührezidiv oder mit primären Weichteilmetastasen." Genaue Aufnahmekriterien sind nicht definiert. Obwohl es sich beim untersuchten Patientinnenkollektiv offensichtlich um eine sehr heterogene Gruppe handelt, wurde auf eine Stratifizierung verzichtet.

Bei einer so kleinen Patientinnenzahl und in Anbetracht der Heterogenität ist es trotz Randomisierung äußerst wichtig, zeigen zu können, daß Faktoren, die die untersuchten Parameter maßgeblich beeinflussen können, gleichmäßig auf die beiden verglichenen Gruppen verteilt sind.

Ein Faktor, der die meisten der geprüften Parameter verfälschen könnte, wäre beispielsweise eine parallel zur Chemotherapie durchgeführte oder schon vorher abgeschlossene Bestrahlung. Lange erwähnt zwar, daß bei gegebener Indikation bestrahlt wurde. Häufigkeit und Intensität seien bei Verum- und Kontrollgruppe etwa vergleichbar. Dieser wichtige Punkt ist in der Studie aber nicht dokumentiert.

Lange hat die Gruppen bezüglich Tumorstadium, Alter, Gewicht und Karnofsky-Index verglichen (Tabelle 1 und 2) [8].

Ein Vergleich der Tumorstadien nach dem TNM-System ist in dieser Art nicht aussagekräftig, da die Verteilung der für dieses Kollektiv wesentlichen prognostischen Faktoren dabei nicht zum Ausdruck kommt [1, 3, 4].

Tabelle 2. Verteilung der Patienten in Verum- und Kontrollgruppe entsprechend Tumorstadien nach TNM-System. (Nach Lange [8])

Parameter	Verum (n = 26)	Kontrolle (n = 24)
T_o	12	10
T_x	3	1
T_{1-4}	11	13
N_{0-1}	13	14
N_x	1	∅
N_{2-4}	12	10
M_o	15	9
M_x	∅	3
M_1	11	12

Tabelle 3. Mögliche Aufteilung der Patientinnen nach Aktivitätsindex

Karnofsky-Index	Verum (n = 26)	Kontrolle (n = 24)
100	20	14
90	4	4
80	2	2
70	–	2
60	–	1
50	–	1
Mittelwert	96,7	90,4

Bezüglich Alter und Gewicht stimmen die Gruppen überein. Beim Karnofsky-Index sei der Unterschied nicht signifikant (Tabelle 1). Wir haben versucht darzustellen, welche Einzelwerte die angegebenen Mittelwerte des Karnofsky-Index repräsentieren könnten (Tabelle 3). Ein Karnofsky-Wert von 50–70 wird in der WHO-Skala definiert als „arbeitsunfähig, selbständige Lebensführung, wachsendes Ausmaß an Pflege und Unterstützung notwendig". Ein Aktivitätsindex von 50 ist nach Karnofsky definiert durch „ständige Unterstützung und Pflege, häufige ärztliche Hilfe erforderlich".

Tabelle 3 stellt nur eine mögliche Verteilung dar. Wie sie tatsächlich aussah, wird in der Studie nicht gezeigt. Auf jeden Fall wird klar, daß hier ein wesentlicher Vorteil für die FACTOR-AF2-Gruppe besteht. Für diesen Unterschied gibt es noch weitere Hinweise für Parametern, die sehr eng mit dem Karnofsky-Index verknüpft sind. So war die Kontrollgruppe schon zu Beginn der Erhebung schlechter bezüglich subjektivem Befinden: 6 Patientinnen in der Kontrollgruppe gegenüber 2 Patientinnen in der Verumgruppe beantworteten zu diesem Zeitpunkt die Frage „Wie geht es Ihnen?" nicht mit „gut". Beim Appetit findet sich eine ähnliche Verteilung.

Lange hat zwar gezeigt, daß die beiden Gruppen in punkto Gewicht und Alter übereinstimmen. In wesentlichen Punkten ist die Vergleichbarkeit der

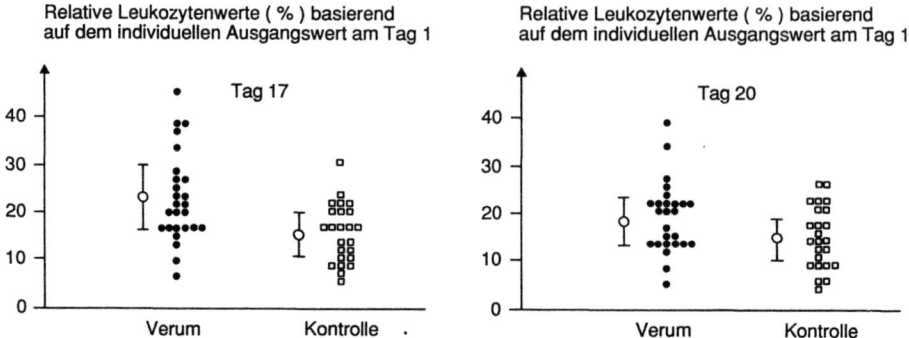

Abb. 2. Darstellung der relativen Leukozytenwerte an Tag 17 und 20. (Nach Lange [8])

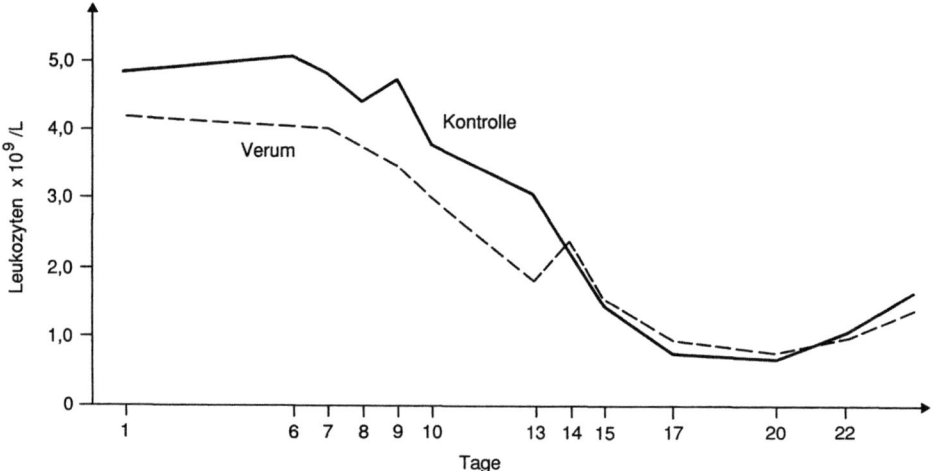

Abb. 3. Graphische Darstellung der absoluten Leukozytenwerte gemäß Angaben von Lange [8]

beiden Gruppen aber entweder nicht gezeigt worden oder es muß sogar ein Vorteil für die FACTOR-AF2-Gruppe vermutet werden.

Die Aussage, FACTOR AF2 habe einen myeloprotektiven Effekt, beruht auf der in Abb. 2 gezeigten Darstellung [8]. Ausgehend vom Relativwert, bezogen auf den individuellen Ausgangswert am Tag 1, wird ein statistisch signifikant geringerer Abfall der Leukozytenwerte unter der Chemotherapie an den Tagen 17 und 20 gefunden. Die Interpretation der dargestellten Daten ist unsinnig, da in der Klinik der Leukozytennadir als Absolutwert entscheidend ist, der hier bei beiden Gruppen praktisch gleich ist. Der signifikante Unterschied an den Tagen 17 und 20 beruht einzig auf unterschiedlichen Ausgangswerten (Abb. 3).

Zusammenfassung und Schlußfolgerung

Obwohl Lange den Unterschied zwischen den beiden Gruppen beim Karnofsky-Index als nichtsignifikant bezeichnet, läßt die Analyse einen wesentlichen Vorteil für die FACTOR-AF2-Gruppe vermuten. Die Parameter wie subjektives Befinden, Appetit, Brechfrequenz, Therapieabbrüche und Antiemetikaverbrauch sind alle eng verknüpft mit dem Karnofsky-Index. Das bei diesen Parametern gefundene bessere Abschneiden der FACTOR-AF2-Gruppe kann demzufolge als Ausdruck dieses Vorteils gewertet werden.

Der statistisch signifikant geringere Abfall der relativen Leukozytenwerte ist klinisch unerheblich. Ein myeloprotektiver Effekt kann daraus nicht abgeleitet werden. Aus diesen Gründen unterstützt die einzige mit dem Präparat publizierte klinische Studie die Behauptung nicht, FACTOR AF2 habe eine supportive Wirkung in der Tumortherapie. Auch die anderen, dem Präparat in der Werbung zugeschriebenen Wirkungen sind bisher unbelegte Hypothesen.

Literatur

1. Brunner KW et al. (1988) Das loko-regionale Rezidiv nach operiertem Mammakarzinom: prognostische Faktoren und therapeutische Konsequenzen. Schweiz Med Wochenschr 118:1976–1981
2. Biosyn Arzneimittel GmbH (ohne Jahr) Mehr Lebensqualität für ihre Tumorpatienten. FACTOR AF2. Die vierte Säule in der Tumortherapie. Werbe-Broschüre
3. Fey MF, Brunner KW, Sonntag RW (1981) Prognostic factors in metastatic breast cancer. Cancer Clin Trials 4:237–247
4. Goldhirsch A, Gelber R, Castiglione M (1988) Relapse of breast cancer after adjuvant treatment in premenopausal and perimenopausal women: Patterns and prognoses. J Clin Oncol 6:89–97
5. Kast A, Hauser SP (Studiengruppe über Methoden mit unbewiesener Wirkung in der Onkologie) (1988) FACTOR AF2 – Die vierte Säule in der Tumortherapie. Dokumentation Nr. 22, Schweizerische Krebsliga, Bern
6. Lakenberg G (1987) Stärkung der Immunabwehr bei metastasierendem Mamma- und Ovarialkarzinom während der zytostatischen Chemotherapie. Dtsch Z Onkol 19:2–5
7. Lange OF (1987) Supportive Therapie mit xenogenen Peptiden bei Patienten mit metastasiertem Mammakarzinom unter aggressiver Chemotherapie (modifiziertes AC-Schema): eine prospektive, randomisierte Doppelblindstudie. Onkologie 10:40–43
8. Lange OF (1987) Supportive therapy with xenogenic peptides in patients with metastatic breast carcinoma on aggressive chemotherapy (Modified AC Regimen). In: Klippel KF (eds) Present status of non-toxic concepts in cancer. Karger, Basel, S 144–158

NeyTumorin: Grundlagen und Klinik

G. U. Brillinger

vitOrgan Arzneimittel GmbH, Postfach 42 40, D-7302 Ostfildern 1 (Ruit)

Die bei der klassischen Krebstherapie eingesetzten Methoden (Operation, Strahlenbehandlung und Chemotherapie) haben – trotz häufig euphorischer Erwartungen – nicht den erhofften breiten Durchbruch in der Heilung, nicht einmal in der Lebensverlängerung, gebracht. In den letzten Jahren wurden deshalb in vermehrtem Maße Therapien eingesetzt, die als „biologisch-immunologisch" bezeichnet werden. Dazu zählt auch das Präparat NeyTumorin (NT) der Firma vitOrgan Arzneimittel GmbH, 7302 Ostfildern 1, das nach einem patentierten Herstellungsverfahren aus Organen gesunder Tiere gewonnen wird. Die darin enthaltenen xenogenen Proteine und Peptide werden in der amerikanischen Fachliteratur unter dem Begriff „biological response modifiers" geführt. Darunter versteht man Substanzen, die

- Tumorzellen und/oder tumorassoziierte Antigene verändern,
- körpereigene Abwehrkräfte initiieren oder steigern,
- zytotoxisch auf Tumorzellen wirken.

Grundlagenversuche zur Wirkung von NT

Die Einbauversuche mit radioaktiv markiertem Thymidin bei Melanomzellen zeigen deutlich, daß unter der Wirkung von NT die DNA-Synthese der menschlichen Tumorzellen gehemmt wird. Im Gegensatz dazu wird die DNA-Synthese von Normalzellen, wie diploide Fibroblasten, eher etwas stimuliert [14].

Daneben wird die DNA-Synthese einer ganzen Reihe von Krebszellen, z. B. von Yoshida-Aszites-Sarkom, Ehrlich-Aszites-Karzinom, Bronchuskarzinom, Stamm E 14, Osteosarkom, Stamm 2 T, bis zu 84% inhibiert, während die Inhibition von Normalzellen (Mäuse-Knochenmarkzellen und Fibroblastenstamm, Wie 38) sehr gering ist, wie Letnansky [9] zeigen konnte. Er hatte einen in NT enthaltenen Faktor aus Rinderplazenta angereichert. Dieser DNA-Synthese-Inhibitor wurde radioaktiv markiert. Es konnte damit gezeigt werden, daß er bevorzugt an Krebszellen bindet. An Membranen von Yoshida-Aszites-Tumorzellen ist die Bindungskapazität 2mal so hoch wie die an Membranen von Leberzellen. Die Affinität der beiden Membrantypen ist dieselbe.

Darüber hinaus konnte an der Krebszelle ein zweiter Rezeptor nachgewiesen werden, der eine 10mal höhere Bindungskapazität, aber eine geringere Affinität besitzt.

Die Selektivität von NT gegenüber Krebszellen konnte auch von Maurer [10] gezeigt werden. Die von ihm getesteten Normalzellen (T-Lymphozyten und Mäusegranulozyten) zeigten erst bei 900 µg/ml eine 50%ige Hemmung. Die entsprechenden Werte von L-1210-Leukämie-Zellen, von P-388-Leukämiezellen und von Ehrlich-Aszites-Karzinomzellen liegen bei ca. 300/200/400 µg/ml.

Bei der menschlichen Promyelozyten-Leukämiezelle HL 60 war mit 100 µg/ml eine 50%ige Inhibition des Koloniewachstums nachzuweisen.

Der antitumorale Effekt wird durch Milzzellen verstärkt. Dies konnten Munder et al. [12] bei Meth-A-Sarkomzellen nachweisen. Es zeigte sich dabei, daß die Tumorzellzerstörung von der Milzzellzahl abhängig ist und dann schon bei sehr viel niedrigeren Proteinkonzentrationen einsetzt.

Wenn statt der relativ resistenten Meth-A-Sarkomzellen maligne Lymphomzellen benutzt werden, so findet sich ein antitumoraler Effekt bei noch niedrigeren Konzentrationen von Zellen wie auch Proteinen. Offensichtlich wird durch das Präparat der zytotoxische Effekt der Zellen stimuliert.

Der Einfluß von NT auf das Wachstum von Meth-A-Sarkomen in vivo ist von Munder et al. [14] untersucht worden. Dabei wurden 10^5 Tumorzellen (7–10 Tage nach Passage) intrakutan in die Bauchhaut injiziert. Nach exponentiellem Wachstum des Tumor sterben unbehandelte Tiere 4–5 Wochen später. Wurde NT i.m. oder i.v. am 5., 7. und 9. Tage nach Transplantation des Tumors injiziert, waren bis zu 100% der wachsenden Tumoren zur vollständigen Regression zu bringen.

In einem weiteren Versuch wurde ein Leberextrakt (der Bestandteil von NT ist) mit Cyclophosphamid verglichen. Dazu wurden am 4., 6. und 8. Tage nach Transplantation des Tumors diese Substanzen injiziert. Die 4wöchige Beobachtungszeit überlebte lediglich 1 der 10 Tiere in der chemotherapierten Gruppe, während in der mit Leberextrakt behandelten Gruppe 8 von 10 überlebten.

Auffallend ist die unterschiedliche Entwicklung der Tumorvolumina. Während Cyclophosphamid einen sofortigen zytostatischen Effekt hat, der nach Absetzen verschwindet, hat das Leberpräparat zunächst keinen Einfluß auf die Tumorprogredienz. In der 2. und 3. Woche jedoch ist eine zunehmende Regression des Tumors zu verzeichnen.

Um Hinweise auf mögliche Kreuzreaktionen zwischen tumorspezifischen Transplantationsantigenen und onkofetalen Antigenen in den xenogenen Präparaten zu erhalten, wurde die Wirksamkeit von fetalen und juvenilen Leberpräparationen im Meth-A-Sarkom-Tiermodell verglichen. Dabei zeigte sich, daß beide Präparationen sowohl in bezug auf Tumorvolumen als auch Überlebenszeit gleich wirksam waren [14].

Die Stimulation der körpereigenen Abwehr durch NT bei mikrobiellen Infektionen konnte von Gillissen [5] nachgewiesen werden. Er zeigte, daß von 30 Mäusen, die mit einem penicillin-resistenten Staphylokokkusstamm infiziert waren, unter sehr hohen Dosen von Penicillin 8 Tiere überlebten. Bei zusätzlicher Behandlung der Tiere mit NT überlebten 15 der 30 Tiere. Wurde vor der experimentellen Infektion mit NT-Sol vorbehandelt, war die mittlere Überlebenszeit der mit NT vorbehandelten, aber ansonsten unbehandelt gebliebenen Gruppe im Vergleich zur gänzlich unbehandelten Kontrollgruppe etwas verlängert, jedoch starben alle Tiere. Vergleichbare Resultate wurden bei einer Infektion von Candida albicans erzielt. Die Vorbehandlung der Tiere mit NT-Sol führt zu einer nur tendenziell erkennbaren Verbesserung der Überlebensrate.

Bei Mäusen mit methylcholanthren-induziertem Tumor wurde, beginnend 13 Tage vor einer Candida-Infektion, 7mal mit NT-Sol vorbehandelt, und 1 h nach Infektion eine weitere Gabe von NT verabreicht. Die mittlere Überlebenszeit in der Kontrollgruppe betrug hier 1,9 ± 0,9 Tage, in der Versuchsgruppe 3,3 ± 2,2 Tage. Das Ergebnis war mit $T < 0,01$ statistisch signifikant.

Elektronenmikroskopische Untersuchungen und Vergleich zwischen normalen humanen Amnionzellen und humanen Wish-Amnion-Tumorzellen durch Ketelsen [6] zeigten, daß die neoplastische Transformation zu einer statistischen Vermehrung und Aggregationstendenz integraler Membranproteine führt, die sich elektronenmikroskopisch im Gefrierbruch als Membranpartikel darstellt. Die Gabe von 6-Mercaptopurin zu den Tumorzellen führte zu einer weiteren Vermehrung der integralen Membranpartikel, hingegen verminderte sich die Partikeldichte unter der Gabe von NT in den ersten 10 Tagen, um dann am 17. Untersuchungstag wieder leicht anzusteigen. Diese Ergebnisse können als eine Differenzierung der Membranen von Tumorzellen unter der Einwirkung von NT in Richtung Normalzelle gewertet werden.

Die LD 50 von NT wurde an Mäusen getestet [4]. Hier zeigte sich, daß die LD 50 bei 44 mg/kg KG liegt.

Von Mayr et al. [11] konnte im Stomatitis-Vesicularis-Test an der Babymaus die Mortalität durch die Vorbehandlung mit NT um 10% reduziert werden. Ein Hinweis für die Beteiligung von Interferon an diesem Ergebnis zeigte sich im Plaque-Reduktionstest am Stomatitis-vesicularis-Stamm Indiana als Testvirus und der Mäusezellinie LTK (aus Subkutis) als Indikator mit dem Serum von mit NT behandelten Mäusen. Im Chrom-51-Freisetzungstest aus Affennierenzellen bei Gabe von Schweinelymphozyten und NT konnte ein Anstieg der spontanen zellvermittelten Zytotoxizität nachgewiesen werden.

Nebenwirkungen konnten bei allen Versuchen nicht beobachtet werden. Selbst bei 10maliger i.v. Applikation von 1 mg Leberpräparat pro Maus oder Ratte über 1/2 Jahr hinweg konnte keinerlei anaphylaktische Reaktion beobachtet werden.

Ein empfindlicher Indikator für eine evtl. Toxizität stellt die Fruchtbarkeit von Mäusen dar. Hierzu wurde NT im Zeitraum von 8 Tagen 3mal je 1875 mg/25 g KG i.p. und 1mal subkutan gegeben, und die Anzahl der Nachkommen der 1. und 2. Generation gezählt. In der 1. Generation ist eine geringgradige positive Wirkung auf die Fruchtbarkeit nachzuweisen, in der 2. Generation jedoch ist kein Effekt mehr nachweisbar. Auch im Langzeitversuch über 2 Monate mit insgesamt 14 Behandlungen (i.p. Gabe von 1,88 kg bzw. 3,75 mg NT) war nach 6 Monaten keine pathologische Veränderung nachweisbar.

Klinische Ergebnisse

Von Douwes [1] wurden 14 Patienten mit weit fortgeschrittenem chemotherapieresistenten Plasmozytom im Stadium III A behandelt. Die Patienten erhielten nach einer initialen Behandlung von 2mal täglich 15 mg NT-Sol i.v. für 1 Woche über weitere 6 Monate eine Behandlung von 3mal pro Woche je 15 mg NT-Sol. 12 der 14 Patienten reagierten positiv auf die Behandlung. Die Produktion und Exkretion der monoklonalen Immunglobuline fielen deutlich z. T. bis in den Normbereich ab. Reparationen von Knochenläsionen konnten in 10 Fällen bereits innerhalb der ersten 6–12 Monate festgestellt werden. Eine Anämie verschwand innerhalb von 3 Monaten in 10 von 14 Fällen, so daß die Patienten z. T. nicht mehr transfusionsbedürftig waren. Die Lebenserwartung betrug vor Beginn der Therapie laut Statistik maximal 6 Monate. Die geringste Überlebenszeit der Patienten der Studie betrug 1/2 Jahr, 2 haben schon länger als 2 Jahre überlebt.

Das Hypernephrom der Niere ist mit ca. 2% an der Gesamtheit der Malignome beteiligt.

1975 hat Reuter [15] NT zusammen mit einer aktiven Immunisierung mit inaktiviertem körpereigenem Tumormaterial bei Patienten mit Hypernephrom eingesetzt. Von den so behandelten 10 Patienten waren 7 nach 7 bzw. 9 Jahren noch am Leben. Laut Statistik sterben 65% innerhalb von 5 Jahren.

Die 1-Jahres-Überlebensrate nach eingetretener Metastasierung beträgt nur 10%, obgleich der natürliche Verlauf der Erkrankung im einzelnen sehr stark variieren kann. Legt man Untersuchungen von 1964–1978 mit ingesamt 1380 Patienten zugrunde, so liegt die spontane Remissionsrate bei 0,4%. Der extrem niedrige Anteil DNA-synthetisierter Zellen von Nierenkarzinomen läßt kaum erwarten, daß große Therapieerfolge durch reine Zytostatikagaben zu erzielen sind.

In der Studie von Douwes [2] wurden 13 Patienten mit metastasierendem Hypernephrom, die nephrektomiert und z. T. bestrahlt worden waren, mit NT behandelt. 3 der Patienten zeigten unter der Therapie eine komplette Remission der Metastasen. Die Remission hielt zwischen 14 und 36 Monate an. 2 Patienten reagierten mit einer partiellen Remission, die 11 Monate andauerte. Bei 4 Patienten trat ein Wachstumsstillstand (Dauer 12–14 Monate) ein, und nur in 4 Fällen wuchs der Tumor weiter.

In einer prospektiven randomisierten Studie [3] wurden 20 Patienten mit Kolonkarzinom im Stadium Dukes B und C nach der Operation für die Dauer von 6 Monaten 3mal pro Woche mit je 30 mg NT-Sol behandelt. Die 20 Patienten der Kontrollgruppe erhielten keine Behandlung. Im Beobachtungszeitraum (14–36 Monate) erlitten 9 der 20 Patienten der Kontrollgruppe ein Rezidiv, in der Behandlungsgruppe waren es lediglich 3 von 20. Im selben Zeitraum waren 4 der 20 Patienten der Kontrollgruppe verstorben, in der Therapiegruppe hingegen keiner der Patienten.

Auffallend war, daß die Rezidive in der Therapiegruppe deutlich später auftraten (im Mittel nach 17 Monaten), während in der Kontrollgruppe das Mittel 13 Monate betrug.

Von Lange und Schlechtingen [8] wurde in einer prospektiv-randomisierten klinischen Studie die Wirkung von NT als zusätzliche Therapiemaßnahmen bei der kombinierten Strahlen- und Chemotherapie bei Mammakarzinom untersucht. Ziel der Studie war, zu prüfen, ob die subjektive Verträglichkeit der Standardtherapie verbessert werden konnte, die Komplikationsrate gesenkt werden kann, und ob die chemotherapie-bedingte Knochenmarksdepression weniger ausgeprägt ist. Insgesamt gingen in diese Studie 89 Patienten mit histologisch gesichertem Mammakarzinom ein. 49 davon waren der Low-risk-Gruppe von relativ günstiger Prognose, 40 Patientinnen waren der High-risk-Gruppe zuzuordnen. Randomisiert wurden die Patientinnen in den Kontrollgruppen oder in den Verumgruppen (n = 24 bei der Low-risk-Gruppe, n = 20 bei der High-risk-Gruppe) zugeordnet. Alle Patientinnen erhielten an 2 aufeinanderfolgenden Tagen je 1 mg Vincristin. Die Low-risk-Gruppe erhielt an 2 Tagen je 25 mg Trophosphamid/kg KG, die High-risk-Gruppe an 5 Tagen jeweils 60 mg Iphosphomamid/kg KG. In der Low-risk-Verum-Gruppe wurden täglich über einen Zeitraum von 16 Tagen 15 mg NT-Sol gegeben, in der High-risk-Verum-Gruppe über einen Zeitraum von 25 Tagen.

Die Patientinnen der Verumgruppen gaben häufiger an, die Strahlen- und Chemotherapie gut vertragen zu haben. Die beobachteten Unterschiede waren sowohl in der High- als auch in der Low-risk-Gruppe nachweisbar. Die mit NT behandelten Patienten der Low-risk-Gruppe gaben im Vergleich zur Kontrollgruppe etwas besseren Appetit an, wobei der Unterschied klinisch auffällig war, jedoch nicht statistisch signifikant. In der High-risk-Gruppe war der Unterschied zwischen der Verum- und der Kontrollgruppe deutlicher und statistisch signifikant (Mittelwert der Scores: Kontrollgruppe 2,24; Verumgruppe 1,66).

Die maximale Brechhäufigkeit lag bei der Low-risk-Gruppe am 3. Chemotherapietag. Zu diesem Zeitpunkt hatten 10 von 24 Patientinnen der Kontrollgruppe Brechreiz, hingegen nur 5 von den 25 der Verumgruppe. Diese Differenz war statistisch jedoch nicht signifikant, wenngleich klinisch bedeutsam. In der High-risk-Gruppe mit der aggressiven Chemotherapie war der Unterschied deutlicher ausgeprägt und statistisch signifikant. Im Zeitraum zwischen dem 6. und 25. Tag klagten 19 von 20 Patientinnen der Kontrollgruppe, jedoch nur 10 von den 20 der Verumgruppe über Erbrechen.

Die Änderung des Körpergewichtes spiegelt die o. g. Ergebnisse wider. Bei der Low-risk-Gruppe betrug die mittlere Abnahme des Körpergewichtes in der behandelten Gruppe 0,58 kg, in der Kontrollgruppe 1,43 kg. Deutlicher war auch hier der Unterschied in der High-risk-Gruppe; die mittlere Gewichtsabnahme betrug in der Verumgruppe 1,2 kg, in der Kontrollgruppe hingegen 3,5 kg. Ein myeloprotektiver Effekt konnte bei der angegebenen Dosierung nicht nachgewiesen werden.

Von Kisseler u. Herzog [7] wurde NT in Kombination mit Zytostatika bei Mammakarzinom, Stadium IV (Zytostatika: Mitomycin, Fluorouracil, Adriamycin, Vincristin und VP 16) Kolonkarzinom, Stadium IV (Zytostatika: Mitomycin, 5-Fluorouracil, Adriamycin, Vincristin und Dacarbazin) und nichtkleinzelligem Bronchialkarzinom, Stadien III und IV (Zytostatika: Mitomycin, 5-Fluorouracil, Adriamycin, Vincristin, Cyclophosphamid und Ezoposid) eingesetzt.

Die Kontrollgruppe erhielt die Zytostatikatherapie alleine. Die Patienten wurden insgesamt mit mindestens 5 Zyklen behandelt. In der NT-Gruppe wurden zusätzlich bei jedem Zyklus 285 mg NT eingesetzt.

Bei Mammakarzinom betrug die Überlebenszeit in der nur mit Zytostatika behandelten Gruppe 13 Monate, bei der kombiniert behandelten Gruppe 23 Monate. Bei Kolonkarzinom betrug die Überlebenszeit bei Zytostatika-Monotherapie 9 Monate, bei der Kombinationstherapie hingegen 17 Monate.

Bei nichtkleinzelligem Bronchialkarzinom lag die Überlebenszeit unter reiner Zytostatikagabe bei 10,5 Monaten, in der Kombinationstherapie hingegen bei 16 Monaten.

Die in der Literatur angegebenen Überlebenszeiten für die Patienten mit Mammakarzinom ist 12 Monate, für Kolonkarzinom 9,6 Monate und für nichtkleinzelliges Bronchialkarzinom zwischen 7,8 und 9,8 Monate.

Neben diesen klinischen Studien liegen uns eine große Zahl von Einzelkasuistiken von niedergelassenen Ärzten vor, die den positiven Effekt dieser biologisch-immunologischen Therapie belegen.

Literatur

1. Douwes F (1984) Therapie und Wirkung von NeyTumorin-Sol beim fortgeschrittenen Plasmozytom. Therapiewoche 34/26A
2. Douwes F, Migeod F (1985) Klinische Erfahrungen mit NeyTumorin-Sol bei Hypernephrom und metastasierendem kolorektalen Karzinom. Therapiewoche 35/26A
3. Douwes F, Wolfrum DI (1986) Prospektive randomisierte Studie zur adjuvanten Therapie kolorektaler Karzinome mit einem „Biological Response Modifier (BRM)". Therapiewoche 36/26A
4. Gillissen G (1984) Toxikologisch-pharmakologische Untersuchungen mit NeyTumorin-Sol. Therapiewoche 34/26A
5. Gillissen G (1985) Die therapeutische Bedeutung von NeyTumorin-Gaben bei der experimentellen Infektion von tumortragenden Tieren. Therapiewoche 35/26A
6. Ketelsen U-P (1983) Pilotstudie zum Einfluß eines biologischen „response modifiers" (NeyTumorin) auf die Plasmamembran menschlicher Tumorzellen (Wish) in vitro im Vergleich mit einem Chemozytostatikum (6-Mercaptopurin). Therapiewoche 33:62–70
7. Kisseler B, Herzog M (1986) Der Stellenwert der Kombinationstherapie von Zytostatika mit NeyTumorin in der heutigen Onkologie. Therapiewoche 36/26A
8. Lange OF, Schlechtingen J (1985) Wirksamkeit von NeyTumorin-Sol in Kombination mit Radio- und Chemotherapie bei High- und Low-risk-Patientinnen mit Mammakarzinom. Therapiewoche 35/26A
9. Letnansky K (1982) Inhibition of thymidine incorporation into the DNA of normal and neoplastic cells by a factor from bovine maternal placenta: Interaction of the inhibitor with cell membranes. Biosci Rep 2:39–45
10. Maurer HR (1984) Selektive Wirkungen sulfatierter Organlysate auf das klonale Wachstum normaler, hämatopoetischer und maligner Stammzellen in vitro. Therapiewoche 34/26A:50–53
11. Mayr A (1985) Paramunologie: Eine neue Perspektive für die Zytoplasmatische Therapie. Therapiewoche 35/26A
12. Munder PG, Langer KA, Modolell MM (1986) Weitere Untersuchungen zur antitumoralen Wirksamkeit von xenogenen Proteinen wie NeyTumorin. Therapiewoche 36/26A:100–102

13. Munder PG, Stiefel T, Theurer KE (1982) Vorträge beim 13. Internationalen Krebskongreß in Seattle, 1982 – ref. in: Die Heilkunst 4 (1982)
14. Munder PG, Stiefel T, Widmann KH, Theurer KE (1982) Antitumorale Wirkung xenogener Substanzen in vivo und in vitro. Onkologie 5:98–104
15. Reuter H-J (1975) Die multifaktorielle Krebstherapie als Ergänzung konventioneller Therapiemethoden in der Urologie. EHK 4 (1975)

NeyTumorin:
„Der Natur und dem Bewährten vertrauen" –
Analyse aus der Sicht der internistischen Onkologie

S. P. Hauser[1] und G. Deplazes[2]

[1] Hämatologisches Zentrallabor, Inselspital, Freiburgstraße, CH-3010 Bern
[2] Schweizerische Krebsliga, Monbijoustraße 61, CH-3001 Bern

Zusammensetzung

Das Revitorgan-Präparat Nr. 66 NeyTumorin ist aus verschiedenen Organen von Rindern und Schweinen nach einem patentierten Verfahren mittels Säuredampf-Hydrolysierung hergestellt [27]. 1 Amp. NeyTumorin-Sol enthält 15 mg Proteine und kostet rund DM 99,– [26].

Geschichtlicher Hintergrund und Theorie

Theurer trennte sich anfangs der 50er Jahre von der Zellulartherapie ab, nachdem es ihm gelungen war, ein „besonders schonendes Verfahren zur chemischen Aufschließung der Organsubstanzen" zu entwickeln. Er war der Meinung, daß nur die Zellbestandteile im menschlichen Körper wirksam sein können, die durch „mechanische Zertrümmerung der Organgewebe bereits vor der Injektion in Freiheit gesetzt wurden". Da im Zytoplasma die Synthese der zellulären Funktionsstoffe stattfindet und auch alle Regulationsstoffe dort vorkommen, nannte er seine Behandlung *Zytoplasmatische Therapie* [18, 22, 23].

Aufgrund von Analogieschlüssen werden dem NeyTumorin gemäß der getroffenen Zusammensetzung folgende *Wirkungen* zugeschrieben [20]:

– Leber, juveniler Thymus, Plazenta: Hemmung der Tumorzellproliferation.
– Knochenmark, Nabelschnur, Milz: Stimulierung der Immunabwehr.
– Pankreas, Niere, Lunge, Magenmukosa: Harmonisierung des Stoffwechsels.
– Schilddrüse, Epiphyse, Zwischenhirn: Normalisierung von endokrinen Dysregulationen.

Aufgrund von experimentellen Untersuchungen, die häufig mit Einzelorganextrakten durchgeführt wurden, und der Zuteilung von NeyTumorin zu den Biological-Response-Modifier-Substanzen werden folgende *Wirkungsmechanismen* postuliert [25, 26, 27]:

- selektive Inhibition des Tumorstoffwechsels,
- Differenzierungsstimulus auf maligne entartete Zellen in Richtung Normalzelle,
- polyklonale Stimulierung zytotoxischer Zellen gegen syngene Tumorzellen,
- Stimulierung und Revitalisierung mesenchymaler und zentraler Gewebe.

Indikationen

Wie die Wirkungsmechanismen, so werden die Anwendungsmöglichkeiten in verallgemeinernder Richtung angegeben: endogene Krebsdisposition, Steigerung körpereigener Abwehrvorgänge, Dauertherapie bei Malignomen, Roborierung bei Zytostatika- und Strahlentherapie, Rezidiv- und Metastasenprophylaxe [25, 26, 27].

Beim Plasmozytom, metastasierenden Mamma- und Kolonkarzinom wird aufgrund von Pilotuntersuchungen NeyTumorin als Therapie der Wahl empfohlen.

Untersuchungen und Prüfungen

Vorklinische Untersuchungen

Eine Reihe von vorklinischen Untersuchungen wurde an Zellkulturen und Mäusen durchgeführt. Die Ergebnisse sollen die postulierten Wirkungsmechanismen untermauern.

Eine exakte Analyse und Charakterisierung von allen 15 „standardisierten und definierten molekularen Organfraktionen" [27] ist unseres Wissens nicht veröffentlicht, obwohl 3 Publikationen dies im Titel zumindest andeuten:

- „Säulenchromatische Auftrennung und Charakterisierung tumorhemmender Faktoren aus Leber und Placenta", die in NeyTumorin enthalten sind [19].
- „Analytische und biologische Standardisierung von NeyTumorin-Sol in Tumorzellkulturen" [21]. Die vorgelegten Daten sind ebenfalls nur summarisch wiedergegeben und reichen nicht aus als Basisdokumentation. In beiden Arbeiten fehlt die eindeutige Charakterisierung der tumorhemmenden Faktoren.
- „Analytik von xenogenen Proteinen – wie NeyTumorin – und Untersuchungen zur antitumoralen Wirksamkeit" [14]. Darin ist weder eine Analyse der Proteine noch die Angabe der verschiedenen Organextrakte, die in NeyTumorin enthalten sind, zu finden. Die Untersuchungen der antitumoralen Wirksamkeit bezieht sich auf die Bestimmung der B-Zell-Proliferation, der Natural-Killer-Cell-Aktivität und der Makrophagenaktivierung anhand von In-vivo-in-vitro-Versuchsanordnungen mit Inzuchtmäusen und davon gewonnenen Milzzellen.

Prischl [15] betont, daß er anhand eines In-vitro-Testsystems eine Wirkung von NeyTumorin auf Zellinien und leukämische Blasten von Leukämiepatienten nachweisen kann: „Ein antiproliferativer Effekt kann daher dem NeyTumorin-Sol nicht abgesprochen werden." Es werden exzessiv hohe Konzentrationen von NeyTumorin verwendet. Rechnet man die Konzentrationen von NeyTumorin-Sol in der Arbeit von Prischl et al. auf das Plasmavolumen von 3 l eines erwachsenen Menschen um, so benötigt man 1125 mg NeyTumorin-Sol (= 75 Amp.) zur Erreichung einer Konzentration von 375 µg/ml. Zur Erreichung dieser Konzentration in der extrazellulären Flüssigkeit (9 l) würde es beim Menschen 225 Amp. NeyTumorin-Sol gebrauchen. Pharmakokinetische Untersuchungen der „Wirksubstanzen" liegen nicht vor. Diese Daten sprechen bezüglich einer praktischen Anwendung eindeutig für sich selbst.

Auf die Analyse weiterer vorklinischer Untersuchungen wird hier verzichtet. Eine ausführliche Abhandlung ist bei Schreml und der Dokumentation Nr. 26 der Studiengruppe für unbewiesene Methoden in der Onkologie der Schweizerischen Krebsliga nachzulesen [1, 16, 17].

Klinische Untersuchungen

Die größeren Erfahrungsberichte und die klinischen Untersuchungen, die alle zwischen 1983 und 1986 publiziert wurden, stammen vor allem von den Arbeitskreisen um Douwes, Kisseler und Lange. Douwes publizierte 1983 als erstes eine „Dose-finding-Study" aus der Nachsorgeklinik mit NeyTumorin, jedoch ohne Variation der Dosis, bei 80 Patienten mit der Schlußfolgerung: „Nach diesen ermutigenden Therapieergebnissen ist jetzt der Augenblick gekommen, eine systematische klinische Prüfung an einer größeren Probandenzahl vorzunehmen, die Aufschlüsse über folgende Fragen ergibt: 1. Was ist die optimale Dosis? 2. Welche Malignome sprechen an? 3. Toxizität? 4. Kombination mit Zytostatika? 5. Gesamtüberlebenszeit verbessern?" [2].

In den folgenden Jahren berichtete Douwes über prospektiv durchgeführte Pilotstudien mit NeyTumorin bei 14 Patienten mit Plasmozyten [3, 4], bei 13 Patienten mit Adenokarzinom der Niere [5, 8] und bei 15 Patienten mit kolorektalen Karzinomen [7, 8]. Aufgrund der durchwegs nicht ausreichenden Dokumentationen und weiterer Mängel dieser Untersuchungen kann aus den dargelegten Therapieresultaten keine Wirksamkeit von NeyTumorin in der Onkologie abgeleitet werden.

Die einzige prospektiv randomisiert angelegte Studie wurde bei kolorektalen Karzinomen mit Stadium Dukes B und C durchgeführt [9]. Keine Angaben werden gemacht über Histologie, Grading, Randomisierungsart und Behandlungsintention. Zur Stadieneinteilung ist zu bemerken, daß es bei Dukes B und C je eine prognostisch günstige ($T_2N_0M_0$ bzw. $T_{1-4}N_1M_0$) und eine ungünstige ($T_4N_0M_0$ bzw. $T_{1-4}N_{2-3}M_0$) Untergruppe gibt. Die Vergleichbarkeit der Gruppen ist nicht gesichert. Der signifikanten Verbesserung der rezidivfreien und auch absoluten Überlebenszeit kommt wegen der nicht gesicherten Gruppengleichheit und aufgrund der kleinen Patientenzahlen (je 20) nur eine beschränkte Aussagekraft zu.

Die neueste Publikation von Douwes [6] über „Krebstherapie mit xenogenen Peptiden" ist eine summarische Wiedergabe früherer Untersuchungen und ergibt keine neuen Aspekte. Für die von Douwes 1983 genannten anstehenden Fragen zur Wirksamkeit von NeyTumorin bei Karzinomen gibt es bisher keine Antworten.

Kisseler berichtete 1984 über ein Therapieschema mit 12stündiger Vorinkubation von Mitomycin (20 mg) mit NeyTumorin-Sol (300 mg), das dann als Mischung mit einem Hämoderivat aus Kälberblut infundiert wird [12]. Die Voruntersuchungen zur Ermittlung dieses Therapieschemas wurden nicht veröffentlicht.

Auf Grund von 6 Fallbeispielen [11] ist Kisseler von einer antitumoralen Wirksamkeit des NeyTumorin überzeugt, und anhand einer retrospektiven Untersuchung an insgesamt 352 Patienten postuliert er eine „deutliche Schutzwirkung auf das myeloproliferative System" durch hohe Dosen von NeyTumorin (285 mg) [10]. Aufgrund der vorgelegten Daten können diese Behauptungen sachlich nicht nachvollzogen werden.

Den Stellenwert der Kombination von Zytostatika mit NeyTumorin in der heutigen Onkologie versuchten Kisseler u. Herzog anhand von prospektiv randomisierten Studien beim Mammakarzinom Stadium IV (je 15 Patienten), beim Kolonkarzinom Stadium IV (je 20 Patienten) und beim nichtkleinzelligen Bronchuskarzinom Stadium III und IV (je 13 Patienten) zu ergründen [11]. Den Effekt der „Biozytostase" wollen sie anhand dreier Fallbeispiele darstellen, deren Dokumentation aber unvollständig ist. Die Basisdokumentation ist mangelhaft, und bei der Randomisation fällt auf, daß die Histologie, das Grading, der Karnofsky-Index und die Intention zur Behandlung nicht berücksichtigt wurden. Bei allen 3 Gruppen wird eine aufwendige Statistik mittels verschiedenster Testmethoden durchgeführt. Die Schlußdiskussion beginnt mit dem schematischen Satz: „Anhand der in dieser Studie errechneten Zahlenwerte und Wahrscheinlichkeiten, scheint es so zu sein, daß durch Zugabe von NeyTumorin zur Zytostase eine statistisch signifikante Lebensverlängerung erzielt werden kann." Zur Verifizierung dieser Behauptung genügen die vorgelegten Daten der 3 Pilotstudien nicht.

Aufgrund der 1985 gemachten Behauptungen von Kisseler ist es erstaunlich, daß er während der Jahrestagung 1988 die „Biozytostase aus Sicht der heutigen Krebstherapie" nur anhand von 5 Einzelfällen zu zeigen vermag, nachdem er über die Schulmediziner hergezogen war: „Schulmediziner meinen, sie hätten Methoden, mit denen sie Krebs erfolgreich behandeln können: Ich kenne keine solche Methoden" [24].

Lange [13] fand bei Mammakarzinom-Patientinnen während einer palliativen Radio- und Chemotherapie statistisch signifikant ein besseres subjektives Befinden und einen besseren Appetit unter zusätzlicher NeyTumorin-Therapie, während eine Besserung der Brechhäufigkeit und eine Änderung des Körpergewichtes nur bei der High-risk-Gruppe festgestellt wurde. Die Daten sind nur summarisch angegeben. Eine statistische Analyse des Gesamtkollektivs fehlt.

Aufgrund der anscheinend geringen supportiven Wirkung von NeyTumorin sind die Tageskosten von durchschnittlich DM 87,– während 20 Tagen bei einer evtl. Therapie sicher kritisch zu beachten.

Schlußfolgerungen

Bei der Bearbeitung der NeyTumorin-Literatur fällt auf, daß die meisten Mitteilungen von der Jahrestagung über die Zytoplasmatische Therapie in Stuttgart stammen und die Bibliographie sich weitgehend auf die „Vitorgan-family" beschränkt.

In den neuesten Arbeiten über Biological Response Modifiers wird NeyTumorin nicht erwähnt. Enttäuschend ist, daß die Intentionen in den Titeln der Arbeiten kaum den darin wiedergegebenen Daten entsprechen.

Der Aufbau der Zytoplasmatischen Therapie begann initial durch Theurer mit verallgemeinernden Analogieschlüssen. Diese Methodologie des Vorgebens von Wissen und Können zieht sich bedauerlicherweise wie ein roter Faden durch die zytoplasmatische Literatur. Diese Widersprüchlichkeit zeigt sich eindrücklich in den Werbesprüchen der letzten Jahre: „VIP's von vitOrgan", „NeyTumorin. Biological Response Modifiers. Das neue physiologische Tumorkonzept", „Ursachen behandeln – nicht nur Symptome", „Krebs. NeyTumorin-Sol. Die klare Lösung in der Onkotherapie", „Vitorgan. Nach dem Vorbild der Natur". Entgegen der immer wieder behaupteten nachgewiesenen Wirksamkeit von NeyTumorin in der Krebsbehandlung, liegen bis heute keine Daten vor, die die biologische Wirksamkeit von NeyTumorin genügend definieren und die klinische Wirksamkeit dokumentieren. Der Aussage „Dem Bewährten vertrauen. NeyTumorin-Sol in der Krebstherapie" ist mit Mißtrauen zu begegnen.

Literatur

1. Deplazes G, Hauser SP (Studiengruppe über Methoden mit unbewiesener Wirkung in der Onkologie 1989) NeyTumorin: „Das neue physiologische Tumorkonzept" der Zytoplasmatischen Therapie durch Theurer. Schweizerische Krebsliga, Bern
2. Douwes F (1983) Zur Problematik von „Dose-finding-studies" bei biologischen „response modifiern" in der Onkotherapie. Therapiewoche 33:79–86
3. Douwes F (1984) Die Ansprechbarkeit des Plasmozytoms auf NeyTumorin-Sol. Erfahrungsheilkunde 33 (Heft 3a):37–40
4. Douwes F (1984) Therapie und Wirkung von NeyTumorin-Sol beim fortgeschrittenen Plasmozytom. Therapiewoche 34:76–80
5. Douwes F (1985) Medikamentöse Therapie des Adeno-Karzinoms der Niere. In: Theurer KE, Domagk GF, Kraft H (Hrsg) 30 Jahre zytoplasmatische Therapie und Gegensensibilisierung. Enke, Stuttgart, S 92–107
6. Douwes F (1988) Krebstherapie mit xenogenen Peptiden. Therapiewoche 38:178–182

7. Douwes F, Migeod F (1985) Behandlung des metastasierenden kolorektalen Karzinoms mit xenogenen Organlysaten (NeyTumorin-Sol). In: Theurer KE, Dogmagk GF, Kraft H (Hrsg) 30 Jahre zytoplasmatische Therapie und Gegensensibilisierung. Enke, Stuttgart, S 108–116
8. Douwes F, Migeod F (1985) Klinische Erfahrungen mit NeyTumorin-Sol bei Hypernephrom und metastasierendem kolorektalen Karzinom. Therapiewoche 35:121–126
9. Douwes F, Wolfrum DI (1986) Prospektive randomisierte Studie zur adjuvanten Therapie kolorektaler Karzinome mit einem „Biological Response Modifier". In: Theurer KE, Domagk GF, Kraft H (Hrsg) Organotherapie: Kausale Behandlung mit biologischen Substanzen. Enke, Stuttgart, S 42–55
10. Kisseler B, Herzog M (1985) Effekte einer Monotherapie mit NeyTumorin und einer Kombinationstherapie mit NeyTumorin und Zytostatika. Therapiewoche 35:107–114
11. Kisseler B, Herzog M (1986) Der Stellenwert der Kombinationstherapie von Zytostatika mit NeyTumorin in der heutigen Onkologie. In: Theurer KE, Domagk GF, Kraft H (Hrsg) Organotherapie: Kausale Behandlung mit biologischen Substanzen. Enke, Stuttgart, S 83–91. Ebenso in: Therapiewoche 36:123–151. Ebenso in: Biological Response Modifiers in Klinik und Praxis, Bd 10, Braun, Karlsruhe, S 84–141
12. Kisseler B, Stiefel T (1984) Zytobiologisch-zytostatische Kombinationstherapie. Ein neuer Ansatz in der medikamentösen Onkotherapie. Therapiewoche 34:80–90
13. Lange OW, Schlechtingen J (ohne Jahr) Wirksamkeit von NeyTumorin-Sol in Kombination mit Radio- und Chemotherapie bei High- und Low-risk-Patientinnen mit Mammakarzinom. In: Biological Response Modifiers in Klinik und Praxis, Bd 10. G. Braun, Karlsruhe, S 42–47
14. Modolell M, Munder PG (1987) Analytik von xenogenen Proteinen – wie NeyTumorin – und Untersuchungen zur antitumoralen Wirksamkeit. Therapiewoche 37:106–108. Ebenso in: Theurer K, Domagk GF, Kraft H (Hrsg) (1988) Organo- und Immunotherapie auf den Grundlagen der Pathophysiologie. Enke, Stuttgart
15. Prischl F, Schwarzmeier J (1987) Wirkungen von NeyTumorin auf Zellinien und leukämische Blasten von Leukämiepatienten in einem In-vitro-Kurzzeit-Testsystem. Therapiewoche 37:108–127
16. Schreml W (1984) Zytoplasmatische Therapie maligner Tumoren mit makromolekularen Organextrakten. MMW 126:234–238
17. Schreml W (1985) Zytoplasmatische Therapie. In: Jungi WF, Senn HJ (Hrsg) Krebs und Alternativmedizin: Zuckschwerdt, München, S 84–93
18. Sillo-Seidl G (1979) Die zielgerichtete Desensibilisierung und Organbehandlung. Erfahrungsheilkunde 28:596–606
19. Stiefel T (1981) Säulenchromatographische Auftrennung und Charakterisierung tumorhemmender Faktoren aus Leber und Plazenta. Erfahrungsheilkunde 30:794–796
20. Stiefel T (1984) NeyTumorin-Sol: Ein biologischer Response Modifier in der Onkologie (Grundlagenforschung, Klinik und Praxis). Erfahrungsheilkunde 33:32–36
21. Stiefel T (1984) Analytische und biologische Standardisierung von NeyTumorin-Sol in Tumorzellkulturen. Therapiewoche 34:44–47
22. Theurer K (1959) Grundlagen der zytoplasmatischen Therapie und praktische Gesichtspunkte für die Anwendung. Ärztl Prax 11:1167–1168 (Sonderdruck)
23. Theurer K (1983) Die Weiterentwicklung der Zellulartherapie. Erfahrungsheilkunde 32:210–214
24. Vitorgan Arzneimittel GmbH (1988) Karzinom-Therapie: Wie sollte es, wie kann es weitergehen? In: Kurzbericht XXXIV. Jahrestagung, Stuttgart
25. Vitorgan Arzneimittel GmbH (ohne Jahr) „Krebs. Dem Bewährten Vertrauen. NeyTumorin-Sol in der Krebstherapie." (Inserat)

26. Vitorgan Arzneimittel GmbH (ohne Jahr) NeyTumorin – Biological Response Modifiers – Das neue physiologische Tumorkonzept. Informationsbroschüre, Ostfildern
27. Vitorgan Arzneimittel GmbH (ohne Jahr) Revitorgan-Sol; Sol – Die Sonne der Organotherapie, NeyTumorin-Sol. Informationsblätter, Ostfildern

Die Wissenschaftlichkeit der Zelltherapie

H. W. Baenkler

Medizinisch-Chirurgische Klinik III, Krankenhausstraße 12, D-8520 Erlangen

Vorbemerkung

Die Medizin stellt ein Fach mit Zügen einer Geisteswissenschaft insofern dar, als der einzelne Patient jeweils ein eigener Sonderfall und damit nicht standardisierbar ist. Die Behandlung erfordert daher schwer meßbare Eigenschaften wie Fingerspitzengefühl oder auch Intuition. Die Folge sind eine gewisse Unsicherheit in der Reihenfolge und Rangordnung anstehender Maßnahmen wie auch eine erhebliche Subjektivität in der Beurteilung des Behandlungserfolges. Mit der Aufklärung der Abläufe im lebenden Organismus und mit der Erweiterung der Kenntnisse physiologischer und pathophysiologischer Vorgänge ist es zunehmend gelungen, für einzelne Organfunktionen repräsentative Meßgrößen zu definieren. Damit ist die Medizin den Naturwissenschaften erheblich nähergekommen; in mancher Hinsicht darf sogar in Anspruch genommen werden, daß dies voll gelungen ist.

Die größten Schwierigkeiten auf dem Wege zur exakten Wissenschaft ergeben sich für die Medizin aus der Vielfalt von Meßgrößen, die mittelbar oder unmittelbar in gegenseitiger Abhängigkeit stehen. Es darf angenommen werden, daß derzeit keineswegs alle repräsentativen Parameter bekannt sind. Dies gilt insbesondere da, wo es einen Prüfwert für die erbrachte Leistung noch nicht gibt. So ist der gesamte Bereich der Psyche, im weiteren Sinne auch des Befindens und des Schmerzes derzeit nicht exakt erfaßbar. Aber auch da, wo sich bis in Einzelheiten Vitalfunktionen beschreiben lassen, kann von einer umfassenden Kenntnis keineswegs die Rede sein.

Der Zuwachs des Wissens und die Verfeinerung der Meßmethoden lassen erwarten, daß mit großer Annäherung in Zukunft eine zuverlässige und eindeutige Verfolgung der Funktion von Zellen und Organen einerseits und des dynamischen Zustandes des Nervensystems andererseits möglich sein wird. Dann sind die Lücken, deretwegen der Medizin Wissenschaftlichkeit abgesprochen wird, endgültig geschlossen. Doch bereits heute kann Wissenschaftlichkeit geübt werden, wenn die verfügbaren Standards Berücksichtigung finden.

Forderungen der Wissenschaft

Im Zusammenhang mit medizinischen Fragestellungen und Aufgaben gibt es eine Reihe von Forderungen, die sich letzlich auf ganz wenige essentielle Dinge beschränken. Stets geht es um exaktes Arbeiten, wobei der Begriff „Arbeit" allumfassend zu sehen ist. Daraus folgt, nicht nur die Behandlung muß nach festgelegten Gesetzmäßigkeiten erfolgen, es gilt dies ebenso bereits im Vorfeld bei der Befunderhebung und der Planung einer Studie, es gilt dies aber auch für die Auswertung der einlaufenden Daten. Dies alles dient der Wiederholbarkeit.

Die Reproduzierbarkeit ist eine Grundforderung der Wissenschaft. Sie liegt auch im Interesse der Medizin selbst, denn ein effizientes Prinzip soll ja nicht allein der Hand eines einzigen vorbehalten sein, es soll allen Patienten zugängig werden. Wenngleich in diesem Zusammenhang die genaue Beschreibung der Maßnahmen im Vordergrund steht, ist es damit jedoch nicht getan. Weil die meisten Therapieformen nicht jedem Kranken helfen – es gleicht eben ein Kranker keineswegs dem anderen – muß ein Hinweis auf die geeigneten Patienten gegeben werden. Diese Forderung stellt sich nicht allein aus Kostengründen, sondern auch um unnötige Risiken dem Patienten zu nehmen und ihn nicht in falscher Hoffnung zu wiegen. Zu erstellende Einschluß- und Ausschlußkriterien dienen also der Auswahl der für die Behandlung in Betracht kommenden Patienten, unabhängig wie großzügig der Rahmen gesteckt sein soll. Damit verbunden ist freilich auch die Forderung nach einer exakten Beschreibung der Gesamtsituation des Kranken. Bekanntlich ist gerade in der Onkologie ein wesentlicher Punkt der Moment, an welchem die Behandlung begonnen hat und wieweit die Erkrankung fortgeschritten war. Daher sind neben einer ausführlichen körperlichen Untersuchung auch eine entsprechende apparative Diagnostik bis hin zur feingeweblichen Analyse unerläßlich. Ist dies sichergestellt, so wird zugleich eine weitere Forderung erfüllt, nämlich die der Bewertung einer Behandlungsmaßnahme. Nur durch die Synopsis der aufgelisteten Kriterien läßt sich ermitteln, ob und inwieweit ein Erfolg verzeichnet werden darf. Soll die Reproduzierbarkeit gewährleistet sein, müssen also auch Kriterien der Besserung und der Heilung erarbeitet werden.

Das härteste Kriterium im Leben eines Menschen ist neben der Geburt der Tod. Daher darf die durch die Therapie für den Patienten gewonnene zusätzliche Lebenszeit als elementare Größe bezeichnet werden. Gerade in der Onkologie ist die Überlebenszeit der entscheidende klassische Parameter, sind doch bösartige Erkrankungen stets lebensverkürzend. So einsichtig diese Feststellung sein mag, gibt es auch hier Schwierigkeiten, denn es ist zu bedenken, daß die Todesursache nicht unbedingt mit der Grunderkrankung in unmittelbarem Zusammenhang stehen muß. Also muß wiederum bei wissenschaftlichen Aussagen darauf gedrungen werden, die Ursache für das Ableben eines Patienten ausfindig zu machen. Dies sollte im Interesse eines jeden Therapeuten liegen, da seine Ergebnisse ansonsten sogar schlechter ausfallen, als dies wirklich ist.

Zu den Richtlinien der Therapie gehört die Übersichtlichkeit der Darstellung. Sie beinhaltet neben den Vorgaben des Durchschnittsfalles auch Hinweise, wie in Sondersituationen verfahren worden ist. Nicht selten treten Zwischenfälle ein, die keineswegs mit der Grunderkrankung im Zusammenhang stehen, etwa Unfälle oder auch Infektionskrankheiten. Dann muß unmißverständlich erkennbar sein, ob und wie die Therapie zu modifizieren ist. Sinngemäß gehören hierher auch die Abbruchkriterien.

Schwierig ist die Frage, unter welchen Bedingungen ein Therapieschema generell geändert werden darf. Dies wird aktuell, wenn sich während des geplanten Zeitraumes ein wesentlicher Gesichtspunkt ergibt, entweder bezüglich des Erfolges oder auch der Nebenwirkungen. So können unerwünschte Reaktionen zur Änderung des Schemas zwingen. Weniger häufig, wenngleich grundsätzlich möglich, veranlaßt die Erkenntnis für eine Verbesserung der Therapie zur Änderung des Konzeptes. Auch hier gibt es feste Gesetze, nämlich die eindeutige Aussage bereits nach kürzerer Zeit. Selbstverständlich ist der Zeitpunkt des Erkennens um so früher, je dramatischer Verbesserungen des Erfolges einer neugewählten Therapie erkennbar werden. Es liegt auf der Hand, daß mit jeder Änderung des Studiendesigns ein Neuanfang eintritt, weshalb eine permanente Nachbesserung der Therapie zu Verzögerungen in der Beurteilung führt. Modifikationen, die mehr intuitiv vorgenommen werden, verschlechtern die Studie.

Werden die genannten Forderungen berücksichtigt, so ist die Wissenschaftlichkeit so gut wie erreicht. Es bleiben nur noch die umstrittenen Punkte des Doppelblindversuchs und der Randomisierung. Beides ist wichtig, um schwer oder überhaupt nicht meßbare Parameter auszuschalten. Selbst wenn der Arzt sich um größtmögliche Objektivität bemüht, bleibt ein Rest des Empfindens übrig, was das Ergebnis, oder besser dessen Bewertung, beeinflußt. Mehr noch neigt der Patient dazu, trotz Bemühens um Objektivität seine Stimmungen miteinzubringen. Und gerade hier werden zu Beginn vieler Studien Fehler gemacht, weil die Patienten in der Hoffnung auf einen Erfolg in ihren Aussagen beeinflußt werden. Dann allerdings wird die Bewertung außerordentlich schwierig, gehen doch vielfach Befinden und Lebensfreude wie auch Hoffnung in die Bewertung des Gesamtkonzeptes mit ein. Tatsächlich hat dies auch mit Bezug auf harte Kriterien Rückwirkungen, weil Patienten mit einer gläubigen Einstellung, also positiv motivierte Individuen, eher bereit sind, sich einer Therapie zu unterziehen und alles daranzusetzen, das vorgegebene Schema durchzuhalten. Daher mögen manche neuen Therapieformen tatsächlich einen Erfolg demonstriert haben, der sich dann im weiteren nicht mehr eingestellt hat. Randomisierung, eine dem Zufall überlassene Auswahl, kann dieses Unsicherheitsmoment ausschalten.

Dies alles gelingt nur auf dem Boden einer guten Dokumentation. Die besten Ergebnisse sind wertlos, wenn sie nicht festgehalten werden. Dabei sind auch Winzigkeiten von großer Bedeutung. So sind Begleitmaßnahmen außerordentlich wichtig, vor allem im Hinblick auf die Beurteilung des Erfolges und nicht selten auch der Frage, was wohl die Nebenwirkungen ausgelöst hat. Die Dokumentation muß darüber hinaus in zeitlicher Hinsicht umfassend sein. So wie sie durch die Erhebung der Vorgeschichte gewissermaßen bereits vor Therapiebeginn einsetzt, muß sie über den Therapieabschluß hinaus fortgesetzt werden. In vielen Fällen ist ja eine Behandlung beendet noch bevor eine endgültige Bewertung jedes Erfolges möglich ist. Im Zusammenhang mit onkologischen Fragestellungen – die Überlegungen zur Überlebenszeit seien hier in Erinnerung gerufen – bedeutet dies nicht selten ein Verfolgen der betreuten Patienten über Jahre hinaus, gegebenenfalls sogar über Jahrzehnte hinweg. Nur so können Späterfolge wie auch kumulierende Risiken verläßlich erfaßt werden.

Eine letzte Forderung betrifft die Aktualität der Therapie auch mit Bezug auf andere Behandlungsformen, einschließlich der möglichen Verbesserungen der eigenen Therapie. Gerade bei Studien, die auf lange Zeiträume angelegt sind, kommt der Fortschritt in analytischen und technischen Dingen zum Tragen. So werden nicht nur die diagnostischen Möglichkeiten etwa mit Bezug auf die Früherkennung in der Onkologie verbessert, sondern auch das therapeutische Prinzip durch bessere Aufreinigung bis hin zur synthetischen Herstellung und anderes mehr optimiert. Die Forderung nach der Standardisierbarkeit zwingt dann gegebenenfalls zur Therapieänderung. Die damit verbundenen Probleme sind schon erörtert.

Wichtiger fast noch ist der Vergleich mit dem jeweils verbesserten und in Konkurrenz stehenden übrigen Therapiemöglichkeiten. Tatsächlich ist es in der Onkologie bei einer Reihe von bösartigen Prozessen, zumeist handelt es sich um Erkrankungen aus dem hämatologischen Bereich, gelungen, von Jahr zu Jahr Fortschritte zu verzeichnen. Dies kann zweifellos dazu führen, daß die übrigen Behandlungsschemata infolge ihrer eindeutigen Unterlegenheit aufgegeben werden müssen. Aber selbst hier zeigt sich die Notwendigkeit, wissenschaftliche Forderungen einzuhalten:

Ohne die Erfüllung solcher Voraussetzungen könnte die Überlegenheit gar nicht bewiesen werden. Auf diesem Wege können Probleme von seiten der Ethik ausgeräumt werden.

Fehler der Zelltherapeuten

Die Zelltherapeuten haben in der Vergangenheit gegen die genannten Regeln verstoßen. Am häufigsten waren ein klares Studiendesign nicht erkennbar, die Dokumentation unzulänglich – die Grundforderung der Reproduzierbarkeit nicht eingelöst. Dies lag an verschiedenen Dingen (Abb. 1).

Zunächst befand sich die Zelltherapie in Händen von Ärzten, die auf ihre Überzeugung hinweisend die gepriesene Therapieform großzügig den Patienten zukommen ließ. Zwangsläufig kam es so zu Mißverständnissen, ja zum Unverständnis für derartiges Verhalten. Es mußte der Eindruck der wahllosen Applikation entstehen. Auf ethische Verpflichtung pochend wurden Vergleichsstudien grundsätzlich abgelehnt, obgleich es möglich gewesen wäre, einerseits den Wert der Zelltherapie an einer etablierten Behandlungsmaßnahme zu messen oder eine kombinierte Therapieform zu erproben. Dies scheiterte – in der Onkologie allerdings seltener – an der Frage, ob überhaupt noch eine Behandlung angezeigt ist, wenn nach allgemeinmedizinischem

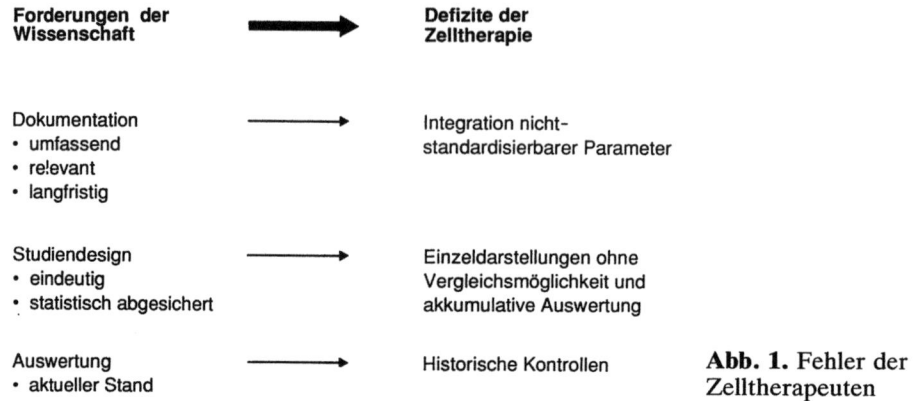

Abb. 1. Fehler der Zelltherapeuten

Ermessen eine Maßnahme kurativ gegriffen hat, etwa durch eine erwiesenermaßen Radikalmaßnahme mit Entfernung des gesamten Tumors.

Weiterhin mangelte es an einer strengen Konzeption. Es gab keine festgelegten Vorschriften der Patientenauswahl, des Vorgehens, der Bewertung des Erfolges. Insgesamt wurden zahlreiche einzelne Fälle vorgestellt, die den Charakter von Episoden hatten und miteinander nicht vergleichbar waren. Dies verhinderte eine Auswertung des gesamten Materials – eine bedauerliche Vergeudung wichtiger Erkenntnisse. Nicht zuletzt war dies einer unzureichenden Dokumentation anzulasten. Hierzu kam noch die zu knappe Nachbeobachtung, wodurch frühe und gute Erfolge sich im Nachhinein als korrekturbedürftig erwiesen und mögliche erfolgversprechende Ansätze in Mißkredit kamen. Nebenwirkungen wurden weniger beachtet, flüchteten sich doch die Zelltherapeuten in den Hinweis, daß es sich ohnedies um ein malignes Grundleiden handele und dadurch von vornherein auch schwerwiegende Seiteneffekte in Kauf genommen werden müßten.

Schließlich wurde der Standardisierbarkeit zu wenig Aufmerksamkeit geschenkt. Dies betrifft in erster Linie die Anwender von Frischzellen. Hier erfolgte die Dosierung nach groben Maßstäben, eine einheitliche Quantifizierung war nicht erkennbar. So mußten sämtliche Berichte jeweils für sich bewertet werden, eine Aufsummierung war nicht möglich. Analysen der verabreichten Zellen mittels moderner Verfahren zeigten eine Vielfalt einzelner Proteine, die allenfalls bruchstückweise identifiziert werden konnten. Zudem wechselte deren Muster. Die Quantifizierung über die Bestimmung des Proteingehaltes konnte die Forderung nach klaren, stets identischen Verhältnissen nicht erfüllen. Die hier erwiesene Großzügigkeit stand im Widerspruch zur hartnäckig vertretenen Behauptung, es käme auf die Kompositionen sämtlicher Einzelfraktionen an, sollte die Zelltherapie erfolgreich sein.

Dies leitet über zu einem Punkt, der mit der Wissenschaftlichkeit nur mittelbar in Zusammenhang steht. Jede Studie, jeder klinische Versuch muß sich am aktuellen Stand orientieren. In die Bewertung muß die Entwicklung verbesserter Methoden und Präparate eingehen. Dies betrifft zum einen die Verbesserung anderer, konkurrierender Methoden, zum anderen aber auch den Fortschritt im ureigensten Bereich. Ausgehend von der Überlegung, daß Thymusextrakte in der Tat Elemente enthalten, die über eine Modulation der Immunantwort – hier im Sinne der Verstärkung – auf das Auskommen eines bösartigen Prozesses Einfluß nehmen, ist die Zelltherapie vom Prinzip her durchaus sinnvoll. Indes wurde nicht zur Kenntnis genommen, daß es längst aufgereinigte Produkte gab, die besser standardisierbar waren und daneben frei von unnützen antigenen Strukturen, so daß die Gefahr einer Sensibilisierung mit fatalen Folgen minimiert war. Noch mehr, es wurde die entscheidende Sequenz der Aminosäuren im wichtigsten Thymushormon erkannt und synthetisch hergestellt. Damit war der letzte Schritt zur Reindarstellung getan. Zugleich war die Diskussion um eine mögliche Viruskontamination – sie soll hier bewußt herausgelassen werden – umgangen. Es hätte den Zelltherapeuten gut angestanden, nicht nur ihre Erfolge zweifelsfrei zu dokumentieren, sondern sie an den mit diesem Synthetikum erreichbaren Wirkungen zu messen.

Mit Bezug auf die Auswahl der Patienten war die Randomisierung von vornherein unzureichend, weil sich nur Individuen mit besonderer Einstellung zur Zelltherapie anboten.

Zelltherapeuten deuteten gerne Besserungstendenzen bei einzelnen Patienten als Erfolg. Beobachtungen über spontane Remissionen bis hin zu totaler Heilung auch ohne Therapie wurden übergangen. Versager sollten einer verspäteten Hinwendung zur Zelltherapie anzulasten sein. Einer Diskussion mit wissenschaftlich orientierten Ärzten war dadurch der Boden entzogen.

Heutiger Stand

Die aufgeführten Fehler mögen heute nicht mehr in der früheren Form begangen werden. Das Bemühen um eine diskussionsfeste Darstellung der Therapie und ihrer Erfolge ist in einzelnen Gruppen durchaus erkennbar und in die Tat umgesetzt. Unabdingbare Forderungen der Wissenschaft sind also Schritt um Schritt erfüllt worden. Doch sind bislang Studien mit gesichertem Erfolg im Rahmen der Onkologie nicht abgeschlossen. Der Spruch: „Wer heilt hat recht" besitzt nach wie vor Gültigkeit; er muß jedoch ergänzt werden durch die Bemerkung: „..., er muß aber auch belegen, daß *seine* Therapie den Erfolg gebracht hat." Solange die Zelltherapeuten dies nicht beherzigen, werden sie auch dann um die behaupteten Früchte gebracht, wenn ihr Behandlungskonzept wirklich dem Patienten hilft.

Literatur

1. Block S (Hrsg) (1983) Dokumentation über die Frischzellentherapie. Banaschewski, München
2. Hürny C, Bernhard J (1986) Methodische Probleme bei der „Messung" von Lebensqualität bei Krebskranken in klinischen Studien. Schweiz Rdsch Med 75:845–846
3. Nagel G, Schmähl D (Hrsg) (1982) Krebsmedikamente mit fraglicher Wirksamkeit. Aktuel Onkol 11

Wirksamkeitsnachweis und Dilemma klinischer Zulassung

Anerkannte Regeln der klinischen Prüfung von Krebsheilmitteln

U. R. Kleeberg

Hämatologisch-onkologische Praxis Altona, Max-Brauer-Allee 52, D-2000 Hamburg 50

Einleitung

Der Eid des Hippokrates fordert von mir, dem Arzt, das Beste in meinem Vermögen stehende für den mir anvertrauten Kranken zu tun und Schaden von ihm abzuwenden.

„Die Gesundheit meines Patienten soll mein vornehmstes Anliegen sein", so legt es der internationale Kodex für ärztliche Ethik fest, formuliert vom Weltärztebund in seiner Deklaration von Helsinki (1983) [6].

Hieraus wird gefolgert, daß jeder Arzt in eigener Verantwortung gegenüber den Gesetzen und gegenüber seinem Gewissen das Recht hat, die Behandlung durchzuführen, die er für richtig und dem Kranken für nützlich hält [12]. Der Arzt erhält so die Autorität, darüber zu entscheiden, was für seinen Patienten das Beste ist. Daß Lebensqualität aber ein sehr subjektiver Begriff ist, haben wir Onkologen in den letzten Jahren einprägsam erfahren und gelernt, das Ergebnis unseres Bemühens zurückhaltend und äußerst kritisch zu werten. Wir haben auch gelernt, daß ärztliche Autorität ein hohler Begriff werden kann, wenn wir nur auf uns selbst gestellt bleiben. Damit, daß wir unsere eigenen Erfahrungen zum Leitfaden unseres Tuns machen, erbringen wir keinen allgemeinen Wirksamkeitsnachweis!

„Gewissens- und Verständnistrieb des Menschen", so schreibt Eugen Bleuler 1919 [2] in seinem Werk über das autistisch-undisziplinierte Denken in der Medizin, „hat sich seit den ältesten Zeiten Theorien über die Entstehung der Welt, das menschliche Dasein ... gemacht, Theorien, die keinen Realitätswert haben. Die Menschheit hat in Zauber und Gebet das Schicksal zu wenden gesucht, sie hat mit Mitteln, denen keine Wirkung zukommt, Krankheiten bekämpft und auf viele andere Weise ihre Kräfte unnütz und schädlich angewendet."

Aderlaß, Klystiere, Krautwickel, Tees usw. gehörten zu dem „Erfahrungsschatz" des alten Arztes gegen den Krebs. Heute sind die Therapieverfahren so vielfältig geworden, daß sie in ihrer Komplexität von dem sich selbst verhafteten Arzt, geschweige denn vom Laien, nicht mehr überblickt oder gewertet werden können. Die naturwissenschaftliche Medizin hat inzwischen gelernt, daß die nichtquantifizierte Summe der Erfahrungen oder Indizien eines einzelnen oder einer Gruppe von Ärzten keinen wissenschaftlichen Beweis darstellt [12].

Der Übergang von unbewußter Selbsttäuschung zu bewußter Quacksalberei ist fließend. Befangenheit und Vorurteil (in Englisch „bias") gegenüber der eigenen Hypothese sind insbesondere dort, wo ihre Vertreter auch noch von der Produktion profitieren, der größte Gegner rationaler wissenschaftlicher ärztlicher Tätigkeit [14].

Das therapeutische Dilemma der Medizin ist seit altersher der Nachweis ihrer Wirksamkeit und gleichzeitig ihrer Unschädlichkeit – eine Forderung, die in der Krebsmedizin, von wenigen Ausnahmen abgesehen, nahezu unerfüllbar ist. Eine unwirksame Arznei und „unnütze Anwendungen", so Bleuler [2] weiter, „sind aber vor allem für Patient und Arzt und Wissenschaft dadurch schädlich, daß sie am falschen Ort beruhigen, daß sie den Ansporn ertöten und direkt verhindern, zu Heilung, Milderung oder Verhütung Nützliches zu suchen und zu tun... (und,) daß sie von der Hauptsache ablenken".

Wir brauchen also Beweise statt Meinungen: Die Einführung der prospektiv geplanten, quantitativ wie qualitativ kontrollierten, ggf. gegen Placebo oder Standardtherapie randomisierten Studie begründet das derzeitige Niveau der modernen naturwissenschaftlichen Medizin.

Aber auch sie gibt keine Sicherheit im Sinne der exakten Naturwissenschaften. Sie erlaubt nur eine Annäherung an das für ein Individuum wahrscheinlich Richtige. Mit ihrer Reproduzierbarkeit steigt die statistische Signifikanz, das Vertrauensintervall der Aussage, also die Wahrscheinlichkeit, für einen speziellen Patienten den bestmöglichen Weg aufzuzeigen. Nach Gross [12] ist „Wahrscheinlichkeit als solche keine Alternative, sie ist ein Kontinuum zwischen den in der Medizin kaum je erreichten Extremen 1 und 0. Es ist deshalb ein Unterschied, ob die Wirksamkeit eines Mittels gemäß international einheitlich anerkannten statistischen Kriterien wahrscheinlich ist, oder ob es sich nur um unverbindliche Hypothesen, „Erfahrungsschatz", „Indizien" und ähnliches einzelner ohne irgendeinen, wie auch immer gearteten Nachweis handelt...".

Diese Art von unkontrollierter, autistisch entwickelter Erfahrung ist weder „Fundament der Erkenntnis" noch ein „Wahrheitskriterium".

Das „undisziplinierte Denken"

Jede Behandlung setzt sich zum Ziel, das Befinden des Kranken zu bessern. Wurde dies erreicht, dann liegt der Schluß nahe, daß sie wirksam war. Dies kann aus einer Vielzahl von Gründen jedoch ein Trugschluß sein:

- Die Erkrankung entwickelte sich gemäß ihrem natürlichen, selbstlimitierten Verlauf. Eine Besserung wäre also auch „von alleine" eingetreten.
- Symptome und Zeichen der Erkrankung stellen initial zufällige Extreme dar, mit der Tendenz, sich spontan wieder der Norm zu nähern. Jede Form der Therapie wäre hier als wirksam erschienen [13].
- Ein Placeboeffekt, dem man pauschal über 30% der Therapieerfolge zuschreibt, kann für die Wirksamkeit verantwortlich gewesen sein [3].

- Komorbidität, sowohl im somatischen wie auch psychologischen Bereich verschleiert den Krankheitsverlauf.
- Die Erwartungshaltung von Arzt und Patient beeinflußt ihre Interpretation des Therapieeffektes.
- Der Wunsch des Kranken, seinen Arzt nicht zu enttäuschen, sich ihm für seine Bemühungen erkenntlich zu zeigen, kann ihn dazu veranlassen, seine Symptome zu minimieren oder auch seine Besserung zu übertreiben [18].
- Die Willfährigkeit des Patienten gegenüber der Autorität des Arztes, seine vermeintliche Abhängigkeit, insbesondere nach dem Versagen vorausgegangener Therapiemodalitäten bei progredientem Krebsleiden, führen zur bewußten oder unbewußten Fehleinschätzung durch den Kranken [15].
- Weltanschauliche Motive trüben die Beurteilbarkeit.
- Unzureichende Qualitätskontrollen der Verlaufsdiagnostik sind gravierende Ursachen einer Fehleinschätzung des Therapieeffektes [14].

„Undiszipliniertes Denken" [2] und irrationales Handeln sind bis heute die dominierenden Versuchungen des autoritären Arztes, des „Halbgottes in Weiß", und die große Gefahr für eine Medizin wie die Onkologie, die sowohl in ihrer Entwicklung als auch in der klinischen Anwendung wohl bis auf weiteres eine empirische Wissenschaft bleiben muß.

Die Fortschritte, die wir heute verzeichnen können, stützen sich auf die Ergebnisse der Grundlagenforschung und die hierauf aufbauenden, einer steten Qualitätskontrolle unterworfenen, interdisziplinären klinischen Studien.

Das Procedere der naturwissenschaftlichen klinischen Prüfung

Im folgenden soll der internationale Standard, wie er sich bis heute zum Wirksamkeits- und Unbedenklichkeitsnachweis onkologischer Therapiemodalitäten entwickelt hat, dargestellt werden. Voraussetzung hierfür war zunächst die Erarbeitung einer verbindlichen Sprache und Forschungsstrategie. Sie hatte auf wissenschaftlich fundierten und allgemein anerkannten Prinzipien zu ruhen und der Heterogenität des einzelnen Tumorleidens in seinen verschiedenen Manifestationsformen, der Patientenselektion usw., also den diversen biologischen Varianten, Rechnung zu tragen.

Auf Initiative verschiedener nationaler und internationaler Forschungskooperativen, so insbesondere dem US-amerikanischen NCI, der SAKK, der UICC, der WHO und der EORTC usw., wurden klinisch-onkologische Prüfungen standardisiert, zur Vereinheitlichung sog. Masterprotokolle eingeführt und Leitlinien aufgestellt, die einer reproduzierbaren Erarbeitung und Analyse klinischer Daten wie deren nachvollziehbarer Berichterstattung dienen.

Dabei gilt eine Substanz oder neue Therapiemodalität grundsätzlich bis zum Beweis des Gegenteils als „ohne nachgewiesene Wirksamkeit".

Tabelle 1. Klinisch-onkologische Studien

	Ziel	Endpunkt
Phase I	Definition der maximal tolerablen Dosis (MTD),der biologisch aktiven (BAD) und der optim. biolog. Dosis (OBD)	Toxizität BAD/OBD
Phase II	Tumorwirksamkeit	Objektive Remissionsrate
Phase III	Vergleich zur „Null-Hypothese"	Überlebenszeit

Die klinischen Studien

Der Weg einer neuen Substanz in die Klinik beginnt mit der *Phase-I-Studie,* die die Bestimmung der maximal tolerablen Dosis (MTD), der biologisch aktiven (BAD) und der optimalen biologischen Dosis (OBD) eines speziellen Applikationsweges, die Charakterisierung der häufigsten toxischen Effekte und die Definition der dosislimitierenden Toxizität zum Ziel hat (vgl. Tabelle 1).

In der Regel wird mit einer niedrigen, für den Patienten als sicher erachteten Dosis begonnen und diese dann in kleinen Schritten bei definierten Patientenkohorten so lange gesteigert, bis eine biologische Wirkung reproduzierbar nachgewiesen werden kann. Diese Dosiseskalation führt irgendwann zu einer nicht mehr tragbaren Toxizität und mit der Definition der MTD zur Beendigung der Studie. Die einzelnen Schritte der Dosiseskalation erfolgen nach einer standardisierten Toxizitätsskala, modifiziert nach Fibonacci [16] und dem klinischen Eindruck des Untersuchers. Gleichzeitig erlauben Untersuchungen zur Pharmakodynamik und -kinetik eine Beschreibung der biologischen Wirksamkeit der Muttersubstanz und ihrer Metaboliten, ihres Abbaues bzw. Exkretionsweges [9].

Für die in der Regel an einzelnen Institutionen durchgeführten Phase-I-Studien sind Leitlinien entwickelt worden, die neben praktischen Hinweisen für die Auswahl der Patienten, Kriterien der Qualitätskontrolle, Dokumentation und statistische Aufarbeitung auch ethische Gesichtspunkte berücksichtigen [8].

Die so gewonnenen klinischen Erfahrungen erlauben gezielte Maßnahmen gegen eine spezielle Knochenmarks-, Nieren- und/oder Lebertoxizität und sind Voraussetzungen für eine weitere Prüfung im Rahmen einer *Phase-II-Studie.* Hierin wird die experimentell aus Zellkulturen und Tierversuchen oder auch aus Phase-I-Studien evidente, also vorbestimmte Aktivität einer Substanz gegen spezielle Tumorentitäten geprüft (s. folgende Übersicht).

Zielsetzungen der Phase-II-Studie
– Elimination unwirksamer Medikamente
– Definition der Wirksamkeit
– Akute und subakute Toxizität
– Pharmakokinetik und -dynamik
– Definition der Priorität zwischen verschiedenen Behandlungsmodalitäten
– Kooperation mit Grundlagenforschung

Dabei erhalten die Patienten eine potentiell therapeutische, vor allem aber sichere Dosis. Wichtige Aufgabe ist es jetzt, unwirksame Medikamente als solche zu erkennen und zu eliminieren. Weitere Zielsetzungen sind: eine wirksame Behandlung für Kranke mit bestimmten Tumorentitäten zu finden, eine vorläufige Beschreibung der antitumoralen Wirksamkeit, die Definition der akuten und subakuten Toxizität, weitere Information über die Pharmakologie des Medikamentes, eine vergleichende Bestimmung der Priorität zwischen verschiedenen Behandlungsmodalitäten und, last not least, die Kooperation mit Grundlagenforschern zur Analyse von Teilaspekten der Tumorbiologie und ihrer pharmakologischen Manipulation – eine essentielle und unverzichtbare Aufgabe des klinischen Forschers, die in manchen Arbeitsgruppen in jüngster Zeit zur bloßen Auftragsleistung der Pharmaindustrie und „Marketing-Studie" zu degenerieren droht.

Um die objektiven Remissionsraten zu bestimmen, werden gemäß dem inzwischen „klassischen" Zwei-Stufen-Konzept nach Gehan [11] zunächst 14 Patienten behandelt und für jeden Ansprechenden in einer Folgestudie 4 weitere bis zu einer Gesamtzahl von mindestens 25. Wenn bei den ersten 14 Patienten keine Erfolge nachzuweisen sind, liegt die Wahrscheinlichkeit, eine Substanz mit mindestens 20%iger Wirksamkeit verkannt zu haben, bei weniger als 5%. Der hier zu Grunde gelegte Standard-Irrtum von 10% mit einem Vertrauensintervall von bis zu 30% wird aber heute nicht mehr als ausreichend erachtet, um eine unwirksame Substanz sicher zu definieren.

Gestützt auf Zahlenmaterial des National Cancer Institutes (NCI) der USA wird von diesem ein Konzept von R. Simon [19] favorisiert, bei dem das dargestellte Zwei-Stufen-Konzept mit einem Standard-Irrtum von unter 5%, die Aufnahme von 35–50 Patienten fordert. In der Regel sind zwei oder drei solcher Studien nötig, um die objektive Remissionsrate mit der nötigen Präzision zu bestimmen, da eine Vielzahl von Variablen die Aussage einschränken können (s. folgende Übersicht).

Prüfsteine von Studienprotokollen
– Patientenselektion
– Variable Prognosefaktoren
– Ein- und Ausschlußkriterien
– Objektive Remissionskriterien
  (meßbar/evaluierbar/schätzbar)
– Unterschiedliche Meßmethoden
– Mangelhafte Qualitätskontrollen
  (Extramural Review Committee)
– Applizierte Dosis
– Patienten-Compliance
– Patientenzahl

Hierzu gehören die Selektion von Patienten, variable Prognosefaktoren, Ein- und Ausschlußkriterien, Remissionskriterien, unterschiedliche Meßmethoden, mangelhafte Qualitätskontrolle, die de facto applizierte Dosis, die Patienten-Compliance und die Zahl der behandelten Patienten.

Da das Ziel der Phase-II-Studien eine Beschreibung der Tumorrückbildung ist, müssen a priori solche Patienten selektioniert werden, deren Tumor zwei-

oder dreidimensional meßbar ist. Das biologische Verhalten dieser Tumorentitäten ist damit notgedrungen verschieden von jenen, deren Tumormasse lediglich „evaluierbar", also nur schätzbar ist – einer der Gründe, weshalb die Ergebnisse von Phase-II-Studien oft überbewertet werden.

Das Risiko einer Fehleinschätzung fällt mit der Zahl der sich an der Prüfung beteiligenden Institutionen, so daß multizentrischen Studien einer kooperativen Forschergruppe stets der Vorzug zu geben ist.

Remissionsrate und -dauer sind dann zusammen mit dem Ausmaß subjektiver und objektiver Toxizität die Grundlage für die Definition der Gesamtwirksamkeit und Verlängerung der Überlebenszeit in der Phase-III-Studie.

Eine Aussage über den Einfluß einer Substanz auf die Gesamt-Überlebensdauer einer bestimmten Patientenpopulation läßt sich nie durch einen Vergleich der Ansprechenden mit den Therapieversagern derselben Phase-II-Studie ableiten, ein oft gemachter Fehler vergangener Zeiten [21]: Die Ansprecher können z.B. eine mildere Verlaufsform gehabt und würden damit ohnehin länger gelebt haben.

Nationale und internationale Richtlinien zur Abfassung von Protokollen und der Phase-II-Prüfung von Zytostatika sind verschiedentlich publiziert worden und heute Basis jeder wissenschaftlich honorigen Prüfung [1, 10, 20, 23, 24].

Hat eine neue Substanz oder Therapiemodalität die Phase-I- und -II-Studien erfolgreich durchlaufen, dann folgt die *Phase-III-Studie,* eine prospektiv angelegte Untersuchung. Hierbei werden nach bestem Wissen nahezu gleichwertige Behandlungen miteinander verglichen. Durch die zufällige Zuordnung der Patienten (Randomisierung) zu einer von 2 oder mehreren Therapiegruppen, lassen sich Zufallsergebnisse und Vorurteile eliminieren. „Bahnbrechende neue Therapieformen benötigen keine Phase-III-Studien", so Victor [22], „da ihre Überlegenheit sich bereits in den Vorstudien so eindeutig herausstellt, daß sich bestätigende Phase-III-Studien aus ethischen Gründen verbieten ... Eine Prüfung gegen Placebo bzw. ‚Nullbehandlung' in Phase-III-Studien kommt nur in Frage, wenn eine Wirksamkeit generell bezweifelt wird und/oder sogar negative Auswirkungen der Therapie in Betracht gezogen werden müssen" [22], wie es in der klinischen Onkologie regelhaft der Fall ist.

In einer solchen Situation wäre es unethisch, ohne zwingende Gründe auf eine Randomisierung zu verzichten. Hier ist die randomisierte Zuteilung der Therapien die einzige Möglichkeit, den Einfluß aller bekannten und unbekannten Einflußgrößen zu eliminieren [22]. Nur so kann das Ergebnis einer Studie unangreifbar gesichert werden.

Die fachlichen, biometrischen, juristischen und ethischen Anforderungen sind für die Durchführung der Phase-III-Studien vergleichsweise hoch, so daß Vertreter nationaler und internationaler Forschungskooperativen entsprechende Rahmenbedingungen festgelegt haben [4, 5, 7, 12, 13, 17, 23, 24].

Das entscheidende Ziel der Phase-III-Studien ist die Überlebenszeit, und zwar in Form des „krankheitsfreien Überlebens", die Zeit bis zum erneuten Tumorprogreß sowie die Gesamtüberlebenszeit.

Angesichts der begrenzten Effektivität onkologischer Behandlungsstrategien ist die „Zeit ohne Symptome und Toxizität" (TWIST) für den Patienten von entscheidender Bedeutung. Parallel zu den somatischen Effekten sind daher die psychosozialen Aspekte zu studieren, die heute in keiner Phase-III-Studie mehr fehlen dürfen, sei sie palliativer oder adjuvanter Zielsetzung.

Hat sich ein Behandlungskonzept als überlegen herausgestellt, dann bleibt es der Langzeitbeobachtung durch den praktizierenden Onkologen im Rahmen der sog. *Phase-IV-Evaluation,* vorbehalten, späte Effekte in bezug auf ihre somatischen, genetischen, psychosozialen und wirtschaftlichen Konsequenzen zu analysieren.

Schlußwort

Das im letzten Jahrzehnt entwickelte Instrument der klinischen Prüfungen ist zum Fundament der naturwissenschaftlichen Medizin geworden und Maßstab für die Qualität jeder klinischen Forschung. Um abschließend noch einmal Bleuler zu zitieren [2]: „Wie Astronomie und Chemie aus Astrologie und Alchemie heraus sich entwickelt haben, so ist die Arzneiwissenschaft auf dem Wege, über den Kräutermann mit seiner nur äußerlich realistisch gefärbten, aber in Wirklichkeit fast ganz autistischen Tätigkeit aus der Zauberei des Medizinmannes herausgewachsen – leider aber noch nicht ganz, der Arzt steckt noch mit einem Fuße drin und der Laie bis an die Brust."

Zusammenfassung

Die Behandlung Krebskranker bleibt bis auf weiteres sowohl in ihrer Entwicklung als auch in ihrer klinischen Anwendung eine empirische Wissenschaft. Fortschritte werden nach Erforschung der Grundlagen durch kooperative, einer steten Qualitätskontrolle unterworfene, interdisziplinäre klinische Initiativen gemacht. Als Voraussetzung bedarf es einer gemeinsamen Strategie und Sprache, die auf wissenschaftlich fundierten und international anerkannten Prinzipien ruht und der Heterogenität des Tumorleidens sowie den inter- und intraindividuellen Variationen gebührend Rechnung trägt und die Ergebnisse validiert.

Auf Initiative des NCI, der WHO und der EORTC wurden daher klinische Prüfungen standardisiert und Leitlinien aufgestellt, die einer reproduzierbaren Erarbeitung und Analyse klinischer Daten wie deren nachvollziehbarer Berichterstattung dienen [Studiendesign mit klinischen Basisdaten, onkologischer Anamnese, Allgemeinzustand (PS), Tumorhistologie, -grading, -stadium und Proliferationsverhalten, Verlaufsdiagnostik, Dokumentation, speziell der Toxizitäten, subjektive und objektive Remissionskriterien und -dauer, Überlebenszeit, Biometrie, Statistik usw.].

Der Weg einer neuen Substanz beginnt mit der *Phase-I-Studie,* die die Bestimmung der maximal tolerablen Dosis (MTD) eines spezifischen Applikationsweges, die Charakterisierung der häufigsten toxischen Effekte und die Definition der dosislimitierenden Toxizität zum Ziel hat.

Es folgt die *Phase-II-Studie,* bei der die experimentell vorbestimmte Aktivität einer Substanz gegen spezielle Tumorentitäten geprüft wird. Dabei erhalten die Patienten eine potentiell therapeutische, vor allem aber sichere Dosis. In der Regel sind zwei oder drei solcher Studien nötig, um die objektive Remissionsrate mit der notwendigen Präzision zu bestimmen.

Prospektive randomisierte *Phase-III-Studien* dienen schließlich einem bewertenden Vergleich zweier oder mehrerer Verfahren, in denen nach allem verfügbaren Vorwissen gleichwertige Therapien auf ihre unterschiedliche Wirksamkeit geprüft werden. Der Langzeitbeobachtung bleibt es dann vorbehalten, späte Effekte einer neuen Therapiemodalität (Phase IV) in bezug auf ihre somatischen, genetischen, psychosozialen und wirtschaftlichen Konsequenzen zu analysieren.

Literatur

1. AIO Phase-II-Studiengruppe der Deutschen Krebsgesellschaft (1985) Richtlinien der AIO zur Abfassung von Protokollen der Phase-II-Prüfung von Zytostatika. Onkologie 8:133–136
2. Bleuler E (1919) Das autistisch-undisziplinierte Denken in der Medizin und seine Überwindung. Springer, Berlin (5. Auflage 1975)
3. Brody H (1982) The lie that heals: The ethics of giving placebos. Ann Int Med 97:112–118
4. Buyse ME (1984) Quality control in multi-centre cancer clinical trials. In: Buyse ME, Staquet MJ, Sylvester RJ (eds) Cancer clinical trials: Methods and practice. Oxford Publ, pp102–103
5. Creutzig U (1988) Therapiestudien bei bösartigen Neubildungen. BMFT Schriftenreihe: Forschung im Dienste der Gesundheit, Bd 7. Verlag für neue Wissenschaft, Bremerhaven, S 1–144
6. Deklaration von Helsinki (Revidierte Fassung von Venedig 1983) Empfehlung für Ärzte, die in der biomedizinischen Forschung am Menschen tätig sind. Bundesanzeiger 108:7109 (1987). In: Therapiestudien bei bösartigen Neubildungen (1988). Schriftenreihe zum Programm der Deutschen Bundesregierung: Forschung und Entwicklung im Dienste der Gesundheit, Bd 7. Verlag für neue Wissenschaft, Bremerhaven, S 7–14
7. Ellenberg SS, Eisenberger MA (1985) An efficient design for Phase-III-studies of combination chemotherapies. Cancer Treat Rep 69:1147–1154
8. EORTC New Drug Development Committee (1985) EORTC guidelines for phase-I-trials with single agents in adults. Eur J Cancer Clin Oncol 21:1005–1007
9. EORTC Pharmacokinetics and Metabolism Group (1987) Pharmacokinetically guided dose escalation in Phase-I-clinical trials. Commentary and proposed guidelines. Eur J Cancer Clin Oncol 23:1083–1087
10. FDA: Guidelines for the clinical evaluation of antineoplastic drugs (1981) US Dept. of Health and Human Services. FDA 81-3112
11. Gehan EA (1961) The determination of the number of patients required in a preliminary and a follow-up trial of a new chemotherapeutic agent. J Chron Dis 13:346–353
12. Gross R (1979) Notwendigkeit und Zulässigkeit der kontrollierten klinischen Prüfung. Dtsch Ärztebl 16:1091–1100
13. Guyatt G, Sackett DL, Taylor DW, Chong J, Roberts R, Pugsley S (1988) Determining optimal therapy – Randomized trials in individual patients. N Engl J Med 314:889–892

14. Kleeberg UR, Oepen I (1986) Homöopathie aus onkologischer Sicht. In: Jungi WF, Senn HJ (Hrsg) Krebs und Alternativmedizin. Aktuelle Onkologie, Bd 32. Zuckschwerdt, München, S 135–152
15. Kleeberg UR (1986) Krebsmedikamente mit fraglicher Wirksamkeit. Med Klin 81:433–434
16. Leventhal BG (1988) An overview of clinical trials in oncology. Sem Oncol 15:414–422
17. Leventhal BG, Piantadosi S (1988) Issues in clinical research. Sem Oncol 15:411–490
18. Sackett DL (1979) Bias in analytic research. J Chron Dis 32:51–63
19. Simon R (1987) How large should a Phase-II-trial of a new drug be? Cancer Treat Rep 71:1079–1085
20. Sylvester RJ, Staquet MJ (1980) Design of phase-II-clinical trials in cancer using decision theory. Cancer Treat Rep 64:519–524
21. Tannock I, Murphy L (1983) Reflections on medical oncology: An appeal for better clinical trials an improved reporting of their results. J Clin Oncol 1:66–70
22. Victor N (1984) Zur Erforderlichkeit und Durchführung der Randomisation in Therapiestudien. Randomisation und Aufklärung bei klinischen Studien in der Onkologie. In: Winkel K zum, Doerr W, Herrmann R, Kern B-R, Laufs A (Hrsg) Recht und Medizin. Springer, Berlin Heidelberg New York Tokyo, S 14–17
23. WHO Handbook for reporting results of cancer treatment (1979) WHO offset publication, Vol 48. Govi-Verlag, Eschborn
24. Winkel K zum, Doerr W, Herrmann R, Kern B-R, Laufs A (1988) Randomisation und Aufklärung bei klinischen Studien in der Onkologie. In: Recht und Medizin. Springer, Berlin Heidelberg New York Tokyo, S 1–55
25. Wittes RE, Marsoni S, Simon R et al. (1985) The phase II trial. Cancer Treat Rep 69:1235–1239

Rechtliche Grenzen ärztlicher Therapiefreiheit

J. Gross

Poststraße 18, CH-9000 St. Gallen

Vorbemerkung

Dieser Beitrag hat allgemeine rechtliche Überlegungen zu Inhalt und Grenzen ärztlicher Therapiefreiheit zum Gegenstand, ohne auf spezifische Probleme alternativer Behandlungsmethoden im Bereiche der Krebstherapie eingehen zu können. In Anbetracht der zur Verfügung stehenden Zeit kann es um nichts mehr gehen, als um eine summarische Darstellung rechtlicher Maßstäbe unter Verweis auf eine Auswahl weiterführender Literatur. Meine Darlegungen richten sich nicht primär an ein mit der Rechtssprache vertrautes Publikum, so daß ich mich um Vereinfachung und Verständlichkeit bemühen werde.

Rechtsgrundlagen und Maßstäbe rechtlicher Beurteilung

Verfassungsrecht: Persönliche Freiheit, Selbstbestimmungsrecht und Menschenwürde des Patienten

Das Verfassungsrecht ist die rechtliche Grundordnung jedes Gemeinwesens. Ein zentraler Bereich der verfassungsrechtlichen Grundsätze ist die Kodifikation verfassungsmäßiger Grundrechte des Menschen. Grundrechtskataloge finden sich sowohl in der kantonalen wie in der eidgenössischen Verfassung. In der bestehenden Schweizerischen Bundesverfassung sind die Grundrechte nur teilweise explizit niedergelegt. Die bundesgerichtliche Rechtsprechung anerkennt jedoch auch ungeschriebene Grundrechte, wie die hier vor allem interessierende persönliche Freiheit.

Die persönliche Freiheit verwirklicht den Persönlichkeitsschutz jedes Individuums auf Verfassungsebene; alle elementaren Äußerungen der Persönlichkeit und ihrer Entfaltung stehen unter grundrechtlichem Schutz, soweit nicht spezifische Grundrechte, wie z. B. die Meinungsäußerungsfreiheit Anwendung finden. Das Selbstbestimmungsrecht des Patienten in den Schranken der Rechtsordnung ist als eine Ausprägung des Grundrechtes auf

Persönlichkeit auf Verfassungsebene zu verstehen.[1] Kerngehalt des Grundrechtes auf persönliche Freiheit ist auch das Recht auf Leben und auf einen würdevollen Tod.[2]

Aus dem Wesensgehalt des Grundrechtes auf persönliche Freiheit und des Rechtes auf Leben folgt, daß die Persönlichkeitsgüter und deren Verfügung nicht in das Belieben des einzelnen gestellt sind, insbesondere schützt die Verfassungsordnung den Rechtsträger nötigenfalls auch gegen dessen Willen vor einer willkürlichen Preisgabe des Lebens, z. B. durch Schutzvorschriften im Polizeirecht, die Nothilfepflicht im öffentlichen Gesundheitsrecht usw. Der Patient kann somit nicht nach freiem Belieben über seine Persönlichkeitsgüter verfügen, soweit er dadurch Leben und elementare Persönlichkeitsgüter gefährdet. Dies ergibt sich z. B. auch aus der Gesetzgebung über die sog. fürsorgerische Freiheitsentziehung psychisch Kranker, die zu ihrem Schutze auch gegen ihren Willen in eine psychiatrische Klinik verbracht werden können. Allerdings ist die Grenze zwischen Selbstbestimmung des Patienten und übergeordnetem Rechtsgüterschutz im Einzelfall schwer zu bestimmen und in Lehre und Rechtsprechung umstritten.

Die Patientenrechte im öffentlichen Gesundheits- und Spitalrecht

Seit etwa 10 Jahren werden im kantonalen Gesundheits- und Spitalrecht Patientenrechte mit Wirkung für den öffentlichen Spitalbereich kodifiziert.[3] Rechtlich konkretisiert wurden insbesondere die ärztliche Aufklärungspflicht und das Einwilligungsrecht sowie die Einsicht in die Krankenunterlagen. Die Aufklärungspflicht des Arztes ist mit Blick auf die Schranken der Therapiefreiheit deshalb von Bedeutung, weil der Patient in medizinische Außenseitermethoden nur einwilligen kann, wenn er über Tragweite und Risiken ausreichend aufgeklärt ist.[4]

Der Persönlichkeitsschutz des Privatrechts

Interessanterweise hat sich in der Schweiz der verfassungsrechtliche Persönlichkeitsschutz aus den viel älteren Grundsätzen des privatrechtlichen entwickelt. Art. 27 Abs. 2 des Zivilgesetzbuches bestimmt, daß sich niemand seiner Freiheit entäußern oder in ihrem Gebrauch in einem das Recht oder die

---
[1] Jost Gross, Die persönliche Freiheit des Patienten, Bern 1977, insbesondere S. 26ff.; 126ff.
[2] Gross, Persönliche Freiheit, S. 159ff.; Jörg Paul Müller, Recht auf Leben, ZSR 90 1971 I S. 457ff.
[3] Vgl. z. B. Hans-Peter Sinniger, Patientenrechte, Hospitalis 1981, S. 250f., 344
[4] A. Siebert, Strafrechtliche Grenzen ärztlicher Therapiefreiheit, Berlin/Heidelberg/New York 1983, S. 57ff., 118ff.

Sittlichkeit verletzenden Grade beschränken darf. Damit sind wie auf Verfassungsebene die Persönlichkeitsgüter gegen willkürliche Verfügung des Rechtsträgers selber geschützt, wenn diese als widerrechtlich oder sittenwidrig erscheint. Sittenwidrig ist z. B. die Einwilligung in medizinische Versuche, die einen erheblichen Grad von Lebensgefährdung mit sich bringen. Art. 28 ZGB schützt die Persönlichkeit des Patienten gegen widerrechtliche therapeutische Einwirkung des Arztes.

Widerrechtlichkeit und Unsittlichkeit als Schranken ärztlichen Handelns

Sowohl im Persönlichkeitsschutz des ZGB (Art. 27/28 ZGB) wie auch im Vertragsrecht des OR setzen Widerrechtlichkeit und Unsittlichkeit Schranken menschlichen und damit auch ärztlichen Handelns.[5] Der Inhalt der Widerrechtlichkeit wird durch die Rechtsordnung und allgemeine Rechtsgrundsätze gesetzt. Inhalt einer solchen Norm könnte z. B. das Verbot von Mißbräuchen der Fortpflanzungs- und Gentechnologie beim Menschen sein, wie sie eine Verfassungsinitiative des Schweizerischen Beobachters auf Bundesebene vorsieht.[6] Die Unsittlichkeit als Maßstab verpönten Handelns ist nicht ein für alle Mal abschließend zu bestimmen, sondern folgt den gesellschaftlichen Anschauungen und dem Wandel der Werte. In einer Zeitschrift war kürzlich zu lesen: Wo sind die Grenzen der Medizin? Und das Beispiel: Eine Französin, die keine Kinder bekommen konnte, ließ sich mit Spritzen behandeln. Ergebnis: Sie erwartete 10 Babys. Um wenigstens einige heil auf die Welt zu bringen, saugte ihr Arzt 4 Feten ab, jetzt wurde die Frau von Sechslingen entbunden, ob noch Komplikationen auftreten, ist ungewiß.

Der Grundsatz der Verhältnismäßigkeit als übergeordneter Rechtsgrundsatz

Der Grundsatz der Verhältnismäßigkeit setzt Ziel und Mittel zu deren Erreichung in Relation. So soll z. B. die Eingriffsschwere der Mittel in einem vernünftigen Verhältnis zur Bedeutung des angestrebten Zieles stehen und der Mitteleinsatz soll unter möglichster Schonung der Rechtsgüter des Betroffenen erfolgen, und nicht mehr in die Rechtssphäre eingreifen, als absolut notwendig. Der Grundsatz der Verhältnismäßigkeit ist ein Rechtsgrundsatz von Verfassungsrang (Art. 4 BV), aber auch in allen nachgeordneten Rechtsbereichen mannigfach konkretisiert, z. B. im Persönlichkeitsrecht (Art. 27 Abs. 2 ZGB) und im Vormundschaftsrecht. In der Medizin geht es bei der Wahrung des

---

[5] Jost Gross, Haftung für medizinische Behandlung, Bern 1987, S. 213 f.
[6] Vgl. Gross, Haftung für medizinische Behandlung, S. 208 ff.

Verhältnismäßigkeitsgrundsatzes um eine Abwägung zwischen dem Ziel des medizinischen Eingriffes und dessen Gefahr.

Dies gilt im besonderen Maße für medizinische Außenseitermethoden und Neulandbehandlungen. Das praktizierte Verfahren darf nicht unangemessen risikoreich sein. Unangemessenheit liegt grundsätzlich dann vor, wenn das mit der eingeschlagenen Therapie und ihren Nebenwirkungen verknüpfte Risiko das Krankheitsrisiko übersteigt.[7]

Die Therapiefreiheit des Arztes und ihre Grenzen

Behandlungsrecht und Behandlungspflicht des Arztes

Der Arzt hat kein sich aus dem Berufsstatus ergebendes Behandlungsrecht gegenüber dem Patienten, wie z. T. noch die ältere Lehre annahm.[8] Vielmehr gilt grundsätzlich das Selbstbestimmungsrecht des Patienten, dessen ausnahmsweise Schranken als Behandlungszwang das Recht ausdrücklich setzen muß, etwa aus gesundheitspolitischen Gründen im Epidemienrecht oder zum Selbstschutz des Betroffenen im Recht der fürsorgerischen Freiheitsentziehung. Behandlungspflichten des Arztes gelten demgegenüber im Rahmen der gesetzlichen Nothilfepflicht.[9]

Die sog. ärztliche Methodenfreiheit

Der Grundsatz der ärztlichen Methodenfreiheit bedeutet nach Lehre und Rechtsprechung die rechtliche Gleichwertigkeit aller Therapien, sofern dieselben tatsächlich wissenschaftlich vertreten werden oder sich wenigstens wissenschaftlich vertreten lassen.[10] Die Umschreibung übersieht, daß diese Methodenfreiheit nur im Rahmen der Rechtsordnung Geltung haben kann. Dies hat z.B. das Bundesgericht im berühmten Zürcher Herztransplantations-Fall[11] deutlich gemacht, indem es festgestellt hat, die medizinischen Anforderungen hätten, insbesondere dem Grundrecht auf Leben, zu genügen. Der Grundsatz der ärztlichen Methodenfreiheit will nach richtigem Verständnis ausschließen, daß der Richter bei der nachträglichen Beurteilung sein Ermessen anstelle des ärztlichen Ermessens setzt. Er darf aber nicht so verstanden werden, daß der Arzt seiner Verantwortung enthoben wird, die unter Berücksichtigung von Heilzweck und Risiken für den Patienten angemessene Behandlungsmethode

---
[7] Siebert, Strafrechtliche Grenzen, S. 95 ff.
[8] Gross, Haftung für medizinische Behandlung, S. 172.
[9] Gross, Persönliche Freiheit des Patienten, S. 88 ff.
[10] Gross, Haftung für medizinische Behandlung, S. 170 f.
[11] Entscheidungen des Schweizerischen Bundesgerichtes, amtliche Sammlung, BGE 98 I a 508 ff.

zu wählen.[12] Der Arzt hat demnach bei seiner Therapiewahl einen Spielraum bei der Methodenwahl. Er ist grundsätzlich weder ausschließlich an die Schulmedizin noch an die durch Sachverständigenurteil zu ermittelnde objektiv beste Therapie oder als weitaus wirksamste geltende Behandlungsmethode gebunden.[13] Aber er hat Vorzüge und Risiken der von ihm gewählten Behandlungsmethode im Hinblick auf das Wohl des Patienten pflichtgemäß abzuwägen.

Schranke: Heilwirkung (therapeutische Wirksamkeit)

Eine medizinische Behandlungsmethode, die jeder therapeutischen Wirkung entbehrt, liegt außerhalb der Therapiefreiheit des Arztes. Ein Heileffekt eines von der Schulmedizin abweichenden Verfahrens darf zumindest nicht gänzlich ausgeschlossen bzw. nicht wissenschaftlich exakt widerlegbar sein. Dabei genügt in besonderen Fällen ein rein psychotherapeutischer Einfluß auch bei organischen Erkrankungen.[14] Dagegen handelt ein Arzt außerhalb des Spielraumes ärztlichen Ermessens, wenn er ausschließlich auf Drängen des Patienten eine ihm bewußt therapeutisch unwirksame oder gar unsinnige und gefährdende Behandlungsmethode anwendet.

Schranke: Verhältnismäßigkeit zwischen Heilziel und Risiken der Behandlung

Außerhalb der ihm zustehenden Therapiefreiheit und des ihm eingeräumten Spielraumes in der Methodenwahl handelt der Arzt, der eine Therapie wählt, die in Abwägung zwischen Ziel und Gefahren unangemessenen risikoreich ist. Darunter ist selbstverständlich auch eine den Patienten gefährdende Verzögerung der Anwendung einer indizierten Behandlungsmethode zu verstehen.[15]

Alternativmedizin und Neulandbehandlungen

Schulmedizin und Stand der medizinischen Wissenschaft

In Lehre und Praxis gelten die Anerkennung einer Heilmethode und der Stand der medizinischen Wissenschaft als wichtige Maßstäbe zur Konkretisierung der ärztlichen Sorgfaltspflicht.[16] Allerdings kann der Meinungsstand der Wissen-

---

[12] Gross, Haftung für medizinische Behandlung, S. 171.
[13] Siebert, Strafrechtliche Grenzen, S. 35 ff.
[14] Vgl. Siebert, Strafrechtliche Grenzen, S. 74 ff., 83
[15] Siebert, Strafrechtliche Grenzen, S. 95 ff.
[16] Gross, Haftung für medizinische Behandlung, S. 168 ff.

schaft kontrovers sein. Sodann werden an die Zuverlässigkeit und Ergiebigkeit kontrollierter medizinischer Versuche zum Nachweis therapeutischer Wirksamkeit gerade in jüngster Zeit ernstzunehmende Fragen aufgeworfen.[17] Auch erscheint die Vorstellung, jeder Arzt habe sich ständig den jeweils aktuellen Stand medizinischer Wissenschaft anzueignen, angesichts der Fülle der Lehrmeinungen und Forschungsrichtungen mehr und mehr als wirklichkeitsfremd.

Alternativmethoden der Medizin

Soweit der Arzt im zulässigen Bereich seiner Therapiefreiheit medizinische Alternativmethoden anwendet, handelt er nicht widerrechtlich oder entgegen ärztlicher Sorgfaltspflicht. Die alternative Behandlungsmethode darf jedoch nicht therapeutisch gänzlich unwirksam sein und unverhältnismäßige Risiken für den Patienten begründen.

Neulandbehandlung und medizinischer Versuch

Neulandbehandlungen unterliegen den Grundsätzen für die Alternativmedizin. Versuch und Versuchsanordnung sind aufklärungspflichtig, eine Heilwirkung muß aufgrund der dem Versuch am Menschen vorgehenden Erprobung erwartbar sein. Der Versuch darf im Verhältnis zum Krankheitsrisiko mit keiner unverhältnismäßigen Gefährdung des Patienten verbunden sein.

Medizinische Eingriffe ohne Heilzweck

Lebensgefährliche Risiken einer Behandlungsmethode können um so eher in Kauf genommen werden, je schwerwiegender das Krankheitsrisiko ist. Dies ist besonders wichtig für alternative Methoden der Krebstherapie. Auf der anderen Seite ist an die Überprüfung unter dem Grundsatz der Verhältnismäßigkeit ein um so schärferer Maßstab anzulegen, je geringer der erwartbare Heileffekt ist. Dies gilt im besonderen Maße für medizinische Eingriffe ohne oder mit untergeordneter Heilwirkung, z.B. die kosmetische Behandlung.[18]

---

[17] Vgl. z.B. Gerhard Kienle, Arzneimittelsicherheit und Gesellschaft, Stuttgart/New York 1974.
[18] Vgl. Siebert, Strafrechtliche Grenzen, S. 97, 104f.

Qualifizierte Sachkunde und erweiterte Aufklärungspflicht des Arztes bei der Wahl von Alternativmethoden der Medizin

Der Arzt hat grundsätzlich nicht nur über Diagnose, Indikation, vorgeschlagene Behandlungsmethode und deren Risiken pflichtgemäß aufzuklären. Vielmehr ist er auch aufklärungspflichtig über etwaige Behandlungsalternativen, soweit sie als gleichwertig in Betracht kommen.[19] Wer als Arzt alternative Behandlungsmethoden anwenden will, muß den Patienten über Chancen und Risiken schulmedizinischer Behandlungsmethoden in diesem Bereich aufklären. Die Anforderungen an die Sachkunde des alternativ behandelnden Arztes sind demnach nicht geringer als jene, an denen der die Schulmedizin praktizierende Arzt gemessen wird, im Gegenteil.[20] Eine Ausnahme dürfte dort zu machen sein, wo der Patient in Kenntnis der Methoden der Schulmedizin gerade einen alternative Methoden praktizierenden Arzt aufsucht.

Erlaubtes Risiko und Einwilligung des Patienten bei der Anwendung von Alternativmedizin

Die Einwilligung des Patienten in eine alternative Behandlungsmethode ist somit nur rechtlich wirksam, als er über Behandlungsalternativen pflichtgemäß aufgeklärt ist. Nur bei Erfüllung dieser Pflicht ist das vom Arzt eingegangene höhere Gesundheitsrisiko erlaubt und im Rahmen der Therapiefreiheit.

---

[19] Gross, Persönliche Freiheit des Patienten, S. 134 ff.
[20] Vgl. Siebert, Strafrechtliche Grenzen, S. 57 ff.

Die Zulassung „alternativer" Krebstherapeutika

U. Gundert-Remy

Institut für Arzneimittel, Bundesgesundheitsamt, Thielallee 88–92, D-1000 Berlin

Gesetzliche Vorgaben

In der Bundesrepublik Deutschland dürfen Fertigarzneimittel nur in den Verkehr gebracht werden, wenn sie durch die zuständige Bundesoberbehörde zugelassen wurden. Die Voraussetzungen sind durch das 2. Arzneimittelgesetz, welches am 1. 1. 1978 in Kraft trat, geregelt. Die Zulassung ist von einem pharmazeutischen Unternehmer zu beantragen; dem Antrag auf Zulassung sind Unterlagen zum Beleg der Qualität, der Wirksamkeit und der Unbedenklichkeit beizufügen, sowie ferner Gutachten von Sachverständigen zur Qualität, zur Pharmakologie/Toxikologie und zur Klinik.

Die Behörde hat die Unterlagen auf Plausibilität zu prüfen und auf Grundlage der Unterlagen zu entscheiden. Bei der Entscheidungsfindung wird sie beraten durch Fachkommissionen, deren Zuständigkeit definiert ist durch die Art des Arzneimittels. Entsprechend dem Arzneimittelgesetz sind für die besonderen Therapierichtungen, Homöopathie, Anthroposophie und Phytotherapie, eigene Kommissionen tätig.

Die Beurteilung von Arzneimitteln, so auch der Krebstherapeutika, erfolgt auf den in diesen Therapierichtungen gültigen Regeln. Bei den Beratungen vor Verabschiedung des 2. Arzneimittelgesetzes ist der Wille des Gesetzgebers zum Ausdruck gekommen, keine der Therapierichtungen einseitig zu befürworten, sondern den Pluralismus der historisch gewachsenen Therapierichtungen zu berücksichtigen. Die im Bundesanzeiger im Dezember 1987 bekanntgemachten „Grundsätze für die ordnungsgemäße Durchführung der klinischen Prüfung von Arzneimitteln" führt dementsprechend in der Einleitung aus: Bei der Planung, Durchführung und Auswertung der Ergebnisse der klinischen Prüfung von Arzneimitteln, die in der Zahnmedizin, in der Homöopathie, Phytotherapie und anthroposophischen Therapie eingesetzt werden sollen, sind deren Besonderheiten zu berücksichtigen.

Richtlinien zur Prüfung von Krebstherapeutika

Richtlinien zur Prüfung von Krebstherapeutika wurden für die sog. Schulmedizin von verschiedenen nationalen und übernationalen Fachgesellschaften erarbeitet. Die nunmehr fertiggestellte Richtlinie, die im Rahmen der Europäischen Gemeinschaft Gültigkeit gewinnen wird, wurde bereits vorgestellt (s. U. R. Kleeberg, in diesem Buch, S. 213).

Richtlinien dieser Art existieren für die besonderen Therapierichtungen bislang nicht. Die Bewertung von Arzneimitteln erfolgt in diesen Therapierichtungen nach nicht formalisierten, historisch auf dem Hintergrund der den Richtungen eigenen Denkungsarten gewachsenen Regeln.

Zulassungsentscheidungen

Seit dem Bestehen des 2. Arzneimittelgesetzes durchliefen bislang nur wenige Krebstherapeutika der besonderen Therapierichtungen ein Zulassungsverfahren.

Um nachvollziehen zu können, auf welcher Basis die Zulassung ausgesprochen wurde, sollen die Unterlagen, mit Ausnahme der Unterlagen zur pharmazeutischen Qualität, die als Betriebs- und Geschäftsgeheimnis nicht öffentlich gemacht werden können, von zwei Arzneimitteln der besonderen Therapierichtungen vorgestellt werden.

Phytotherapeutikum Carnivora

Carnivora ist der Preßsaft aus der fleischfressenden Pflanze Dionaea muscipula, der Venusfliegenfalle.

Die der Entwicklung zugrundeliegende *Arbeitshypothese* lautete: „Wenn fleischfressende Pflanzen die Möglichkeit haben, Primitivepithelien wie Insekten zu verdauen, sind sie dann auch in der Lage, Tumorzellen anzudauen, und wenn, dann nur diese oder auch gesunde Zellen?"

In *tierexperimentellen Untersuchungen* mit syrischen Goldhamstern, denen menschliches Lymphknotensarkom bzw. Plattenepithelkarzinomgewebe in die Backentaschen implantiert wurde, war bei 24 Tieren nach 15 Injektionen (1,5 ml intraperitoneal) eine völlige Auflösung der Tumoren beobachtet worden, wogegen bei 6 Kontrolltieren, die mit 0,9% NaCl behandelt worden waren, ein ungehemmtes Wachstum der Implantate zu verzeichnen war.

In einem Versuch an Mäusen mit implantiertem Harding-Passey-Melano-Sarkom zeigten 50 mg/kg KG eine Tumorreduktion von 30%, 100 mg/kg KG von 60% und 200 mg/kg KG eine Tumorreduktion von 37%. Als Kontrolle dienten 25 mg/kg KG und 50 mg/kg KG Cyclophosphamid, welches eine 99%ige bzw. 100%ige Tumorreduktion bewirkte.

Die *Gewebeprobe* eines Kolonkarzinoms wurde halbiert, eine der Hälften mit Dionaea muscipula 4 h lang inkubiert; die andere Hälfte in einer inerten Lösung inkubiert, diente als Kontrolle.

Nach histologischer Aufarbeitung waren die Zellkerne im behandelten Teil „von gleichmäßiger Struktur und Größe"; „die Anzahl teilungsfähiger Zellen war im behandelten Präparat höher als im unbehandelten". Aus diesem Befund wurde die Annahme abgeleitet, daß die Zellteilung im Stadium der Prophase stehen blieb, und eine zytostatische Wirkung angenommen.

In einem Versuch mit zwei Küchenzwiebeln, von denen eine in Nährlösung mit Extrakt aus Dionaea muscipula gehalten wurde, die andere in Nährlösung gehalten als Kontrolle diente, wurde beobachtet, daß beide Zwiebeln Wurzeln schlugen; diejenige ohne Extraktinkubation keimte aus und hatte nach 28 Tagen eine Keimlänge von 23 cm, während diejenige mit Extraktinkubation nicht auskeimte. Daraus wurde der Beweis abgeleitet, daß der Extrakt aus Dionaea muscipula in der Lage sei, die Zellteilung zu unterbinden; aus dem Befund, daß die behandelte Zwiebel makroskopisch keine Auffälligkeit (z. B. Fäulnis) aufwies, wurde der Schluß gezogen, daß die gesunde Pflanzensubstanz nicht geschädigt werde.

Blut von einem Leukämiepatienten wurde nach In-Vitro-Inkubation mit Preßsaft mikroskopisch untersucht; es fanden sich 29 Zellteilungen auf 100 Leukozyten gegenüber 63 Zellteilungen auf 100 Leukozyten in der Kontrolle. Dieser Befund wurde als mitosehemmende Wirkung gedeutet.

Blut eines mit Carnivora behandelten Leukämiepatienten wurde mit Carnivora in vitro inkubiert und eine weitere Probe nicht inkubiert. In der in vitro behandelten Probe fanden sich nach 6 h keine Zellteilungen. Nach 24 h waren in der in vitro behandelten Probe „vereinzelte Zellteilungen" zu sehen, wogegen in der in vitro unbehandelten Probe „rege Zellteilung" mitgeteilt wurde. Dieser Befund wurde als Beleg für die therapeutische Wirksamkeit interpretiert.

In einem *humanpharmakologischen* Versuch an einer Person wurden Temperatur, Leukozytenzahl und Differentialblutbild vor, 7 h nach, 24 h und 8 Tage nach einer einmaligen Injektion von Carnivora untersucht. Es fand sich eine über 24 h anhaltende Temperaturerhöhung auf 37,5 °C, nach 7 h eine Erhöhung der Leukozytenzahl auf 13 800 mit einer Linksverschiebung. Aus diesem Befund wurde auf eine Mobilisierung des Abwehrsystems geschlossen.

Die *klinischen Prüfergebnisse* umfaßten drei Mitteilungen. In einer Mitteilung wurde über 55 Patienten mit aktivem Krebsgeschehen berichtet, die Carnivora erhalten hatten. Der behandelnde Arzt beschrieb seinen Gesamteindruck als positiv, bei mehreren Patienten seien auffallende Besserungen aufgetreten. Es sei noch kein definitives Urteil abzugeben.

Ein weiterer Bericht betraf 5 Patienten [chron. lymph. Leukämie (1), Mamma-Ca (2), Glioblastom (1), metastasierendes Rektum-Ca (1)]. Nach Angabe des behandelnden Arztes ging es zum Berichtszeitpunkt den Patienten gut.

In einer dritten Mitteilung wird über 33 Patienten berichtet. Von jedem der Patienten liegt ein Erfassungsbogen mit Angabe der Initialien, des Alters und der Diagnose vor. Die Diagnosen umfaßten 10 Patientinnen mit Mammakarzinom, 7 Patienten mit Kolonkarzinom, 3 Patienten mit Bronchialkarzinom, 5 hämatologische Erkrankungen, 2 Patienten mit Basaliom, je 1 Patient(in) mit Melanom, Kollumkarzinom, Magenkarzinom, Ewing-Sarkom, Zervixkarzinom, Neuroblastom. Eine Studieneinteilung und der Zeitpunkt der Diagnosestellung wurden nicht angegeben.

Die Beobachtungs- und Behandlungszeit betrug 0–14 Monate, im Median 4 Monate. Für die Mehrzahl der Patienten wurden zwei Zeitpunkte dokumentiert: Beginn des Behandlungs- und Beobachtungszeitraums und ein weiterer Termin. Als Zielgrößen wurden bei einigen der Patienten der Allgemeinzustand verbalisiert (schlecht, gut; schlecht, besser), bei wenigen ein Hämoglobin- und Erythrozytenwert, bei wenigen der Verlauf des CEA, bei einem Patienten die Werte des weißen Blutbildes. Von 2 Patienten wurde der Befund des Röntgenbildes der Thoraxorgane im Verlauf mitgeteilt. 6 Patienten verstarben während des Beobachtungszeitraumes; bei 6 Patienten zeigte sich eine Besserung des Zustandes im Beobachtungszeitraum.

Basierend auf diesen Unterlagen wurde die Zulassung mit dem Anwendungsgebiet „Zur Behandlung maligner Erkrankungen, wenn alle konventionellen Therapien versagt haben" erteilt, mit der Auflage, die Wirksamkeit der Behandlung durch weitere Studien zu erhärten.

Wegen des Auftretens eines schwer verlaufenden, vermutlich allergischen Schocks wurde die Zulassung von Carnivora inzwischen zum Ruhen gebracht.

Anthroposophisches Arzneimittel Helixor

Helixor ist der Preßsaft aus Mistel von verschiedenen Wirtsbäumen. Die der Entwicklung zugrundeliegende *Arbeitshypothese* leitet sich aus geisteswissenschaftlichen Erkenntnissen Rudolf Steiners ab.

Die Krebserkrankung ist nach Steiner eine Gesamterkrankung des menschlichen Organismus, ein Versagen der die Menschenform, den menschlichen Organismus, gestaltenden und erhaltenden Kräfte gegenüber dem reinen Zellprinzip.

Als Therapiemöglichkeit bietet sich ein Angriff auf das Wachstum, d. h. das zu starke Zellprinzip, mit Hemmung oder Ausschaltung desselben über Operation, Bestrahlung und/oder Zytostatikabehandlung. Andererseits besteht eine Therapiemöglichkeit durch das Verbessern des Eingreifens des Formprinzips, der Gestaltungskraft. Dieses Mittel vereinigt beide Therapiemöglichkeiten in sich; in ihr ist die Fähigkeit der Gestaltung des Wassers, d. h. des Lebens, stark ausgeprägt und die Lichtkräfte, insbesondere durch die Anreicherung von Magnesium, wirksam.

Andererseits verfügt sie über zytostatische Wirkungen, jedoch mit einer gleichzeitig immunstimulierenden Komponente.

Tierexperimentelle Daten wurden an Mäusen mit Meth-A-Fibrosarkom 81 und CD-1-Mäusen mit Aszitestumorüberimpfung mitgeteilt, wobei bei ersteren eine nichtdosisabhängige Überlebenszeit und bei letzteren eine lediglich bei einer Dosierung höhere Überlebenszeit berichtet wurde.

Nach Vorbehandlung von Tumorzellen vor Überimpfung auf DBA × C 57 D-1-Mäuse erhöhte sich die Überlebenszeit von 9 Tagen in der Kontrolle auf 15 Tage in der Gruppe, deren Tumorzellen mit 10 µ/ml vorinkubiert waren.

Die LD 50 wird mit 20 mg Frischpflanzenextrakt/kg Maus und mit 70 mg einer aktiven Fraktion/kg Maus angegeben.

Es wurde mitgeteilt, daß in vitro in verschiedenen Zellkulturen eine Hemmung des Wachstums erreicht werden konnte, ferner eine erhöhte Phagozytosereaktivität und eine immunologische Stimulierung der zellulären Immunantwort und eine Thymushyperplasie. Einzelheiten der Versuchsordnung und der Ergebnisse wurden nicht angegeben.

Ferner wurde mittels H^3-Thymidineinbau eine Hemmung sowohl der RNA wie der DNA-Synthese ohne Angabe von Versuchsdetails berichtet.

Die *klinischen Unterlagen* umfaßten mehrere retrospektive Studien und eine Fülle von Einzelfallberichten, die den Krankheitsverlauf ausführlich dokumentieren.

In einer Studie wird über 63 Patienten mit Lebermetastasen verschiedener Primärtumoren berichtet, deren Überlebenszeit mit einer historischen Kontrolle verglichen wurde. Die Kontrolldaten wurden der Literatur entnommen. Es ergab sich eine günstigere Überlebenszeit für die mit Helixor behandelten Patienten. Die Autoren dieser Arbeit geben folgende Interpretation des Befundes: „Die in dieser Untersuchung angewendeten statistischen Tests haben nur Modellcharakter. Wenn die beiden Gruppen tatsächlich eine Zufallsauswahl aus einer Grundgesamtheit darstellen würden und ferner alle Begleitumstände unter Kontrolle gewesen wären, so wäre die Wirksamkeit des Helixor hinsichtlich der Überlebenszeit trotz des Wahrscheinlichkeitscharakters der Aussage statistisch eindeutig belegt. Diese Voraussetzungen sind jedoch nicht gegeben."

Eine Subgruppe dieser in der ersten Studie berichteten Patienten von 52 Patienten mit inoperablem kolorektalen Karzinom wies eine 1-Jahres-Überlebensrate von 44 % gegenüber einer 1-Jahres-Überlebensrate von 32 % in einer historischen Kontrolle auf. Die gleichen Patienten wurden in einer weiteren Veröffentlichung dargestellt und die Wirksamkeit von Helixor als Vergleich der medianen Überlebenszeit dokumentiert (11,4 Monate vs. 6,1 Monate in der historischen Kontrolle). Das subjektive Befinden wurde in 36,7 % als gebessert, in 50 % als gut und in 13,3 % als nicht gebessert dargestellt.

Weitere 2 Studien befassen sich mit der Darstellung von Remissionsraten, definiert als Rückbildung des Tumors um mindestens 25 % bei mindestens 10 % der Patienten. Bei Patientinnen mit Mammakarzinom ergab sich eine Remissionsrate von 33,3 % in den Stadien I–III und eine solche von 26,7 % im Stadium IV. In einer weiteren Mitteilung wurde eine Remissionsrate von 45 % bei 22 nur mit Helixor behandelten Patienten, die an unterschiedlichen Tumoren erkrankt waren, dargestellt.

Fallberichte werden über 2 Patienten mit myeloischer Leukämie, 5 Patienten mit Plasmozytom, 9 Patienten mit Melanom, 12 Patienten mit Prostatakarzinom sowie ein Fallbericht mit Stimulierung der Hämatopoese gegeben. Die Patienten erhielten eine konventionelle Therapie und zusätzlich Helixor. Der mitteilende Arzt kommentiert die Verlaufsberichte über 9 Patienten mit Melanom folgendermaßen: „Die Mitteilung dieser Befunde möge dazu anregen, die hier beschriebene Helixor-Behandlung des malignen Melanoms nachzuprüfen." Als weitere Unterlagen sind in der Dokumentation 9 Studien in Form einer Publikation eines Vortrags enthalten, in dem über Überlebenszeiten von Patientinnen mit Mammakarzinom, Kollumkarzinom, Ovarialkarzinom berichtet wird, ferner über die Behandlung von Patienten/Patientinnen mit malignem Melanom, Blasenkarzinom, Retikulosarkom und Bronchuskarzinom. Alle Patienten erhielten ein von Helixor unterschiedliches Mistelpräparat, nämlich Iscador.

In den Zulassungsunterlagen sind somit 229 mit Helixor behandelte Patienten dokumentiert sowie 555 Patienten, die mit Iscador behandelt wurden.

Auf der Basis dieser Unterlagen wurde Helixor mit den Anwendungsgebieten zugelassen: „Gemäß der anthroposophischen Menschen- und Naturerkenntnis zur medikamentösen Behandlung maligner Tumore, postoperative und postradiäre Recidio- und Metastasenprophylaxe, maligne Erkrankungen blutbildender Organe, definierte Präkanzerosen."

Zusammenfassung

Entsprechend den gesetzlichen Vorgaben erfolgt die Zulassung von Arzneimitteln der besonderen Therapierichtungen auf Basis der in diesen Therapierichtungen gültigen Regeln, abweichend von den Anforderungen, die an die Dokumentation der Wirksamkeit und Unbedenklichkeit schulmedizinischer Arzneimittel gestellt werden. Das dargestellte Beispiel der Unterlagen eines Arzneimittels, das als Phytotherapeutikum, sowie der Unterlagen eines Arzneimittels, das als anthroposophisches Arzneimittel zugelassen wurde, können verdeutlichen, wo die Unterschiede liegen.

Die unterschiedlichen Anforderungen sind vom Gesetzgeber gewollt, der keine der Therapierichtungen und die in der jeweiligen Therapierichtung gültigen Regeln einseitig zu befürworten beabsichtigte, sondern den Willen zum Ausdruck brachte, den Pluralismus der historisch gewachsenen Therapierichtungen zu berücksichtigen.

Ethische und
psychotherapeutische Probleme

Der Weg der Medizin in die Neuzeit und der Hang des Menschen zum Irrationalen

G. Glowatzki

Wabersackerstraße 55, CH-3097 Liebefeld BE

> „Jeder Aberglaube, jeder magische Glaube enthüllt, wenn man ihn richtig befragt, eine Wahrheit über die gesellschaftliche Realität."
>
> Jean Paul Sartre

Krankheit ist so alt wie das Leben selbst und zu allen Zeiten in den gleichen Grundformen aufgetreten, wie es H. E. Sigerist [9] beschreibt: „Ob die Knochen menschliche oder tierische Knochen waren, ob sie aus der Jungsteinzeit oder Altsteinzeit, aus dem Eozän oder Perm stammten, wir fanden immer die gleichen Typen von Krankheiten, von Entwicklungs- oder Stoffwechselstörungen, von Entzündung und Regeneration, von Neuwuchs und echten Tumoren, dieselben Krankheitsformen, welche wir heute beobachten können."

Mit der geistigen Entwicklung des Menschen erhält Kranksein eine neue Dimension: Krankheit wird nicht mehr schicksalhaft hingenommen, sondern man versucht, sie zu behandeln oder gar zu heilen. Leider liegen aus der geschichtslosen Vor- und Frühzeit der Menschheit nur wenige fossile Skelettreste vor, und nur wenige Krankheiten oder Verletzungen hinterlassen ihre Spuren an Knochen [20, 21, 23]. Man kennt jedoch von einem etwa 40000 Jahre alten Neandertaler-Skelett aus dem Irak Zeichen einer möglichen Unterarmamputation, was jedoch nicht unwidersprochen geblieben ist [4]. Der erste sicher dokumentierte medizinische Eingriff, eine Schädeltrepanation, liegt aus Marokko (Taforalt) vor und ist etwa 10000 Jahre alt [2].

Es ist also die Annahme berechtigt, daß es bei unseren eiszeitlichen Vorfahren (Homo sapiens sapiens) bereits eine Art von Medizin gegeben hat, die mehr oder minder professionell ausgeübt worden ist. Unterstützt wird diese Vermutung dadurch, daß in einigen Bilderhöhlen aus der letzten Eiszeit neben Darstellungen von Jagdzauber und Fruchtbarkeitskult Abbildungen von schamanenähnlichen Personen zu sehen sind, die möglicherweise auch heilkundliche Praktiken ausgeführt haben [5, 8] (Abb. 1).

Der erste namentlich bekannte Arzt lebte um das Jahr 2600 v. Chr. am Hofe des Pharao Djoser (III. Dynastie) und hieß Imhotep („der in Frieden kommt" oder „der Zufriedenheit gibt"). Er hat uns einen Katalog von chirurgischen Fallbeschreibungen mit Therapievorschlägen hinterlassen, die ihn in gewissem

Sinne zum Begründer einer klinischen Medizin werden lassen. Nach seinem Tode erhielt er göttliche Verehrung, und in den ihm geweihten Tempeln wurde die Heilkunde gelehrt [22].

Medizin in der Antike

Im 5. Jahrhundert v. Chr. erwirbt in Griechenland ein Arzt unsterblichen Ruhm: Hippokrates von der Insel Kos, Sohn eines Arztes und Schüler des Philosophen Demokrit. Nach Ausbildung beim Vater und ärztlichen Wanderjahren, wie es damals üblich war, begründete er in seiner Heimat eine berühmt gewordene Medizinschule und wird als Stammvater einer naturwissenschaftlich fundierten Heilkunde angesehen. Er war ein Gegner der zu seiner Zeit üblichen magisch-theurgischen Medizin, in welcher der Arzt lediglich die Diagnose stellte, den Kranken aber dann in die Obhut von Priestern der verschiedenen Heilgötter entließ, die durch Opfergaben, Gebete, Weihehandlungen und Amulette den entsprechenden Olympier gnädig zu stimmen vorgaben. Hippokrates (460–377 v. Chr.) hat die Epilepsie als „heilige Krankheit" entmystifiziert und für alle Krankheiten ausschließlich die Naturgesetze als Entstehungsursachen anerkannt. In Diagnostik und Therapie waren für ihn Luft, Wasser, Wohnort des Kranken, Höhenlage, Klima und Ernährung wichtig. Seine Lehre von den „vier Temperamenten" – Phlegmatiker, Choleriker, Melancholiker

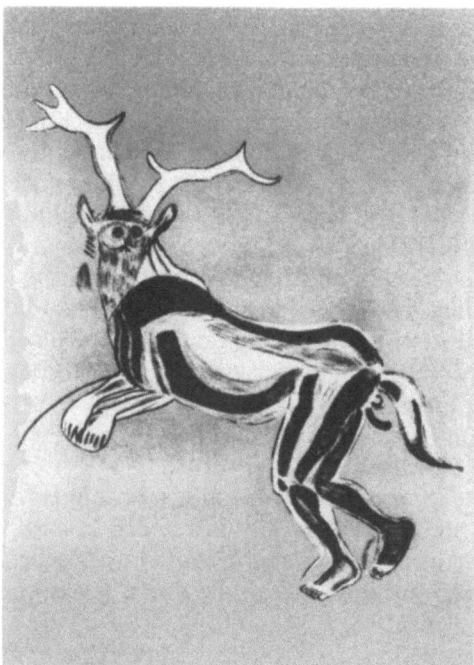

Abb. 1. Der „Zauberer von Les-Trois-Frères"; Darstellung eines eiszeitlichen Schamanen. (Nach Glowatzki [5])

und Sanguiniker – hat bis in die Neuzeit eine Rolle gespielt, genauso wie das „Corpus Hippocraticum", eine Sammlung von Diagnosen, Krankengeschichten, ärztlichen Notizen, Reden und Therapievorschlägen, von denen man nicht weiß, was tatsächlich von ihm selber stammt, und was später hinzugefügt worden ist. Sein Name wird für immer mit dem ärztlichen Eid (Eid des Hippokrates) verbunden bleiben, der zur ethischen Norm des Arztstandes geworden ist [5, 11, 12].

Im antiken Rom nahmen die (meist griechischen) Ärzte kaum Kenntnis von der naturwissenschaftlich fundierten Heilkunde des Hippokrates und praktizierten eine eher magische Medizin, was z. B. von Cato (234–149 v. Chr.) und später von Plinius d. Ä. (23/24–79 n. Chr.) gerügt wurde, vor allem was die verwendeten Arzneien anbetraf, bei denen nicht selten Kot, Harn und pathologische Sekrete als Grundlage dienten, weil man in ihnen magische Kräfte vermutete [5, 12]. Der Enzyklopädist (und Arzt?) Celsus (1. Jahrhundert n. Chr.) läßt in seiner Schrift „De medicina libri octo" erkennen, daß er ein Empiriker war, der wie diese Schule die Wirkung der Therapie am Patienten beobachtete und die gemachte Erfahrung auf den nächsten Kranken übertrug. Als Gegensatz gab es in der antiken Heilkunde die Schule der Rationalisten: sie war eher an Aufbau und Funktion des Körpers interessiert und suchte nach einer Theorie, „die all die verschiedenen Elemente in sich vereinigte, die bei den einzelnen Behandlungen Erfolge zeitigt" [7].

Der berühmteste Arzt im antiken Rom war Galen(us) aus Pergamon (129–199 n. Chr.), von dem es heißt, er sei in der Praxis ein Empiriker, im Herzen aber ein Rationalist gewesen. Von ihm stammt die erste genaue Beschreibung der Herzklappen und ihrer Funktion, und er hat bewiesen, daß in den Arterien keine Luft „fließt", wie die meisten seiner Kollegen glaubten. Er erkannte die Infektiosität der Tuberkulose und empfahl die Behandlung in der Höhenluft von Gebirgen. Galen war ein großer Verehrer des Hippokrates, den er als die einzige medizinische Autorität anerkannte. Er hat uns etwa 400–500 medizinische Schriften hinterlassen, von denen die Heilkunde bis in die Renaissance mitgeprägt worden ist. In einer Fülle von Kopien sind sie zur Hauptquelle vieler medizinischer Bücher geworden [7, 11, 12, 19].

In der Tradition des Galen standen auch die großen arabischen Ärzte Rhazes (850–923 n. Chr.) und Avicenna (980–1037 n. Chr.), wie sie latinisiert heißen, aber auch Moses Maimonides (1135–1204 n. Chr.), der jüdische Leibarzt von Sultan Saladin, dem Eroberer des christlichen Jerusalem [11].

Die Heilkunde im Mittelalter

Im frühen Mittelalter wurde die Heilkunde in Europa in Form einer „Mönchsmedizin" ausgeübt, wobei zum ersten Mal die Person des Kranken selbst in den Mittelpunkt – zwischen die abstrakten Konzeptionen „Krankheit" und „Heilung" – trat. Das geht aus den Regeln des Benedikt von Nursia (480–543 n. Chr.) genauso hervor wie aus denen des Isidor von Sevilla (556–636 n. Chr.), doch erhält neben den hellenistischen Überlieferungen der Heilkunde das

Theologische ein Übergewicht: das große Vorbild ist Christus medicus. Aus dem Kloster von Salerno und dem vom Monte Cassino entstand gegen Ende des 10. Jahrhunderts die Medizinschule von Salerno, an der noch Kaiser Friedrich II. (von Hohenstaufen) (1194–1250 n. Chr.) persönlich ärztliche Examina abgenommen haben soll. Im 11. Jahrhundert wurde die Universität Bologna gegründet, die ersten urkundlichen Quellen der Medizinschule von Montpellier stammen von 1137, und 1228 wurde die Universität von Padua eröffnet, so daß die Heilkunde zum Hochschulfach wurde [5, 11].

Aus deutschen Klöstern kennen wir die Schriften der Äbtissin Hildegard von Bingen (1098–1179 n. Chr.), die in ihren Werken „Physica" und „Causae et Curae" eine eigenständige Krankheitslehre mit einheitlichem Konzept entwickelt hat. Dort wird germanisches Heilwissen mit Elementen der Antike, mit christlicher Frömmigkeit und scholastischer Formung, mit symbolistischer Bearbeitung wie mit den Erfahrungen praktisch geübter Klostermedizin verbunden [19].

Von den scholastischen Krankheitslehren des hohen Mittelalters sollen nur die des Arnald von Villanova (1235–1314 n. Chr.), des Petrus Hispanus (1215–1277 n. Chr.) und die des Pietro d'Abano (1250–1315 n. Chr.) erwähnt werden; sie verbinden den traditionellen Galenismus und Arabismus mit der empirischen Einstellung von Hippokrates, lassen aber bereits geschlossene naturwissenschaftliche Krankheitskonzepte erahnen [19].

Das 14. Jahrhundert brachte eine schwere Prüfung für die Heilkunde: der „Schwarze Tod", die Pest, ging um und raffte fast ein Viertel der europäischen Gesamtbevölkerung dahin. Die Ärzte waren machtlos, und für das Volk waren die Juden daran schuld, weil sie (angeblich) die Brunnen vergiftet haben sollten. In ihrer Hilflosigkeit begannen viele Ärzte – vor allem in Frankreich – magisch zu denken, und machten bestimmte Gestirnkonstellationen für die Seuche verantwortlich. Daß die Sterndeuterei in der Medizin salonfähig wurde, geht aus der Feststellung des Nürnberger Stadtarztes Hartmann Schedel (1440–1515 n. Chr.) – wir verdanken ihm seine berühmte „Weltchronik" – hervor: „Jemand, der die Astrologie nicht beherrscht, verdient es nicht, Arzt genannt zu werden." Krankheitsdisposition, Zeitpunkt der Heilpflanzensuche, Herstellungstermin von Arzneien, Reaktion des Kranken auf die Medikation, selbst die Lehre von den „vier Temperamenten" des Hippokrates, alles wurde auf den Stand der Gestirne bezogen: dem Phlegmatiker wurde der Mond zugeordnet, dem Choleriker der Mars, dem Melancholiker der Saturn und dem Sanguiniker der Jupiter. Das ergab ein prächtiges Tummelfeld für medizinische Gaukler und Scharlatane, die vor allem auf Jahrmärkten leicht- und wundergläubige Abnehmer für ihre „Zaubertränke" fanden [5].

Mit dem ausgehenden Mittelalter trat in Europa eine weitere Volksseuche auf, die sich ebenso rasch wie die Pest verbreitete: die „Franzosenkrankheit", weil sie vom Heer Karls VII. von Frankreich beim Feldzug gegen Neapel (1495 n. Chr.) „verschleppt" wurde. Es war der aus Verona stammende Arzt Girolamo Fracastoro (1478/83–1553 n. Chr.), Professor in Padua, der den Namen Syphilis prägte (Syphilis sive de morbo gallico) und eine Therapie mit Guajak-Holz und/oder Quecksilber empfahl. Man kann ihn unter heutigen Aspekten geradezu als Infektionskliniker bezeichnen, denn er hat im Zuge seines Stu-

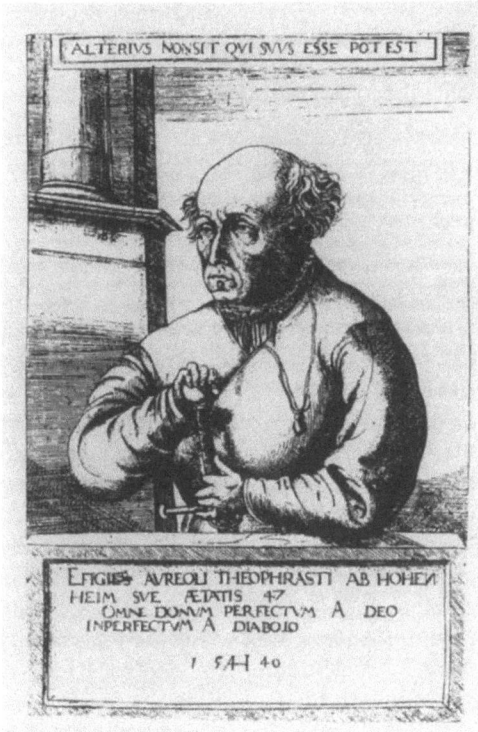

Abb. 2. Paracelsus nach einem Stich von Augustin Hirschvogel (1540) mit dem Wahlspruch: „Alterius non sit, qui suus esse potest" (keinem anderen soll gehören, wer sein eigen sein kann). (Nach Schipperges [18])

diums der großen Seuchen der Zeit den Begriff „Ansteckung" genau definiert, ohne Kenntnis von etwaigen Krankheitserregern zu haben [11].

Im Jahre 1493 kam bei Einsiedeln in der Schweiz der ritterliche Knabe Theophrastus Bombastus von Hohenheim als Sohn eines Arztes zur Welt. Er sollte später unter dem Humanistennamen Paracelsus zu einem Revolutionär der Heilkunde werden (Abb. 2). Er war ein unbeirrbarer Wahrheitssucher, und weil er kein Blatt vor den Mund nahm und noch dazu in deutscher Sprache an der Universität Basel unterrichtete (die Sprache der Gelehrten war das Lateinische), machte er sich viele Feinde unter den ärztlichen Standesgenossen. Nachfolgend werden die Schärfe seiner Formulierungen, aber auch sein ärztliches Ethos vermittelt [11, 18]:

> „Die Medizin ist heruntergekommen. Wir aber werden sie von ihren Irrtümern befreien, nicht dadurch, daß wir den Lehren der Alten folgen. Wir folgen den Naturbeobachtungen, die sich durch lange Praxis und Erfahrung bestätigt haben...
>
> Mir nach, und nicht euch nach, Galenus, Avicenna und Hippokrates und die anderen. Ihr werdet im Winkel stehen, wo die Hunde seichen...
>
> Alle Dinge sind Gift und nichts ist ohne Gift. Allein die Dosis macht's aus, daß ein Ding kein Gift ist."

> „Die Heilkunst wurzelt im Herzen. Wenn dein Herz falsch ist, wirst du auch ein falscher Arzt sein.
> Wenn dein Herz rechtschaffen ist, wirst du auch ein rechtschaffener Arzt sein...
>
> Und welche Stadt einen guten Arzt hat, der viel gesund macht, die darf sich berühmen einer Glückseligkeit, mehr denn die ein böser Arzt haben."

In der Krankheitslehre des Paracelsus finden sich Elemente aus Mittelalter und Renaissance: der Mensch als Mikrokosmos, dessen Körperfunktionen mit den Kräften des Makrokosmos in Einklang gebracht werden müssen. Der antiken Lehre von den vier Temperamenten/Elementen stellt er die eigene Auffassung von den drei Prinzipien gegenüber: *Sal* als Prinzip der Farbe, *Sulphur* für den Körper und *Mercurius* als Prinzip der Kraft. Neben logischem Denken erkennt man bei Paracelsus auch magische Aspekte: er schätzte die Macht der Gestirne hoch ein, hielt sich an die „Signaturenlehre" (Rückschluß von der äußeren Form einer Pflanze oder ihrer Produkte auf deren Arzneimittelwirkung, z. B. Orchisknolle gegen Hodenerkrankungen oder gelber Saft aus Schöllkraut gegen Ikterus) und glaubte an die Heilkraft von Magneten, die er mit Nahrung zu „füttern" empfahl, damit sie ihre Kraft behalten würden. Sein berühmtestes Buch ist „Die grosse Wundartzney" (1536), ein Zeugnis für sein ethisches Empfinden den vielen Kriegsversehrten der Zeit gegenüber. Auch seine Schriften über die Syphilis fanden Aufmerksamkeit, doch schadeten seine Studien zur Alchimie seinem Ruf als seriöser Forscher. Früh verbraucht durch den häufigen Ortswechsel und die Kämpfe mit den Kollegen, starb er mit 48 Jahren 1541 in Salzburg als Mensch und Arzt, der in manchem der magischen Medizin nahestand, andererseits jedoch im ärztlichen Denken den Weg zur Neuzeit vorgezeichnet hat [11, 19].

Nachfolgend sei ein Abriß des medizin-historischen Wandels in der Betrachtung der Krebskrankheit vom Altertum bis zur Renaissance dargestellt [1]:

Ägypten: Im Kahoun-Papyrus 2 erste Beschreibung des Uteruskarzinoms (um 2000 v. Chr.; aber Kopie eines älteren Textes). Im Papyrus Ebers Unterscheidung zwischen „Gefäßtumoren" und „Geschwülsten des Fleisches" (um 1650 v. Chr.).

Griechenland: Hippokrates beschreibt Krebs im Gesicht, an Brust, Magen und Uterus und teilt ein in: (1) karkinos = geschwülstige Neubildungen (incl. gutartige Tumoren, Hämorrhoiden und Beingeschwüre), (2) karkinoma = übergreifende Tumoren mit schneller Ausbreitung und Tod, (3) okkulter Krebs (unheilbar, z. B. Brustkrebs).

Rom: Aus karkinos wird cancer. Celsus beschreibt Metastasen. Galen teilt die „Tumoren gegen die Natur" ein in gutartige und bösartige. Nach ihm soll Krebs nur operiert werden, wenn man ihn exstirpieren kann: mit dem Glüheisen kauterisieren.

Arabische Ärzte: Rhazes empfiehlt das Ausschneiden von Tumoren, Avicenna die Behandlung mit Arsen, Aderlaß, Laxanzien und Pflanzendekokten.

Europäisches Mittelalter und Renaissance: Im allgemeinen folgt man der griechischen und römischen Schule. Paracelsus sieht als Ursache für die Krebsentstehung ein mineralisches Salz im Blut, das sich seinen Weg aus dem Körper sucht. Paré teilt die malignen Tumoren nach Größe, Farbe, Konsistenz, Schmerzen oder nicht und Lokalisation ein. Seine Therapievorschläge: Aderlaß, Chirurgie bei kleinen Tumoren, bei inoperablen Pflaster, vor allem Zugpflaster aus ungeborenen Tieren. In Holland erkennt der Anatom Nicolaas Tulp die vermeintliche Infektiosität von Malignomen, in England wird die Lymphe als Krebsursache angenommen (Le Dran, John Hunter). In Frankreich empfiehlt und beschreibt 1693 M. de Houpeville die Ablatio mammae als wirksamste Therapie bei Brustkrebs.

Die Neuzeit bricht an

Die Wandlung im Weltgefühl und in der Naturschau des 15. und 16. Jahrhunderts bildete die Basis für das wissenschaftliche Denken der an den Universitäten gelehrten Heilkunde.

Stellvertretend für die vielen Begründer der modernen Medizin sollen genannt sein: die Anatomen Rabelais (1494–1553) und Vesal (1514–1564), der Chirurg Paré (1510/17–1590) sowie der Physiologe William Harvey (1578–1657), der Entdecker des Blutkreislaufs. Sie sind Wegbereiter einer Heilkunde, die sich in wachsendem Maße der sich geradezu stürmisch entwickelnden Naturwissenschaften bedient hat, und die zu dem geführt hat, was heute von manchen medizinischen „Außenseitern" zur „Apparatemedizin" herabgewürdigt wird.

Die sich naturwissenschaftlich entwickelnde Medizin verfuhr mit der magisch orientierten Heilkunde in ähnlicher Weise wie Paracelsus mit Galen, Avicenna und Hippokrates: sie stellte sie in den Winkel, „wo die Hunde seichen". Aber die magische Medizin überlebte!

Irrationale Anteile der menschlichen Psyche

Im Zuge seiner individuellen Entwicklung lernt der Mensch zwar logisch denken (s. folgende Übersicht), doch gibt es im Leben Situationen, wo dies nicht zu trösten vermag, denn die Logik ist unerbittlich.

Formen des menschlichen Denkens (5)
1) Logisches Denken
   An der Realität orientiert, beruht auf dem Kausalitätsprinzip (Ursache und Wirkung). Nach einzelnen Denkschritten geordnet = *diszipliniertes Denken*.
2) Autistisches Denken
   Nicht an der Realität orientiert, sondern an Wünschen oder/und Phantasien. Nicht nach einzelnen Denkschritten geordnet = *undiszipliniertes Denken*.
3) Magisches Denken
   Sonderform von 2) mit dynamisch-einheitlicher Bewußtseinsstruktur, keine Trennung von Objekt, Mensch und Umwelt.
   Frühstadium des Erlebens bei Kind und Naturmensch, aber auch Regressionsstadium bei Psychosen.

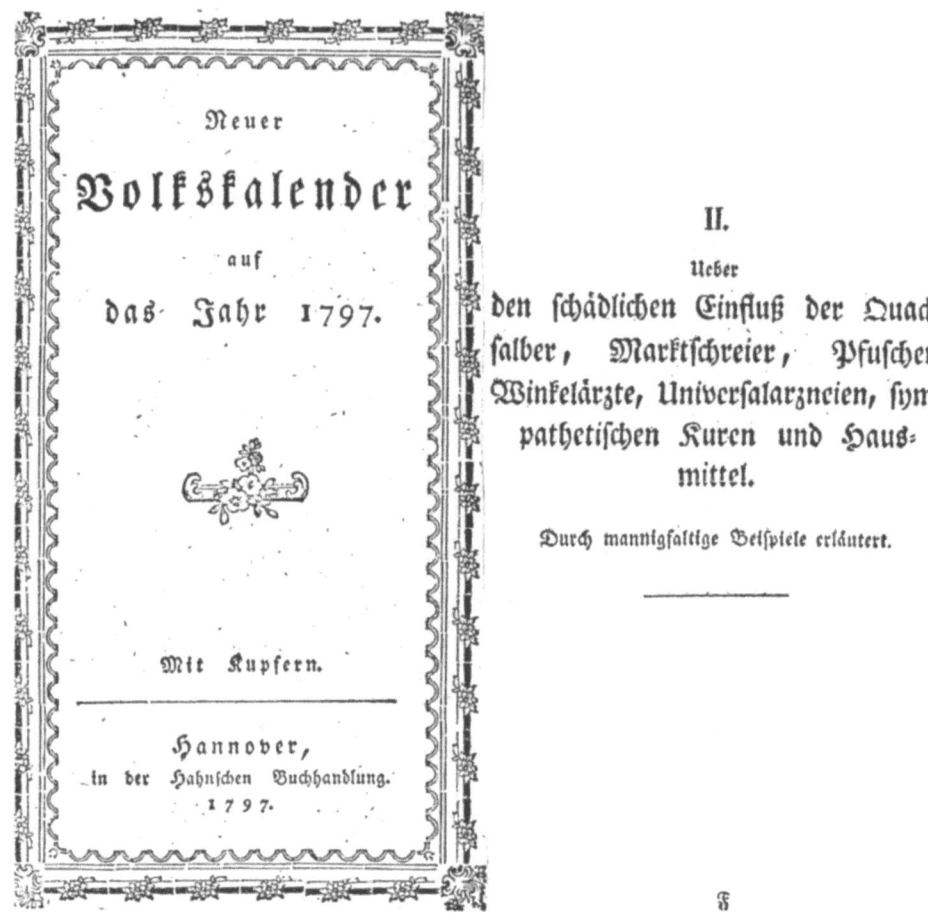

Abb. 3. Warnung vor medizinischen Scharlatanen vom Ende des 18. Jahrhunderts

Die Diagnose einer „unheilbaren" Krankheit mag zwar logisch sein, doch läßt sie keinen Raum für Hoffnung. Das ist der Augenblick, wo der Mensch in der Lage ist, auf Anteile seiner Psyche zurückzugreifen, die er von seinen eiszeitlichen Urahnen vererbt bekommen hat und die in ihm weiter vorhanden sind – trotz aller Erziehung zur Logik [6]. So klammert sich der unheilbar Kranke – und seine Angehörigen tun dies auch – an den Strohhalm des irrationalen Denkens, denn es ist die seelische Fluchtpforte, die von der Unerbittlichkeit der Logik in das Reich der Wünsche und Phantasien führt. So keimt Hoffnung auf, daß es doch noch Rettung/Heilung gäbe.

Wenn dies auch tröstlich sein mag, gefährlich ist es auch, denn es lauern Nutznießer des Irrationalen, um die Not des Kranken und seiner Familie schamlos auszubeuten. Das sah Voltaire (1694–1774): „Seit der erste Schuft seinen ersten Dummkopf traf, gibt es Quacksalber" (s. auch Abb. 3).

Es gehört zu den Unergründlichkeiten der menschlichen Psyche, daß manche den Ärzten verübeln, daß sie ein großes Einkommen erzielen, wenn aber der „Wunderheiler" in einer „Traumvilla" lebt und ein Luxusauto fährt, dann wird das nicht gerügt, obwohl von ihm keine echte Leistung erbracht wird, zu der ihm die Vorbildung fehlt.

Zu den Widersprüchen dieser Zeit gehört auch, daß die medizinischen „Außenseiter" die angebliche Wissenschaftsgläubigkeit zwar anprangern – man hört dabei oft das bekannte „Hamlet"-Zitat von den „Dingen zwischen Himmel und Erde", die über der „Schulweisheit" stehen sollen, das aber schon fast 390 Jahre alt ist und damit überholt –, sie aber andererseits ab und zu erklären, diese oder jene „Außenseiter"-Methode sei jetzt wissenschaftlich bewiesen worden, wie es erst kürzlich wieder geschehen ist [3, 14, 15]. Man will also doch gern „wissenschaftlich" sein, verschweigt aber dann die Demaskierung des angeblichen „wissenschaftlichen Beweises" [14, 15]. Und bleibt so vermeintlich „wissenschaftlich"!

Dem irrational gläubigen Kranken fällt das nicht auf, er vertraut blindlings dem „Wunderheiler", genauso wie der Steinzeitmensch seinem Stammeszauberer, der Indianer seinem Medizinmann und der Mongole seinem Schamanen [6]. Und dabei sind magische Heilungsversprechen leicht zu durchschauen [10], wie die folgende Übersicht darstellt.

Kennzeichen von paramedizinischen Methoden und „Heilmitteln" [10]

1) Das Mittel wirkt bei einer großen, sehr variablen Zahl von Krankheiten. Es gibt keine Indikationsliste.
2) Die Wirkung ist unzuverlässig, und ihr Erfolg kann nicht vorausgesagt werden. Ein Mißerfolg berechtigt zu keinerlei Schlüssen.
3) Die Wirkung schwächt bei Wiederholung ab. Die Reproduzierbarkeit ist unsicher.
4) Die Wirkung tritt besonders häufig momentan ein (Sekundenphänomen). Die Objektivierung ist schwierig.

Die Hochschulmedizin darf sich nicht mehr vor dem Faktum verschließen, daß es immer noch die Jahrtausende alte magische Heilkunde gibt, weil Kranke nicht nur logisch, sondern auch irrational zu denken vermögen und so Hoffnung suchen. Daß Heilkunde, Heil*kunst* überhaupt im Irrationalen wurzelt [6], das zu erkennen und dieses Wissen in die angewandte Medizin zu integrieren, um dieses Feld nicht den Scharlatanen zu überlassen, ist nicht nur Aufgabe, sondern Notwendigkeit! Nur so wird es gelingen, den Kranken – und hier trifft es besonders den Krebskranken – in seiner Suche nach Hoffnung vor gewissenlosen Beutelschneidern im Gewand des „Wunderheilers" zu bewahren. Zum Kampf gegen paramedizinische Gaukler sind wir alle aufgerufen – und es ist ein guter Kampf!

Literatur

1. Cabanne F, Gérard-Marchant R, Destaing F (1980) Geschichte des Krebses. In: Sournia JC, Poulet J, Martiny M et al. (Hrsg) Illustrierte Geschichte der Medizin, Bd VIII. Andreas & Andreas, Salzburg, S 2849–2857
2. Dastugue J (1980) Die Palaeopathologie. In: Sournia JC, Poulet J, Martiny M et al. (Hrsg) Illustrierte Geschichte der Medizin, Bd I. Andreas & Andreas, Salzburg, S 19–47

3. Davenas E, Beauvais F, Amara J et al. (1988) Human basophil degranulation triggered by very dilute antiserum against IgE. Nature 333:816–818
4. Glowatzki G (1982) Die Neandertaler und ihre tropischen Verwandten. In: Wendt H (Hrsg) Der Mensch, Bd II. Kindler, Zürich, S 53–94
5. Glowatzki G (1986) Das Magische in der Heilkunde. Magie und Medizin. In: Jungi WF, Senn HJ (Hrsg) Aktuelle Onkologie, Bd 32: Krebs und Alternativmedizin. Zuckschwerdt München, S 364–373
6. Glowatzki G, Glowatzki-Mullis ML (1985) Das genetische Erbe der eiszeitlichen Jäger. Ein Beitrag zur Phylogenie menschlichen Denkens. In: Fellmann R, Germann G, Zimmermann K (Hrsg) Jagen und Sammeln. Festschrift für Hans-Georg Bandi zum 65. Geburtstag. Stämpfli, Bern, S 131–137
7. Grossinger R (1980) Wege des Heilens. Kösel, München
8. Haekel J (1966) Geistiges Leben einfacher Wildbeuter. In: Narr KJ (Hrsg) Handbuch der Urgeschichte, Bd. I. Huber, Bern, S 193–206
9. Haensch WG (1968) Die paläolithischen Menschendarstellungen. Rudolf Habelt, Bonn, S 7 (zit. Sigerist HE)
10. Jores A (1969) Um eine Medizin von Morgen. Huber, Bern
11. Koch E (1981) Ärzte, die Geschichte machten. Hoffmann, Augsburg
12. Krug A (1985) Heilkunst und Heilkult. Medizin in der Antike. C. H. Beck, München
13. Kühn H (1982) Kunst und Kult der Eiszeit. In: Wendt H (Hrsg) Der Mensch Bd II. Kindler Zürich, S 201–239
14. Lindemann J (1988) Benveniste und die Folgen. Zu einer sonderbaren Publikation im ‚Nature'. Neue Zürch Ztg 244:83
15. Maddox J, Randi J, Stewart WW (1988) ‚High-dilution' experiments a delusion. Nature 334:287–290
16. Prokop O (Hrsg) (1977) Medizinischer Okkultismus, 4. Aufl. Fischer, Stuttgart
17. Prokop O, Wimmer W (1987) Der moderne Okkultismus, 2. Aufl. Fischer, Stuttgart
18. Schipperges H (1983) Paracelsus. Das Abenteuer einer sokratischen Existenz. Aurum, Freiburg
19. Schipperges H, Seidler E, Unschuld PU (Hrsg) (1978) Krankheit, Heilkunst, Heilung. Karl Alber, Freiburg
20. Schulz M (1982) Umwelt und Krankheit des vor- und frühgeschichtlichen Menschen. In: Wendt H (Hrsg) Der Mensch, Bd II. Kindler, Zürich
21. Steinbock RT (1976) Palaeopathological Diagnosis and Interpretation. Bone Diseases in Ancient Human Populations. Thomas, Springfield, Ill.
22. Valette S (1980) Die Pharmakologie im alten Ägypten. In: Sournia JC, Poulet J, Martiny M et al. (Hrsg) Illustrierte Geschichte der Medizin, Bd II. Andreas & Andreas, Salzburg, S 479–495
23. Wells C (1964) Diagnose 5000 Jahre später. Lübbe, Bergisch-Gladbach

Das Problem der Wahrhaftigkeit gegenüber dem tumorkranken Patienten

W. Wilmanns

Medizinische Klinik III, Klinikum Großhadern, Universität München und Institut
für Klinische Hämatologie, GSF München, Marchioninistraße 15, D-8000 München 70

Einleitung

Bei tumorkranken Patienten ist mehr als bei den meisten anderen Erkrankungen das Gespräch zwischen Arzt und Patient – i. allg. im Sinne eines fortgesetzten Dialogs – über die Erkrankung sowie über Möglichkeiten der ärztlichen und pflegerischen Betreuung wichtige Grundlage für das Vertrauen des Patienten zu seinem Arzt und somit wesentlicher Bestandteil der Tumorbehandlung.

Vertrauensbasis

Dabei ist von entscheidender Bedeutung, ob bzw. in welchem Umfang und mit welcher Prägnanz ein Patient über sein Leiden aufgeklärt werden kann oder soll. Sicher ist dieses von Patient zu Patient entsprechend seiner individuellen Persönlichkeit und Situation verschieden. Der Patient muß aber – in Abhängigkeit von Intelligenz, persönlicher Differenzierung und innerer Aufnahmebereitschaft – Einsicht haben in den Sinn und in die Notwendigkeit von diagnostischen Maßnahmen, die häufig mit einem enormen technischen Aufwand verbunden sind, und Behandlungen, die häufig nicht ohne das Risiko von Nebenwirkungen durchgeführt werden können. Dabei müssen wir natürlich von der Voraussetzung ausgehen, daß wir zum einen bei unserer Behandlung auf der Basis einer fundierten Diagnostik unseren Patienten helfen können und zum anderen, evtl. Nebenwirkungen der Therapie – wie Haarausfall, Übelkeit, Erbrechen, Infektresistenzschwäche, Mundschleimhautgeschwüre unter Chemotherapie – vorübergehend sein werden und gegenüber dem erhofften therapeutischen Erfolg zwar beachtet, aber doch zurücktreten werden. Eine erfolgversprechende Behandlung setzt ein weitgehendes Vertrauen zwischen Arzt und Patient, Hoffnung, Bereitschaft zur Mitarbeit und Willen zum Leben von seiten des Patienten voraus. Grundlage des Vertrauens ist die Wahrhaftigkeit von seiten des Arztes gegenüber dem Patienten, den er zu betreuen hat. Wesentliches Grundmotiv für die Entscheidung des Arztes im Hinblick auf die beste Behandlung und damit auch auf die persönliche Kommunikation mit seinem Patienten sollte sein, wie er selber in einer gleichen Situation betreut sein wollte, bzw. wie er seinen nächsten Angehörigen und Bekannten in der gleichen konkreten Situation betreuen würde.

Aufklärung

Die Begriffe „bösartig", „Krebs", „Leukämie" bedeuten für viele Patienten – allerdings je nach Art, wie ihnen die Diagnose eröffnet wird – zunächst eine Situation großer Verzweiflung. Deshalb war früher unter Ärzten der Standpunkt allgemein verbreitet, daß man Patienten mit bösartigen Tumoren bzw. Krebs die Diagnose nicht mitteilen dürfe. Heute wissen wir, daß viele Menschen durch eine derartige Täuschung mit ihrem Schicksal alleingelassen werden. Dieses Alleinsein kann verstärkt werden, wenn nicht der Patient, jedoch seine Angehörigen über den vollen Umfang der bösartigen Erkrankung informiert werden. Hierdurch wird häufig eine Wand zwischen Patienten und Familienangehörigen errichtet, die zusätzlich die zwischenmenschlichen Kontakte innerhalb der Familie erschweren und darüber hinaus eine Vereinsamung der Patienten hervorrufen. Welchen Standpunkt können wir in dieser Situation Patienten mit Geschwulsterkrankungen und Systemerkrankungen der blutbildenden und lymphatischen Organe gegenüber vertreten?

Ich möchte als ganz entscheidend wichtig herausstellen, daß auch in der heutigen Medizin es oberstes Gebot bleiben muß, die Hoffnung des Patienten auf weiteres Leben, Besserung oder gar Verschwinden seiner Beschwerden und bei einigen Tumoren sogar auf Heilung von seiner Erkrankung zu bewahren. Diese Hoffnung ist wesentliche Voraussetzung zur Mitarbeit von seiten des Patienten. Hoffnung und Mitarbeit von beiden – Patient und Arzt – sowie Identifikation des Arztes mit dem Schicksal des Patienten sind Grundvoraussetzungen für die bestmögliche ärztliche Betreuung, die oft an die Geduld des Patienten und die Verantwortung des Arztes große Anforderungen stellt.

Es darf in diesem Zusammenhang wohl auch vermerkt werden, daß die Bösartigkeit eines Leidens – auch der Tumorerkrankungen – ein relativer Begriff ist. Erkrankungen, die nichts mit einem Tumor zu tun haben, können mitunter sehr viel bösartiger verlaufen als der „bösartige Tumor". Außerdem können bei den meisten auch heute noch schwer behandelbaren Tumorerkrankungen eines Tages durch die Entdeckung und Entwicklung neuer Prinzipien ganz andere Heilungschancen entstehen. Ein markantes Beispiel hierfür in der Vergangenheit ist die perniziöse Anämie, die noch bis in die Mitte der 20er Jahre als eine äußerst gefährliche, mit Sicherheit unabwendbar in kurzer Frist tödlich verlaufende Blutkrankheit galt, die heute durch die parenterale Gabe von Vitamin B_{12} so erfolgreich behandelt werden kann, daß Lebensqualität und Lebenserwartung nicht beeinträchtigt werden.

Dies ist in der Medizin ein Beispiel dafür, daß die sog. Wahrheit von heute der Irrtum von morgen sein kann. Man hat somit – wie Pilatus – zu fragen: „Was ist Wahrheit?" Die Brisanz und Aktualität dieser Frage zeigt sich daran, daß vor wenigen Jahrzehnten noch aussichtslose verschiedene bösartige

Tumorkrankheiten – akute Leukämien, Hodgkin- und Non-Hodgkin-Lymphome, maligne Hodentumoren, Knochensarkome, bestimmte Weichteilsarkome, kleinzelliges Bronchialkarzinom und vor allem Tumore im Kindesalter – heute mit einer echten Chance auf Heilung behandelt werden können.

Wenn auf dieser Basis die für eine sinnvolle Behandlung erforderliche Vertrauensbasis zwischen Patient und Arzt Wahrhaftigkeit sein muß, so kann und muß hierdurch dem Patienten Vertrauen und Hoffnung vermittelt werden. Unter diesem Gesichtspunkt erübrigt sich die Diskussion über die Notwendigkeit einer Aufklärung bzw. Mitteilung einer Diagnose. Viel wichtiger ist die Frage nach der Art des Umgangs mit dem Patienten, der fast immer bereits sein eigenes, individuelles Vorwissen hat. Ein Aufklärungsgespräch darf sich niemals auf eine Mitteilung beschränken. Es muß vielmehr immer ein Dialog sein, in dem häufig zunächst einmal der Patient seine Gedanken und Sorgen ausdrücken und Fragen stellen soll, bevor der Arzt sich einschaltet. Es ist einwandfrei belegt, daß die von ihren Ärzten nicht richtig informierten Patienten häufig versuchen, sich über andere Quellen zu informieren. Dadurch kann natürlich die für die weitere Betreuung unbedingt notwendige Vertrauensbasis empfindlich und nachteilig beeinflußt werden.

Schließlich liegt hier einer der wesentlichen Gründe, weshalb Patienten mit unheilbaren Tumorerkrankungen sich häufig anderen, nicht wissenschaftlich begründeten alternativen Heilmethoden zuwenden. Ein hier häufig der Schulmedizin vorgeworfenes Defizit bezüglich der persönlichen Zuwendung zum Patienten sollte heute eigentlich nicht mehr bestehen.

Ein Dialog zwischen Arzt und Patient nicht nur im Rahmen des anfänglichen Aufklärungsgespräches, sondern auch während des ganzen weiteren Krankheitsverlaufes stärkt das Selbstvertrauen des Patienten. Dabei ist ganz entscheidend, daß dieser hierdurch sich trotz seiner Erkrankung ernstgenommen, akzeptiert und für die eigene Zukunft verantwortlich anerkannt fühlt. Hier liegt ein wichtiger Teil ärztlicher Verantwortung, in die auch Familienangehörige, ggf. auch Freunde des Patienten und Pflegepersonal miteinbezogen werden sollen.

Jedoch ist gerade unter Berücksichtigung der Tatsache, daß solche Patienten oft von vielen Personen – mehreren Ärzten, Pflegepersonal, technischem Personal, Sozialarbeiter – betreut werden, besonders zu betonen, daß der Patient unbedingt eine einzige Bezugsperson benötigt. Sie kann der Hausarzt sein, wenn er die Hauptlast der Verantwortung trägt. In der Klinik sollte aber ebenfalls ein erfahrener Arzt als primär verantwortliche Bezugsperson für den Patienten erkennbar sein. Die Patientenbetreuung als interdisziplinäre Aufgabe wird dadurch nicht in Frage gestellt.

Wahrhaftigkeit und Hoffnung

Bei allen unter Anerkennung des Wahrhaftigkeitsprinzips geführten Gesprächen ist es wichtig, daß dadurch die Hoffnung des Patienten auf Leben und Genesung nicht zerstört, sondern vielmehr gestärkt wird. Gerade hier wird nun häufig eingewandt, daß die Aufklärung des Patienten über das Wesen seiner Erkrankung diesem eben doch die Hoffnung nehme. Köhle [6] hat darauf hingewiesen, daß bei solchen Einwänden die Hoffnung nur in Beziehung zur Verleugnung des Todes gesetzt wird. Die Hoffnung des Kranken jedoch bezieht sich nicht ausschließlich auf das Überleben. Entscheidend ist vielmehr das Erleben des eigenen Wertes und die Aufrechterhaltung der Integrität der Person. Das Selbstwertgefühl des Kranken bezieht sich dabei auf Möglichkeiten, sich in einer gegebenen Situation selbst zu verwirklichen und darauf, mit anderen Bezugspersonen kommunizieren zu können.

Die Unterlassung von unter solchen Gesichtspunkten geführten ärztlichen Gesprächen und Informationen des Patienten muß somit als ärztliches Versäumnis angesehen werden. Dieses kann zur Entmündigung des Patienten und durch das Erleben von Wertlosigkeit und Alleingelassenwerden zur Verzweiflung führen.

Unter solchen Gesichtspunkten ist der Arzt, der einen schwerkranken Tumorpatienten betreut, auch dann zur Aufklärung unter dem Gesichtspunkt der Wahrhaftigkeit verpflichtet, wenn die Angehörigen den Wunsch äußern, die Diagnose zu verschweigen. Häufig entsteht ein solcher Vorschlag zu „schonendem Betrügen" aus eigener Unsicherheit der Angehörigen, Schuldgefühlen oder aus dem Wunsch, länger schwelende familiäre Konflikte auch weiterhin nicht auszutragen. Es ist immer erstrebenswert, die Angehörigen oder auch andere Bezugspersonen in ein solches Aufklärungsgespräch miteinzubeziehen.

Zusammenfassend ist mit Bezug auf das mir gestellte Thema nicht entscheidend, *ob* im Rahmen der Patientenbetreuung Wahrhaftigkeit vermittelt werden soll; von Bedeutung ist allein die Frage des *„Wie"*. Die Wahrhaftigkeit bezieht sich dabei nicht nur auf das gesprochene Wort, sondern auch auf die Tat. Das heißt, daß ich selber nur solche Medikamente anwenden kann, deren Wirksamkeit – ob kausal oder symptomatisch – belegt ist. Jede Kommunikation mit dem Patienten muß natürlich taktvoll und dem Verständnis des Patienten angepaßt erfolgen. Es sei in diesem Zusammenhang abschließend darauf hingewiesen, daß das Wort „Krebs" durch unglückliche Interpretation in der Vergangenheit, die den betroffenen Patienten oft das Gefühl einer Ausgliederung aus der Gesellschaft und einer Ausweglosigkeit vermittelte, besser nicht mehr gebraucht werden sollte. Dieses kann um so mehr betont werden, als es auch streng wissenschaftlich gesehen „den Krebs" nicht gibt, dafür aber viele prognostisch unterschiedlich verlaufende Tumorkrankheiten, zu denen auch Leukämien, Lymphome, Sarkome und andere gehören. Senn hat darauf bereits vor 10 Jahren hingewiesen [8].

Ich habe darauf hingewiesen, daß Aufklärung unter dem Gesichtspunkt der Wahrhaftigkeit die individuelle Persönlichkeit und die besondere Situation bei jedem Patienten zu berücksichtigen hat. Dieses gilt auch für die verschiedenen Bereiche, auf die die Aufklärung sich bezieht: Diagnose, Ursache, Prognose, Therapie, Nachsorge; Folgen der Krankheit. Oft kann der Arzt erst im fortgesetzten Dialog die Bedürfnisse des individuellen Patienten in vollem Umfang erfahren.

Dabei ist ganz klar, daß Wohl und Wille des Kranken höchste Richtschnur auch im persönlichen Gespräch bleiben müssen: Salus et voluntas aegroti suprema lex. Dies gilt für alle Bereiche der ärztlichen Betreuung und somit auch für das Gespräch mit dem tumorkranken Patienten.

Literatur

1. Aaronson NK, Weckmann J (1987) The quality of life of cancer patients. Monograph Series of the European Organization for Research and Treatment of Cancer, Vol 17. Raven, New York
2. Bock HE (1977) Ärztliche Ethik am Krankenbett aus internistischer Sicht. In: Gross R et al. (Hrsg) Symposium Köln. Schattauer, Stuttgart, S 89
3. Drings W (1980) Psychologische und soziale Probleme des onkologischen Patienten aus internistischer Sicht. Kassenarzt 20:2304–2311
4. Hartmann F (1984) Ärztliche Verantwortung im Spannungsfeld von Notwendigkeiten und Versuchungen. In: Kleinsorge H, Zöckler CE (Hrsg) Fortschritt in der Medizin – Versuchung oder Herausforderung? TM, Hameln, S 226–246
5. Hoff F (1975) Von Krankheit und Heilung und vom Sterben. Schattauer, Stuttgart
6. Köhle K (1983) Zur psychologischen Betreuung von Krebskranken. Bayer Ärztebl 8:523–530
7. Richter HE (1988) Der Krebs als psychisches Problem. In: Möhring P (Hrsg) Mit Krebs leben – maligne Erkrankungen aus therapeutischer und persönlicher Perspektive. Springer, Berlin Heidelberg New York Tokyo, S 7–20
8. Senn HJ (1979) Führung und Betreuung des Krebskranken. Z Allg Med 55:284–295
9. Wilmanns W (1987) Ethische Aspekte bei der internistischen Behandlung Krebskranker. In: Nagel GA, Sauer R, Schreiber HW (Hrsg) Ethik in der Behandlung Krebskranker und Schwerkranker. Zuckschwerdt, München
10. Wilmanns W (1987) Dem Patienten niemals die Hoffnung nehmen! Internistische Behandlung maligner Tumoren unter Berücksichtigung der Lebensqualität. Dtsch Ärztebl 84:1572–1574

Die Verantwortung der Medien in der Berichterstattung über Krankheiten und Therapien

M. Wicki

Feldeggstraße 53, CH-8008 Zürich

Jede Berufsethik setzt die Normen professionellen Handelns fest, nach denen die Berufsausübung sich zu richten hat und nach denen sie gemessen wird. Diesen Richtlinien liegen inhaltliche und formale Werte zugrunde, z. B. in der medizinischen Praxis im Sinn der Hippokratischen Ethik die Einzigartigkeit und Schutzwürdigkeit jedes Lebens. Die journalistische Ethik hat mit der besonderen Aufklärungs- und Vermittlungsaufgabe zu tun, durch deren Erfüllung oder Nicht-Erfüllung Klarheit über Zusammenhänge von öffentlichem oder von allgemeinem Interesse hergestellt wird oder eben nicht, gemäß dem Respekt vor der Erkenntnis- und Urteilsfähigkeit jedes Menschen und entsprechend der demokratischen Regel, daß die Wahrung politischer Gleichheit und die Verhinderung von Machtmißbrauch durch privilegierte Gruppen oder selbst durch einzelne nur gewährleistet ist, wenn das Wissen um die vordergründige und um die hintergründige gesellschaftliche Realität und um deren Zusammenhänge allgemein zugänglich und wahrnehmbar ist, damit es für alle in gleicher Weise urteilsbildend und handlungsanweisend sein kann.

Die Erfüllung dieser Aufgabe beginnt mit der einfachen Information. Jede neue Information korrigiert ein bestehendes Realitätsbild und trägt zu dessen kritischer Wahrnehmung oder Analyse bei, ebenso wie zur Neuorientierung des Handelns. Journalistische Arbeit hat somit zugleich eine aktuelle machtkritische, eine zukunftsweisende und eine gemeinschaftsbildende Funktion. Auch die formalen Werte sind bei der Erfüllung des journalistischen Auftrags von Bedeutung: Präzision, Unmißverständlichkeit und möglichst große Vollständigkeit, sowohl in der Darstellung wie in der Quellenangabe. Die immer wieder erhobene Forderung dagegen, daß jegliche Subjektivität zu vermeiden sei, halte ich für falsch und für unerfüllbar. Mir scheint im Gegenteil, daß die voll erkennbare Subjektivität, d. h. die erkennbare Persönlichkeit des Journalisten oder der Journalistin hinter jeder Berichterstattung, vor allem hinter jedem Kommentar, das Postulat der Wahrhaftigkeit eher erfüllt und mehr Transparenz schafft als die immer wieder beteuerte Objektivität.

Der Verantwortung der einzelnen Medienschaffenden ist es überlassen, wie weit sie dieser Ethik entsprechen wollen und ohne Komplizenschaft mit Macht- oder Geschäftsinteressen allein für Klarheit sich einsetzen, gemäß der Wahrhaftigkeitsforderung, die sie an sich selbst stellen und die jeder einzelne Leser und jede Leserin an sie stellt, nicht zuletzt im Sinne einer demokratischen Verpflichtung.

So verhält es sich auch in der Berichterstattung über Krankheiten und Therapien; die Berichterstattung über Krebs und über Krebstherapien ist im Zusammenhang journalistischer Ethik kein Sonderfall.

Krebs in allen Erscheinungsformen ist eine der großen medizinischen und gesellschaftlichen Herausforderungen unserer Zeit, sowohl wegen der vielfältigen, z. T. ungeklärten Ursächlichkeiten als auch wegen der häufig unsicheren therapeutischen Chancen. Trotz zunehmender Heilungen in den letzten Jahren behält Krebs in der Öffentlichkeit die Fama einer „Krankheit zum Tode", mit allen damit verbundenen Ängsten. Auch die sog. „Apparatemedizin" ist Gegenstand der Angst und wird von den meisten Krebskranken im vornherein weniger als Hilfe, denn als zusätzliche Bedrohung empfunden. Im Gefühl des doppelten Ausgeliefertseins, einerseits dem nicht verstehbaren und nicht kontrollierbaren körperlichen Zerfall mit dem damit verbundenen Leiden, dem körperlichen und dem seelischen, andererseits den nicht durchschaubaren medizinischen, chirurgischen, physikalischen und chemisch-pharmazeutischen Gegenmaßnahmen, erscheinen die einfacheren und behutsameren alternativen Therapien als weniger bedrohlich.

Nun aber steht in der großen Menge der therapeutischen Angebote oft nicht fest, wie erprobt neue Heilverfahren sind. Allein schon die Hoffnung, eines davon könnte den großen therapeutischen Durchbruch bringen, übt Suggestivkraft aus. Wahrscheinlich ist es der alte Menschheitstraum, den Tod überhaupt zu besiegen, der Unsterblichkeitstraum, der Dichter und Religionsstifter seit Jahrtausenden beflügelt, der auch hinter jeder Hoffnung steht, Krebs und andere „tödliche" Krankheiten zu besiegen. Auch Forscher – Molekularbiologen und Ärzte – reihen sich manchmal unter die Träumer ein und stoßen so evtl. auf eine Methode „alternativer" Medizin, d. h. auf eine neue medizinische Methode, deren Spur von der Schulmedizin aufgenommen und perfektioniert wird. Von altersher stand z. B. fest, daß das seelische Befinden auf maßgebliche Weise die körperliche Gesundheit beeinflußt, daß insbesondere Krebs auch in Zusammenhang zu bringen ist mit langanhaltenden Zuständen der Entmutigung, der psychischen Überbelastung und des persönlichen Unwertgefühls. Nun haben im Herbst 1985 zwei deutsche Forscherinnen vom Max Planck-Institut für Hirnforschung in Frankfurt sich über die Fachpresse an die Öffentlichkeit gewandt, mit einer experimentellen Bestätigung der alltäglichen Beobachtung, daß seelische Überforderung, langanhaltende Bedrücktheit und Streß Krebs mitverursachen, oder umgekehrt, daß seelisches Wohlbefinden zu den besten Krebsprophylaxen gehört: Sie gaben an 15 krebskranke Ratten das Antidepressivum Imipramin ab und stellten nach 6 monatiger Behandlung fest, daß alle Versuchstiere krebsfrei waren, während bei jenen Tieren, denen kein Imipramin verabreicht worden war, der Tumor sich weiterentwickelt hatte.

In der Folge wurde auch in der Tagespresse über das Experiment berichtet, z.T. in reißerischer Weise, als wäre Krebs mit dieser „Seelendroge", wie es hieß, endgültig heilbar – einmal mehr. Ich nehme an, daß der Grund der Euphorie tatsächlich in der Hoffnung begründet war, mit einer Formel dem großen Leiden, das Krebs heißt, beigekommen zu sein. Bedeutet das nun aber nicht, daß alternative Therapien oder Zusatztherapien, die vor allem das Wohlbefinden der Patienten bezwecken, tatsächlich die gleiche Beachtung verdienen, auch wenn die Resultate nicht im Max-Planck-Institut mit Tierexperimenten kontrolliert und ausgewertet werden können? Entspannung, Vertrauen, Wohlbefinden anstelle von Niedergeschlagenheit oder sogar von Entmutigung sind zweifelsohne eine Gewähr für jeden therapeutischen Erfolg, und die Vermittlung eines positiven psychischen Umfelds mag tatsächlich günstige Heilungsprozesse in der alternativen Medizin erklären, etwa auf der Basis eines ganzheitlichen Zugangs zum kranken Menschen, wie ihn z.B. die Anthroposophie anstrebt.

Welches ist nun der Auftrag der Presse in diesem Zusammenhang? Wie soll sie reagieren?

Jede Information, haben wir festgestellt, bedeutet schon eine mögliche Veränderung der Realität.

Etwa gleichzeitig mit der Berichterstattung über das Imipramin-Experiment wurden Meldungen über therapeutische Erfolge mit Thymushormonen in Umlauf gesetzt. Auch hier ging es um eine schulmedizinische Therapiebeobachtung von großer Bedeutung, und die noch unsichere und ungenügend geklärte Optimierung von Teilextrakten des Hormons zu therapeutischen Zwecken legte große Behutsamkeit in der Berichterstattung nahe. Im Kielwasser dieses wissenschaftlichen Erfolgs wurden auch alternativmedizinische Thymus-Hormontherapien angepriesen, bei denen mit der Abgabe des ganzen Thymus-Extrakts scheinbar Wunderheilungen erzielt wurden. Der Mißbrauch des Patientenvertrauens war offenkundig, und eine kritische Berichterstattung über solchen Mißbrauch ist fraglos journalistische Pflicht. Hier geht es um gefährliche, kontraproduktive Folgen einer fahrlässigen Medikamentierung, die es durch journalistische Aufklärung zu ahnden oder zu verhüten gilt; es handelt sich nicht, wie im ersten Beispiel, um die Herstellung seelischen Wohlbefindens, wodurch, ob infolge eines alternativmedizinischen oder eines schulmedizinischen Angebots, mögliche Heilprozesse günstig beeinflußt werden können, ohne daß vor trügerischen Absichten und nachträglichen Konsequenzen gewarnt werden müßte.

Auch für die Berichterstattung über alternative Krebstherapien gibt es also nicht ein Rezept, das immer gilt. Journalistinnen und Journalisten, die ihre Verantwortung ernstnehmen, wissen zu unterscheiden. Wissensvermittlung verleiht Macht, vergleichbar der Vermittlung von Gesundheit oder von materiellem Auskommen, evtl. auch derjenigen von Erlösung und ewigem Heil. In der Verantwortung der Medienschaffenden liegt die ständige selbstkritische Befragung der eigenen Berufsausübung bezüglich der durchschaubaren und korrigierbaren Handhabung dieser Macht. Das ist anspruchsvoll. Zusätzlich zur Kontrolle der Machtkonzentrationen im Bereich der Politik, der Wirtschaft, der Medizin, der Kirchen und anderer Institutionen hat die Presse kritische Instanz ihrer eigenen Macht zu sein. Dieser Aufgabe kann sie nur gerecht werden, wenn große Pluralität und Freiheit der Presse gewährleistet sind, und wenn eine kritische Öffentlichkeit als gesellschaftliche Realität da ist, welche die Medienschaffenden immer wieder an die notwendige Befragung und Kontrolle ihrer Macht erinnert. Diese kritische Öffentlichkeit, die sich aus einer Vielzahl selbständig denkender und urteilender Individuen zusammensetzt, ist die einzige Macht, mit der sich eine ihrer Berufsethik bewußten Presse verbünden darf. Stellt sie sich in den Dienst einer anderen Machtgruppierung, so hat sie sich auf unmißverständliche Weise als deren einseitige Interessenvertretung zu deklarieren, als erkennbaren PR-Journalismus.

Was dagegen als „anwaltschaftlicher Journalismus" Interessenvertretung der Machtlosen, der sprachlosen Opfer von Machtmißbrauch bedeutet, hat eine klare Berechtigung im demokratischen Konzept, das integriert ist in die journalistische Berufsethik. Zu den „Machtlosen" gehören auch die um Genesung und Leben bangenden Krebskranken, die häufig durch therapeutische Verheißungen oder durch unsorgfältige und ungenügende oder fahrlässige Behandlung in ihrer Hoffnung Geprellten. Zur Verminderung ihrer Enttäuschungen kann eine umfassende und präzise Berichterstattung über die Risiken und Chancen von Therapien, schulmedizinischen und alternativen, eindeutig beitragen.

Alternative psychotherapeutische Heilmethoden

R. Schwarz

Psychosoziale Nachsorgeeinrichtung und Fortbildungsseminar,
Chirurgische Universitätsklinik Heidelberg, Im Neuenheimer Feld 155, D-6900 Heidelberg

Im Bereich der Organmedizin haben wir – ob zu Recht oder nicht – sehr klare Vorstellungen davon, was unter Krankheit und unter Therapie zu verstehen ist und wann welche Behandlung angezeigt ist; wir glauben somit auch zu wissen, welche Therapieformen als anerkannt gelten und welche den Außenseitermethoden zuzurechnen sind.

Einen solchen Konsensus gibt es im Bereich seelischen Leidens und bei Psychotherapie nicht. Man gewinnt statt dessen den Eindruck, daß mehr unterschiedliche als übereinstimmende Meinungen über Methoden und Ziele psychotherapeutischen Handelns bestehen. Diese unklare Situation führt zu zahlreichen Mythenbildungen. So wird der Psychotherapeut das eine Mal gleichgesetzt mit dem trostspendenden Seelsorger und ein anderes Mal als lästiger Unruhestifter betrachtet oder als Rattenfänger, der die arme Seele in die Irre führt.

Es ist gerade 100 Jahre her, daß Psychologie und Psychotherapie aus dem Schatten von Theologie und Philosophie herausgetreten sind. Besonders die Namen I. Pawlow, B. Skinner und S. Freud stehen für eine strikte wissenschaftliche Auffassung von Psychotherapie. In Abgrenzung von diesen als zu streng und restriktiv betrachteten Methoden und auf der Suche nach weltanschaulichen Orientierungshilfen entstand eine inzwischen unüberschaubare Fülle von Verfahren, die sich ebenfalls „Psychotherapie" nennen, so daß man in der Tat von einem auch für den Experten kaum übersehbaren „Psycho-Boom" oder „Psycho-Markt" sprechen kann. Um nun die seriösen Psychotherapieformen erkennen zu können, bedarf es klarer Definitionen.

Auf eine griffige Formel gebracht ist Psychotherapie „Krankenbehandlung mit seelischen Mitteln" [2].

Mehr ins einzelne geht die umfassende Definition nach Strotzka [31], die folgendermaßen lautet:

Psychotherapie ist ein bewußter und geplanter zwischenmenschlicher Prozeß zur Beeinflussung von Verhaltensstörungen und Leidenszuständen,

- die in Übereinstimmung zwischen Patient und Therapeut für behandlungsbedürftig gehalten werden
- mit psychologischen, verbalen oder nonverbalen Mitteln der Kommunikation
- in Richtung auf ein gemeinsam erarbeitetes Ziel
- mittels lehrbarer Techniken und Formen therapeutischen Handelns
- auf der Basis einer Theorie des normalen und pathologischen Verhaltens.

Psychotherapie ist ein Prozeß, der sich an gesicherten Erkenntnissen zur Theorie gesunden und kranken Verhaltens orientiert.

Man muß sich allerdings auch darüber im Klaren sein – und das gilt für Körper- und Psychotherapie gleichermaßen, daß Therapien nie besser sein können als die Theorie, auf der sie beruhen – und als die Personen, die sie anwenden.

Zur Einschätzung von Therapieverfahren müssen wir auf zweierlei achten:

Handelt es sich um ein geplantes und begründetes psychotherapeutisches Handeln, und mit welchem Ziel wird die Behandlung durchgeführt? Es muß ein seelisches Problem zugrunde liegen – das von einem körperlichen ausgehen oder sich auch körperlich ausdrücken kann. Wir sprechen also dann von einer „alternativen" oder unbegründeten Methode, wenn sich diese nicht auf eine Krankheitslehre stützt und schon von seiner Anlage her als ein untaugliches Mittel erscheint.

Es gibt keine rationale Therapie ohne Diagnose; das gilt auch in der Psychotherapie. Meistens kommt noch dazu, daß das angestrebte Ziel – beispielsweise Besserung oder Heilung der Krebserkrankung – von vornherein nicht in der Reichweite des angewandten therapeutischen Verfahrens liegt.

Es können also auch akzeptierte psychotherapeutische Methoden in „parapsychotherapeutischer Weise" eingesetzt werden, wenn die angestrebten Ziele unerreichbar sind.

Angezeigt dagegen ist Psychotherapie bei Vorliegen eines seelischen Leidens, so wie onkologische Therapie eine Krebserkrankung voraussetzt.

Wann braucht nun der onkologische Patient zusätzlich auch eine seelische Behandlung? In der folgenden Übersicht sind einige Ursachen psychischer Störungen bei Krebskranken zusammengestellt:

Psychische Störungen bei Krebskranken

1. Psychische Vor- und Zweiterkrankungen
2. Psychische Folgeerkrankungen (sekundär-psychische Rückwirkungen [11])
   – Seelische Überforderungsreaktionen
   – Krebs als Auslöser psychischer und psychosomatischer Leiden wie Depression, Angst, Hypochondrie, sekundäre Alexithymie; Schmerzen, funktionelle Organstörungen.
3. Psychische Symptomatik als Therapiefolgen
   – Konditionierte Reaktionen: Übelkeit, Erbrechen, Angst, seelische Labilität
   – Paranoide Entwicklungen nach entstellenden Eingriffen, z. B. Stoma, Amputationen, Gesichtsoperationen
4. (Die „Krebspersönlichkeit" – Krebs als psychische Erkrankung)

Bei den ersten drei Kategorien handelt es sich um klar beschriebene psychische Störungsbereiche, zu deren Behandlung wir entsprechende Therapieverfahren kennen; die Existenz einer „Krebspersönlichkeit" ist dagegen sehr umstritten und beruht wahrscheinlich auf einer Reihe von Fehlannahmen (vgl. [27]), so daß sich derjenige, der als Therapieziel Heilung oder auch Besserung der Krebserkrankung durch Persönlichkeitsänderung verspricht, in das Lager der Parapsychologie begibt.

Andererseits haben verschiedene Therapieformen, die an den genannten psychischen Symptomen ansetzen, durchaus ihren Platz in der psychosozialen Betreuung onkologischer Patienten und deren Angehörigen. Die folgende Aufstellung gibt eine Übersicht:

Psychotherapeutische Ansätze in der psychosozialen Onkologie

1. Notfallpsychotherapie, Krisenintervention
2. Verhaltenstherapie
   Entspannung, Desensibilisierung, ggf. Biofeedback
   Selbstsicherheitstraining
   Kognitive Therapie
   „Gesundheitstraining"
3. Konfliktorientierte Therapie, psychodynamische Ansätze
   Einzel-, Paar-, Familien-, Gruppentherapie
   Kunst-, Musik-, Bewegungs-, Spieltherapie
4. Supportive Psychotherapie (als kombiniertes Verfahren)

In der praktischen psychosozialen Arbeit mit Krebspatienten sind die Übergänge zwischen psychotherapeutischem und pädagogischem Handeln fließend. Vor allem dann, wenn die seelische Belastung der Patienten durch die neue, oft ängstigende Situation bedingt ist, werden übende und beratende Hilfen angezeigt sein.

Auch Hilfen zur gesunden Lebensführung – beispielsweise ein Nichtrauchertraining – gehören in diesen Zusammenhang, wenngleich einige Programme wie das Antistreßtraining und auch die Entspannungsmethode nach Simonton et al. [29] nicht selten die Schwelle zur Parapsychologie überschreiten, wenn sie mit Verhaltensänderungen auch gleichzeitig Heilung oder Besserung der Krebserkrankung versprechen.

Pädagogik geht meist von sicheren Vorstellungen über falsch oder richtig aus; immer dann, wenn Menschen auf Wertvorstellungen festgelegt werden sollen, die mehr von den Phantasien einzelner und von Wunschvorstellungen geprägt sind, werden ebenfalls alternative Pfade beschritten. Eine Reihe von sog. Sterbemeditationen, Sterbe- und Trauerseminaren gehören in diesen Zusammenhang, vor allem, wenn sie mit psychotherapeutischen Elementen verwoben sind [20, 30].

Während seriöse Psychotherapie und psychotherapeutische Pädagogik den angewandten Mitteln und meist auch dem Ziel nach begründet und notwendig sind, gibt es eine unübersehbare Flut von Verfahren, die in wesentlichen Punkten die wissenschaftliche Basis verlassen haben. Gerade die breite Übergangszone zwischen anerkannten und alternativen Methoden ist angesiedelt im Diffusionsraum wissenschaftlich geprüfter und ungeprüfter Elemente – was vor allem für den Laien eine Bewertung sehr erschwert.

Allen parawissenschaftlichen Ansätzen gemeinsam ist die unerschütterliche Überzeugung, daß Krebs auf seelische Ursachen zurückgehe und somit Psychotherapie die kausale Behandlungsform der Wahl sei. Nur wenige gehen allerdings so weit (wie Büntig [7]), die medizinische Therapie in Frage zu stellen.

Von den Autoren, die selber einen wissenschaftlichen Anspruch erheben, wird meist ein kombiniertes Vorgehen gefordert.

Bekannt geworden ist vor allem die Methode nach Simonton et al. [29], wie sie in seinem Buch „Wieder gesund werden" beschrieben ist.

Die Patienten sollen sich im entspannten Zustand eine möglichst aggressive, bildhafte Vorstellung („Visualisierung") davon machen, wie die Chemotherapie oder die Bestrahlungen wirken und zusammen mit dem Immunsystem die Krebszellen besiegen – nach dem Leitsatz von Simonton [29]: „Ist nicht das ganze Gefüge von Körper, Geist und Emotionen auf die Gesundung ausgerichtet, können rein physische Interventionen nichts helfen" (S. 19). Dabei gelte es, durch „positives Denken" Groll auf andere Menschen zu überwinden und sich mit ganzer Kraft auf die Heilung zu konzentrieren.

Auch LeShan [17] ist der Ansicht: „Das Vorhandensein von Krebs ist gewöhnlich ein Zeichen dafür, daß etwas anderes im Leben des Patienten verkehrt ist" (S. 13). Seine therapeutischen Prinzipien hat er niedergelegt in dem Buch „Psychotherapie gegen den Krebs".

LeShans sog. „Krisentherapie" zielt darauf ab, den Verlust von Hoffnung, Idealen, Werten und Zukunftsperspektiven wettzumachen durch Selbstfindung, Stärkung des Lebenswillens und des persönlichen Wachstums durch die Entdeckung der „eigenen Melodie". „Das letztliche Potential einer solchen Therapie liegt natürlich darin, zu einer Heilung oder Remission des Krebses beizutragen. ... aber der Therapeut sollte vermeiden, falsche Hoffnungen zu wecken", schränkt er vorsichtshalber ein [17].

Sowohl der Zwang zu positiven Gedanken und der Erzeugung möglichst machtvoller innerer Bilder zur Bekämpfung des Krebses als auch die Bedingung, zu einem hohen persönlichen Lebensziel zu finden, um von der Krebserkrankung zu genesen, erlegen dem Patienten starke Verpflichtungen auf und erklären ihn zum Alleinverantwortlichen für den Krankheitsverlauf, also auch für das mögliche Scheitern. Selbst wenn es hin und wieder spektakuläre Spontanheilungen gegeben haben soll, lassen sich auf diesen meist auch noch strittigen Beobachtungen keine psychotherapeutischen Lehrgebäude aufrichten. Sowohl Simontons als auch LeShans wissenschaftliche Belege für die Wirksamkeit ihrer Therapien sind nicht so überzeugend, wie beide glauben machen wollen.

In den psychosomatischen Krebstheorien beider Autoren spielt die durch seelische Überlastung geschwächte körpereigene Abwehr eine Schlüsselrolle, und Psychotherapie gilt hier als krebsbezogenes Immunstimulans. Diese theoretischen Konstruktionen klingen zwar plausibel und können auf einige tierexperimentelle Beobachtungen verweisen, sind beim Menschen wissenschaftlich aber unbewiesen.

Während Simonton und LeShan sich noch auf wissenschaftliche Überlegungen stützen und ihre Behandlungen als „adjuvante Psychotherapie" verstehen, operieren einige Erklärungsansätze und darauf bezogene Psychotherapieversuche sehr weit im Spekulativen und ziehen z.T. geradezu wilde Analogieschlüsse. So spricht Wilhelm Reich [25] vom Krebs als einer Sexualstauungsneurose oder von unbewußtem Selbstmord wegen des erlahmenden Lebenswillens; es ist die Rede vom „Flirt mit dem Tode" [9], dem Krebs als „ungeweinte Träne" [3], als „gefrorener Kummer" [23], als „unterdrücktes Bedürfnis, ein Kind zu stillen" [10], als „pervertierte Schwangerschaft", oder als Folge von

„Sünden wider die Mutterpflicht und bereuter Wollust" [12] und schließlich Krebs als „Exekution eines Organs" [21].

Therapeutische Stichworte in diesem Zusammenhang sind „Mobilisierung der Lebensenergie", „Belebung von Selbstheilungskräften", „Befreiung verdrängter Triebe", „Selbstfindung", „Gefühlsbefreiung" u. a. m. Vor allem die zahlreichen, weltanschaulich ausgerichteten Heilslehren greifen diese Worthülsen dankbar auf. Diese philosophisch-religionsähnlichen Bewegungen leisten allerdings keine fachliche psychotherapeutische Hilfe, auch wenn es sich oft vom Titel her so anhört, sondern sie stellen neue Lebensorientierungen in Aussicht. Sie bieten ihren Anhängern „Erlösung" an [6], wollen ihnen das „Heil" bringen und sind weniger auf eine oft mühsame disziplinierte Auseinandersetzung mit unbewältigten seelischen Konflikten aus. Angesichts des umfassenden Anspruchs, der sich in Begriffen wie „transpersonale Psychologie, Psychologie des neuen Bewußtseins, Esoterik, Wendezeit" u. a. m. (vgl. [32]) spiegelt, haben wir es hier nicht mit wissenschaftlicher Methodik, sondern mit außerwissenschaftlicher Mystik zu tun [13].

Auf dem Hintergrund fernöstlicher Weisheitslehren dienen aus ihrem gewachsenen kulturellen Kontext herausgelöste Meditations- und Yoga-Übungen, gelegentlich auch halluzinogene Drogen (LSD) zur Bewußtseinserweiterung, oder – wie es heißt – Selbst-Transzendenz, wobei der Modellfunktion des Religionsführers eine zentrale Rolle zukommt. Der Anspruch, die „Bewußtheit aus der Tyrannei der Konditionierung zu befreien" [32] erfährt durch diese charismatische Gebundenheit eine gewisse Einschränkung. Ein Schlüsselbegriff aller dieser Lehren ist die „Ganzheitlichkeit", die allerdings nicht auf das Individuum beschränkt bleibt, sondern kosmische Ausmaße annimmt.

Am Beispiel der Krebserkrankung seien einige Passagen aus dem Buch von Detlefsen u. Dahlke „Krankheit als Weg" [8] zitiert:

Dem Krebs „fehlt das Bewußtsein für eine größere, umfassendere Einheit. Er sieht Einheit nur in seiner eigenen Abgrenzung. ... es ist kein Zufall, daß unsere Zeit so stark unter Krebs leidet, ... die Krebskrankheit ist Ausdruck unserer Zeit und unseres kollektiven Weltbildes. Unser Zeitalter ist gekennzeichnet durch die rücksichtslose Expansion und Verwirklichung der eigenen Interessen. Die Menschheit ist auf einem Trip ohne Ziel. Die Blindheit und Kurzsichtigkeit der Menschen unserer Zeit steht der Krebszelle um nichts nach. Der Krebs braucht nicht besiegt zu werden – er muß nur verstanden werden. ... die Menschen haben Krebs, weil sie Krebs sind."

Als „therapeutische" Konsequenz empfiehlt Detlefsen die „Ich-Starre" und Ich-Abegrenzung zu öffnen und sich als Teil des (kosmischen) Ganzen zu erleben.

Der Münchener Krebs-Psychotherapeut Wolf Büntig [7] ist ähnlicher Ansicht, wenn er schreibt: „Diese Menschen (gemeint sind die Krebspatienten, R. Sch.) versündigen sich – ungewollt und unbewußt – an den Grundgesetzen des Lebendigen. Sünde kommt von absondern. Dementsprechend brauchen wir eine Therapie, die nicht noch mehr unterdrückt und absondert, wie es Chemie und Amputation tun..." Er empfiehlt etwas konkreter leibbezogene Therapieverfahren wie Bioenergetik, Gestalt- und Atemtherapie.

An diesem Beispiel kann man übrigens sehen, wie Therapieverfahren, die unter bestimmten Umständen durchaus indiziert sein können, in den Dienst von Weltanschauungen treten und auf diese Weise antitherapeutische Funktionen erhalten. Phantasiegebäude dieser Art sollen tatsächlich im Wortsinn „alternativ", sowohl Psychotherapie als auch onkologische Therapie ersetzen können. So behauptet beispielsweise Detlefsen „..., daß die Lebenserwartung unbehandelter Krebspatienten größer zu sein scheint als die behandelter Patienten" – eine Behauptung, mit der er relativ allein steht.

Aufgrund des außerwissenschaftlichen Charakters dieser religionsähnlichen Gedankenkonstruktionen erübrigt sich die Frage nach der Wirksamkeit, die einen weiteren wichtigen Punkt in der Einschätzung eines Therapieverfahrens darstellt. Ohne hier weiter auf die Ergebnisforschung in der psychosomatischen Medizin eingehen zu können (vgl. [24]), läßt sich dennoch das Fazit ziehen: je klarer das Ziel und je besser begründet die Methodik, um so eher lassen sich auch Erfolge nachweisen; ein besonders gutes Beispiel dafür sind die guten Therapieresultate bei psychovegetativen Nebenwirkungen von Chemotherapie (vgl. [28]). Nur selten allerdings ist die psychotherapeutische Aufgabe so übersichtlich und klar gestellt wie in diesem Fall, so daß der Wirksamkeitsnachweis angesichts der Vielfalt der Einflüsse und der persönlichen Unterschiede sonst eher schwerfällt, vor allem weil sich tierversuchsähnliche experimentelle Ansätze angesichts der offensichtlichen Not der Kranken verbieten.

Jede zwischenmenschliche Begegnung hinterläßt Eindrücke und Wirkungen. „Der Menschen Seele gleicht dem Wasser", sagt Goethe. Was man auch hineinwirft, es gibt Wellen, aber nur mit Wellen ist es nicht getan, sie täuschen nur eine Vorwärtsbewegung vor; in Wirklichkeit ist es ein Auf und Ab – auf der Stelle. In diesen Zusammenhang gehört wahrscheinlich auch die Erklärung der Beobachtung, daß objektiv unwirksame Maßnahmen doch manchmal, zumindest vorübergehend, helfen (Placebo-Wirkung; vgl. [22]).

Die Aufzählung von quasi-therapeutischen Absurditäten ließe sich beliebig verlängern (vgl. [15, 16]; kritisch äußern sich andere Autoren, z.B. [4, 5, 14, 26]). Die Problematik „alternativer Heilmethoden" jedoch zu beschränken auf die Darstellung verschiedener therapeutischer Konzepte und auf Wirksamkeitsnachweise, hieße auf halbem Wege, stehen zu bleiben und über der Kritik des „Angebots" die mindestens genauso wichtige „Nachfrage-Seite" zu vergessen.

Die Entlarvung von Scheinmedikamenten und von Psycho-Hokuspokus, den man weniger als alternative Therapie, sondern vielmehr als Antitherapie bezeichnen muß, ist eine wichtige Sache. Wenn wir uns aber nicht auch um die Beweggründe der Nachfrageseite kümmern und uns statt dessen darauf beschränken, der alternativtherapeutischen Hydra durch Methodenkritik und Nachweisen von Wirksamkeitsdefiziten einen Kopf nach dem anderen abzuschlagen, dann machen wir uns an eine Sisyphusarbeit, die uns in ein weltanschauliches oder ideologisches Patt führt.

Erst wenn wir versuchen, die verborgene Rationalität oder Sinnhaftigkeit des scheinbar Irrationalen aufzuspüren, indem wir uns für die Bedeutung der „Para- oder Alternativtherapie" für den Patienten interessieren, stehen wir auf festerem Boden. Dann befinden wir uns mitten in der betreuerischen Arbeit mit krebskranken Menschen, die im Normalfall von Schwestern, Pflegern und Ärzten geleistet werden kann, wobei parallellaufende „alternative" Aktivitäten der Patienten durchaus zum Normalfall gehören. Gründe für die Hinwendung zur Alternativmedizin sind bereits viele genannt worden; ich beschränke mich heute auf die psychotherapeutisch-psychodynamische Sichtweise (vgl. auch [19]) – eine rationale Methode zur Erklärung des Irrationalen.

Aus Patientensicht sind nicht nur strenge Zensoren gefragt, sondern vor allem verständige und einfühlsame Begleiter, die die Patienten im Falle alternativmedizinischer Exkurse nicht nur als mißgeleitete Opfer von Ideologen und Geschäftemachern sehen, sondern als aktiv gestaltende Menschen, die ihr Schicksal auch in verzweifelter Lage mitbestimmen wollen und können. Wenn ein Mensch sich vom Tode bedroht fühlt – und Krebs stellt trotz aller Heilungschancen eine solche Bedrohung dar –, fürchtet er sich vor allem vor Verlusten; viele Verluste im Leben lassen sich verschmerzen oder auch ausgleichen, der Verlust des Lebens nicht.

Diese verzweifelte Lage bedingt nicht nur ein körperliches, sondern auch ein seelisches Handicap. Im Kampf um das Überleben gehen die Fähigkeiten zur kritischen Prüfung oft verloren und die Zuflucht zu Illusionen scheint ein gangbarer (regressiver) Weg aus dieser Ohnmacht zu sein. Viele Patienten – oft angeleitet durch solche Anti-Therapeuten – stabilisieren sich vorerst, indem sie gleichsam „Stroh zu Gold spinnen", wenn sie durch ihre Flucht ins Metaphysische, Ohnmacht zu Macht, Angst zu Triumph, Depression zu Grandiosität und schließlich aus dem Tod einen strahlenden Übergang werden lassen. Sehr schnell werden auf magische Weise Wünsche zur phantasierten Wirklichkeit, nicht selten in illusionärer Verkennung der Tatsachen und unter Preisgabe des kritischen Verstandes.

In die Rolle des Magiers, von dem nun das Heil erwartet wird, kann jeder geraten. Eine solche Idealisierung droht in besonderer Weise dem Onkologen, der unversehens zum magisch überhöhten Herrn über Leben und Tod wird. Sie tritt um so eher ein, je unkritischer die Medizin sich selber – bei allem vertretbaren therapeutischen Optimismus – auch magischer Elemente bedient, beispielsweise durch verdeckte Heilungsangebote in aussichtslosen Situationen oder durch charismatisches Auftreten. Der Arzt kommt dadurch den illusionären Heilsbedürfnissen der Patienten entgegen. Vor allem, wenn er sich durch diese Überhöhung geschmeichelt fühlt und so verdeckt eigene Bedürfnisse, z. B. nach Anerkennung, befriedigen läßt, ereignet sich eine para- und antitherapeutische Verzahnung, was nicht nur die psychotherapeutische, sondern auch die onkologische Handlungsfähigkeit lähmt.

Gerade bei solchen Gelegenheiten wird der verborgene psychotherapeutische (oder anti-psychotherapeutische) Gehalt ärztlichen und pflegerischen Handelns deutlich und die Wichtigkeit einer steten, kritischen Selbstkontrolle unterstrichen.

Da sich unrealistische Bedürfnisse nicht befriedigen lassen, Heilsversprechen selten eingelöst werden, schlägt die Idealisierung rasch in ihr Gegenteil, die Entwertung um, wonach sich alsbald andere Verkünder des Heils der heimatlos gewordenen Sehnsüchte annehmen.

Der entzauberte oder enthronte „Magier" schützt sich vor der Selbstentwertung meist dadurch, daß er die Schuld des Scheiterns dem Patienten anlastet, der diese oder jene Regel nicht beachtet habe. Begriffe wie Non-Compliance, persistierendes Risikoverhalten, Verschleppung der Diagnostellung kennen wir aus dem medizinisch-onkologischen Bereich, im psychologisierenden Kontext könnte es heißen, er – der Patient – habe seine Abwehr nicht aufgegeben, sein Immunsystem nicht genügend durch positives Visualisieren gestärkt, sei im falschen Selbst verhaftet geblieben.

Von der Therapie zur Paratherapie oder Antitherapie ist es nur ein kleiner Schritt. Auch der seriöse Psychotherapeut weiß nicht von vornherein, in welcher Weise und für welche Funktion er vom Patienten in Dienst genommen werden soll. Seriosität bedeutet hier, daß die therapeutische Aufgabe einschließt, in innerer Unbestechlichkeit und Neutralität auch auf die Klärung der verschiedenen Facetten des Konsultationsmotivs bedacht zu sein; dann wird es vielleicht gelingen, Idealisierungen zu verstehen, zu bearbeiten und ggf. zurückzunehmen, auf Illusionen zu verzichten, also sich ent-täuschen zu lassen.

In diesem Zusammenhang klingen die Worte der Schriftstellerin Ingeborg Bachmann [1] zwar tröstlich, wenn sie sagt: „Unsere Kraft reicht weiter als unser Unglück"; zuvor hatte sie allerdings der Überzeugung Ausdruck verliehen: „Die Wahrheit nämlich ist dem Menschen zumutbar" – was vor allem dann einen hohen Anspruch bedeutet, wenn wir daran denken, daß es auch um die Wahrheit über uns selbst geht.

Literatur

1. Bachmann I (1964) Gedichte, Erzählungen, Hörspiel, Essays. Piper, München
2. Beese F (1975) Was ist Psychotherapie? Vandenhoeck & Ruprecht, Göttingen
3. Beyer D-A (1979) Psychosomatik des Krebses. Springer, Berlin Heidelberg New York
4. Bittner G (1980) Gruppendynamik – ein ziemlich sicherer Weg, sich selbst zu verfehlen. Psychosozial 3:41–65
5. Bittner G (1986) Vernachlässigt die Psychoanalyse den Körper? Psyche 40:709–734
6. Bopp J (1985) Psycho-Kult. Kleine Fluchten in die großen Worte. Kursbuch 82:61–76
7. Büntig WE (1980) Krebsheilung durch Psychotherapie? Ärztl Prax 32:908–910
8. Detlefsen T, Dahlke R (1983) Krankheit als Weg. Bertelsmann, München
9. Dunbar F (1951) Deine Seele, Dein Körper, Psychosomatische Medizin. Hain, Meisenheim/Glan
10. Evans E (1926) A psychological study of cancer. Dodd & Mead, New York
11. Freyberger H (1977) Ärztlicher Umgang mit Tumorpatienten in psychologisch-medizinischer Sicht. MMW 119:1381–1386
12. Groddeck G (1934) Psychoanalytische Schriften zur Psychosomatik. Limes, Wiesbaden 1966
13. Hemminger H (1987) Naturwissenschaft und neue Mythen in der Psychotherapie. In: Böhme W (Hrsg) Glaube und Aberglaube in der Medizin. In: Herrenalber Texte, Bd 75, Karlsruhe
14. Kind H (1985) Kritisches zu körperbezogenen Therapieformen. Psychother Med Psychol 35:167–170

15. Lauster P (1980) Lassen Sie der Seele Flügel wachsen. Rowohlt, Reinbek
16. Lermer S (1982) Krebs und Psyche. Causa, München
17. LeShan L (1982) Psychotherapie gegen den Krebs. Klett-Cotta, Stuttgart
18. Meerwein F (1987) Bemerkungen zur Metapsychologie schwerer Krebserkankungen. Bull Schweiz Ges Psychoanal 23:2–12
19. Meerwein F (1988) Kritisches zu modernen Heilslehren für Krebskranke. Schweiz Ärzteztg 69:96–102
20. Mester H, Windgassen K (1985) Außenseitermethoden in der Psychotherapie und ihre Risiken. In: Oepen J (Hrsg) An den Grenzen der Schulmedizin. Deutscher Ärzte-Verlag, Köln
21. Ohayon S (1981) The psychopathology of self-mutilation in the life of the contemporary patient. In: Goldberg JG (ed) Psychotherapeutic treatment of cancer patients. Collier Macmillan, London
22. PMS Paul-Martini-Stiftung (Hrsg) (1984) Placebo – das universelle Medikament. Medizinisch Pharmazeutische Studiengesellschaft, Mainz
23. Pelletier KH (1988) Die Neue Medizin. Fischer, Frankfurt/M
24. Rad M von, Senf W (1986) Ergebnisforschung in der Psychosomatischen Medizin. In: Uexküll T von (Hrsg) Psychosomatische Medizin, 3. Aufl. Urban & Schwarzenberg, München
25. Reich W (1948) Die Entdeckung des Orgon II. Der Krebs. Fischer, Frankfurt/M
26. Schülein J (1978) Psychoanalyse und Psychoboom. Psyche 32:420–440
27. Schwarz R (1986) Persönlichkeitsmerkmale bei Krebskranken – Ursache oder Folge? Klin Psychol Psychopathol Psychother 34:205–216
28. Schwarz R (1989) Psychologische Hilfen zur Verarbeitung von Chemotherapie und Strahlenbehandlung. In: Verres R, Hasenbring M (Hrsg) Jahrbuch Medizinische Psychologie, Bd 3: Psychosoziale Aspekte der Krebsforschung. Springer, Berlin Heidelberg New York Tokyo
29. Simonton OC, Matthews-Simonton S, Creighton J (1982) Wieder gesund werden. Rowohl, Reinbek bei Hamburg
30. Spiegel-Rösing I (1984) Ziele psycho-sozialer Intervention beim Sterbenden. In: Spiegel-Rösing I, Petzold H (Hrsg) Die Begleitung Sterbender. Jungfermann, Paderborn
31. Strotzka H (Hrsg) (1975) Psychotherapie: Grundlagen, Verfahren, Indikationen. Urban & Schwarzenberg, München
32. Walsh RN, Vaughan F (Hrsg) (1987) Psychologie in der Wende. Rowohlt, Reinbek

Gesundheit um jeden Preis?

S. Pfeifer

Psychiatrische Klinik „Sonnenhalde", Gänshaldenweg 24–30, CH-4125 Riehen

Das Ideal der Gesundheit prägt den modernen Menschen in einem Maße wie in keinem Jahrhundert zuvor. Es reicht nicht, darauf hinzuweisen, daß ein Kranker alles tun wird, um seine Gesundheit wiederzuerlangen. Die breite Anwendung alternativer Heilmethoden und die Suche nach Gesundheit um jeden Preis geht tiefer [9]. Krebs erschüttert sowohl den *Machbarkeitswahn* der Medizin, als auch den unbewußten *Unverwundbarkeitsmythos* des modernen Menschen. Krebs konfrontiert uns mit den Verdrängungsmechanismen, derer sich der Mensch bedient, um der Realität der Verletzbarkeit, der Schwachheit und Vergänglichkeit nicht ins Auge schauen zu müssen.

Machbarkeitswahn und Unverwundbarkeitsmythos

Die Erfolge der somatischen Medizin haben viele Ärzte und Pflegende unter die Zwangsherrschaft des „technologischen Imperativs" gebracht [8], verblendet in der Illusion, Gesundheit sei machbar. Doch es wäre verfehlt, diese Tendenz nur in der Schulmedizin auszumachen. Der Machbarkeitswahn kann ein Auswuchs jeden heilenden Wirkens sein, das – losgelöst von tieferen Überlegungen nach dem Sinn des Lebens und der Realität des Leidens – Gesundheit zum machbaren Gut und verbrieften Recht degradiert und den Kampf für die Gesundheit zum beherrschenden Lebensinhalt macht, den man entweder gewinnt oder an dem man scheitert. Häufig wird dabei die schmerzliche Wirklichkeit chronischer Leiden verdrängt, die weder durch heroische Operationen noch durch tiefgreifende Psychotherapie einer Heilung zugänglich gemacht werden können, sondern vom Arzt ein völlig anderes Vorgehen verlangen [17].

Da ist aber noch ein zweiter Faktor, der die Suche nach Gesundheit um jeden Preis charakterisiert: die inhärente Neigung des Menschen, die Möglichkeit persönlichen Unglücks zu verdrängen, bis die Realität ihn eines anderen belehrt [11]. Dieser „Unverwundbarkeitsmythos" steht unter dem Motto: „Mich trifft es nicht!" [1]. Und oft genug zerbricht der Mensch an seiner Leidensverdrängung, an seiner Weigerung, seine Grenzen anzuerkennen und mit ihnen zu leben, wie dies von Richter [13] in eindrücklicher Weise dargestellt wurde.

Was aber, wenn die Realität diese Illusion durchbricht, wenn der Arzt nun eben doch eine Krebserkrankung feststellt?

Der Betroffene erlebt eine enorme Dissonanz zwischen seinem Wunsch nach Gesundheit und der als hart, grausam und ungerecht empfundenen Realität. Eine tiefgreifende innerseelische Erschütterung bis hin zur schweren Depression ist oft die Folge.

So wie ein Erdbeben einen Geröllhang ins Rutschen bringen kann, so löst diese innere Erschütterung grundlegende Fragen, Gefühle und Vorstellungen aus, die der Betroffene in seinem Alltagsleben verdrängt oder als längst überholt und irrelevant betrachtet hatte. Nun, im Angesicht einer lebensbedrohlichen Krankheit, werden sie neu aktiviert und äußern sich primär in drei Grundtendenzen:

1. Im Erleben eigener Schwachheit, Ausgeliefertseins, Hilflosigkeit, Ausgesetztseins im gnadenlosen Kampf mit der Krankheit, und als Folge das Bedürfnis nach Zuwendung und Hilfe, woher sie auch kommen mag.
2. Im verzweifelten Wunsch, zu leben und zu überleben, koste es was es wolle.
3. In der Frage nach dem Sinn seines persönlichen Lebens, nach Gerechtigkeit, Schuld und Zufall, nach den letzten, transzendenten Wahrheiten des Daseins, im religiösen Kontext oft in der Frage nach Gott und seinem Wirken in dieser Welt.

Eine einseitig technisierte Schulmedizin, aber auch eine rein somatisch ausgerichtete Alternativmedizin kann diesen Bedürfnissen nicht gerecht werden. Auf der einen Seite fordern viele Patienten von der etablierten Medizin den Einsatz aller Mittel zur Wiedererlangung ihrer Gesundheit. Wenn die Schulmedizin dann aber ihre Grenzen eingesteht, so wird dies oft als Ausdruck von Hilf- und Hoffnungslosigkeit gedeutet, in deren Schatten sich Patienten und ihre Angehörigen nun auf den langen Weg nach der Suche von Gesundheit durch alternative Heilmethoden aufmachen. In ihrer Not kann sie die Logik nicht trösten. Das Versprechen von Hilfe und Heilung in der Alternativmedizin gibt ihnen – zumindest vordergründig – neues Vertrauen, das Kräfte mobilisiert und Hoffnungen weckt.

Als Ärzte und Pflegende müssen wir diese Sehnsucht ernstnehmen, und den Patienten durch die Stadien begleiten, in denen er lernt, mit seiner Krankheit umzugehen.

Wir müssen uns ernsthaft mit alternativen Heilmethoden auseinandersetzen und uns selbstkritisch fragen, was wir von den Heilern lernen können. Andererseits haben wir auch die Verantwortung kritischer Reflexion, gerade wenn wir vom Betroffenen in seiner Not gefragt werden, was von alternativen Heilangeboten zu halten ist [5].

Das Angebot der alternativen Medizin in kritischer Reflexion

Es ist das Verdienst der alternativen Heilbewegung, den Kranken und seine Betreuer zur Besinnung aufzurufen:

- zu vermehrter Eigenverantwortung,
- zu einem Mißtrauen gegenüber einer Medizin, die allzusehr abhängig ist von Technik und Chemie,
- zu einer ausgewogenen Ernährung,
- zu einer streßärmeren Lebensführung.

Ich habe viele Menschen – vornehmlich mit funktionellen Krankheiten – kennengelernt, die für sich persönlich einen gewissen Nutzen durch alternative Heilmethoden erlebten. Wenn wir aber den Umgang mit den eingangs skizzierten Grundhaltungen – Machbarkeitswahn und Unverwundbarkeitsmythos – näher betrachten, so wird vielfach die Hoffnung auf eine echte Alternative enttäuscht.

- Die *Allmachtsphantasien* der „Schulmedizin" werden oft noch weitergeführt: Während es den einen nur um die Stärkung der Abwehrkräfte geht, behaupten andere, Krebs sei durch ihre Methode heilbar, ja, selbst Wunder seien machbar – wie dies in den Schlagzeilen der Regenbogenpresse immer wieder suggeriert wird. Wenn die etablierte Medizin „versagt", so sollen „alternative" Methoden weit hinaus über eine nachprüfbare Wirklichkeit helfen. Häufig wird die Angst vor unheilbarer Krankheit ausgenützt und falsche Hoffnung gegeben.
- Der *Glaube an Medikamente und Methoden* wird weiter gepflegt, anstatt ihm entgegenzuwirken. Nicht selten werden statt „Stahl, Strahl und Chemie" Unmengen an homöopathischen, anthroposophischen und phytotherapeutischen Mitteln in oft unkontrollierbarer Zusammensetzung verabreicht.
- Die *Angst vor dem Tod* wird nicht bearbeitet, sondern auf „biologischer" Basis gefördert und zum Anlaß für unnötige Therapien gemacht. Durch obskure Krebsdiagnosen werden Menschen in ihrer Angst dazu gebracht, jahrelang „biologische" Mittel zu nehmen, ohne faßbar krank zu sein. Verzweifelte Reisen zu Wunderheilern in aller Welt vermitteln wohl kurzfristig Hoffnung, vertiefen im Endeffekt aber die Hoffnungslosigkeit, wenn das Wunder nicht eintritt.

Von einer *wahrhaft alternativen Medizin* erwarte ich hingegen:

- die Begrenzung von Mitteln und Methoden auf ein vertretbares Maß, mit dem Ziel, in erster Linie die Lebensqualität zu heben;
- den Abbau von Angst und Verantwortungsdruck im Umgang mit dem Krebsleiden;
- seelsorgerliche Hilfe im besten und weitesten Sinne [2], die ermutigt zur Sinnfindung, zur Annahme eines unabänderlichen Leidens und zur bewußten Gestaltung eines Lebens mit Grenzen.

Beide, etablierte und alternative Mediziner sollten sich den Aufruf Nagers [8] zu einer neuen, „innerlichen" Medizin zu Herzen nehmen, die sich in ihrem Streben ehrfürchtig und demütig „sub aspectu aeternitatis" stellt.

Kriterien zur Bewertung alternativer Heilmethoden

In der Bewertung alternativer Heilverfahren möchte ich vier praktische Kriterien zu einer differenzierten Beurteilung vorschlagen:

1. Die Frage nach der wissenschaftlichen Überprüfbarkeit der Heilungsansprüche.
2. Die Frage nach dem weltanschaulichen Hintergrund und Überbau.
3. Die Frage nach den somatischen Heilungserwartungen, die der Patient in die Therapiemethode setzt.
4. Die Frage nach der Bedürfniserfüllung auf der emotionalen Ebene.

Ad 1. Überprüfbarkeit. Gerade das Anliegen, möglichst wenige Mittel und Methoden einzusetzen, aber auch das Anliegen möglichst effektiver Behandlung sind der Hauptgrund für die wissenschaftlichen Studien, die im medizinischen Teil dieses Kongresses präsentiert werden.

Ad 2. Weltanschauung. Auf welcher philosophischen Grundlage baut die Methode auf [4]? Inwieweit spielen weltanschaulich-magische Elemente in die Anwendung hinein [3, 12]? Viele alternative Heilmethoden gründen heute auf mystisch-magischer Neu-Religiosität, wie sie ihren Ausdruck in der „New-age-Bewegung" finden [7]. Das Sich-Einlassen in magische Rituale kann gerade bei sensiblen Menschen zu erheblichen Ängsten und emotionalen Spannungen führen und sie in Gewissenskonflikte mit ihrem religiösen Hintergrund bringen.

Ad 3. Somatische Heilungserwartungen. Welche Erwartungen hat der Patient auf somatischer Ebene an die Heilmethode? Wie klar ist er sich über Möglichkeiten und Grenzen? Wird die erwähnte Heilmethode als Ergänzung zu medizinisch notwendigen Maßnahmen angewendet oder verhindert sie eine erfolgversprechende Behandlung (z.B. das Aushungern des Krebses durch eine 40tägige Saftkur [15]) bzw. wirkt sie sich schädigend auf die Abwehrkräfte aus?

Ad 4. Bedürfniserfüllung auf emotionaler Ebene. Inwieweit wird beim Alternativheiler das Bedürfnis nach Zuwendung, Aussprache und Hoffnung erfüllt? Wie sehr besteht Idealisierung oder Abhängigkeit vom Heiler, wie weit ist er im übertragenen Sinne auch spiritueller Berater oder Heilsbringer? Hier gilt es oft die Persönlichkeitsreife des Betroffenen zu berücksichtigen. Das Abraten von einer alternativen Behandlung kann ohne entsprechende emotionale Auffangmöglichkeiten zu ernsthaften Krisen führen, selbst wenn die Kritik objektiv durchaus berechtigt ist.

Schlußfolgerungen

Der bekannte Psychosomatiker Thure von Uexküll sagte einmal [16]: „Worum es geht, ist nicht die Etablierung einer alternativen Medizin, sondern ein alternativer Gebrauch der Medizin." Dieser alternative Gebrauch der Medizin erfordert ein *Umdenken* sowohl bei den medizinischen Betreuern als auch beim Patienten: Etablierte *Ärzte* und alternative *Heiler* bedürfen einer neuen Demut in der Bewertung ihrer Arbeit, aber auch einer umfassenderen Sichtweise der Patientenproblematik. Nicht Lebensverlängerung um jeden Preis, sondern die Hebung der Lebensqualität muß das Ziel sein.

Doch auch der *Patient* muß umdenken und sein Streben nach „Gesundheit um jeden Preis" relativieren in der schmerzlichen Wirklichkeit seiner Grenzen und seiner Abhängigkeit von einem höheren Walten, wie es in einem Gebet von Blaise Pascal treffend ausgedrückt wurde:

„Herr, ich bitte dich nicht um Gesundheit,
auch nicht um Krankheit,
nicht um Leben und nicht um Tod.
Aber darum bitte ich Dich,
daß du verfügen mögest
über meine Gesundheit und über meine Krankheit,
über mein Leben und über meinen Tod ...
Du allein weißt, was mir dienlich ist."

Vielleicht ist es gerade der Verlust dieses gläubigen Urvertrauens, das den modernen Menschen nach Hilfe aus esoterischen Ressourcen suchen läßt.

Im beratenden Gespräch mit dem Krebsleidenden werden oft hohe Ansprüche an den Betreuer gestellt, die ich folgendermaßen zusammenfassen möchte:

- Es gilt den Kranken in seiner emotionalen Belastungssituation ernstzunehmen, ohne sich einer verantwortungsbewußten Beratung zu entziehen.
- Es gilt nicht nur medizinisch-wissenschaftliche Aspekte des Grundleidens zu berücksichtigen, sondern auch seine ureigenste Persönlichkeit mit allen ihren Hoffnungen und Enttäuschungen, mit ihrer Irrationalität und Verdrängungstendenz in der lebensbedrohlichen Not eines Krebsleidens zu sehen [6].
- Es gilt im Gespräch, nicht nur die Probleme zu bearbeiten, sondern auch Bewältigungsmöglichkeiten aufzuzeigen und hilfreiche Erfahrungen zu vermitteln und zu fördern, die zu einer reiferen, angstfreieren Verarbeitung der Erkrankung führen können [15].
- Und schließlich gilt es auch, die tiefsten Fragen ernstzunehmen, die den Patienten in seiner Not bewegen. Nichts erscheint schwerer, als die Frage nach dem Sinn der Krankheit. Viktor Frankl [2], der sich wie kein anderer Denker unseres Jahrhunderts mit der Frage nach dem Sinn beschäftigt hat, schrieb einmal: „Gewiß hat jede Krankheit ihren ‚Sinn'; aber der wirkliche Sinn einer Krankheit liegt nicht im Daß des Krankseins, vielmehr im Wie des Leidens, in der Haltung, in der sich der Kranke der Krankheit stellt, in der Einstellung, mit der er sich mit der Krankheit auseinandersetzt" (S. 82).

Auf diesem Weg gibt es für den Betroffenen keine Abkürzungen und für die Betreuer keine Patentrezepte. Wichtig ist jedoch die Bereitschaft, sich in existentielle Fragen nach dem Sinn des Leidens einzulassen und in interdisziplinärer Zusammenarbeit mit Seelsorgern, Sozialarbeitern und Laienhelfern gangbare Wege zur Bewältigung der mit schwerer Krankheit verbundenen Sinnkrise über die Suche nach körperlicher Gesundheit hinaus aufzuzeigen.

Zusammenfassung

Das Hereinbrechen schwerer lebensbedrohlicher Erkrankungen erschüttert sowohl den Machbarkeitswahn der Medizin, als auch den unbewußten Unverwundbarkeitsmythos des modernen Menschen. Oft wird dabei die Rationalität abgelöst durch eine Sehnsucht nach menschlicher Zuwendung, nach Glaubenswerten und spiritueller Hoffnung über das Diesseits hinaus. Die von der Alternativmedizin angebotenen Wege bedürfen in bezug auf ihre Tragfähigkeit einer kritischen Reflexion. Obwohl sich daraus wertvolle Anstöße für die Schulmedizin ergeben, werden sie dem Anspruch der Ganzheitlichkeit nicht gerecht und bleiben allzu oft in einer „biologischen" Suche nach vollkommener Gesundheit stecken. Es wird Aufgabe von Ärzten und Pflegenden sein, sich in kritischer Offenheit mit dem Angebot der Alternativmedizin auseinanderzusetzen. Damit verbunden sollte die Bereitschaft sein, sich in existenzielle Fragen nach dem Sinn des Leidens einzulassen und in interdisziplinärer Zusammenarbeit mit Seelsorgern, Sozialarbeitern und Laienhelfern gangbare Wege zur Bewältigung der mit schwerer Krankheit verbundenen Sinnkrise aufzuzeigen.

Literatur

1. Degen R (1988) Die Illusion: „Mich trifft es nicht." Psychol Heute 10:48–54
2. Frankl V (1983) Ärztliche Seelsorge. Fischer Taschenbuch Verlag, Frankfurt/M.
3. Glowatzki G (1986) Das Magische in der Heilkunde. Magie und Medizin. In: Jungi WF, Senn HJ (Hrsg) Krebs und Alternativmedizin, Bd I. Zuckschwerdt, München, S 364–373
4. König R (1986) Sanfte Heilverfahren. Hänssler, Stuttgart-Neuhausen
5. Meerwein F (1988) Kritisches zu modernen Heilslehren für Krebskranke. Schweiz Ärzteztg 69:96–102
6. Meerwein F (Hrsg) (1985) Einführung in die Psycho-Onkologie. Huber, Bern
7. Milz H (1985) Ganzheitliche Medizin: Neue Wege zur Gesundheit. Mit einem Vorwort von Fritjof Capra. Athenäum Verlag, Königstein
8. Nager F (1988) Medizin zwischen Technik und Ethik. Schweiz Ärzteztg 69:2115–2120
9. Nüchtern M (1987) Glaube und Aberglaube in der Medizin. Herrenalber Texte Nr. 75
10. Oepen I (Hrsg) (1985) An den Grenzen der Schulmedizin. Deutscher Ärzteverlag, Köln
11. Perloff LS (1987) Social comparisons and the Illusion of invulnerability to negative life events. In: Snyder CR, Ford CE (ed) Coping with negative life events. Plenum, New York, pp 217–242

12. Prokop O (1977) Medizinischer Okkultismus. G. Fischer, Stuttgart
13. Richter HE (1979) Der Gotteskomplex. Rowohlt, Reinbek
14. Senn HJ, Jungi WF (1979) Krebskur – total. Schweiz Ärzteztg 34:1678–1680
15. Tausch A (1986) Gespräche gegen die Angst. Rowohlt, Reinbek
16. Uexküll T von (1980) Das Menschenbild in der Humanmedizin. Schweiz Ärtzeztg 61:3441–3444
17. Wengle HP (1985) Prävention der Invalidisierung: Die Rolle des Arztes. Schweiz Rundsch Med Praxis 74:3–7

Krankenpflege
und Sozialarbeit im Spannungsfeld zwischen
Schul- und Alternativmedizin

Alltägliche Alternativmaßnahmen im Kampf gegen Krebs

I. Bachmann-Mettler

Medizinische Klinik C, Kantonsspital, CH-9007 St. Gallen

Einleitung

Die Anwendung von paramedizinischen Mitteln und Methoden erfreut sich nicht nur bei Krebspatienten immer größerer Beliebtheit. Überall dort, wo Menschen mit der Endlichkeit ihres irdischen Lebens konfrontiert werden, wo Hoffnungslosigkeit, Angst, Schmerz, Verzweiflung und Leiden einen immer größeren Platz einnehmen und schwer beeinflußbar sind, wird zu Maßnahmen gegriffen, von denen nicht mehr verlangt wird, daß sie einen Wirkungsnachweis erreicht haben müssen, bevor sie angewendet werden. Hier entscheidet allein das Irrationale, der Glaube an ein Produkt und Erlebnisberichte von sog. Geheilten, um eine Alternativmethode selbst anzuwenden.

Definition des Begriffes Alternativmedizin

Alternativmedizin oder Paramedizin ist ein Sammelbegriff für alle Medizinsysteme, Behandlungen und Medikamente, die nicht zu jener wissenschaftlichen Medizin gerechnet werden, die heute an unseren medizinischen Fakultäten gelehrt wird. Im Gegensatz zur klinischen Medizin, wie sie in der sog. Schulmedizin angewendet wird, steht bei der Paramedizin die Naturheilkunde im Vordergrund. Unter Naturheilkunde versteht man die Lehre von der Bewahrung der Gesundheit und der Überwindung der Krankheiten durch die dem Menschen innewohnende natürliche Heilkraft. Zur Steigerung der Resistenz gegenüber Krankheiten und zur Wiedererlangung der Gesundheit werden diätetische, Licht-, Luft-, Erd-, Wasser- und Bewegungstherapien angewendet. Arzneien stammen aus frischen oder getrockneten Pflanzen, Extraktgemischen und Mineralien.

Zur weiteren Unterteilung des Begriffes Paramedizin stehen nebst der Naturheilkunde Kurpfuschertum, Quacksalbertum und die Prahlkunst. Unter diesen Begriffen versteht man die Vortäuschung von medizinischem Wissen und Kennen und die routinemäßige Anwendung von unwirksamen Heilmethoden und Mitteln in bezug auf „Heilung" der entsprechenden Krankheit. Erfinder paramedizinischer Heilmethoden kommen aus ganz verschiedenen Berufsgruppen. Das Spektrum reicht vom Laien mit einer Naturbegabung zum Heilen, bis zu heimtückischen gewissenlosen Leuten, die mit geheimnisvollen Mitteln und mit großen Schlagworten Kranke und Gesunde prahlkünstlerisch betören. Nebst diesen Laien gibt es auch anerkannte Wissenschaftler, die sich entweder auf ein Gebiet außerhalb ihrer Kompetenz gewagt haben oder eine eigene, auf Affekten beruhende Denkweise bezüglich Krebs entwickelt haben.

Der Krebskranke wird durch ein riesiges Angebot an Heilmethoden verunsichert und oft bedrängt. Ein unendliches Literaturangebot umfaßt ein Sammelsurium ganz verschiedener Methoden, die von durchaus harmlosen, akzeptablen Zusatzbehandlungen bis zu völlig unglaubwürdigen, gefährlichen Wunderheilverfahren reichen. Allen gemeinsam ist die Tatsache, daß ihre Wirksamkeit bisher nicht in wissenschaftlich akzeptierbarer Weise erwiesen ist.

Allgemeine Charakterisierung der Paramedizin

Bei aller Verschiedenheit der Methoden und Mittel lassen sich einige Gemeinsamkeiten feststellen. So wurde 1976 von der amerikanischen Krebsgesellschaft folgende Aufstellung gemacht:

1. Alle bösartigen Erkrankungen werden in einen Topf geworfen. Es gibt nur einen Krebs mit einer Ursache und einer Behandlungsmöglichkeit.
2. Die Behandlung erfolgt auch ohne gesicherte Diagnose oder Stadieneinteilung.
3. Die gleiche Behandlung wirkt meist auch bei anderen chronischen Leiden (Rheuma, Gicht usw.).
4. Die Methodik ist kompliziert und geheimnisvoll, an bestimmte Personen und Orte gebunden und damit schwer reproduzierbar. Sie unterliegt keiner Kritik und ist damit unfehlbar.
5. Die Gesetze einer exakten Naturwissenschaft werden oft verleugnet bzw. mißachtet, insbesondere die Zusammenhänge zwischen Dosis und Wirkung. Das Prinzip der Meßbarkeit des Erfolges wird abgelehnt.
6. Gute Erfolge, oft Heilung mit rascher subjektiver Besserung sind die Regel, Versagen kommen kaum vor. Bekannt sind Wunderheilungen von der Schulmedizin angeblich aufgegebener, hoffnungsloser Fälle mit entsprechenden Dankesschreiben.
7. Die Behandlung ist praktisch nebenwirkungsfrei und hat keine Kontraindikationen, sie wird auch zur Verhütung und Vorbeugung empfohlen.
8. Statistisch brauchbare Auswertungen fehlen, dagegen liegen unzählige Beschreibungen schlecht dokumentierter Fälle vor.
9. Eine Überprüfung mit anerkannten wissenschaftlichen Methoden, z.B. kontrollierten Studien, wird als angeblich unethisch abgelehnt.
10. Die Methoden werden meist kombiniert angewendet (sog. Polypragmasie).

Verbreitung der Paramedizin

1981 wurde die Verbreitung der Paramedizin bei 153 Patienten mit einer schriftlichen Umfrage an den onkologischen Abteilungen des Universitätsspitals Zürich und des Kantonsspitals St. Gallen untersucht. Das Ergebnis übertraf die Erwartungen, gaben doch ca. 25% der Patienten an, daß sie eine paramedizinische Methode angewandt hatten, weitere 10% hatten ein paramedizinisches Vorgehen in Betracht gezogen. Insgesamt waren mehr als die Hälfte der Kranken mit paramedizinischen Mitteln und Methoden in Kontakt gekommen. Am häufigsten wurden dabei genannt:

- Mistelpräparate (20mal),
- Krebskur total nach Breuss (13mal),
- Heilpraktiker (8mal),
- Rohkost (5mal).

Die Mittel wurden vorwiegend von Freunden (37mal), Verwandten und Bekannten empfohlen, aber auch von Krankenschwestern, Zahnärzten und Ärzten. In einer von Fereberger 1983 durchgeführten Studie in Graz gaben sogar 59% von 189 Patienten an, daß sie paramedizinische Methoden durchgeführt haben, und 23% der Patienten haben paramedizinische Methoden in Betracht gezogen [1]. Die erwähnten Umfragen zeigen, daß paramedizinische Heilanwendungen im Volk beliebt sind und die Paramediziner viel Vertrauen genießen. Die Erklärung dieser Tatsache liegt in der Natur des Menschen selbst. Weder die praktische noch die theoretische Intelligenz geben den Ausschlag, ob ein Krebskranker paramedizinische Heilanwendungen durchführt. Hier entscheiden offensichtlich tiefere Bewußtseinsschichten [4].

Krebspatienten stehen meist unter einem enormen sozialen Druck, da vor allem Freunde und Bekannte zu paramedizinischen Mitteln raten. Somit darf der Kranke keine Heilungsmöglichkeiten auslassen, da er sonst am Fortschreiten der Krankheit selbst schuld wäre. Zudem möchte der Patient im Kampf gegen den Feind, den Krebs, selbst etwas unternehmen und die Situation in die Hand nehmen. Er möchte aktiv etwas gegen die Krankheit und für die Gesundheit tun. In der Anwendung heilversprechender und unschädlicher Mittel und Methoden kann er wieder Herr über sich selbst und die Situation werden.

Paramedizinische Theorien, Mittel und Behandlungsweisen

Als ich begann, mich mit dem Thema dieses Beitrages intensiver zu beschäftigen, erlebte ich von neuem, wie breit und enorm groß das Angebot von Alternativmethoden tatsächlich ist. So ist es unmöglich, einen Überblick des gesamten Angebotes zu geben, geschweige die einzelnen Theorien und Mittel vollständig zu beschreiben. Wie verwirrend und verunsichernd dieser Tatbestand sich auf verängstigte und suchende Krebskranke auswirken muß, ist kaum vorstellbar.

S. P. Hauser hat in einer Arbeit unter dem Titel Paramedizinisches Krebsmanagement [4], die im empfehlenswerten Buch: „An den Grenzen der Schulmedizin" (Irmgard Oepen) erschienen ist, eine Übersicht der bekannten Methoden aufgestellt. Ungefähr hundert verschiedene Methoden und Einzelmittel, Ernährungsrichtlinien, psychologische Methoden (alternative Krebsteste ausgeschlossen), werden aufgezählt und unter Überbegriffe geordnet. Wie gesagt, es wäre sinnlos und würde den Rahmen dieses Beitrages sprengen, wenn ich eine große Anzahl dieser Alternativmaßnahmen nun vorstellen würde.

Wenn wir mit unseren Patienten über einzelne Methoden ins Gespräch kommen, ist es aber trotzdem wichtig, daß wir uns in der Vielfalt der angepriesenen Methoden zurechtfinden und uns gezielt orientieren können. Die Schweizerische Gesellschaft für Onkologie gibt in Zusammenarbeit mit der Schweizerischen Krebsliga laufend Dokumentationen über Methoden mit unbewiesener Wirkung heraus [7].

Ich möchte aber auch hier einige bekannte sowie auch extreme Behandlungsmöglichkeiten vorstellen, damit man einen Einblick in diesen verwirrenden Dschungel von Alternativmethoden erhält.

Auch für Patienten und deren Angehörige ist die Verwirrung komplett, wenn sie sich nebst den netten Ratschlägen von Bekannten und Nachbarn an die Vielfalt der Literatur wenden. In jeder Illustrierten, aber auch in seriösen Tageszeitungen werden täglich Angebote über Alternativmedizin gemacht. Vorträge über die Heilung ohne Medikamente werden angepriesen und Ratgeber für ein besseres Leben kann man an jedem Kiosk kaufen. Der bekannte Erfinder der Breuss-Säftekur gibt zudem weitere klare Informationen über die Krebsentstehung und deren Heilung. So sagt er: „Von 100 aufgegebenen Kranken wurden immer noch etwa 96 wieder hergestellt. Also – haben Sie doch keine so große Angst mehr vor dem Krebs und der Leukämie." Ein weiteres Zitat von Rudolf Breuss: „Eine Krebsgeschwulst ist ein selbständiges Gebilde, das meistens durch Druck entsteht. Man denke nur an ein Hühnerauge, das durch Druck entsteht und auch eine Krebsart ist. Wie viele Brustkrebse entstehen durch Druck von unguten Büstenhaltern". Oder z. B.: „Diese Druckstelle will aber auch leben und so wehrt sich diese Stelle und saugt aus der Umgebung ihren fehlenden Mangel an. Durch dieses selbständige Saugen entsteht, meiner Ansicht nach, ein selbständiges Gebilde."

Unterteilung der verschiedenen Alternativmethoden

Hauser [4] hat versucht, die verschiedenen Alternativmethoden zu ordnen und sie in insgesamt 11 Gruppen eingeteilt.

Als wohl bekannteste Krebstherapie *aufgrund eines medizinischen Gesamtkonzeptes* gilt die anthroposophisch erweiterte Heilkunde. Die anthroposophische Krebsbehandlung bietet, außer der Behandlung mit Mistelpräparaten, ein ganzes Therapieprogramm an. Ergänzende medikamentöse Behandlungen mit Pflanzenpräparaten, die der Unterstützung verschiedener Organsysteme dienen sollen, physiotherapeutische Maßnahmen, Anwendung von Krebsdiäten und künstlerische Therapien wie Malen, Musik und Sprachgestaltung werden angeboten. Zusätzlich zur Basistherapie mit Mistelpräparaten finden in der anthroposophischen Krebsbehandlung auch Zytostatika und Strahlentherapie als ergänzende Behandlungen Anwendung, was die Beurteilung vorliegender klinischer Untersuchungen erschwert. Die Mistel wurde von Rudolf Steiner 1920 aufgrund geisteswissenschaftlicher Erkenntnisse in die Krebstherapie eingeführt. Man muß deshalb versuchen, die Anwendung auch unter diesen Gesichtspunkten zu verstehen. Erst viel später wurde versucht, die heute behauptete selektiv-zytostatische und spezifisch-immunstimulierende Wirkung der Mistel zu beweisen. Das Mistelpräparat Iscador ist das erste Injektionspräparat, das aus der weißbeerigen Mistel entwickelt wurde. Es ist ein durch Milchsäurefermentation stabilisiertes, wäßriges Extrakt aus Viscum album. Je nach Tumor wird ein Mistelextrakt verschiedener Wirtsbäume benutzt, bei Männern in erster Linie von der Eiche, bei Frauen vom Apfelbaum mit Ausnahme von Nasen-Rachen- und Hautkarzinomen, die mit Tannen-Mistelextrakt unter Zusatz von Metallen (Kupfer, Silber oder Quecksilber) behandelt werden. Das Medikament Iscador wird subkutan in Tumor- oder Narbennähe appliziert und zwar am besten morgens, in der ansteigenden Temperaturphase der ersten Tageshälfte. Die Dosierungsfolge in Form der rhythmischen, wiederholten Steigerung der Konzentration umfaßt eine Behandlungsphase von jeweils 14 Ampullen. Die Wiederholung der Serie ergibt sich aus dem Krankheitsstadium. Die Iscadortherapie wird von den Promotoren empfohlen bei Risikopatienten, bei operierten Patienten als adjuvante Therapie und auch bei inoperablen Rezidiven und Metastasen. Dabei wird betont, daß diese Therapie eine lebenswerte Lebensverlängerung, zumindest eine Besserung des Allgemeinzustandes bewirke.

Die klinischen Prüfungen von Iscador sind leider unvollständig. Von 18 untersuchten klinischen Studien waren 12 retrospektiv, nur 4 prospektiv kontrolliert. Es werden laufend neue Studien mit dem Mistelpräparat durchgeführt.

Unter den *Abwehrsteigerungs- und Kombinationsmethoden* ist wahrscheinlich die Frischzelltherapie nach Niehans die bekannteste Therapie. Aber auch die Behandlung mit Thymusextrakten, die Serotherapie und vor allem die zytoplasmatische Therapie werden heute häufiger angewendet. Bei der zytoplasmatischen Therapie handelt es sich um eine Behandlung mit NeyTumorin bzw. Zellextrakten, die vom Pionier dieser Methodik, Karl Theurer, entwickelt wurden. Erreicht werden angeblich: Verbesserung der Lebensqualität, Aktivierung der Selbstheilungsvorgänge, Immunstimulation und -modulation, Zelldifferenzierung, analgetische, antiemetische und euphorisierende Wirkung. Die vorliegenden pharmakologischen Daten sind leider unvollständig. Im präklinischen Versuch scheint dieses Präparat bei gewissen Tiertumoren eine hemmende Wirkung zu haben, die angebliche Überlegenheit gegenüber Zytostatika ist jedoch nicht bewiesen.

Stimulation *der aeroben Phosphorylierung der Krebszelle:* In dieser Gruppe werden die Ozontherapie und die Sauerstoff-Mehrschritt-Therapie von Manfred von Ardenne beschrieben. Die Krebs-Mehrschritt-Therapie feiert z. Z. eine eigentliche Renaissance und wird häufig an Kurkliniken praktiziert. Ziel dieser Therapie ist es, die Sauerstoffversorgung der Tumorzellen zu verbessern, da die Hauptkrebsursache eine irreversible Schädigung der Atmung sein soll. Auch für diese Therapie liegen keine Beweise ihrer Wirksamkeit gegen Krebs vor.

In der Gruppe der *phyto-aroma- und orthomolekularen* Therapie möchte ich vor allem die *Phytotherapie* kurz vorstellen. Zahlreiche Heilmittel werden aus Pflanzen hergestellt oder wurden aus primär als wirksam erkannten Pflanzenextrakten isoliert und dann synthetisiert. Aus diesem Grund wird selbstverständlich auch versucht, zur Krebsbehandlung neue Substanzen aus Pflanzen zu finden. Gerade bei Krebserkrankungen werden aber manchmal Präparationen verwendet, deren Wirkung mehr auf Glauben und Hoffnung beruht als auf Wissen. Bestimmt hätte niemand etwas einzuwenden, wenn die Patienten nebst der notwendigen Tumortherapie verschiedene Tees trinken und Wickel auflegen würden. Wenn man das Buch von Maria Treben: „Gesundheit aus der Apotheke Gottes" nur *oberflächlich* betrachtet, werden viele gutgemeinten Ratschläge und zahlreiche Erfahrungen mit Heilkräutern weitergegeben. Leider macht dann Maria Treben aber auch folgende Empfehlungen: „Niemals kann sich Bösartiges bilden, wenn wir unsere gute Brennessel nicht nur ehren, sondern auch in regelmäßigen Abständen uns ihre wunderbare Kraft in Form von Tee einverleiben." Pfarrer Kneipp weist darauf hin, daß Zinnkraut jeden gut- oder bösartigen Tumor zum Stillstand bringt und ihn langsam auflöst ... „ich konnte mich davon selbst überzeugen ...". Maria Treben gibt weitere Empfehlungen z. B. für Kehlkopfkrebs und Hodenkrebs. So meint sie: „Man braucht dazu vor allem frische Käsepappel. Es sollen unbedingt frische Kräuter sein, die man über Nacht in kaltem Wasser ansetzt. Man braucht pro Tag 4 Tassen zum Trinken und 6 Tassen zum Spülen oder Gurgeln. Pro Tasse rechnet man einen gehäuften Teelöffel Kräuter. Meine Erfahrungen gehen dahin, daß diese 10 Tassen den vorhandenen Kehlkopfkrebs sehr schnell zum Verschwinden bringen, selbst dann, wenn diese Krankheit sich bereits im letzten Stadium befindet. Die Kräuterrückstände von der täglichen Teezubereitung läßt man in der Kasserole stehen und wärmt abends neuerlich leicht an. Man vermischt die Kräuter mit Gerstenmehl, das in einer Mühle erhältlich ist und wärmt alles leicht an. Das ganze wird in ein Tüchlein gegeben und über Nacht auf den Kehlkopf aufgelegt. Es ist so, daß die meisten Patienten am 4. Tag wieder ihre Stimme haben und daß sie schon nach dem ersten Umschlag eine große Erleichterung spüren." Maria Treben empfiehlt gegen Hodenkrebs Spitzwegerichblätter. Bevor der Kräuterbrei aufgelegt wird, werden die Hoden zuerst mit gutem Olivenöl, das mit Majoran angereichert ist, eingestrichen. Die Schmerzen vergehen damit oft so rasch, daß in 10–14 Tagen von der Krankheit nichts mehr da ist ...

Als weitere Gruppierungen gelten die *Enzymtherapie des Krebses, die geopathogenen Standpunktprobleme, Strahlungen sowie physikalische und bioelektrische Methoden.* Vor allem der Umgang mit Wasseradern und magnetischen Kräften, aber auch die Magnetfeldtherapie und die Neuraltherapie sowie die Entherdung dürfen nicht unterschätzt werden. Als eine weitere Gruppe wird die Therapie aufgrund eines *spezifischen Krebserregers* genannt. Bei den über *50 Einzelmitteln* wird z. B. das Medikament *Carnivora* genannt. Es wird aus der fleischfressenden Pflanze gewonnen und als Wundermittel gegen Krebs angepriesen. Bekannt sind auch die Bérès-Tropfen aus Ungarn. Ich kann mich an mehrere Patienten erinnern, die auf dem Schwarzmarkt für ein Fläschchen Bérès-Tropfen, das nur Eisen enthält, über Fr. 100,– bezahlt haben. Erwähnenswert ist auch das Einnehmen von Petroleum. Täglich sollte man einen Kaffeelöffel auf nüchternen Magen nehmen. Zu Beginn täglich während 6 Wochen, dann jährlich einmal während 4 Wochen. Die Erfinderin dieser Therapie, Frau Ganner aus Tirol, wurde von einem „Totalkrebs" damit angeblich geheilt. Sie habe herausgefunden, daß Petroleum die Bildung von Erythrozyten stimuliere, die Verbrennungsprozesse erhöhe und die Lymphgefäße öffne, wodurch allgemein Sekret abfließen könne. Es gibt keine vorklinischen und keine klinischen Untersuchungen. Als Wirkungsnachweis werden 20 000 Dankesschreiben angeführt und Patentrechte auf das Herstellungsverfahren in verschiedenen Ländern. In der Schweiz führt die Winkelmann Tagesklinik Paracelsus in der Lustmühle im Appenzellerland Petroleumkuren durch.

Die Liste verschiedener Alternativmittel könnte beliebig fortgesetzt werden. Wenn wir auch viele dieser Maßnahmen nicht kennen und auch nicht begreifen können, müssen wir doch, angesichts der Tatsache, daß über 50% unserer Patienten diese Mittel und Methoden anwenden, uns mindestens überlegen und die Patienten auch danach fragen, weshalb sie diese Mittel anwenden. In solchen Gesprächen können oft Unklarheiten und Schwierigkeiten mit der sog. Schulmedizin diskutiert und geklärt werden. Gespräche über angewendete Alternativmethoden bewirken ein stärkeres Vertrauensverhältnis zwischen dem Pflegepersonal und den Patienten. Angst und Unsicherheit werden oft zum Hauptthema solcher Gespräche. Wenn die Patienten die Anwendung von Alternativmethoden uns gegenüber nicht mehr verheimlichen müssen, wenn sie merken, daß wir informiert sind über die verschiedenen Methoden, so könnte dem Problem viel sachlicher begegnet werden. Informationen und Erfahrungen könnten diskutiert werden oder Hinweise auf Gefahren von extrem gefährlichen Alternativmethoden würden vom Patienten wohl eher aufgenommen werden.

Literatur

1. Fereberger W, Samonigg H, Pfeiffer KP, Rainer F (1983) Naturheilmittel und Paramedizin in der Onkologie – Ergebnisse einer Umfrage. Wien Med Wochenschr 133:443
2. Glaus A, Bachmann I, Senn HJ (1985) Pflege von Tumorkranken. Reinhardt, Basel
3. Hartenstein R (1983) Kritische Gedanken zur alternativen Krebstherapie. (1986) gynäkol. praxis 10, 773
4. Hauser SP (1985) Paramedizinisches Krebsmanagement. In: Oepen I (Hrsg) An den Grenzen der Schulmedizin. Deutscher Ärzte-Verlag, Köln
5. Jungi WF, Senn HJ (Hrsg) (1986) Krebs und Alternativmedizin. Aktuelle Onkologie, Bd 32. Zuckschwerdt, München

6. Miller N (1983/84) Unproven methods of cancer management, Part 1 + 2. Cancer Nurs 10:46–52 und 11:67–73
7. Schweizerische Gesellschaft für Onkologie/Schweizerische Krebsliga (ab 1983) Dokumentationen der Studiengruppe über Methoden mit unbewiesener Wirkung in der Onkologie

Gesunde und ungesunde „Krebsdiäten"

S. Jenny

Bergstraße 20, CH-8044 Zürich

Einführung

Es ist ohne Zweifel so, daß wir die Fähigkeit haben, mit unseren systemeigenen Mechanismen maligne Entartung zu bewältigen. Regulative Heilmaßnahmen, auch die Ernährung, wirken im wesentlichen dadurch, daß sie die systemeigenen Heilungskräfte fördern. Wo ein sichtbarer Tumor vorliegt, haben die Selbstheilungskräfte schon lange versagt.

Eine Ernährungstherapie ist also nie eine „tumorgerichtete" Maßnahme, und keine Ernährung kann einen Tumor heilen. Sie kann aber die Wirksamkeit und Verträglichkeit „tumorgerichteter" Maßnahmen verbessern, den Allgemeinzustand und die Widerstandskraft des Betroffenen anheben und damit sowohl eine Überlebenschance wie auch seine Lebensqualität verbessern. Es gibt also eigentlich keine „Krebsdiäten", weder gesunde noch ungesunde. Es gibt nur eine gesunde oder eine ungesunde Ernährung.

Mögliche Wirkungen der Ernährung

Es liegen viele Untersuchungen vor über den Zusammenhang zwischen Ernährung und Tumorentstehung, meist epidemiologischer Art [2, 3, 4, 9, 13, 15, 16, 21, 26–30]. Aus erkenntnistheoretischen Gründen ist eine direkte Umwandlung epidemiologischer Erkenntnisse in Behandlungsanweisungen nicht erlaubt. Sie können lediglich als Hinweise für eigentliche Interventionsstudien dienen. Derartige aus epidemiologischen Daten abgeleitete Maßnahmen haben bisher erst bei einigen wenigen Tumoren zu einer Verbesserung der Prognose durch Senkung der Rezidivrate geführt, so bei Kolon- und Mammakarzinom durch Reduktion der Fette, der Eiweiße, der Gesamtkalorien, der raffinierten Kohlenhydrate und durch vermehrte Selenzufuhr [3, 14–17, 26, 30]. Eine Ernährungstherapie ist also nicht mehr, aber auch nicht weniger als eine unterstützende Maßnahme in einem Therapiekonzept, das nicht nur die Beseitigung des sichtbaren Tumors, sondern die Krankheitsbewältigung durch den Betroffenen anstrebt. Eine Reduktion der Tumormasse ist zwar mit Fasten möglich [8, 9, 11]. Da die Prognose des Tumorleidens aber besser ist bei gutem Ernährungszustand [12], kommen Fastenkuren häufig nicht oder nur vorübergehend in Frage. Nach Abbruch wird außerdem mit wenigen Ausnahmen [10] eine neue Progression beobachtet.

Das Beispiel der extremen Fastenkuren macht deutlich, wie vorsichtig wir zwischen Nutzen einer Therapie und der meßbaren Wirkung unterscheiden müssen. Fasten hat eine Wirkung, aber keinen Nutzen. Bei jeder Behandlung, besonders in extremen Situationen, gilt es, die therapeutischen Zielsetzungen zu definieren. Dabei sind Therapieziele eigentlich Lebensziele und deshalb nicht an der Einzelwirkung meßbar. Eine Therapie ist dann sinnvoll, wenn sie die Zahl der guten Tage des Patienten vermehrt, d. h. wenn sie dazu beiträgt, daß er die Krankheit überwinden oder trotz der Erkrankung sein eigenes Leben weiterführen kann. Die Ernährung ist nicht bloße Nahrungszufuhr, sondern sie ist einer von vielen Bereichen, in denen Leben tatsächlich stattfindet.

In der klassischen Medizin gilt eine Ernährungsbehandlung i. allg. trotz einiger positiven Stellungnahmen nicht als Bestandteil einer Tumorbehandlung [6, 15–18, 29]. Da die Prognose eines Tumorleidens mit einem guten Ernährungszustand besser ist, wird kurz geschlossen, daß z. B. eine parenterale Hyperalimentation oder eine Ernährung mit einer Formuladiät per Sonde eine gute Ernährungsbehandlung darstellt. Formuladiäten enthalten alle essentiellen Nahrungsbestandteile – richtiger: alle heute und für den statistischen Normalfall als essentiell erkannten Inhaltsstoffe. Sie entsprechen also keineswegs einer „vollständigen" Nahrung, obwohl sie in Einzelfällen nützliche Dienste leisten. Sie läßt wesentliche Aspekte der Ernährung außer acht und ist deshalb das typische Beispiel einer „ungesunden" Diät. Es geht darum, mit einer ernährungsphysiologisch und biologisch vernünftigen Kost einen guten Ernährungszustand zu gewährleisten. Die Ernährung eines Tumorpatienten sollte auf seine veränderte Geschmacksempfindung Rücksicht nehmen, sollte genügend Vitalstoffe, Mineralien, Kalorien, Ballast und Eiweiß enthalten, und sie sollte möglichst frei sein von tumorbegünstigenden Nahrungsbestandteilen. Dabei ist nicht nur die physiologische Wirkung, sondern auch der kognitive Aspekt, also der Erlebniswert [16, 19, 28, 29, 31] der Nahrung zu beachten. Ob über diese Optimierung der Versorung des Patienten hinaus eine spezifische Wirkung möglich ist, z. B. im Sinne der Verbesserung der Abwehrlage, ist noch offen.

Im folgenden werden die am häufigsten angewandten Tumordiäten dargestellt. Es gibt von jeder dieser Richtungen verschiedene Varianten, die aber meistens in ernährungsphysiologischer Hinsicht identisch sind. Ein Merkmal jeder Außenseitermethode, nicht nur der diätetischen Vorschläge, ist die Überbetonung von Details und die Behauptung, daß nur eine absolut exakte Einhaltung den Erfolg garantiere. Sofern es sich um eine vernünftige Diät handelt, kann dies durchaus positiv bewertet werden, da der Patient dadurch besonders aktiv an den Heilungsbemühungen beteiligt ist.

Übersicht über die häufigsten Ernährungsvorschläge für Tumorpatienten

Breuss-Kur

Hierbei handelt es sich um eine Fastenkur von 42 Tagen. Die Idee ist das Aushungern des Tumors. Es handelt sich um eine hypokalorische Zufuhr von Säften aus Kartoffeln, Rüben, Randen, Rettich und Kräutertees. Es ist nach vielen Erfahrungen möglich, eine gewisse Reduktion der Tumormasse zu erreichen [8, 9, 10, 25], die aber wahrscheinlich nicht überproportional ist im Vergleich zur Abnahme des Gesamtkörpergewichtes. Nach Absetzen der Kur tritt meistens eine rasche und massive Wiederzunahme auf. *Die Behandlung ist gefährlich.*

Behandlung nach Gerson

Es handelt sich um eine laktovegetabile, stark rohkostbetonte Ernährung mit Saftfasten zur Reinigung und zur Steigerung des Stoffwechsels. Angestrebt wird eine Normalisierung des Zellstoffwechsels, besonders des oxydativen Energiehaushaltes, sowie ein striktes Vermeiden von evtl. oder sicher tumorbegünstigenden Nahrungsbestandteilen. Die Kur beginnt mit intensivsten Darmreinigungen mittels Einläufen aus Kamille und Kaffee sowie Rizinusöl, oft mehrmals täglich verabreicht. Es werden Rohkost, vorwiegend als Saft, vollwertiges Getreide, Hülsenfrüchte und Hüttenkäse gegeben. Wesentlich ist die strikte Vermeidung von Kochsalz und die massive Kaliumzufuhr, zusätzlich Vitamine, Mineralien, Jod, Leberextrakte und Verdauungsenzyme. Gerson hat über einige Fälle berichtet, bei denen tatsächlich eine Tumorrückbildung oder ein Stillstand des Tumors belegt ist [9, 10]. Seine Ergebnisse werden angezweifelt, sind aber noch nicht mit der nötigen Konsequenz nachgeprüft worden. Obwohl einige Maßnahmen nach heutiger Kenntnis nicht begründet werden können, ist *die Behandlung akzeptabel und bei sachkundiger Durchführung insofern verantwortbar, als sie diätetisch relativ nahe bei einer modernen Vollwertkost liegt.*

Ernährungsvorschrift von Kousmine [20]

Das Stichwort heißt kohlenhydrat-reduzierte Diät. Die Idee ist nicht genau definiert. Sie beruht auf den Theorien von Leupold, der in Tierversuchen durch eine Manipulation der Lipide und Kohlenhydrate das Tumorwachstum verlangsamen konnte [24]. Neben einer massiven Einschränkung der Kohlenhydrate und einem fast völligen Verzicht auf Früchte wird ein Leinöl-Quark-Gemisch gegeben. Kontrollierte Erfahrungen liegen nicht vor. Für die klassische Leupold-Diät ist eine Wirksamkeit beim Menschen nicht nachgewiesen. *Die Behandlung ist aus ernährungsphysiologischer Sicht falsch und kann bei extremer Durchführung gefährlich sein.*

Makrobiotik [23]

Die Makrobiotik beruht auf dem Weltbild des Zen-Buddhismus. Sie soll eine ausgeglichene Ernährung in bezug auf Yin und Yang gewährleisten. Die Nahrung besteht aus Getreide, gekochtem und rohem Gemüse und – in den unteren Stufen – wenig tierischen Nahrungsmitteln.

Von Vorteil ist die starke Betonung des saisonalen und regionalen Angebotes. Eine gesicherte therapeutische Wirkung ist nicht vorhanden, präventiv, d. h. zur Verhinderung eines Rezidives entspricht die makrobiotische Ernährung den heutigen Erkenntnissen, wobei nur die tieferen Stufen ungefährlich sind. *In der höchsten Stufe besteht die Nahrung ausschließlich aus Vollkorn, in den niedrigsten aus einer vernünftigen Mischkost. Höhere Stufen sind abzulehnen.*

Ernährungsbehandlung nach Kuhl [22]

Das Stichwort ist die „isopathische" Milchsäurebehandlung. Die Idee der Kuhlschen Milchsäuretherapie besteht darin, daß Milchsäure ein Stoffwechselprodukt und ein Wachstumsstoff für alle Gewebe ist, daß hohe Konzentrationen zu entkoppeltem Wachstum und damit zur Tumorentstehung führen und daß durch die Gabe von geringen Milchsäuredosen nach dem Simileprinzip überschüssige Milchsäure abgeleitet wird.

Die Behandlung wird so durchgeführt, daß als Ergänzung zu einer vernünftigen Vollwertkost verschiedene Milchsäureprodukte gegeben werden. Die Idee scheint prüfenswert, Teile davon, vor allem der Sauerkrautsaft, sind in andere Schemata eingebaut worden; die von Kuhl selber berichteten Fälle sind wohl nicht genügend belegt. *Die Behandlung ist aber ungefährlich.*

Ernährungsvorschriften von Zabel und Nachfolgern [1, 16, 32]

Es handelt sich um die am weitesten verbreitete Tumordiät. Das Stichwort heißt laktovegetabile, rohkostbetonte, fett- und eiweißbeschränkte Vollwertkost mit dem völligen Verzicht auf raffinierte Kohlenhydrate. Für Zabel liegt die Bedeutung der Ernährungsbehandlung in einer optimalen Versorgung des Organismus, im Verzicht auf evtl. tumorbegünstigende Substanzen und in einer Verbesserung der Abwehrfunktionen. Sie ist nie alleinige Tumortherapie, sondern Zusatz zu anderen, vor allem auch tumorgerichteten Maßnahmen. Diese Ernährungsbehandlung ist in bezug auf ihre Zielsetzung, nämlich die Verbesserung der Nahrungsaufnahme und des Allgemeinzustandes, mindestens in der praktischen Erfahrung wirksam.

Damit bleibt als Vorschlag für die Ernährung des Tumorpatienten nur eine Empfehlung für die *richtige Ernährung generell:*

– sie soll mit minimaler Zufuhr eine optimale Versorgung gewährleisten, also eine „Vollwertkost" [7, 15–19, 25, 28, 29, 32] sein,
– der gestörten Geschmacksempfindung, Inappetenz und Empfindlichkeit des Patienten Rechnung tragen,
– genügend Baustoffe und Energie enthalten,
– frei von tumorbegünstigenden Inhaltsstoffen sein,
– die Abwehrlage verbessern (was allerdings noch nicht sicher belegt ist),
– den Allgemeinzustand verbessern und
– nicht nur ernährungsphysiologisch richtig zusammengestellt sein, sondern auch einen *hohen Erlebniswert haben.*

Diesen Ansprüchen genügt ein Nahrungsmittel um so eher, je weniger verarbeitet es ist. Natürlich belassene Nahrungsmittel enthalten mäßig viel, aber hochwertiges Eiweiß, mäßig bis wenig vorwiegend ungesättigte Fettsäuren, keine rasch resorbierbaren Kohlenhydrate.

Die Kaloriendichte ist gering und der Anteil an nichtresorbierbaren Kohlenhydraten (Ballast) hoch, was eine kurze Verweildauer im Magen-Darm-Trakt bedeutet.

Kanzerogene werden in hohem Maße kompensiert durch Antikanzerogene. Als Ursache der vermuteten Verbesserung der Abwehrlage kommen neben vielfältigen immunstimulierenden Inhaltsstoffen der Pflanzen, die Entlastung des intestinalen Immunsystems, der Mineral- und Vitaminreichtum, die Neutralisation von toxischen Nahrungsinhaltsstoffen und Abbauprodukten durch Adsorption, lokale Entgiftung und kurze Passagezeit und die Wirkung vieler noch unerforschter Vitalstoffe in Frage. Die Nahrung ist außerdem geschmacklich eher mild und neutral und ein Symbol für Gesundheit.

Die richtige Ernährung muß deshalb möglichst viel möglichst natürlich belassene Pflanzen enthalten.

Wir erreichen damit eine optimale Versorgung mit einer minimalen Menge, weil diese Art von Nahrung alle lebensnotwendigen Bestandteile in reiner und wirksamer Form und in einem ausgewogenen Verhältnis zuführt.

Sie besteht aus Vollgetreide, rohen Früchten, rohem und gekochtem Gemüse, kaltgepreßten Ölen, Rohmilchprodukten, mäßig Eiern und Käse und wenig Fleisch bei Bedarf. Sie vermeidet Reizstoffe, Alkohol, raffinierte Kohlenhydrate, konzentrierte Nahrungsmittel und enthält weniger als 5 g Kochsalz.

Sie sollte nicht weniger als 50 % Rohes enthalten.

Damit gelingt es bei den meisten Patienten bis zuletzt eine ernährungsphysiologisch annehmbare Versorgung zu gewährleisten und darüber hinaus einen kleinen Bereich lebenswert zu erhalten.

Literatur

1. Anemueller H (1987) Das Grunddiätsystem. Hippokrates, Stuttgart, S 102
2. Berry DL, Helmes TC (1984) Role of epigenetic factors in dietary carcinogenesis. Adv Exp Med Biol 177:91
3. Burkitt DP (1971) Epidemiology of cancer of colon and rectum. Cancer 28:3
4. Byers T, Funch O (1984) Toward the dietary prevention of cancer: Contributions of epidemiology. Cancer Detect Prev 7:135
5. Cameron E, Pauling L (1980) On cancer and vitamin C. Executive Health, Nr 4
6. Canzler H (1983) Die Ernährung des Krebskranken. In: Ernährung und Krebs. Wissenschaftliche Verlagsgesellschaft, Stuttgart, S 141
7. De Wys DW (1980) Nutritional care of the cancer patient. JAMA 244:374
8. Douwes RF et al. (1984) Hat das Fasten in der Therapie der Tumorleiden einen Sinn? Krebsgeschehen 5:134
9. Gerson M (1978) The cure of advanced cancer by diet: A summary of 30 years of clinical experimentation. Physiol Chem Phys Med NMR 10:449
10. Gerson M (1958) A cancer therapy, 5th edn. Dura-Books, New York
11. Goodgame JT et al. (1982) Nutritional manipulation and tumor growth. I: The effects of starvation. Am J Clin Nutr 32:2277
12. Goodgame JT et al. (1982) Nutritional manipulation and tumor growth. II: The effects of intravenous feeding. Am J Clin Nutr 32:2285
13. Greenwald P (1984) Manipulation of nutrients to prevent cancer. Hosp Pract 19:119
14. Gregorio DJ et al. (1985) Dietary fat consumption and survival of women with breast cancer. JNCJ 75:37
15. Hutchinson M (1984) Nutrition and cancer. Prevention and treatment. Ala J Med Sci 21 (43):387
16. Jenny S et al. (1986) Ernährung und Tumorleiden. Aktuel Onkol 32:295
17. Jungi WF (1986) Krebsdiäten. Aktuel Onkol 32:284
18. Kaspar H (1983) Gibt es eine Krebsdiät? In: Ernährung und Krebs. Wissenschaftliche Verlagsgesellschaft, Stuttgart, S 136
19. Koerber KW von, Männle T, Leitzmann C (1987) Vollwert-Ernährung, 6. Aufl. Haug, Heidelberg
20. Kousmine C, Strojewski M (1958) Prophylaxie de la rechute néoplasique par un renforcement de la défense anti-néoplasique naturelle. Oncologia 11:88
21. Kromhout D et al. (1982) Dietary fibre and 10-years mortality from coronary heart disease, cancer and all causes. The Zutphen Study. Lancet II (8297):518
22. Kuhl J (1953) Über eine erfolgreiche Arznei- und Ernährungsbehandlung gutartiger und bösartiger Geschwülste, 5. Aufl. Humata-Verlag, Bern
23. Kushi M (1979) Das Buch der Makrobiotik. Martin, Frankfurt, S 75
24. Leupold E (1958) Blutlipoide, Blutzucker und Tumoren. Chirurg 29:7
25. Löhr GW (1981) Tumor growth and nutrition. In: Kluthe R, Löhr GW (eds) Nutrition and metabolism in cancer. Thieme, Stuttgart, S 37
26. Mettlin C (1984) Diet and the epidemiology of human breast cancer. Cancer 53:605–611
27. Mc Keown-Eyssen GE (1985) Dietary approaches to the prevention of large bowel cancer. Prog Clin Biol Res 186:277

28. National Academy of Sciences (1982) Diet, nutrition and cancer. Committee on Diet, Nutrition and Cancer. National Research Council. National Academy Press, Washington/DC
29. Palmer S, Bakshi K (1983) Diet, nutrition and cancer: Interim diatary guidelines. J Nat Cancer Inst 70:1151
30. Schmidt K, Bayer W (1988) Selen-aktueller wissenschaftlicher Erkenntnisstand. Vita Min Spur 3/1:14
31. Vickers ZM et al. (1981) Food preferences of patients with cancer. Am J Diet Assoc 79:441
32. Zabel W (1986) Die interne Krebstherapie und die Ernährung des Krebskranken. Bircher-Benner-Verlag, Bad Homburg

Wie alternativ kann und darf Krankenpflege sein?

E. Müggler

Schulleiterin, Schwesternschule Theodosianum, Urdorferstraße 98, CH-8952 Schlieren

Einleitung

Sich mit Krankenpflege und deren Tendenzen auseinanderzusetzen bedeutet für mich stets eine fördernde Herausforderung. Sich mutig an Grenzen heranwagen, die Stellung unseres Berufes erneuern – all dies sind reale Chancen, die es zu verwirklichen heißt. Krankenpflege befindet sich in einem Wandel – wir alle leben und erleben die Wendezeit – und suchen tastend den neuen Weg. Grenzerfahrungen der Forschung und der Technologie lassen uns aufhorchen und bringen uns zu einem bewußteren, kreativeren Denken im eigentlichen Möglichkeitsfeld eigenständiger Krankenpflege.

Begriffserklärung

Wir reden heute oft von *alternativer Krankenpflege* – und jeder versteht diesen Begriff unterschiedlich.

Das Wort alternativ entstammt dem lateinischen Begriff: *alternus,* was soviel bedeutet wie abwechselnd, wechselweise, wählen zwischen Möglichkeiten. Diese kurze Begriffsauslegung zeigt uns die Chance der Kreativität unseres Berufes auf – beobachten – erkennen – abwägen – entscheiden – abwechselnd handeln.

Ich wage daher folgende Definition:

> *Alternative Krankenpflege* ist die Kunst, einfühlsam zu erkennen, wie die individuelle Situation des Mit-Menschen ist; ihm in kreativer, differenzierter Weise jene Pflegemöglichkeiten anbieten, die seinem Wohlbefinden am ehesten zuträglich sind und die seinen persönlichen Lebensprozeß fördernd beeinflussen.

These

Ich stelle die These auf:

> Krankenpflege kann – ja sie *muß* alternativ sein, wenn sie Pflege der Zukunft sein will.

Wie alternativ kann und darf Krankenpflege sein?

Die Pflegesituation der Zukunft, bedingt durch die vielen betagten Menschen, die zunehmend hohe Zahl der chronisch Erkrankten, verlangt ein völlig neues Denken und Handeln in der Krankenpflege. Das Gesundheitsbewußtsein des Menschen muß sich wandeln angesichts unserer ökologischen Situation und der bis heute vorherrschenden Lebensweise. Es gilt, die Zusammenhänge zwischen Gesundheit, Krankheit und Lebensweise des einzelnen Menschen zu erkennen.

So betrachtet, muß die Pflege der Zukunft alternativ sein – alternativ in umfassendster Weise wie

Alternative Pflege – im Sinne
- vertiefter Wahrnehmung
- vernetzten Denkens
- kreativeren Maßnahmen (seien es altbewährte oder neuzeitliche)
- gezielteren Reflektierens
- bewußterer Forschung
- subtileren Umgangs mit dem Menschen als Menschen – in all seinen Dimensionen.

Alternative Krankenpflege

Die *geschichtliche Entwicklung* der Krankenpflege zeigt, daß wir heute nicht etwas Neues schaffen, sondern daß wir zurückkehren zu den eigentlich kreativen Inhalten der Pflege. Angeführt sei hier das in unserem Sprachraum meistverbreitete Krankenpflegebuch von Schwester Liliane Juchli. In unserem ältesten Krankenpflegebuch des Ordens aus dem Jahre 1861, das als erster Vorläufer des Buches von Sr. Liliane gilt, entnehme ich bereits wichtige alternative Pflegemaßnahmen.

Es ist wesentlich, in der *heutigen* Krankenpflege Methoden und Wege zu beschreiben, die es uns ermöglichen, mehr Menschlichkeit einzubringen, die ethisch verantwortbaren Erkenntnisse moderner Technologie zu nutzen, vor allem aber Pflegemaßnahmen anzubieten, die gesamtmenschlich, ökologisch, gesundheitspolitisch sowie gesundheitsfördernd dem Menschen das geben, was ihn befähigt, sein Leben echt lebenswert zu gestalten.

Ich stelle die heutigen im weitesten Sinne alternativen Pflegemaßnahmen denjenigen von 1861 gegenüber:

1861   *1989*
(Pflegemaßnahmen unter dem Titel)
a) *von den äußerlichen Heilmitteln* (physikalische) sind:

1861	1989
• Bäder (Dampf, Schwitz-, Gas-, Sturzbäder und örtliche Bäder!)	• Heilbäder, Beruhigungsbäder
• Umschläge	• Wickel jeglicher Art/Auflagen
• vom Reiben, Einreiben, Einsalben, Einölen	• Massage/Ganzkörpermassage/Einreibungen
	• Leinsamenpflaster

- von den Pflastern
- von den Vesikanzien (z. B. Seidelbast)
- Ansetzen von Blutigeln
- Schröpfen
- Aderlassen

- Senfpflaster, Zugpflaster
- Schröpfen
- Fußreflexzonenmassage

1861 *1989*
b) *gesundheitsfördernde Maßnahmen sind:*
- schädliche Rückfälle verhindern
- Beobachtung der gehörigen Diät
- wohlgeordnete Körperbewegungen
- den Kranken während der Genesung leiten

- gezielte Präventionen
- gesunde, biologische, evtl. vegetarische Ernährung/ Heilfasten
- Bewegungstherapie/kreativer Tanz/Eurythmie/Atemübungen
- Begleitung im Genesungsprozeß/ Visualisierung/Entspannung/ spirituell-religiöse Seelsorge

1861 1989
Eigenschaften, um diese Pflege umfassend auszuüben:
- aufopfernde Hingebung
- wohlwollende Liebe
- Aufmerksamkeit
- Geistesgegenwart
- Kaltblütigkeit und Muth
- Milde, Sanftmuth
- Heiterkeit
- Verschwiegenheit
- Liebe zur Ordnung
- Verträglichkeit
- Geschicklichkeit der Hand
- Schärfe der Sinnesorgane

- bewußtes, engagiertes Dasein
- einfühlsames Dasein
- Wahrnehmung
- Zusammenhänge erkennen – entscheiden – handeln
- Entscheidungs-und Handlungsfähigkeit
- Kompromißbereitschaft
- Wahrung des Berufsgeheimnisses
- Konfliktfähigkeit
- Pflegefertigkeit

Diese alternativen Pflegemaßnahmen sowie die Pflegehaltungen machen sichtbar, daß kreative Pflege früher und heute aktuell war. Nach angepaßten Alternativen suchen war und ist *Kernpunkt jeder individuellen Pflege.*

Um diese Art der Pflege zu verwirklichen, müssen bestimmte *Voraussetzungen* gegeben sein. Ich sehe sie in den folgenden Bereichen:

Patient
- Einwilligung
- Bereitschaft/Mitarbeit
- Verständnis
- evtl. Einbezug der Angehörigen, Bezugspersonen

Pflegepersonal
- eigene Überzeugung
- seriöse Ausbildung (mit Abschluß)
- Teambereitschaft
- „Raum in der Stations-Kultur" (Pflegeleitbild)

Klinik
- „Raum" in der Betriebs-Kultur (Betriebs-Leitbild)
- räumliche Gegebenheiten
- Materialien/Finanzen

Ärzte
- Offenheit, Verständnis
- Zusammenarbeit mit Pflegeteam
- Koordination von Schulmedizin – alternativer Krankenpflege

Weitere Voraussetzungen werden in der Auswertung der Schülerumfrage zum Tragen kommen.

Es scheint mir unumgänglich, die *Verantwortlichkeit* zu überlegen innerhalb der Frage, wie alternativ kann und darf Krankenpflege sein.

Verantwortung heißt aus der Wortanalyse
– Vollzugsform eines existentiellen Dialogs
– eine Antwort ganz geben, objektentsprechend und mit der ganzen Person.

Verantwortlichkeit meint den subjektiven Zustand, der das Tragen von Verantwortung ermöglicht.

Bewußtes Tragen von Verantwortung, bewußtes Stehen in Verantwortlichkeit sind in einer ganzheitlichen Sicht von Krankenpflege – unter Einbezug alternativer Maßnahmen – Grundbedingungen.

Aus *professioneller/berufspolitischer* Sicht heißt dies:
– nur jene Maßnahmen anwenden, für die eine Pflegeperson voll ausgebildet ist
– aktive Mithilfe in Forschungsprojekten
– konstruktive Mitarbeit in der gezielten Professionalisierung unseres Berufes.

Aus *berufsethischer* Sicht verlangt dies:
– kein Verweilen in einer bloßen *Gesinnungsethik*
– eine Pflege, die der *Situationsethik* Rechnung trägt
– kluges Stehen in einer *Verantwortungsethik*.

Aus *philosophisch-psychologischer* Sicht meint dies:
– Vertiefung in einem gläubigen Humanismus
– Vertiefung in einer Form der humanistischen Psychologie
– fragendes Nachdenken über den
  Sinn des Lebens
  Sinn des Berufes
– Nachdenken über
  den Menschen als Ganzheit
  den gesamtheitlichen Raum der Wirklichkeit.

Aus *spirituell-religiöser* Sicht bedeutet dies:
– die religiöse Dimension des Menschen bewußt in die Pflege integrieren
– hellhörig, „aware" sein auf Fragen nach dem letzten Sinn des Seins, des Lebens, des Leidens
– die gefüllte Zeit im Hier und Jetzt zu leben
– Hoffnung leben.

Verantwortlichkeit im Rahmen der alternativen Krankenpflege heißt also, mit allen Möglichkeiten in allen Dimensionen ganzheitlich zu pflegen.

Schülermeinungen zur alternativen Pflege

Krankenpflegeschüler sind das Potential der Pflege der Zukunft. Wie subtil, wie differenziert sie mit alternativen Pflegegedanken umgehen, zeigt die folgende Auswertung der Umfrage.

Es wurden 170 Fragebogen versandt. Die Rücklaufquote betrug 78,82% (134 Bogen).

Im folgenden gebe ich eine Übersicht über die Beantwortung der Fragen und werde am Schluß Konsequenzen aufzeigen. Es werden nur die häufigst genannten Antworten wiedergegeben.

Die 1. Frage lautete: *Was verstehen Sie unter alternativer Krankenpflege?* (Mehrfachantwort)
- 117 Anwendung von Naturheilmitteln, wie Wickel, Auflagen, Tee etc.
- 115 Anwendung von Massage, Einreibungen, Fußreflexzonenmassage etc.
- 56 Anwendung von Entspannungstechniken wie autogenes Training, Eutonie, Visualisierung, Bioenergetik etc.
- 44 kreative aktivierende Ergotherapie/Beschäftigung
- 43 Musiktherapie/Maltherapie

Ich meine hier herauszulesen, daß alternative Maßnahmen eine begehrte, echte Alternative darstellen – daß sich Schüler aber eher „bekannten" Maßnahmen zuwenden.

Die 2. Frage lautete: *Welche der folgenden Überlegungen stellen für Sie auch eine Variante alternativer Krankenpflege dar?* (Mehrfachantwort)
- 93 aktives Zuhören beim Patienten
- 89 echte Bezugsperson sein für Patienten (= schließt alles ein)
- 85 vertiefte Begleitung des Patienten im Krankheits- und Sterbeprozeß (Primary Nursing)
- 55 bewußte religiöse Begleitung des Patienten: auf Wunsch des Patienten
- 15 alles „sollte" in der eigentlichen Pflege bereits enthalten sein

Diese Antworten weisen darauf hin, daß die Schüler einen sehr weitgefaßten Begriff alternativer Pflege haben.

Zur 3. Frage: *Welche Voraussetzungen müssen unbedingt gegeben sein, damit alternative Krankenpflege verwirklicht werden kann?* (Mehrfachantwort)
- 116 Einwilligung und Mitarbeit des Patienten
- 102 fundierte Ausbildung und laufende Fortbildung des Pflegepersonals in alternativen Maßnahmen
- 95 Absprache und effiziente Zusammenarbeit mit den Medizinern
- 68 „grünes Licht" von seiten der Pflegedienstleitung

Die Antworten verstärken vorher Erwähntes und machen deutlich, daß primär der Patient entscheidet.

Frage 4 wirft für Ausbilder viele Fragen auf: *In welchen Bereichen wünschten Sie eine gute Einführung während der AKP-Ausbildung?*
- 66 Massage/Fußreflexzonenmassage
- 50 Heilwirkung der Pflanzen, Naturheilmitteln/Wickel

27 Teeverabreichung
14 autogenes Training/Entspannungstechniken
13 vertieftere Begleitung in Krisensituationen/im Sterben

Nebst den vielschichtigen, begründeten Wünschen läßt mich die Antwort aufhorchen, worin ein Schüler ja nichts Alternatives möchte.

Ich lasse die Antworten zu Frage 5 bewußt in der Formulierung der Schüler stehen: *Welche Bedeutung messen Sie alternativer Krankenpflege bei im Rahmen Ihrer Vorstellung von echt ganzheitlicher Pflege?*
73 eine immer größere
23 durch mehr Zuwendung → Gesundungsprozeß fördern
19 ganzheitliche Pflege ist nicht möglich ohne alternative Pflege
15 Beziehung wird intensiver (Mensch mit dem Herzen verstehen)
14 individuellere, situationsgerechtere, kreativere Pflege

Auch hier steht der Patient als Mensch im Mittelpunkt. Mich freut, wie bereits Schüler stark vom Patienten her denken.

Frage 6 – mit den echt konstruktiv-kritischen Antworten – regt zum Denken an: *Worin sehen Sie Grenzen alternativer Krankenpflege?* (in Stichworten)
49 Ablehnung durch den Patienten
43 Zeitdruck/Zeitmangel/Personalmangel
17 schwerwiegenden Krankheiten/JP-Patienten/Akutsituationen
15 Ärzten/Schulmedizinern
12 im „Fanatismus"/Einseitigkeit

Ich meine, daß diese Antworten Grundlage für interdisziplinäre Teamgespräche sein sollten.

Frage 7 lautet: *Inwiefern kann alternative Pflege beitragen, unseren Berufsstand zu festigen?* (Mehrfachantwort)
117 bietet Möglichkeiten kreativer Pflege
110 zeigt Vielseitigkeit der Krankenpflege auf
 97 kann Berufsmotivation steigern
 57 weitet unsere Eigenständigkeit
  9 hilft zur Professionalisierung

Daß alternative Pflege eine Bereicherung darstellt, wird hier deutlich. Ob die Schüler sich unter Professionalisierung noch nichts Konkretes vorstellen konnten, bleibt wohl offen.

Frage 8 macht mich besinnlich: *Wie sehen Sie die Bedeutung alternativer Pflege im Blick auf die rasante Entwicklung der wissenschafts-, technik-und forschungsorientierten Medizin?*
47 ausgleichend zur Technik/wichtiger Gegenpol
39 als Hoffnung – es gibt noch eine andere Möglichkeit
32 hohe Bedeutung
24 menschliche Aspekte betonen
13 humanere Möglichkeit – Mensch im Mittelpunkt
 9 gering – wegen Zeitmangel

Ich meine, hier *Hoffnung* in die Zukunft zu spüren – was mir Mut und Zuversicht schenkt.

Frage 9 *bereitete den Schülern offensichtlich Mühe: Wie ist Ihre Meinung zur alternativen Pflege aus berufsethischer Sicht?* (Gesundheit fördern, Krankheit verhüten, Gesundheit wieder herstellen, Leiden lindern)
70 ethisch absolut vertretbar
10 gesundheitsfördernder
9 angepaßtere, humanere Pflege
8 verbinde alternative Pflege eher mit Ethik als technische Pflege
Hier ist eine Ahnung der vorher erwähnten Verantwortungsethik spürbar.

In Frage 10 verdichteten sich oft auch bereits vorher geäußerte Ansichten: *Ihre ganz persönliche Meinung zur alternativen Krankenpflege?*
85 interessiert mich sehr/macht mir Freude, steigert meine Motivation
30 sinnvolle Ergänzung zur Schulmedizin
28 sollte an Bedeutung gewinnen/gezielteres Einbauen in Ausbildung
13 kreativere Pflege/fördert Eigeninitiative
12 gut, weil Mensch neu im Mittelpunkt steht
Diese Antworten zeigen auf, daß die alternative erweiterte Pflege noch einen weiten Weg vor sich hat – daß noch Skepsis abgebaut werden muß.

Ich fasse die notwendig zu ziehenden Schlüsse kurz zusammen:

Konsequenzen aus der Umfrage – zum Wohle des Patienten

Berufsangehörige	*Ausbilder*
• Pflege aus Forschungsergebnissen neu prägen	• Curricula mit neuen Schwerpunkten gestalten
• Ausbau der Eigenständigkeit	• Angebot an fakultativen Fächern
• Professionalisierung	• Entwicklung der Entscheidungs-, Verhandlungsfähigkeit im Schüler
• Wende zur kreativen Pflege	
• Dialog – Zusammenarbeit Patienten – Pflegende – Ärzte	• mehr individuelles Lernen
• Mut zu Neuem	

Krankenpflege als Kunst neu entdecken!

Gesamthaft spüre ich aus dieser Umfrage, daß alternative Krankenpflege die einzige Form der Krankenpflege der Zukunft ist.

Ausgeübt in Verantwortlichkeit, basierend auf fundierter Fortbildung und klaren Forschungsergebnissen, trägt alternative Pflege bei zur nötigen Wende in der heutigen Krankenpflege.

Alternative Krankenpflege in den Werken der Barmherzigkeit

Zum Schluß möchte ich anhand der sieben Werke der Barmherzigkeit konkrete, realistische Möglichkeiten alternativer Krankenpflege darlegen – am Beispiel einer Krebspatientin. Ich habe eine Patientin vor Augen, 48 Jahre alt, Mutter von 3 Kindern, mit einem Mammakarzinom, voller Metastasen. Sie wußte um ihre Krankheit, um den nahen Tod. Alternative Maßnahmen in der Pflege und Begleitung dieser Patientin waren:

Wie alternativ kann und darf Krankenpflege sein? 297

Durstige tränken — nach Wertschätzung
Durst löschen — nach Akzeptanz
 — nach Frieden
  — kreativ sein im Darreichen der Getränke
  — mitgehen durch die Wüste
  — Hoffnung leben – auch im Blick auf das Sterben

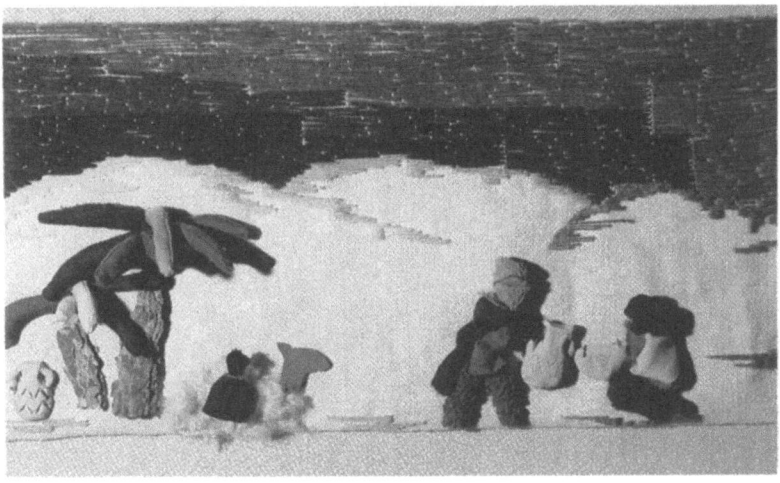

Abb. 1

Hungrige speisen — nach Zuwendung
Hunger stillen — nach Begleitung
 — nach lebenswertem Leben
  — bewußte, gesunde Ernährung
  — vertiefte Begleitung im Sterbeprozeß
  — bewußte Begleitung der Angehörigen

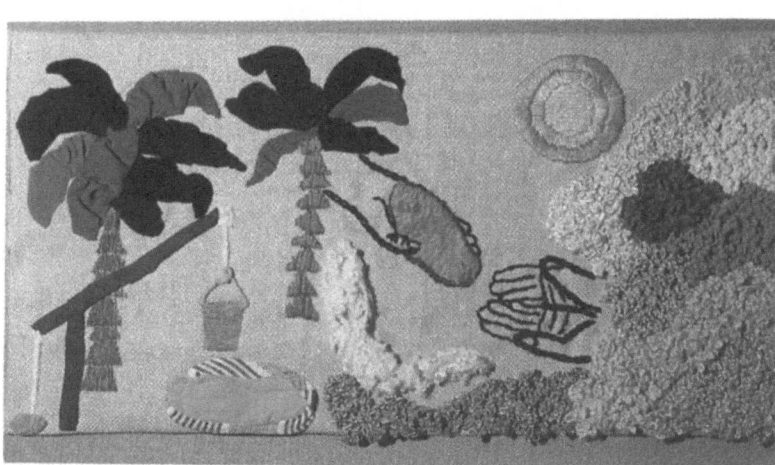

Abb. 2

298   E. Müggler

Gefangene erlösen
Gefangene erlösen – Hinführung zu innerer Freiheit
– Wegbegleitung in Dunkelheit
– Auseinandersetzung mit physischer, psychischer, sozialer Gefangenheit
　– Reflektieren des eigenen Gefangenseins
　– Anwendung von Entspannungsübungen, von Atemübungen
　– Arbeit am eigenen inneren Kerker mittels gestaltpsychologischer Prinzipien

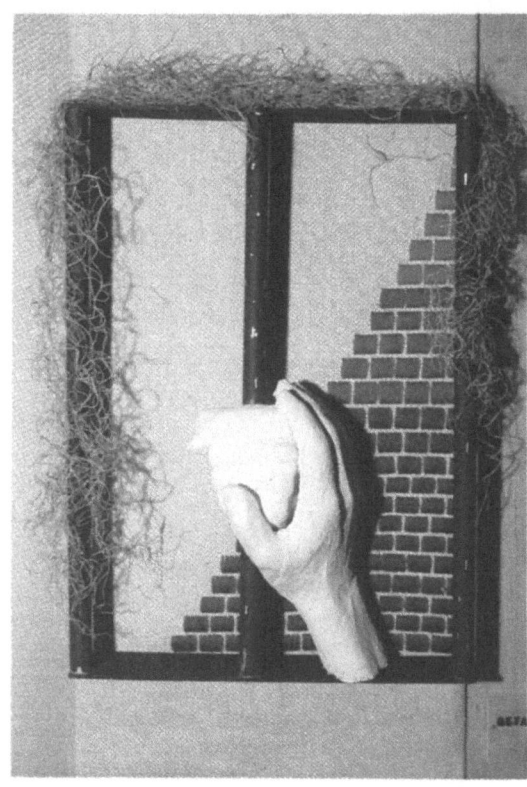

Abb. 3

Nackte Bekleiden
Nackte bekleiden
— Schutz des Körpers
— Wahrung des Geistes, der Seele
— Umhüllung all dessen, was geschütztes Leben fordert
  — eigene Kleider anziehen
  — behutsam mit Anvertrautem umgehen

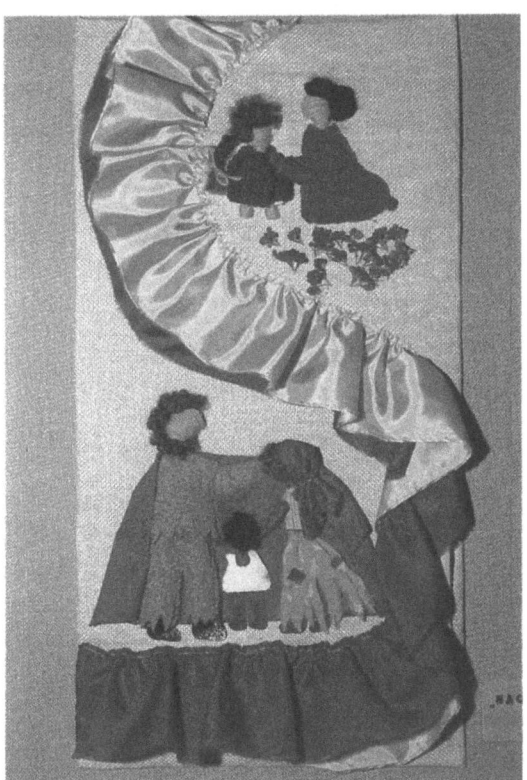

Abb. 4

Kranke besuchen
Kranke betreuen
– Aufbau fördernder Beziehungen
– Nutzbarmachung der Ressourcen
– Erforschung der Zukunftsbedürfnisse
  – echte Seelsorge mit der Familie
  – Berührung
  – Einreibungen, Massage, Wickel

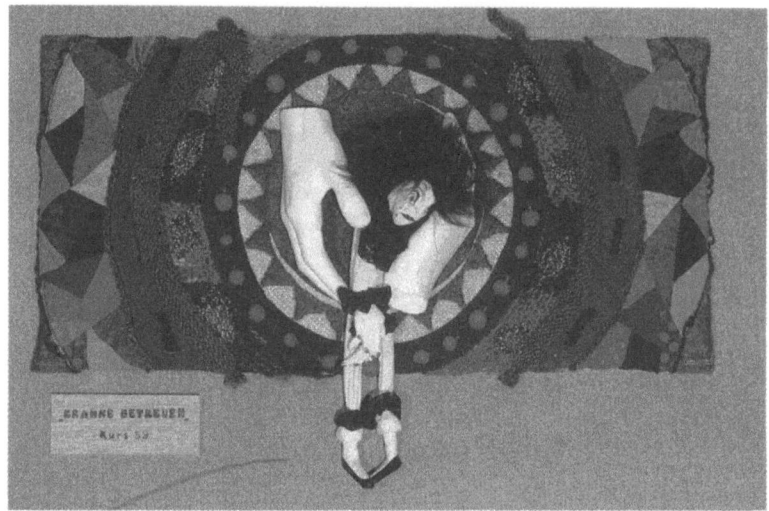

Abb. 5

Wie alternativ kann und darf Krankenpflege sein? 301

Fremde beherbergen
Fremde
beherbergen
- Pflege über Rassen hinaus
- Pflege über eigene Glaubensrichtung hinaus
- Pflege über Eigenart hinaus
  - Zeit nehmen, Gespräche führen – schweigend Dasein
  - Fremdheitsgefühl erspüren – aktives Zuhören
  - Primary Nursing – feste Bezugsperson sein

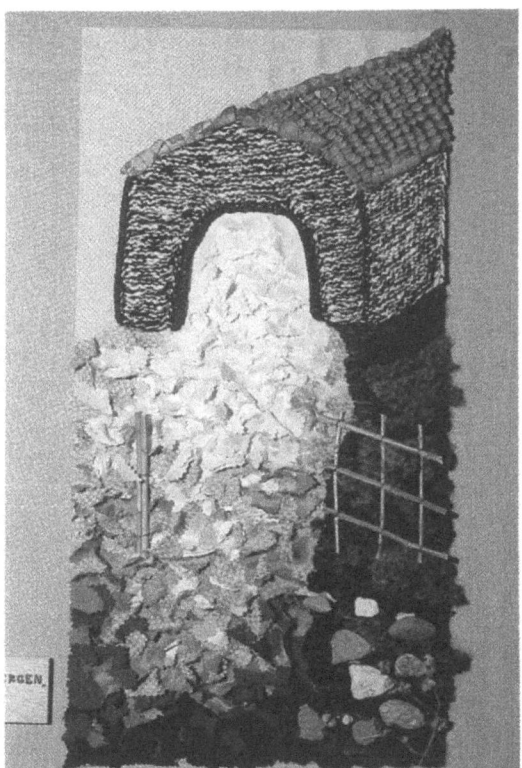

Abb. 6

302 E. Müggler

Sterbende begleiten – Tote bergen
Sterbende begleiten – Fragen nach dem Werden – Sein – Vergehen
             – Wachsen an Seinsfragen
             – Hoffen – Glauben – Lieben
                – Begleiten – Mitgehen – Mittragen – Mittrauern
                – bewußte religiöse Begleitung
                – ehrfurchtsvolles Verhalten in allen Situationen

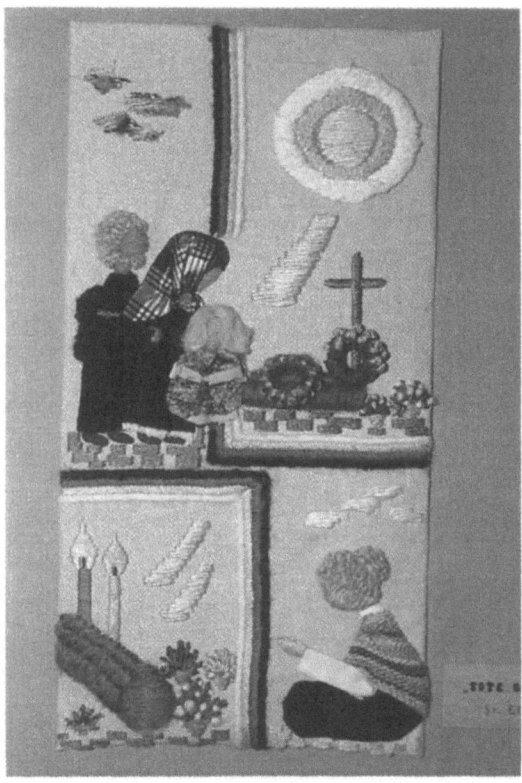

Abb. 7

Alternative Krankenpflege, die das Wohlbefinden einer sterbenden Karzinompatientin in allen Dimensionen zu erhalten oder zu fördern beabsichtigt, ist m. E. erst echte Pflege – und Pflege der Zukunft.

Zur Frage, wie alternativ kann und darf Krankenpflege sein, kann ich nur antworten: Krankenpflege soll so alternativ sein, wie es die heutige Auffassung von ganzheitlicher Pflege von uns fordert. Angesichts unserer momentanen Berufssituation möchte ich alle Berufsangehörigen auffordern, standzuhalten, sich nicht vorzuenthalten. Jede Zeit hat ihre Chance in sich, es gilt, das Heute und das Morgen mit allen Möglichkeiten schöpferisch wertvoll zu gestalten.

So schließe ich meinen Beitrag zur Frage „Wie alternativ kann und darf Krankenpflege sein?" mit der Antwort:

> Krankenpflege der Zukunft muß alternative Pflege sein – aber getragen von einer echt verstandenen Verantwortungsethik.

Literatur

1. Blattner B (1981) Holistic nursing. Prentice-Hall, Englewood Cliffs NJ
2. Der große Duden. Herkunftswörterbuch. Bibliographisches Institut, Zürich 1963
3. Krieger D (1981) Foundations for holistic health nursing practices. The renaissance nurse. Lippincott, Philadelphia
4. Lexikon für Theologie und Kirche, Bd 3/10. Herder, Freiburg 1986
5. Poletti R (1985) Wege zur ganzheitlichen Pflege. Recom, Basel
6. Zink J (1968) Das Neue Testament. Kreuz, Stuttgart

Heilen durch die Kraft der Musik?

S. Porchet-Munro

Medizinische Klinik C, Kantonsspital, CH-9007 St. Gallen

Seit Jahrhunderten wird die heilende Kraft der Musik gepriesen. Heute befinden wir uns in einem Zeitalter, in welchem die Musik der verschiedensten Kulturen, Traditionen, Strukturen und Ausführungen mehr Menschen denn je zugänglich ist. Sollte dies nicht heißen, daß immer mehr Menschen heiler, ausgeglichener, harmonischer, gesünder leben könnten oder sollten?! In vielen von uns schlummert wohl, bewußt oder unbewußt, die Überzeugung, daß dies so sein könnte oder sollte, doch umgehen wir, einerseits, gerne die Auseinandersetzung mit einem *bewußten Wahrnehmen* der heilenden Kräfte der Musik, und einer *Integration dieses Wahrnehmens in unsere Lebensweisen* anderseits, weil dies einen zu hohen Preis fordert und/oder uns zu unwichtig scheint. Musik ist i. allg. ein Konsumgut geworden. Anzufügen bleibt, daß der Musik, nebst heilen und heilenden Kräften seit jeher ebenfalls böse und gar teuflische Macht unterstellt wurde (z. B. der Musik des Rattenfängers von Hameln oder der Loreley), und auch heute wird die Frage um positive und negative Wirkung der Musik wieder vermehrt laut.

In der Auseinandersetzung um Krebs und Alternativmedizin wird oft auf alte Heilungsrituale und Schamanismus hingewiesen, um verschiedene Behandlungsmethoden und -ansätze zu rechtfertigen oder zu erklären. Auch in der zeitgenössischen Musiktherapie werden in gewissen Situationen Aspekte alter Rituale übernommen, doch sind diese nur ein Teil des therapeutischen Prozesses.

Der/die fachlich kompetent ausgebildete Musiktherapeut(in) berücksichtigt und integriert jedoch zudem die heute bekannten Erkenntnisse der Natur- und Geisteswissenschaften in seine/ihre Interventionen.

Geschichtliche Perspektiven [12]

Musik und Medizin sind langjährige Partner. Die alten Griechen deklarierten diese Verbindung bereits im Gott Apollo, welchem die Funktionen der musikalischen und heilenden Künste zugeordnet wurden. Bereits Plato und Aristoteles erklärten, daß die Harmonie zwischen Seele und Körper durch Melodien und Rhythmen wiederhergestellt werden könnten. Alte Griechen und Römer etablierten Theorien über die Kraft der Musik. Man schrieb ihr zu, Leidenschaften wecken oder dämpfen, Krankheiten heilen, Charakter formen oder auch harmonische Zustände fördern zu können. „Pythagoras hielt die Musik für einen Ausdruck proportionierter Ordnung der Harmonie des Kosmos, die in der Lage sei, im Nachvollziehen dieser Ordnung zu innerer Harmonie zu führen" [9].

Das wohl am meisten zitierte Beispiel der heilenden Wirkung der Musik auf den Menschen aus vergangenen Zeiten, ist die biblische Geschichte des Harfenspielers David, welcher durch sein Spiel den Gemütszustand König Sauls zu verändern und aufzuhellen wußte. Ärzte im Zeitalter der Renaissance waren nicht selten auch ausgezeichnete Musiker, welche Musik einerseits als Heilmittel, andererseits als Quelle der persönlichen Bereicherung und Freude verschrieben. Anekdotische Hinweise auf die Wirkung der Musik auf den menschlichen Metabolismus existieren seit der Zeit der alten Griechen, doch geht die genauere und systematische Beobachtung und Erforschung dieser Phänomene ins 19. Jahrhundert zurück. Die formelle Musiktherapie nahm ihren Anfang nach dem Zweiten Weltkrieg. Heute schließt ihre Praxis die immer feiner differenzierbaren Wirkungen der Musik auf physiologische Vorgänge des Körpers sowie die psychischen, sozialen und geistigen Reaktionen und Wahrnehmungen des einzelnen als auch die Beziehung zwischen Therapeut(in) und Patient(in) ein.

Heilungszeremonien und Rituale

In alten Heilungsritualen werden Zauberern, Priestern und Medizinmännern magische Kräfte zugeschrieben. Schamanismus bezeichnet das weitverbreitete älteste methodische System von Körper-Geist-Heilung der Menschheit. Archäologische Funde und ethnologische Erkenntnisse lassen uns annehmen, daß diese Methoden ihren Anfang vor mindestens 20–30 000 Jahren fanden. Heute finden wir schamanisches Wissen und Handeln hauptsächlich noch in Völkern, welche wir leichthin „primitive" Kulturen benennen. Interessanterweise sind sich schamanistische Annahmen, Voraussetzungen und Methoden der verschiedensten Gegenden der Welt, wie z. B. diejenigen der Eingeborenen Australiens, Nord- und Südamerikas, Sibiriens und Zentralasiens noch heute ähnlich [7].

In schamanistischen Heilungsritualen spielen *veränderte Bewußtseinszustände* eine wichtige Rolle, und es wird auf den Weg der Heilung, und selten auf das Ziel Heilung hingewiesen. Die Fähigkeit sich selbst in veränderte Bewußtseinszustände zu versetzen, gehört zum grundsätzlichen Rüstzeug des Schamanen. Er bewirkt dadurch einerseits eine Verbindung zu anderen, faßbaren oder unfaßbaren Welten, zu bewußtem und unbewußtem Erleben sowie anderseits, zu den Empfindungen, Nöten und Problemen der zu heilenden Person. Diese Fähigkeit muß meist durch tiefschürfende Selbsterfahrung und schwere, oft lebensbedrohende Prüfungen erarbeitet werden. Der zu heilenden Person wird „die Behandlung" ebenfalls als Herausforderung, Prüfung und existentielle Entdeckungsreise nahegelegt.

Stille vor und zwischen einzelnen Phasen des Heilungsrituals wird immer wieder als äußerst wichtig unterstrichen. Dem *Ort* und dem *Umfeld*, in welchem die Zeremonien sich abspielen, wird ebenfalls große, oft symbolische Bedeutung beigemessen. *Ehrfurcht* und eine *Bereitschaft* sich neuen, wenn auch auf gewissen Ebenen verwandten, alten Weisheiten des Universums zu öffnen, und sich davon zu berühren und bereichern zu lassen, gelten als grundlegende Voraussetzungen des Heilungsprozesses. In irgendeiner Weise sind diese Rituale immer mit den Begriffen von *Tod und Wiedergeburt* verknüpft. Sie fordern den Preis des *Loslassens, des Kampfes, des Durchstehens* welches tiefschürfende Veränderungen, neues Erleben, Verstehen und neues Licht bringen. Dieses Durchgehen/Durchstehen ist oft in Masken, Malereien oder auch Mandalas, welche Eingang, Engpaß, Tunnel oder Tiefe symbolisieren, repräsentiert.

Die Einstimmung, der Auftakt zur Zeremonie oder zum Heilungsweg und vor allem *zu veränderten, meditativen Bewußtseinszuständen* wird oft durch Trommeln oder das Rasseln von Instrumenten, das Erklingen von Glocken oder Gongs, durch Tanz oder auch durch „chanting" unterstützt. Es gilt hier eine tiefere Ebene des Bewußtseins, für welche keine Wortsymbole bestehen, zu suchen und zu ergründen. Erfahrungen, Gefühle, Erkenntnisse die nun auftauchen können, werden alsdann, den jeweiligen Wert-, Symbol- und Glaubensstrukturen entsprechend ausgelebt. Dies kann durch Körpersprache, symbolische Gesten, Laute, möglicherweise Schreie, Musik oder anderes rituales Zeremoniell im Einklang und mit Einbezug des Umfelds, wie z. B. der Natur und/oder der Tierwelt und der bestehenden Gesellschaftsstrukturen geschehen.

In diesen Heilungsritualen führt also einerseits der Weg zu verändertem Bewußtsein über die Musik, anderseits wird diese Brücke zu magischen, überirdischen Kräften und Weisheiten und/oder auch Ausdrucksmodalität. Im weiteren bleibt zu unterstreichen, daß diese Rituale tief im sozialen Gewebe und in den Glaubensstrukturen dieser Völker eingebettet sind. Das Leben dieser Gemeinschaften ist auch in einem großen Maß durch gegebene Rituale geordnet.

Zeitgenössische Perspektiven

„Der Patient des Medizinmannes erlebt zwar eine geringere symptomatische Besserung, nimmt dafür aber an einer Initiation teil, statt an einer Reparatur", so schreibt Richard Grossinger in seinem Buch „Wege des Heilens" [6]. Er spricht dabei von Initiation, die eine grundsätzliche Auseinandersetzung mit „spirituellen" Dimensionen erwartet. „Dieses ‚Spirituelle' ist aber nicht ‚spirituell' im Sinne zivilisierter Völker; es ist auch nicht ‚religiös' oder ‚mystisch'. Es ist ‚spirituell' im Sinne von ‚Kraft': einer Kraft, die vermittels der All-Natur das eigene Dasein durchströmt."

Heute begegnen wir selten einem Patienten, für welchen die Krankheit, auch wenn sie lebensbedrohend ist, auf Anhieb Ansporn zu persönlichem Wachsen und zur vertiefteren Selbsterfahrung gibt. Der Blick für eine solche Perspektive schärft sich meist nur langsam und wird – mit Ausnahmen – am ehesten von Seelsorgern oder von Fachkräften mit psychologischer Ausbildung gefördert. Krankheit wird in weitesten Kreisen nur als Krankheit des Körpers gesehen, und Behandlung sowie Heilung werden in erster Linie für den Körper erwartet. Unsere inneren, seelischen Empfindungen, Reaktionen, Zwiespälte und Nöte haben die meisten von uns längst zum Verstummen gebracht oder eingemauert, und wir verwenden wertvolle Kräfte um diese Mauern aufrechtzuerhalten.

Diese Tatsache bestätigt sich bei den vielen Patienten, welche Musik vom Moment der Diagnosestellung wo immer möglich aus ihrem Leben verbannen. Der Klang eines Musikstückes oder eines Instrumentes „tut etwas mit uns. Er löst Gedanken, Gefühle, Körperempfindungen und Bilder aus. Und wir tun etwas mit den Klängen. Wir lassen sie ein oder verschließen uns ihnen" [13]. Der krebskranke Patient wählt sehr oft das Letztere, da Musik voller Assoziationen zur „gesunden" Welt ist. Hier sind wir an einem Kernpunkt der heilenden Kraft der Musik, sie wirkt tiefschürfend, wenn sie Eingang findet, wenn ihr Eingang gewährt wird. Diese *Bereitschaft* sich zu öffnen, sich berühren zu lassen, muß von vielen Menschen mühsam erarbeitet werden oder langsam wachsen.

Rituale um *Tod und Wiedergeburt* (im Sinne von Loslassen und Aufgeben um Neues zu gewinnen) sowie Symbole des *Durchgehens/Durchstehens, von Engpässen und Tunnels* sind unserer Kultur fremd. Wir haben uns an schnelle Wege, schnelle Heilung und oberflächliche Veränderungen gewöhnt und erwarten, daß das Unmögliche möglich wird. Wir fühlen uns sicherer mit den begrenzten Möglichkeiten der Sprache als mit dem averbalen Potential von Tönen und Klängen, welche Verbindungen zwischen Faßbarem und Unfaßbarem schaffen.

Heute preist ein wachsendes Angebot von Kursen, Büchern und Anleitungen (autogenes Training, Yoga, Meditation etc.) den Weg zu veränderten Bewußtseinszuständen und deren heilenden Wirkung an, doch finden dadurch relativ wenige Patienten tiefschürfende, in Krisen beständige, Unterstützung. Wenn sie das angestrebte „Ziel", die gelernte „Technik" zu beherrschen nicht erreichen und angepriesene Resultate ausbleiben, bleibt oft ein noch schwerer angeschlagener Selbstwert, große Enttäuschung und auch Unzufriedenheit. Im Unterschied zu „primitiven" Kulturen sind diese Ansätze leider nicht im Gewebe unserer Gesellschaft oder in gemeinsamen Glaubensstrukturen eingebettet. Wo in primitiven Völkern „aus dem Bauch", existentiellem Erleben und getragen von der oben beschriebenen Kraft erfahren und gelernt wurde und auch noch wird, versuchen wir unsere Kenntnisse in erster Linie über den Kopf und den Verstand zu gewinnen und zu verarbeiten. Unsere Geduld reicht meist nicht aus, um den Prozeß (Weg), welcher die Integration von kognitiv Gelerntem in bewußte Wahrnehmung fordert, zu wählen. Auch gelten unsere Erwartungen von Heilung hauptsächlich körperlicher Heilung, während in jenen Kulturen eine seelisch/geistige oder im oben erwähnten Sinn „spirituelle" (innere Kraft findende) Heilung den höheren Stellenwert hatte.

Potential und Grenzen der Musiktherapie

Kasuistik (59jährig)

Herr Z. wird nach einigen Wochen des Unwohlseins und verschiedensten Untersuchungen mit der Diagnose einer akuten myeloischen Leukämie konfrontiert. Er ist erschüttert, überwältigt. Die Idee über Musiktherapie Unterstützung zu finden scheint ihm zweifelhaft. Seine Jazz-Schallplatten („Scherben", wie er sie nennt), welche er vor Jahren mit hart erspartem Geld erstanden hatte, sind scheinbar zuhause fein säuberlich im Kasten eingeordnet, da das wiederholte Abspielen sie verkratzen könnte! Das Eingangsgespräch um Musiktherapie, in welchem diese Tatsachen erörtert werden, führt in der darauffolgenden Nacht zu einem Alptraum. Der Patient beginnt diesen der Musiktherapeutin auf dem Weg zum Musikzimmer zu erzählen.

Beim Eintreten ins Musikzimmer scheint eine schön gearbeitete, hölzerne Schlitztrommel Herrn Z. wie ein Magnet anzuziehen. Er berührt diese tastend mit der Hand. Durch seinen Körper läuft ein Zittern, er schöpft mehrere Male tief Atem und läßt diesen laut hörbar ausfließen. Er macht den Eindruck als lasse er Dampf ab. Seine Beziehung zu Holz beobachtend, reicht ihm die Musiktherapeutin wortlos eine Choroi-Harfe.[1] Erneutes Zittern geht durch seinen Körper. Er setzt sich, seine Hände berühren behutsam das fein gearbeitete Holz und die Saiten des Instrumentes. Mit den Fingern fährt er wiederholt langsam der Maserung des Holzes nach. Sein tief geschöpfter Atem scheint seinen Körper und die ganze Person zu entspannen. Diese Augenblicke beschreibt er später mit den folgenden Worten:

„Die Berührung war buchstäblich zum Heulen. Ich hatte das Gefühl einen kleinen Zipfel der ‚Vergangenheit' oder ‚Zukunft' in meinen Händen zu halten und zum ersten Mal wieder selbständig und aktiv am Leben teilzuhaben."

In der darauffolgenden Zeit wird ihm die Harfe zum Symbol des Rettungsrings (seine Beschreibung). Er behält sie bei sich. Wenn er das Bett verläßt, legt er sie sorgfältig auf sein Kissen: „Sie bringt gute Vibrationen." Dieser Akt wird ihm wichtiges und regelmäßiges Ritual.

Im Gespräch mit der Therapeutin beginnt er sich seinen Ängsten und Gefühlen zu nähern. Versuche, diese in freier Improvisation auszudrücken, bleiben in kontrollierten, rhythmischen Mustern stecken. Dafür lassen die Klänge von Windglocken zufällige Melodien erklingen, welche ihn aufs Neue berühren. Erfahrungen und Gespräche werden durch spontanes Schreiben sowie Zeichnungen ergänzt. Engpässe, Konflikte und Enttäuschungen des Lebens, Angst vor Ungewißheit, Abhängigkeit und Tod werden nach und nach angesprochen.

Als sein körperlicher Zustand sich stabilisiert, öffnet er sich zögernd wieder „seiner" Musik, seinen, jetzt auf Kassetten überspielten, Scherben. Er spürt, daß er diese nicht gleich wie das Harfenspiel zutiefst erleben kann, sondern daß er in der Analyse von Technik, Mustern und Interpretation stecken bleibt. Die Harfe bleibt zentrale Kraft:

„Wegweiser durch Musik zu neuen Marksteinen, wie ich es empfand. Öffnung der Umklammerung durch Sorge und Ungewißheit und aus dem schwarzen Loch auf ein kommendes Ziel."

Mit der Zeit beginnt er mit verschiedenen musikalischen Stilrichtungen zu experimentieren, wie z. B. klassischen Werken, gewisser Unterhaltungsmusik, Musik zu Zen-Medidation. Dies gibt ihm momentane Abwechslung und sensibilisiert ihn auf seine emotionalen Reaktionen. In diesen Zeiten entdeckt er auch die Freude am Lesen. Die Musik spielt jetzt eine Nebenrolle.

---

[1] Siebensaitiges Instrument (anthroposophischen Ursprungs) das durch Tonqualität, äußere Form und im Raum stattfindende Tonprozesse eine Auseinandersetzung und ein Tonerlebnis zwischen dem Spieler, sich selbst und/oder dem Zuhörer vermittelt.

Bei, durch Behandlung und Krankheit bedingten, Komplikationen, greift er auf die Harfe zurück. Er braucht sie spontan um körperliche Entspannungszustände zu bewirken und emotionale Krisen zu bewältigen. Der Austausch mit der Musiktherapeutin bleibt integraler, regelmäßiger Bestandteil der Behandlung. Diese „nährt" seine Initiativen, stimuliert seine persönliche Auseinandersetzung mit Konflikten und Ängsten, erweitert das Spektrum der musikalischen Erlebnisse und begleitet ihn während dem fast 5monatigen Klinikaufenthalt durch die Höhen und Tiefen seines körperlichen, emotionalen und seelischen Befindens. In seiner Lebensphilosophie, dem Stellenwert von gewissen Prioritäten und seinen Beziehungen zu anderen Menschen beginnen sich bedeutsame Veränderungen abzuzeichnen.

Die Rückkehr in das alltägliche Umfeld zuhause stellt diese Veränderungen auf die Probe. Alte Verhaltensmuster versuchen wieder die Oberhand zu gewinnen, doch, zusammen mit seiner Frau, integriert er neue Einsichten in den Alltag. Unsicherheiten, Zweifel werden angesprochen, Ruhepausen werden gekostet und nicht als durch geringere Leistungsfähigkeit aufgezwungen empfunden. Das Beziehungsnetz am Wohnort und in der Familie verändert und erweitert sich. Die Harfe wird beiseite gelassen. „Ich spüre da einen Zwiespalt. Sie ist mit den schwierigen Zeiten in der Klinik assoziiert. Ich muß da noch daran arbeiten. Vielleicht hat dies mit der Angst vor einem Rückfall zu tun. Ich weiß, daß ich, wenn ich sie zuhause wieder spontan brauchen kann, einen wichtigen Schritt weitergekommen sein werde."

Seit der Entlassung aus der Klinik sind weitere 8 Monate verstrichen. Bei den regelmäßigen Kontrollen im Ambulatorium sucht Herr Z. jedesmal auch die Musiktherapeutin auf. Die unterschwellige Angst vor einem Rückfall bleibt bestehen. Das seelische Gleichgewicht bleibt fragil, doch weiß er sich schneller aus den, oft spontan auftauchenden, Tiefs herauszuarbeiten. Dazu dienen ihm Entspannungsübungen, doch bleibt dabei Musik allgemein, sowie die Harfe, unangetastet. Sie erinnern an den Klinikaufenthalt, an das geschützte Umfeld der musiktherapeutischen Interventionen, an „Rettung" für Krisenmomente. Der Gedanke, die einmal erfahrene heilende Wirkung der Musik als Erhaltungstherapie oder Prophylaxe einzusetzen liegt nahe, doch ist er nicht oder noch nicht Anstoß genug, diesen im alltäglichen, heimischen Umfeld, in die Tat umzusetzen.

Die Kraft der Musik, erfahren im Zwischenspiel musiktherapeutischer Interventionen, hat für diesen Patienten tiefschürfende und heilende Wirkung gebracht. Er erlebte eine Initiation, im Sinne von „spirituellem" Erleben, verbunden mit realitätsnaher Verarbeitung. Daraus wuchs immer wieder unerwartete Kraft. *Inwiefern diese heilende Wirkung auf die Psyche, die Seele und den Geist, nebst den medizinischen Maßnahmen, die körperliche Heilung beeinflußt hat, bleibt in Frage gestellt und kann mit den uns heute verfügbaren Forschungsmethoden nicht beurteilt werden.*

Die Wirkung von Instrumenten, Klang und Musik kann jedoch wie folgt zusammengefaßt und beschrieben werden:

– spontaner Durchbruch zu tiefsten Empfindungen,
– Brücke zwischen rationalem Verstehen und irrationalen Reaktionen,
– Weg zu veränderten Bewußtseinszuständen, welche das Auftauchen von bewußten und unbewußten Konflikten und Ängsten erleichterten,
– Stimulation der Vorstellungskraft, welche das Erkennen von symbolischen Zusammenhängen erleichterte,
– Veränderung der Zeiterfahrung,
– Förderung von körperlicher und psychischer Entspannung.

Die Musiktherapeutin optimierte das Potential dieser Wirkung durch

- Veränderung und Erweiterung des Umfeldes,
- Einbringen der Perspektive von Musik als Katalysator,
- Herausforderung zur Auseinandersetzung mit bewußten und unbewußten Konflikten,
- tragende Unterstützung in kritischen, bedrohlichen Phasen körperlicher und psychischer Natur,
- ihre Rolle als Bindeglied zwischen medizinischer Betreuung und dem persönlichen Erleben sowie dem inneren Wachstumsprozeß des Patienten.

Das tiefschürfendste Potential der Musiktherapie in der Behandlung von Krebspatienten liegt wohl in der jahrhundertealten Verbundenheit der Musik mit dem Leben der Menschen. Musik ist dem Mensch eigen. In ihr, durch sie, über sie wurde und wird alles menschliche Erleben ausgedrückt, oft gerade alles das, was sich nicht leicht in Worte fassen läßt. Da Patienten meist eine Beziehung zu Musik, irgendeiner Stilrichtung, haben, kann hier angeknüpft und relativ leicht Zugang zum Patienten gefunden werden. In welcher Form Musik jedoch welchen Einfluß in der Behandlung des einzelnen haben kann, hängt einerseits von der individuellen Offenheit gegenüber solchen Ansätzen und anderseits auch von der existentiellen Krankheitssituation ab. Zu berücksichtigen sind folgende Fragen:

- Wann, wie, wo, warum wird Musiktherapie einbezogen?
- Welches Wahrnehmungsvermögen, welche Wertvorstellungen und Glaubensstrukturen sind dem Patienten eigen?
- Welche Behandlungs- und Heilungserwartungen bestehen?
- Wie differenziert ist das Verständnis für die persönliche Lebensweise und die Bedeutung von Krankheit?
- Welche Perspektiven und Beziehungen geben diesem Leben Sinn?

Musik und Medizin heute

In medizinischen Einrichtungen ist Musiktherapie noch sehr wenig vertreten. Die wachsende Literatur der Musiktherapie weist jedoch auf verschiedenste Ansätze und Durchbrüche in der Psychiatrie, Geriatrie, Pediatrie und Heilpädagogik hin.

Im Bereich neurophysiologischer, biochemischer und immunologischer Forschung beginnen sich heute interessante Elemente in bezug auf Musik abzuzeichnen. In Intensivstationen für Herzpatienten wird mit speziell programmiertem Musikhören experimentiert. Dabei werden signifikante Reduktion von Blutdruck und Puls sowie verminderte Angstzustände und größere Schmerztoleranz beobachtet [2]. Kamin et al. beschreiben die Wirkung anxiolytischer Musik in der Operationsvorbereitung auf Kortisol-, Prolaktinwerte sowie Beta-Endorphine [8]. Zeitgenössische Forscher der Musiktherapie setzen sich mit Vergleichen der Vibrationen und Frequenzen von Instrumenten und Tönen zu denjenigen des menschlichen Organismus auseinander [4]. Forschungsansätze im Bereich der Arbeit mit Tumorpatienten sind noch beschränkt [1, 3, 5].

Musiktherapeuten in der Betreuung von Krebspatienten sind interessanterweise hauptsächlich in Hospiz-/Palliativ-Pflegestationen tätig. Im Rahmen einer Pflegephilosophie für Schwerkranke und Sterbende bemüht man sich in diesen Einrichtungen das Erleben der Patienten aus einer breiten Perspektive zu verstehen und wertzuschätzen. Man versucht das Leiden in der Komplexität körperlicher, seelisch/psychologischer, sozialer und geistig/metaphysischer Symptomatik zu verstehen und zu lindern.

In diesem Bereich haben Erfahrungen gezeigt, daß das vielschichtige Potential der Musiktherapie sich besonders eignet dieser Komplexität zu begegnen [11]. Musiktherapie fördert und unterstützt hier die Motivation trotz einer lebensbedrohenden Krankheit weiterzuleben, erleichtert die oft erschwerte Kommunikation und ermöglicht den Ausdruck seelischer Bedrängnis und Nöte. Auffallend ist, daß selbst sterbenskranke Menschen Musik als heilend bezeichnen und empfinden [10].

Erfahrungen mit gleichen Grundlagen, die z. Zt. am Kantonsspital[2] St. Gallen in der Abteilung für Onkologie – aus welcher das obengenannte Fallbeispiel stammt – gemacht werden, zeigen, daß die vielschichtige *Wirkung der Musik, eingesetzt im Zwischenspiel von musiktherapeutischer Betreuung und medizinischer Behandlung,* in jedem Stadium der Krankheit linderndes und heilendes Potential birgt. Musik kann Katalysator im psychischen Verarbeitunsprozeß sein, Unaussprechbares aussprechbar machen, Schmerzen durch Ablenkung und Entspannung lindern, Angstzustände lösen und Schlaf induzieren oder auch inneren Frieden herstellen und Verbindung zu überirdischen Welten bedeuten. Musiktherapie sucht und erhält den gesunden Anteil im kranken Menschen. Sie begleitet auf einem *Weg, auf welchem der einzelne Patient mitbestimmend ist.* Sie bringt selten leichte und schnelle Lösungen, sondern fördert einen Prozeß der Veränderung, des menschlichen Wachsens. In diesem Sinne festigt sie inneres Gleichgewicht und innere Harmonie, welche das körperliche Wohlbefinden begünstigt.

Alternative – Unterstützung

Wenn Musik allein ein alternatives Heilmittel zu Medikamenten wäre, dann würden, wie eingehend erwähnt, heute viel mehr Leute harmonischer und gesünder leben oder sich mit Musik kurieren, da Musik verschiedenster Stilrichtungen uns heute ja leicht zugänglich ist und auch hie und da als Allheilmittel angepriesen wird. Bereits in alten Heilungsritualen hatte Musik aber, *im Einklang mit dem Behandlungsritual,* vor allem *eine unterstützende oder auch*

---
[2] Ermöglicht durch einen Forschungskredit der Schweizerischen Krebsliga sowie Beiträge aus dem onkologischen Pool der Med. Klinik C.

provozierende Funktion, welche vom Schamanen sorgfältig in den Prozeß des Heilungsversuches eingeflochten wurde. Es lag in der Verantwortung des Heilers, die „magischen" Kräfte nicht leichtfertig einzusetzen, sondern seinen Patienten bewußt und sorgfältig durch die Höhen und Tiefen seines Erlebens zu begleiten.

Die gleichen Anforderungen gelten für den professionellen Musiktherapeuten. Musik rüttelt an der Tiefe des Menschen und provoziert Reaktionen. Wir wissen um dieses Rütteln und schließen Musik in emotional kritischen Momenten, wie z. B. in der Lebenskrise, welche eine Krebsdiagnose auslöst, oft aus. Musiktherapeutische Interventionen bedingen daher Respekt, Demut, Einfühlungsvermögen und fachliche Kompetenz. Die Zusammenarbeit und der Austausch mit den behandelnden Ärzten und dem Pflegepersonl optimiert das Potential der musiktherapeutischen Intervention sowie der medizinischen und pflegerischen Behandlung.

Heilung ist nicht nur eine Angelegenheit der Medizin – egal ob diese schul- oder alternativmedizinisch ausgerichtet ist –, sondern die Frage nach Heilung ist auch eine existentielle Frage des menschlichen Lebens.

„Auf dem Spiel steht hier das Leben, die Qualität des gelebten Lebens – ein Umstand, den man leicht übersieht, wenn die ‚Heilung' betont wird. Wozu ist die Kur gut, wenn der Betreffende sie sich nicht zunutze machen kann und das Leben ohnehin in Finsternis und Unklarheit endet?"

Aus dieser Perspektive gesehen, kann die Musik und die Musiktherapie ganz bestimmt bedeutende, die Heilung unterstützende, Maßnahmen beitragen.

Literatur

1. Bailey L (1983) The effects of live music versus tape-recorded music on hospitalized cancer patients. Music Ther 3(1):17–28
2. Bonny H (1983) Music listening for intensive coronary care units. Music Ther 3(1):4–16
3. Cook J (1981) The therapeutic use of music: A literature review. Nurs Forum 20(3):252–266
4. Eagle CT jr (1980) An introductory perspective of music psychology. In: Hodges D (ed) Handbook of music psychology. National Association for Music Therapy. Lawrence, Kansas
5. Frank J (1985) The effects of music therapy and guided visual imagery on chemotherapy induced nausea and vomiting. Oncol Nurs Forum 12(5):42–52
6. Grossinger R (1982) Wege des Heilens. Kösel, München, S 58, 59, 419
7. Harner M (1980) The way of the shaman. Harper & Row, San Francisco, pp 40–41
8. Kamin A et al. (1987) Endokrinologische Wirksamkeit anxiolytischer Musik und psychologischer Operationsvorbereitung. In: Spintge R, Droh R (Hrsg) Musik in der Medizin. Springer, Berlin Heidelberg New York Tokyo, S 157–167
9. Luban-Plozza B et al. (1988) Musik und Psyche. Birkhäuser, Basel, S 79
10. Munro S (1986) Musiktherapie bei Sterbenden. Fischer, Stuttgart
11. Munro S, Mount B (1978) Music therapy in palliative care. Can Med Assoc J 119(9):1029–1034

12. Pratt RR, Jones RW (1985) Music in medicine: A partnership in history. In: Spintge R, Droh R (Hrsg) Musik in der Medizin. Springer, Berlin Heidelberg New York Tokyo
13. Strobel W (1988) Klang – Trance – Heilung. Die archetypische Welt der Klänge in der Psychotherapie. Musikther Umsch 9(2):121

Sozialarbeit in der Onkologie – im Spannungsfeld zwischen Schul- und Alternativmedizin

V. Bunjes

Sozialdienst, Universitätsspital Zürich, Rämistraße 100, CH-8091 Zürich

Meine Arbeit als Sozialarbeiterin läßt sich in zwei Hauptaufgaben einteilen: Die Betreuungshilfe, das Beratungsgespräch auf der einen Seite, die Sachhilfe auf der anderen.

Die Sachhilfe in der Onkologie unterscheidet sich nur unwesentlich von der üblichen Sachhilfe in der Arbeit mit kranken Menschen. Ich sorge auch beim onkologischen Patienten für Hilfe bei der Pflege und Betreuung zu Hause, wenn er dies wünscht oder zur Entlastung der Angehörigen. Aus den gleichen Gründen kann ich dem Patienten einen stationären Aufenthalt z. B. in einem Kurhaus organisieren. Die Vermittlung von Hilfsmitteln – wie ein elektrisches Bett für die Pflege zu Hause, eine Perücke (für alle Patienten wichtig, ohne die eine Wiederaufnahme der Arbeit nicht zumutbar ist) – gehört ebenfalls zu meinen Aufgaben. Patienten, die noch einer Arbeit nachgehen können, haben häufig das Bedürfnis, Probleme am Arbeitsort zu besprechen. Arbeitsrechtliche Fragen müssen geklärt werden. Hier in der Schweiz – und ich denke, daß dies auch für andere Länder Gültigkeit hat – finden sich viele Patienten mit ihren Versicherungen nicht zurecht. Sie kennen ihre Ansprüche nicht und wissen kaum, wie sie diese geltend machen können. Nicht selten ergeben sich finanzielle Schwierigkeiten für den Patienten oder auch für die ihn betreuenden Angehörigen. Und mit dieser Aussage befinden wir uns mitten in der Problematik Schul- oder Alternativmedizin. Wünscht ein Patient nämlich, ohne die sog. Schulmedizin behandelt zu werden, ist in der Schweiz nur in Ausnahmefällen die Finanzierung durch die Versicherungen gewährleistet. Mit diesen Ausführungen beschließe ich denn auch die Gedanken über die Sachhilfe, das Aufgabengebiet, das Teil der Sozialarbeit ist, dessen Problematik und Lösungen von Land zu Land – vielleicht sogar von Ort zu Ort – sehr unterschiedlich aussehen können, ein Aufgabengebiet auch, welches m. E. nur am Rande vom Spannungsfeld Schul- und Alternativmedizin beeinflußt wird.

Die zweite Hauptaufgabe meiner Arbeit ist die Betreuung, Begleitung des Patienten, das Beratungsgespräch. Es ist meine Aufgabe, in diesem Gespräch dem Patienten die Möglichkeit zu geben, in Ruhe und ohne Angst über seine Zweifel, Ängste, Hoffnungen, Probleme – ja einfach über das, was ihn beschäftigt – sprechen zu können. Er darf aber auch zornig, verzweifelt sein, schweigen, weinen. Er soll sich so geben können, wie es ihm zu Mute ist. Dadurch, daß ich mir Zeit nehme, dem Patienten in Ruhe zuzuhören, Rückfragen zu stellen und evtl. andere Gedanken einzubringen, gebe ich ihm die Möglichkeit, seine Gedanken zu ordnen. (Wer von uns hat nicht schon erfahren, daß sich in einer schwierigen Situation seine Gedanken nur noch im Kopf herumdrehen, daß er nicht mehr fähig war, sie zu ordnen?) Ich möchte also, durch die Begleitung des Patienten, durch die Gespräche mit ihm, dazu beitragen, daß er seinen Weg wieder selber finden kann. Daß meine Meinung nur in den allerseltensten Fällen eingebracht werden darf, versteht sich von selbst. Einige Voraussetzungen müssen jedoch erfüllt sein, damit solche Gespräche die notwendige Hilfe bieten. Ich selber muß fähig sein, mich ganz auf das Gespräch einzulassen. Der Patient muß spüren, daß ich ganz für ihn da bin, ich bei ihm bin. Ich brauche einen Raum, in welchem ein Gespräch ungestört und in einer entspannten Atmosphäre geführt werden kann. Leider gelten in vielen Krankenhäusern und Spitälern die Büros des Sozialdienstes noch immer als Nebenräume, obschon die Sozialarbeiterinnen und Sozialarbeiter während mindestens 50 % ihrer Arbeitszeit dort mit Patienten, Angehörigen und weiteren Bezugspersonen Gespräche führen. – Soweit zu meinen Aufgaben!

Was tue ich nun aber, wenn der Vater eines schwerkranken jungen Privatpatienten zu mir kommt und mit mir sprechen möchte? Sein Sohn liegt nicht in der Klinik, für die ich zuständig bin. Der Vater weiß es. Er hat Angst, dort Hilfe zu holen, Angst, der Professor könnte davon erfahren, daß er mit jemandem über die Möglichkeit einer Reise zu Wunderheilern auf die Philippinen spricht. Er möchte im Gespräch mit mir Mut bekommen – Mut, selber mit dem Professor zu sprechen. Falls er dieses Gespräch mit dem Professor nicht führen kann, möchte er Hilfe bekommen, um sich nachher nicht dauernd Vorwürfe zu machen, für seinen lieben Sohn nicht alles nur Mögliche unternommen zu haben. Dieser Vater braucht dringend Hilfe. Er braucht einen Menschen, der ihm zuhört, ihm Fragen stellt. Seine Frau drängt ihn, etwas zu unternehmen, sein Sohn hat dazu keine Kraft mehr. Auch wenn es mir möglich ist, mich in solchen Gesprächen zurückzuhalten, wird das Spannungsfeld zwischen Schul- und Alternativmedizin dabei deutlich spürbar. Es kommt mir nahe durch die Nöte der Patienten und Angehörigen, vor allem durch die immer wieder ausgesprochene Angst, mit dem Arzt über die verschiedenen vorhandenen Möglichkeiten zu sprechen. Ich sehe meine Aufgabe als Sozialarbeiterin darin, den Patienten und ihren Angehörigen Hilfe im Gespräch zu bieten, damit sie ihren Weg finden können – ihren Weg, nicht meinen! Beratung kann und darf nichts mit Beeinflussung zu tun haben. Ich denke da an einen Kollegen, der selber schwer erkrankte und für sich vorerst die Hilfe und Medikamente von Naturheilärzten jenen der Schulmedizin vorzog. Trotzdem – so erklärte er mir – mache ihm die Begleitung von Patienten der Onkologie eines Universitätsspitals keine Schwierigkeiten, so lange Vertrauen des Patienten in seinen Arzt und in die ihm verordnete Therapie bestehe. Eine Umfrage bei 74 Kolleginnen und Kollegen bestätigt diese Haltung. Nur sehr wenige lehnen Schul- oder Alternativmedizin ab. Die weitaus meisten begrüßen alles, was nicht Ausschließlichkeitsansprüche anmeldet. Wir Sozialarbeiterinnen und Sozialarbeiter können nicht akzeptieren, wenn einengende Sichtweisen – sei es in dieser oder jener Richtung – den Blick aufs Ganze verdecken; wenn also nicht mehr der Mensch, sondern nur noch seine Krankheit und Therapie oder der Therapieverlauf wahrgenommen werden. Wir wünschen eine Behandlung, die nicht nur dem Krankheitszustand des Patienten, sondern auch seinen Wert- und Glaubensvorstellungen entspricht.

Gibt es denn für die Sozialarbeit keine weiteren Schwierigkeiten, keine Probleme? Doch, es gibt sie! Und zwar m. E. vor allem in der Zusammenarbeit – in der Zusammenarbeit mit anderen Berufsgruppen, wenn das Vertrauen fehlt, wenn das Gespräch nicht sachlich geführt werden kann, dann nämlich, wenn sich ein Gesprächspartner angegriffen fühlt. Schwierigkeiten gibt es, wenn Arzt oder Krankenschwester mir nicht vertrauen können, daß meine Gespräche mit Patienten und Angehörigen nichts mit Beeinflussung zu tun haben, wenn sie verunsichert sind, wenn sie das Gefühl haben, daß ich mit den Patienten negativ über sie und die Behandlung spreche und wenn sie mir nicht glauben können, daß ich den Betroffenen lediglich die Möglichkeit gebe, ihre Gedanken zu ordnen und ihren Weg zu finden. Schwierigkeiten gibt es aber auch, wenn ich als Sozialarbeiterin dem Arzt oder der Krankenschwester nicht vertraue, wenn ich ihnen nicht zutraue, im Gespräch mit dem Patienten auf seine Bedürfnisse und Ängste einzugehen, wenn ich – eine meiner Kolleginnen äußerte sich so – das Gefühl habe, ihre Entscheide seien willkürlich, wenn ich – anhand meiner Gespräche mit dem Patienten – den Schluß ziehe, daß sie ihm zu wenig Verständnis entgegenbringen. Es stimmt mich nachdenklich, wenn mir Patienten erzählen, daß sie sich noch zusätzlich behandeln lassen, ich es aber bitte ihrem Arzt nicht mitteilen soll, und wenn es mir dann nicht gelingt, diese Patienten zu motivieren, offen mit ihrem Arzt zu sprechen. Solche Situationen können leicht dazu führen, daß wir beginnen, um die Gunst und das alleinige Vertrauen des Patienten zu kämpfen – eine Situation, unter der wohl der Patient selbst am meisten zu leiden hätte. Ich spreche hier vom Spannungsfeld zwischen Schul- und Alternativmedizin in der Sozialarbeit und komme dabei auf die interdisziplinäre Zusammenarbeit und auf das gegenseitige Vertrauen zu sprechen – auf das gegenseitige Vertrauen, das Grundlage für eine gute Zusammenarbeit und schließlich für eine optimale Begleitung, Behandlung und Betreuung des Patienten ist. Ich möchte meinen Gedanken noch ein wenig weiter verfolgen, könnte es sein, daß auch zwischen Schulmedizin und Alternativmedizin Vertrauen fehlt, daß ich – und viele meiner Kolleginnen und Kollegen deshalb den Eindruck nicht loswerden, Schul- und Alternativmedizin bekämpfen sich teilweise? Ich wünschte, daß Schulmediziner und Alternativmediziner alles nur Mögliche unternehmen, um das gegenseitige Vertrauen wieder aufzubauen und die Zusammenarbeit zu verbessern.

Es freut mich, wenn einige meiner Gedanken aufgenommen werden. Ich hoffe vor allem, daß das Gespräch weitergeht. Ich würde mich freuen, und ich denke, daß auch meine Kolleginnen und Kollegen dazu bereit sind.

Betroffene im Spannungsfeld
zwischen Schul- und Alternativmedizin

Schulmedizin – Alternativmedizin

K. Wollfart

Weinfelderstraße 19, CH-8580 Amriswil

Bis vor 2 Jahren interessierten mich die o. g. Begriffe wenig. Ich hatte auch gar keinen Grund mich darum zu kümmern. Medikamente habe ich kaum gebraucht und das Spital kannte ich nur als Besucher. Auch in meiner Verwandtschaft oder meinem Bekanntenkreis gab es keine schwerwiegenden Krankheitsfälle, die mich dazu veranlaßt hätten, mich über verschiedene Heil- oder Behandlungsmethoden zu informieren. So traf es mich denn auch ganz unvorbereitet, als ich plötzlich von einem Tag auf den andern mit einer Krankheit konfrontiert wurde, die ich bis dahin nur aus Büchern und vom Hörensagen kannte.

Leukämie, so hieß die Diagnose. Ich wußte wohl, daß es sich dabei um eine Art von Krebs handelte, und daß eine sog. Chemotherapie nötig war, um dagegen anzukämpfen. Daß es eine Behandlungsalternative geben könnte, wußten weder ich noch meine Familie. Auch hatte ich in diesem Moment weder die Zeit noch die nötige Nervenkraft, um mir andere Behandlungsmöglichkeiten, als die mir angebotene, zu suchen. Also wählte ich den Weg der Chemotherapie im Kampf gegen die Leukämie. Ich war mir jedoch nicht bewußt, was diese Chemie eigentlich für mich und meinen Körper bedeutete. Aber ich hatte Vertrauen zu den Ärzten, und ich war bereit zu kämpfen – in meinem Fall nun mit Hilfe der Schulmedizin.

Schon sehr früh, ganz am Anfang meiner Therapie, kam ich aber ganz zwangsläufig dazu, mich mit dem Begriff Alternativmedizin und deren Vorhandensein auseinanderzusetzen. Ich teilte das Zimmer mit einer Frau, deren Krankheit nach einer Operation und mehreren Bestrahlungen nun auch mit einer Chemotherapie behandelt werden sollte. Im Gegensatz zu mir war sie sich schon eher bewußt, was da auf sie zukommen sollte. Scheinbar hatte sie sich auch bereits über eine Alternative informiert. Nun hatte sie nur noch den Entschluß zu treffen, und ich spürte, wie schwer es ihr fiel, diesen Entschluß zu fassen. Es war bestimmt nicht einfach, sich der bekannten und bewährten Schulmedizin zu entziehen, um sich einer vielleicht noch etwas unsicheren Heilmethode zuzuwenden. In diesem Moment fühlte ich eine gewisse Erleichterung, daß ich meinen Weg bereits gewählt hatte. Für mich hätte ein solcher Entschluß ein noch größeres Risiko bedeutet als es ohnehin schon war. Ich wollte um jeden Preis diese Krankheit besiegen, und deshalb war ich auch bereit, meinen Körper dieser sehr großen Belastung auszusetzen. Es schien mir jetzt doch das Sicherste zu sein, den Weg der Schulmedizin eingeschlagen zu haben.

Meine Bettnachbarin hat den Weg der Alternativmedizin gewählt. Wie es ihr heute geht, und ob sie Erfolg hatte, weiß ich nicht. Ich hatte immer Angst davor, mich nach ihrem Ergehen zu erkundigen.

Während der nachfolgenden Behandlungszeit mußte ich immer wieder spüren, wie hart und erbarmungslos die Chemie in meinem Körper wütete. Es gab viele Momente, in denen ich mich sehr elend und kaputt fühlte. Auch gab es Nebenerscheinungen, die meine Behandlung zwangsläufig hinauszögerten, und die mich dadurch vor allem psychisch noch mehr belasteten.

Ich habe mich, während ich diese Zeilen geschrieben habe, immer wieder gefragt, welche Überlegungen ich mir in diesen schwierigen Phasen gemacht habe. War meine Entscheidung für die übliche Schulmedizin richtig oder hätte ich doch nach einer anderen Möglichkeit suchen sollen? Wenn ich zurückdenke, muß ich zugeben, daß dem nicht so war. Ich war überzeugt, das Richtige getan zu haben.

Aber etwas anderes wurde mir in diesem Moment klar. Ich wußte, daß mein Körper und meine Psyche nach dieser ganzen Chemotherapie sehr geschwächt sein würden und ich meinen Gesamtzustand unbedingt wieder auf irgendeine Art aufbauen und stärken mußte.

Und das war der Moment, wo ich mich erneut mit der Alternativmedizin zu beschäftigen begann. Ich war entschlossen, nach der Entlassung nicht einfach tatenlos abzuwarten, wie sich alles weiterentwickeln würde, sondern ich wollte etwas unternehmen. Wie ich das Ganze anpacken wollte, wußte ich noch nicht so genau, aber daß es etwas außerhalb der Schulmedizin sein sollte, war eigentlich klar. Ich hatte genug von Tabletten und der ganzen Chemie. Ich wollte meinen Körper schonend wieder aufbauen. Da ich überzeugt war, daß mir die Schulmedizin an diesem Punkt nicht weiterhelfen konnte, wandte ich mich – sozusagen als zweite Behandlungsphase – nun doch der Alternativmedizin zu.

Kurz nach meiner Heimkehr erhielt dann meine Mutter von Bekannten eine Adresse einer naturärztlichen Praxis nach Paracelsus, die ich nach meiner Heimkehr aufsuchen wollte.

Bei der Entlassung aus der Klinik machte man mich darauf aufmerksam, daß ich während den folgenden Monaten mit einer gewissen Immunschwäche zu rechnen hätte. Das schien mir auch ganz logisch zu sein. Nach dieser ganzen Chemotherapie braucht man Zeit und Kraft, um sich wirklich vollends davon zu erholen. Somit war die Gefahr eines Rückfalles natürlich immer präsent. Aber auch ganz normale Krankheiten wie Grippe, Infektionen, Erkältungen usw. konnten mich jederzeit treffen. Und gerade ich in meinem Beruf als Lehrerin war natürlich prädestiniert für solche Ansteckungsmomente. Ganz deutlich mußte ich das erkennen, als ich nach einigen Tagen an einer Gürtelrose erkrankte und bereits wieder in die Klinik zurückkehren mußte.

Und genau hier war der Punkt, wo meine Ärztin nach einer ersten Untersuchung eine naturgemäße Behandlung ansetzen wollte.

Ein geschwächter Körper kann nicht kämpfen gegen die diversen Umwelteinflüsse, die uns heute vermehrt belasten. Nur mit einem gesunden Abwehrsystem kann ich den Kampf gegen den Krebs aufnehmen.

Diese Hilfeleistung habe ich in der Schulmedizin nicht gefunden. Ich muß aber zugeben, daß ich das auch gar nicht erwartet habe, obwohl ich zu jenem Zeitpunkt bestimmt für jeden guten Rat dankbar gewesen wäre. Das war der Grund, weshalb ich Unterstützung in der Alternativmedizin gesucht und in diesem Sinne eben auch gefunden habe.

Hier gab man mir die Möglichkeit, etwas zu unternehmen und nicht tatenlos abwarten zu müssen.

Nach Blut- und Urinuntersuchungen und einem intensiven Gespräch stellte man mir eine speziell auf mich abgestimmte Behandlung zusammen. Regulierung des Herz-Kreislauf-Systems mit Hilfe von Kräuter- und Medizinal-Sauerstoffbädern, homöopathische Tropfen gegen Nieren-, Blasen- und Leberbeschwerden, ein Elixier zur Anregung der Blutbildung und Sauerstoffinhalationen haben dazu beigetragen, daß ich mich schon nach kurzer Zeit bedeutend besser fühlte. Ich stand zu 50% wieder im Schuldienst und konnte bereits wieder ein bißchen Sport treiben. Vor allem aber erholte sich mein Immunsystem bedeutend schneller als es mir vorausgesagt wurde. Das zeigte sich vor allem dann, wenn meine Kinder im Schulbetrieb von einer Grippe heimgesucht wurden und mir die Viren nur so um die Ohren sausten, und ich mich dabei nicht ansteckte.

Ist das nicht ein Grund, auch zur Alternativmedizin Vertrauen zu fassen?

Was mich aber am meisten an der ganzen Sache beeindruckte, war die Tatsache, daß diese Aufbautherapie nicht allein auf Medikamenten basierte, sondern vor allem auch auf mich als Person eingegangen wurde. Immer wieder wurde betont, wie wichtig es sei, psychische Spannungen zu lösen, auf eine natürliche Ernährung zu achten, mit täglichen Spaziergängen Sauerstoff zu tanken und vor allem nicht gleich wieder zu übertreiben, sobald man glaubte, sich wieder gesund und fit zu fühlen.

Das Allerwichtigste aber schien mir die Anregung zu sein, nach den Ursachen meiner Krankheit zu suchen. Natürlich versucht man seit Jahren, die Hintergründe des Krebses zu erforschen, ohne je konkrete Hinweise gefunden zu haben. Aber das habe ich damit auch gar nicht gemeint. Vielmehr spürte ich, wie wichtig es war, vermehrt auf seinen Körper einzugehen, ihn nicht einfach nur als Materie zu betrachten und ihn immer wieder für seine eigenen Bedürfnisse und Wünsche zu mißbrauchen. Ich bin heute überzeugt, daß jede Krankheit ein Hilferuf des Körpers ist, mit dem er uns zu verstehen gibt: So mache ich nicht weiter! – Er rebelliert gegen irgendeinen Einfluß, den wir ihm zugeführt haben.

Diese Erkenntnis war für meinen Erholungsprozeß sehr wichtig und ich versprach mir, nun auch mehr auf meinen Körper zu hören. Fühlte ich mich müde, legte ich mich hin. Wurde ich in Streßsituationen nervös und verspannt, versuchte ich mich bewußt zu entspannen. Alkohol, Süßigkeiten und Kaffee ging ich so weit als möglich aus dem Weg, um meinen Körper nicht unnötig damit zu belasten. Dazu kommt zusätzlich eine Umstellung meiner Lebens- und Ernährungsweise.

Das sind für mich – natürlich aus meiner ganz persönlichen Sichtweise – die großen Unterschiede der Alternativmedizin und der Schulmedizin. Die Schulmedizin sieht die Krankheit als etwas Negatives, das es zu zerstören gilt mit den ihr eigenen Mitteln. Die Alternativmedizin hingegen versucht auf den Körper einzugehen und ihn nicht noch mehr zu belasten. Jeder Patient wird als Individuum betrachtet, und in einer Ganzheitstherapie wird jede Behandlung speziell zusammengestellt.

Wenn jetzt jemand das Gefühl hat, daß ich die Schulmedizin und ihre Behandlungsmethoden abwertend beschrieben habe, dann ist dies in keiner Weise meine Absicht, sondern im Gegenteil – in meinem ganz persönlichen Fall bin ich überzeugt, daß ich ohne Chemotherapie nicht überlebt hätte. Aber ich bin genauso überzeugt davon, daß ich ohne die Unterstützung der Alternativmedizin die letzten eineinhalb Jahre nicht so gut über die Runden gebracht hätte.

Ich habe meine Entscheidungen nie bereut, bin überzeugt, daß das eine ohne das andere nie funktioniert hätte. Warum sich ganz für etwas entscheiden, wenn man beides so gut miteinander vereinbaren kann?

Während den letzten eineinhalb Jahren habe ich nie mit meinem Arzt über meine Fortsetzungstherapie gesprochen. Da ich wußte, daß sich die Schulmedizin mit der Naturmedizin in vielem nicht einig ist, hielt ich es für besser zu schweigen.

Aber vielleicht wäre es für mich eine zusätzliche Hilfe gewesen, wenn ich offen über alles hätte sprechen können und dabei evtl. sogar eine Zustimmung von seiten der Schulmedizin gespürt hätte.

Man hört immer wieder von Naturärzten, daß viele Patienten erst dann zu ihnen kommen, wenn die Schulmediziner nicht mehr weiter wissen und jegliche Chemie nichts mehr nützt, und sie dann die schwierige Aufgabe haben, diesen Menschen wieder aufzubauen und ihm zu helfen.

Aber auch das Gegenteil habe ich erlebt. Auch eine Naturbehandlung kann fehlschlagen, und dann muß der Schulmediziner versuchen zu retten, was noch zu retten ist. Ich bin der Meinung, daß man solche Situationen vermeiden könnte, wenn eine vermehrte Zusammenarbeit stattfinden würde. Nehmen wir noch einmal meine Krankheit: Wäre es nicht möglich, eine weniger intensive Chemotherapie anzusetzen, diese aber mit einer naturmedizinischen Ganzheitstherapie zu unterstützen?

Solange eine solche Behandlungsweise jedoch nicht möglich ist, würde ich rückblickend wieder denselben Weg gehen, den ich vor 2 Jahren gewählt habe. Obwohl mir die Alternativmedizin geholfen hat, hätte ich doch nicht den Mut, sie als Erstbehandlung anzuwenden. Das scheint mir auch heute noch etwas unsicher. Beides zusammen kombiniert hingegen ist für mich ein idealer Mittelweg.

Die Krankengeschichte meines Mannes Röbi

K. Jehle

Ahornstraße 1, CH-9400 Rorschach

Von einem Tag auf den anderen waren wir vor die Tatsache gestellt worden, daß mein Mann todkrank sei. Der Befund lautete: Hodenkrebs in fortgeschrittenem Stadium, mit Metastasen in den Nieren, der Bauchhöhle, beiden Lungenflügeln und dem Gehirn. Durch die Sehstörungen, die mein Mann bekommen hatte, wurden wir überhaupt auf die schwere Krankheit aufmerksam. Sonst wurde er durch keine anderen Beschwerden geplagt. So konnte sich die Krankheit ungeachtet entwickeln, bis zu dieser lebensgefährlichen Lage. Wir mußten uns zuerst einmal mit der Krankheit auseinandersetzen. Wir hatten auch die Vorstellung: Krebs gleich Tod. Wir mußten uns in Kürze über Strahlentherapie und Chemotherapie informieren und uns dafür entscheiden. Viel Zeit blieb uns nicht – wir hatten genau einen Tag Zeit. Nebst den vielen Untersuchungen mußten wir miteinander die Broschüren durchlesen, darüber diskutieren und verstehen lernen, daß wir die Betroffenen waren. Wir wurden von allem völlig überrollt und hofften auf die Unterstützung von seiten der Ärzte und Schwestern. Wir fühlten uns sofort in guten Händen. Wir spürten die große Vertrauensbasis, die sofort hergestellt wurde. Man erklärte uns die gefährliche Situation, in der sich mein Mann befand. Wir sahen ein, daß man sofort etwas unternehmen mußte. Das bedeutete für uns: Operation, Chemo- und Strahlentherapie. Wir waren mit diesem Radikaleingriff einverstanden, denn es war die einzige Chance, die mein Mann noch hatte. Am nächsten Morgen sollte alles gestartet werden. Über die Begleiterscheinungen und die Nebenwirkungen wurden wir sehr gründlich und einfühlend informiert. Es war alles sehr neu für uns. Doch wir erkannten schnell, daß wir uns an irgend etwas halten müssen. Wir entschieden uns für den Weg der Schulmedizin.

Unser Verständnis von Krankheit und Therapie

Ich begriff schneller als mein Mann, in welch schlimmer Situation er sich befand. Ich bekam alle Fragen genau beantwortet und konnte mir schnell ein Bild über den Ernst der Lage machen. Die Ärzte erklärten mir alles sehr genau, auch die Thoraxbilder sowie die Laborwerte. Die Lage war so bedrohlich für meinen Mann, daß ich schnell akzeptierte, daß nur noch das Eingreifendste helfen konnte. Ich bekam volle Unterstützung durch die Schwestern und Ärzte. Große Angst hatte ich vor der Chemotherapie, die mein Mann über sich ergehen lassen sollte. Es kamen Fragen in mir auf wie: Was für Folgen trägt mein Mann davon, reagiert er überhaupt auf die Chemo, verändert es sein fröhliches Wesen, wie verändert er sich äußerlich? Daß er seine Haare verlieren würde, war für uns eigentlich gar nicht schlimm. Mehr Angst hatten wir vor psychischen Auswirkungen, wenn er auf einmal eine solche Roßkur durchzustehen hat. Es war alles so fremd und neu für uns beide, daß wir uns vor einem großen Fragezeichen sahen. Unsicher und voller Angst beobachteten wir uns gegenseitig und ließen die Zeit an uns vorbeistreichen, während mein Mann zum ersten Mal am Tropf hing. Völlig überrascht stellten wir nach 3 Tagen fest, daß es gar nicht so schlimm war, wie man oft hört. Zu Hause konnten wir in Ruhe die Auswirkungen durchstehen und lernen, damit umzugehen und zu leben. Mein Mann entschied, daß er diesen Weg der Behandlung beibehalten möchte. Ich unterstützte ihn in seinen Entscheidungen, denn auch ich fühlte mich in der Klinik sehr gut aufgehoben. Unser Leben wurde völlig durch den Rhythmus der Chemotherapie geprägt. Wir mußten uns strikt daran halten, aber lebten den Umständen entsprechend sehr gut.

Begegnungen mit der Alternativmedizin

Da mein Mann während 13 Jahren mit Erfolg eine sportliche Laufbahn durchlaufen hatte, war er in der Öffentlichkeit sehr bekannt. Leider erschien einen Monat nach Ausbruch seiner Krankheit ein Sensationsbericht in der Boulevardpresse. Die Folgen empfand ich als unerträglich. Tag und Nacht wurde ich mit Geschichten und Ratschlägen überhäuft. Noch schlimmer wurde es in den nächsten Wochen. Uns wurden verschiedene Sachen ins Haus geschickt, vor allem verschiedene Sorten Tee, Obst- und Gemüsesäfte. Alles wurde mit dringenden Ratschlägen an uns weitergegeben. Wir sollten sofort dieses und jenes anwenden und uns nicht auf die grausame Chemotherapie einlassen. Sie töte sowieso nur alles ab. Wir bekamen etliche Bilder mit darauf abgelichteten Geistesheilern zugeschickt. Wir hätten diese Fotos unter das Kopfkissen legen und jeden Morgen tief in die Augen dieses uns unbekannten Menschen sehen müssen, dann würde er uns Kraft und Heilung zukommen lassen. Wenn wir das nicht tun, kommt vielleicht auch Unglück über uns. Man erpreßte uns auf psychischer Ebene. Gleich dazu kamen auch immer die Behauptungen, daß wir für all das Gute nichts zu bezahlen hätten, aber besser wäre es schon, zuerst an die abgedruckten Adressen einen Betrag zu überweisen. Wir bekamen eine Wut auf all diesen Kram. Viele Leute riefen uns an und wollten uns für eine Mistelkur in Arlesheim überreden. Immer kam der Vergleich mit anderen Krebskranken, die wären auch dort gewesen und heute seien sie geheilt. Mir kamen diese Leute immer als Fanatiker vor, so wild redeten sie auf uns ein. Nach dem folgenden Telefongespräch hatten wir so die Nase voll, daß bei uns etwa 2 Monate lang kein Telefonat mehr beantwortet wurde: Ein Herr aus der Innenschweiz rief mich an, er sprach sehr gebrochen Deutsch. Er fragte mich: ob mein Mann wirklich so krank sei, was er genau habe, wo die Metastasen schon überall verbreitet seien, er müsse alles genau wissen, dann könne er mir sagen, was wir zu tun hätten. Ich verweigerte jegliche Auskunft und fragte aber doch, was denn er tun würde. Er erklärte mir, daß er sein Wissen von Südamerika heimgebracht habe. Da ich durch verschiedene südamerikanische Staaten gereist bin, habe ich über Wunderheiler und Schamanen genug erfahren. Der Herr erklärte mir, daß er bei einem alten Schamanen gelernt habe. Er wisse genau, was man mit meinem Mann tun müsse. Ich wollte alles wissen, und er erklärte mir genau was zu tun sei. Zuerst stellte er die Behauptung auf, daß mein Mann im Krankenhaus sterben werde, wenn ich ihn nicht sofort zu ihm bringen würde. Es sei geradezu eine Sünde, meinen Mann diesen Versuchen in den Kliniken zu überlassen. Er würde mit ihm zuerst eine Diät auf Früchte-Gemüse-Basis durchführen. Mein Mann müßte völlig abmagern, damit die bösen Tierchen aus dem Körper kämen. Diese leben von all den Giften in unserem Körper, die wir in Form von Fetten und Fleisch zu uns nehmen. Nachdem mein Mann ausgehungert wäre, würde er dann jeden Tag mehrere Erdwickel auf seinen Bauch legen. Durch die Erde würden alle Gifte austreten, man müßte danach die Erde vernichten, weil ja dort drin die Gifte wären. Er würde also diese Kur mit meinem Mann durchführen, völlig unentgeltlich. Er wolle ja auch nur, daß mein Mann überlebe. Er bedrohte mich fast, als er merkte, daß ich seine Kur ablehne. Er war sehr hartnäckig und beschimpfte mich zum Schluß, daß ich meinen Mann umbringen werde, wenn ich ihn in der Klinik lasse. Ich war völlig kaputt und mußte danach mich zuerst wieder erholen, bevor ich überhaupt mit meinem Mann darüber sprechen konnte.

Ich bekam große Angst vor solchen Fanatikern, aber auch eine ohnmächtige Wut: die nützen unsere schwere Situation skrupellos aus. Der psychische Druck war für mich sehr groß, und erst recht für meinen Mann. Er war es, der mir immer wieder versicherte, daß er nichts anderes machen möchte, als das was die Ärzte ihm empfehlen. Es war beruhigend zu wissen, daß er sich so sicher fühlte in den Händen des Klinikpersonals. Ich unterstützte ihn, wo ich konnte. Es wäre auch meine Entscheidung gewesen, sich auf die Schulmedizin zu verlassen. Da sich dies mit der Meinung meines Mannes deckte, war es für mich leichter, diesen Entschluß zu bekräftigen. Nun begann für mich eine Art Kampf. Ich mußte an vielen Orten unsere Entscheidung verteidigen. Wir wurden von überall her mit wohlgemeinten Ratschlägen unter Druck gesetzt und kamen in ein fast unerträgliches Spannungsfeld. Die Folge war, daß wir uns sehr zurückzogen, damit wir zur Ruhe fanden und uns miteinander erholten konnten.

Reaktionen der Familie gegenüber der Alternativmedizin

Nachdem wir uns gegen fremde Ratschläge langsam abschirmen konnten, kamen auf einmal unzählige Tips und Erfahrungen von seiten der eigenen Familie auf uns zu. Vor allem die Eltern und Tanten wußten nun auf einmal besser, was zu tun sei. Da kamen sie mit Artikeln über Prof. Hackethal und seinen sensationellen Krebsheilerfolgen, ein anderer Professor in Schweden soll die bösen Tumorzellen mit Laserstrahlen besiegen. Da die finanzielle Lage unserer Familie solche Ausflüge erlauben würde, drängte man uns in eine neue Situation. Sie redeten uns tagelang die Ohren voll, wie gut sie es doch mit uns meinen und uns helfen wollen, wenn wir uns für solche Behandlungen entscheiden würden. Es gäbe bestimmt jemand, der unseren Röbi heilen könnte. Wir müssen nur wollen – sie setzten uns sehr stark unter Druck. Die Angehörigen störten uns fast täglich mit neuen Sensationen wie: seht ihr, diese Frau hat es auch geschafft, obwohl die Ärzte ihr keine Chance mehr gaben, aber sie hörte auf irgendeinen Handaufleger und sei dank ihm nun geheilt. Wir wurden fast verpflichtet, nun auch so etwas zu unternehmen. Aber unsere Entscheidung wurde für uns immer felsenfester. Wir hatten die Nase langsam voll von diesen Wundergeschichten. Meine Schwiegereltern wollten einfach nicht realisieren, daß ihr Sohn so krank sei. Sie hetzten herum, um Schuldige zu finden und gleichzeitig ein Wunder kaufen zu können. Wir fühlten uns immer mehr gestört durch diese Ratschläge, die sich als Bedrohung auswirkten:

Wenn ihr das nicht tut, werdet ihr schon sehen.

Eines Tages rief mich mein Schwiegervater an und erklärte mir, daß er etwas ganz Neues gelesen habe. Es handelte sich um eine andere Diätkur mit Säften. Ich wurde fast zornig und erklärte ihm, daß sie nicht nur immer erzählen sollten, was sie hörten, sondern auch mal Unterlagen und konkrete Adressen von den verschiedenen Stellen sammeln sollten, damit wir in Ruhe zusammensitzen und uns mit diesen Sachen beschäftigen können. Wir wären bereit gewesen mit den Eltern über dieses Thema zu reden, aber nur wenn sie uns mit handfesten Unterlagen informiert hätten. Die Texte aus der Boulevardpresse genügten uns eben nicht. Ich sagte meinem Schwiegervater, daß er also seinen Vorschlag nochmals überdenken solle, und daß wir jetzt nichts mehr von all dem hören wollen. Er wurde derart zornig, daß er mich am Telefon anbrüllte. Ich hatte nach all dem Erlebten keine Kraft mehr für solche Streitereien. Ich erklärte, daß wir nun endgültig genug haben von diesen Schauermärchen. Er soll uns nun in Ruhe lassen mit diesen Ideen. 10 Minuten nachdem er abrupt das Telefonat beendet hatte, stand er vor unserer Wohnungstür. Er tobte in unserer Wohnung herum, daß sämtliche Hausbewohner die Vorwürfe mitbekamen. Alle Vorwürfe trafen mich wie harte Schläge. Ich nütze überhaupt nichts, ich täte gar nichts für seinen geliebten Sohn, ich liebte seinen Sohn gar nicht, ich sorge nicht gut genug für ihn, ich lasse ihn sterben, weil ich ja nicht auf die angebotenen Ratschläge höre. Er wisse es besser, und ich müsse nun ihm gehorchen und seinen Sohn anderen, alternativen Behandlungen aussetzen. Ich erklärte noch einmal unsere Entscheidung für die Schulmedizin. Da kam der nächste Vorwurf: Alles sei nur meine Idee und habe nichts mit dem Willen meines Mannes zu tun. Ich rede nur immer daher, und mein Mann sage nichts dazu. Der Vater verstand nicht, daß sein Sohn zu schwach war, mit anderen Leuten über seine Situation zu reden. So war mein Mann froh, wenn ich unsere Meinung vertrat. Aber der Vater sah das einfach nicht so. Er begann mich nun so anzubrüllen und zu bedrohen, daß ich an diesem Tage einen Nervenzusammenbruch erlitt. Mein Mann war eben von einer Chemotherapie-Behandlung nach Hause gekommen und weinte mit mir. Er verjagte seinen eigenen Vater aus unserer Wohnung. Wir waren beide am Boden zerstört. Der Vater hatte keine Ahnung, was ich alles für meinen Mann tat. Dieser Vater bequemte sich bis zu diesem Streit nie in die Klinik, um ein Gespräch mit dem behandelnden Arzt zu führen und sich über die genaue Krankensituation seines Sohnes informieren zu lassen. Wir lebten schon ein halbes Jahr mit dieser Belastung der Krankheit und bekamen von den Eltern nun noch solche Vorwürfe.

Von diesem Zeitpunkt an war ich von der ganzen Situation derart überfordert, daß ich mich in psychotherapeutische Behandlung begab. Ich wollte weiterhin meinem Mann zur Seite stehen und ihn in all seinen Entscheidungen unterstützen. Wir sprachen auch mit den Ärzten und Schwestern über unsere bedrohte und spannungsgeladene Lage. Wir konnten offen über andere Behandlungsmethoden reden, aber merkten immer wieder, daß unser Fall zu fortgeschritten war, als daß man sich noch auf die Alternativmedizin hätte stützen können. Wir waren noch fester davon überzeugt, daß für meinen Mann nur noch der härteste Kampf in Frage kam. Er war bereit dazu.

Der Tod meines Mannes

Nach 11 Monaten erlag mein Mann seiner Krankheit. Wenn ich zurückdenke, erlebten wir eine sehr intensive und innige Zeit, obwohl wir wußten, daß es keine Zukunft für unsere Partnerschaft geben werde. Wir waren beide froh, uns auf die Schulmedizin gestützt zu haben. Wir wußten immer genau, was uns erwartete, denn die Ärzte und Schwestern klärten uns immer über alles auf. Wir wurden sehr durch ihr Vertrauen getragen. Wir wußten auch ungefähr, wo wir standen. Um durch diese Zeit einander zu begleiten, brauchten wir sehr viel Energie und Kraft. Ich hätte mir die Situation nicht vorstellen können, wenn wir noch etliche Angebote aus der Alternativmedizin versucht hätten. Man würde sich voller Hoffnung in ein neues Gebiet stürzen und müßte nach jedem Fehlversuch noch mehr Energie aufbringen, um diesen Tiefschlag zu verdauen. Für solche Versuche fehlte uns die Kraft. Wir mußten sie, mit allem was in unserer Macht stand, noch zusammenhalten, damit wir mit unserer Lage leben konnten. Ich war froh, daß wir uns nicht in einem Netz von Alternativversuchen verhedderten. So konnten wir in Ruhe den Weg gehen, den uns Gott auferlegt hatte. Durch unsere Religion und den Glauben wurden wir auf diesem schweren Gang begleitet. Für uns war das „*Warum und wieso wir*" nie eine Frage. Wir versuchten unsere Situation realistisch zu sehen und damit zu leben. Einen Schuldigen für eine solche Krankheit findet man nie. Also findet man auch keinen Wunderheiler in so einer Lage.

Ein halbes Jahr nach dem Tod meines Mannes klingelte eines Tages mein Schwiegervater mit einem Mann an meiner Tür. Dieser Herr könne mit seinem Instrument Magnetfelder ausmessen. Nun wolle mein Schwiegervater unser Schlafzimmer ausmessen lassen, denn wäre ein solches Magnetfeld unter unserem Bett zu finden, hätte man einen Schuldigen für den Tod seines Sohnes gefunden. Er erklärte mir eindringlich, daß ein solches Magnetfeld krebserregend sei. Nun wolle er genau wissen, wie es unter unserem Ehebett aussehe. Voller Groll ließ ich keinen der beiden in meine Wohnung eintreten. Dieses

Unternehmen kam mir als große Alibiübung vor, und ich stellte mich nochmals gegen jegliche Alternative.

In meinem Bericht stelle ich mich ganz konkret gegen die Alternativmedizin. Ich möchte aber auch erklären, daß ich dabei nur an unseren Fall denke. In unserer Lage war die Alternativmedizin kein Thema mehr. Ich kann mir aber andere Fälle vorstellen, in der eine bestimmte Kur oder Behandlung als Prävention oder Unterstützung sehr nützlich sein kann. Aber ich glaube, man muß jeden Krebskranken als einen Einzelfall ansehen und behandeln. Ich würde nie alle in ein gleiches Schema hineinpressen.

Meine eigenen Gedanken zum Sinn unseres Lebens, mein Lebensziel

Nach dem Tode meines Mannes habe ich mir sehr viele Gedanken über Leben und Sterben gemacht. Ich spüre ganz stark, daß sein Tod zu seinem Leben gehört, daß alles zu einer Einheit verschmolzen ist. Unsere Trauung und seine Beerdigung wurden durch den gleichen Pfarrer durchgeführt. Das gibt mir stark das Gefühl von Zusammengehörigkeit. Obwohl die Zeitspanne zwischen Heirat und Tod nur kurz war, wird das ganze Wesen meines Mannes vollständig offenbar und abgeschlossen. So lerne ich zu verstehen, daß zu jedem Menschen auch der Tod gehört. Oft ist es für mich schwer, als noch jungen Menschen diesen Abschied zu verstehen. Bei älteren Menschen sieht man den Tod oft als Erlösung, aber auch in unserer Situation konnten mein Mann und ich den Tod als solche akzeptieren. Wir brauchten sehr viel Zeit und Trauer dazu, aber wir schafften es, ja zu sagen: ja zu unserem Leben, ja zu unserem Schicksal, ja zu unserem schmerzlichen Abschied. Mein Mann kam in eine innere Zufriedenheit und sehr große Ruhe. Sein Ausspruch kurz vor seinem Tode bleibt mir Leitgedanke für mein Leben, das ja noch weitergeht: „Weißt du Frauel, ich bin mit dir und meinem Leben zufrieden, ich habe alles gelebt und erlebt, was ich mir gewünscht habe. Ich bin wirklich glücklich, mit dir *gelebt* zu haben."

Dieser Ausspruch bleibt mir unvergeßlich, ein 35jähriger, junger Mensch, der bewußt vor seinem Abschied steht und solche Worte sprechen kann. Das gibt mir heute noch täglich neuen Mut und Kraft weiterzuleben. Ich gewinne dadurch immer mehr Ruhe und Zufriedenheit. Ich lerne jeden Tag voll zu genießen und zu leben. Etwas das uns Gesunden oft abgeht. Diese Zufriedenheit wird zum Sinn für mein Leben, sie ist mein höchstes Ziel, welches mir durch meinen Mann gezeigt wird. Ich habe es ja selber erfahren, daß durch unsere Zufriedenheit vieles in unserem Leben erträglich wird. Dank ihr können wir in Ruhe unser Leben oder unser Schicksal bewußt leben und akzeptieren. Während der Zeit unseres Abschiedes (sie dauerte 4 Monate) spielte für uns nur noch unsere gemeinsame Zufriedenheit eine Rolle. Wir wären durch herbeigezogene Hilfen, durch letzte Versuche aus der Alternativmedizin, sehr gestört worden. Wir hätten uns aus letzter Hoffnung an Strohhalme geklammert, die uns an unserer Situation hätten zerbrechen lassen. So wiesen wir alles zurück und lebten nur noch füreinander, denn wir konnten ja sagen zum Tod.

Es gehörte alles zusammen. Heute kann ich glücklich sagen, daß wir es wirklich geschafft haben, Abschied zu nehmen. Wir konnten einander *loslassen.* Es ist für mich überwältigend, daß ich zu diesem Tod eine beruhigende Haltung gewonnen habe. Ich spüre ganz stark, daß jedes Leben enden *darf.* So fürchte ich mich nicht mehr vor dem eigenen Tod. Ich erhoffe mir sehr stark, daß auch ich das Bewußtsein: *„ich habe gelebt"* mitnehmen kann.

Sachverzeichnis

Abwehr, Laienvorstellung 138
Adjuvantien 139
Alternative Therapie, Patientenbefragung 29
– –, Weltanschauung 30
Anthroposophie, analoges Denken 103
–, autistisches Denken 104
–, Esotherik 104
–, Ideologie 103
–, Krebsbehandlung 278
–, Krebsentstehung 104
–, Sprachverwilderung 105
–, Rudolf Steiner 38
Antidepressiva, Imipramin 253
Antigene, tumorassozierte 145, 166
Antigenheterogenität, Tumorzellen 168
Anti-Idiotyp-Antikörper 167
Antikörper, monoklonale 145, 166
Anti-Tumor-Antikörper 142
Arzneimittelprüfung 35, 121, 229
Arzneimittelzulassung 229
Arzt-Patienten-Verhältnis 140
–, Aufklärung 248
–, Entwertung 262
–, Gespräch 247
–, Idealisierung 262
–, Non-Compliance 263
Arztrecht 222
Aufklärung des Patienten 110, 248
Ausgrenzungsstrategie 140

Ballaststoffe 287
BCG 85, 143
Begleittherapie 11
Berufserfahrung 21
Berufsethos, Barmherzigkeit 296
–, Bezugsperson 301
–, Sterbebegleitung 302
–, Verantwortlichkeit 293, 303
Biobegriff, alternative Lebenskonzepte 133

Biological responce modifier 134, 143, 176, 190, 197
Biologie, biologische Krebsbehandlung 134
–, Naturheilkunde 131
Blasen-Karzinom 92
Bronchial-Karzinom 12, 91
Brustkrebs der Frau, postoperative Therapie 63, 89

Carzino-Embryonales-Antigen 169
Carzinogene, Rauchen 32
Chemotherapie 102, 138, 319, 324

Diät, kohlenhydrat-reduzierte 285
–, „Krebsdiäten" 283
Doppelblindversuch 110
Dosiseskalation 216

Entspannungsmethode, Krebsbekämpfung 259
Ernährung, Krankheitsbewältigung 293
–, vegetarische 133
Ethik, ärztlich, medizinische 3, 109, 116, 213, 247
Ethikkommission 112, 123
–, Helsinki-Deklaration 11, 121
–, journalistische 252
–, Lebensqualität 269
–, „technologischer Imperativ" 265

„Faktor AF2", Organextrakte 181, 185
Fanatismus 324, 326
Fastenkur 285
Fragebogen, Patientenbefragung 29
–, Pflegeschülermeinungen 294
Freiwilligkeit, klinische Studien 112
Fremdbluttransfusionen 17

Gangliosidantikörper, malignes Melanom 168

Sachverzeichnis

Geisterheiler 324
Generationsproblem, Pflegepersonal 27
Gentechnologie 144, 166
Geschichte der Medizin 234
Gesprächstherapie 315

Heilmethoden, paramedizinische 275
Heilungserwartungen 268
Heilungsrituale 305
Hodgkin-Lymphom, T-Helfer Lymphozyten 153
Humanität 3

Immunodiagnostik 166
Immunologische Tumorabwehr 142
Immunstimulation 84, 177, 190
Immunsystem, Patientenerfahrung 321
Immunszintigraphie 166
Immuntherapie 166
Initiation 306
Interferon 12, 161
Iscador 50, 63, 70, 84, 89, 94, 97
Iscador-Studien, diverse Karzinome 89

Killer-cells 142
Konflikte, familiäre bei Krebs 326
Krankenpflege, alternative 20, 290
–, additive 20
–, supportive 20
Krankheitsbewältigung, Ernährung 283
–, Irrationalität 269
„Krebsdiäten" 283
Krebsentstehung, Laienvorstellung 135
–, Schulmedizin 135
„Krebspersönlichkeit" 257

Laienvorstellungen, Krebs 135
Lektine s. a. Mistelproteine 44
Leukämie, chronisch-myeloische 162
–, Haarzell-Leukämie 163
Logik, logisches Denken 243
Lonidamin, Begleittherapie 12
Lukas-Klinik 97, 103, 106
Lymphokinine 143
Lymphome, maligne 167
–, B-Zell-Lymphom 167
–, Non-Hodgkin-Lymphom 169

„Machbarkeitswahn" 265
Magen-Darm-Karzinome, Mistel 93
Magnetfelder 327
Makrobiotik 286
Makrophagen 142
Mamma-Karzinom, Iscador 89

–, postoperative Radiotherapie 90
–, postoperativer Verlauf 63
Medizin, anthroposophische 7, 97
–, Beziehungsmedizin 5
–, Kollegialität 105
–, konventionelle 103
–, Mißtrauen 267
–, naturheilkundliche 131
–, realistische 4
–, Schulmedizin 131, 267
Melanom, malignes 168
Milchsäure-Behandlung 286
Mistel-Präparate 39, 44, 55, 63, 68, 88, 100, 104, 114, 119, 231, 279
Monoklonale Antikörper 145, 166
Musik 304, 308

Naturheilkunde, Definition 275
–, Geschichte 132
Nebenwirkungen, Chemotherapie: supportive Maßnahmen 179
Ney-Tumorin, Organextrakte 190, 197
Nierenkarzinom 92, 139, 163

Onkologie, Kritik 140
Organextrakte 181, 185, 190, 197
Ozontherapie 179

Palliativ-Pflegestationen, Musiktherapie 311
Palliativ-Therapie 178
Paramedizin 276
Partnerschaft, eheliche 327
Patientenführung 110
Peptidfraktionen, Thymuspräparate 148
Petroleum-Kuren 281
Pflegemaßnahmen, alternative 291
Phytotherapie 280
Plazebo 106, 109, 124, 140
Pleuraergüsse, maligne 91
Pleurakarzinose, Adriamycin 76
–, Adriblastin 76
–, Iscador 70
–, Lokalbehandlung 91
–, Zytotoxicität 71
Prognoseverbesserung 11
Psychoneuroimmunologie 7
Psychosoziale Betreuung 13
Psychotherapie 256

Ratschläge, familiäre und fremde 325
Rehabilitation 13
Rohkost 285

Sauerstoff-Mehrschritt-Therapie 279
Schamanismus 305, 325
Scharlatane 141
Schulmedizin, Multicenter-Umfrage 20
–, persönliche Erfahrungen 319, 323
–, Sozialarbeit 315
–, Vertrauensbasis 323
–, Vertrauensschwund 140
Sozialarbeit 314
Statistik 109
Studie, Aufklärung 110
–, Beobachtungsstudie 118, 127
–, Biometrie 123
–, Dokumentation 206
–, Doppelblindanlage 110
–, Dosiseskalation 216
–, Einverständnis 112
–, Kohortenstudie 117
–, Phasen 216
–, randomisiert, kontrolliert 35, 40, 109, 117, 122, 206, 214
Supportive Therapie 13, 20, 175, 185

Technik 3
Therapeutische Lücke 11
Therapiefreiheit 222
Thymusextrakte 148, 254, 279
T-Lymphozyten, zelluläre Toxizität 142
Tod, Ehepartner 328
–, Wiedergeburt 306
Tauer-Seminare 258
Tumor-Antigene 142
Tumor-Immunologie 39

TWIST, Zeit ohne Symptome und Toxizität 218

Überdiagnostik u. Übertherapie 4, 14, 102, 140
Unverwundbarkeitsmythos 265

Verantwortlichkeit 293
Vertrauensbasis 247
Vertrauensverhältnis 110
Vollwertkost 286

Wahrhaftigkeit 247
Weiterbildung 27
Weltanschauung, alternative Therapie 30, 35, 268
–, anthroposophische 36
–, materialistische 35
–, mechanistische 35
–, ökologische 140
Wickel 133
Wirksamkeitsnachweis 106, 110
Wissen, Pflegepersonal 22
Wunderheiler 245, 325

Xenogene Peptide 176, 325

Zellkulturen 46, 177
Zelltherapie 204
Zusammenarbeit, alternative Schulmedizin 316
Zytokinine 134, 144, 161
Zytoplasmatische Therapie 197

If you have any concerns about our products,
you can contact us on
ProductSafety@springernature.com

In case Publisher is established outside the EU,
the EU authorized representative is:
**Springer Nature Customer Service Center GmbH
Europaplatz 3, 69115 Heidelberg, Germany**

Printed by Libri Plureos GmbH
in Hamburg, Germany